TRAITÉ

DE

PATHOLOGIE GÉNÉRALE.

II

Paris. — Imprimé par E. Thunot et Ce, 26, rue Racine.

TRAITÉ

DE

PATHOLOGIE GÉNÉRALE

PAR

ÉD. MONNERET

AGRÉGÉ DE LA FACULTÉ DE MÉDECINE DE PARIS,
MÉDECIN DE L'HÔPITAL NECKER.

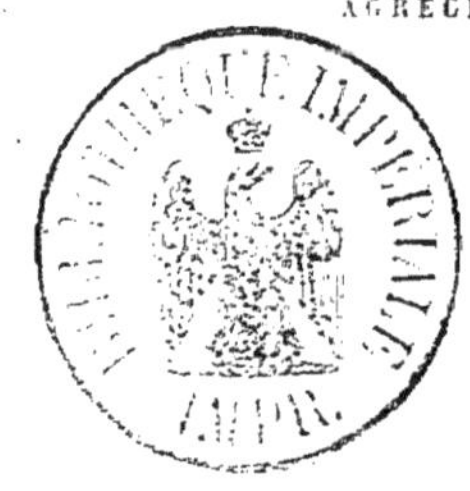

TOME DEUXIÈME.

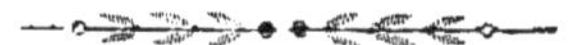

PARIS

CHEZ BÉCHET JEUNE, LIBRAIRE-ÉDITEUR,

RUE MONSIEUR-LE-PRINCE, 22,

Ci-devant place de l'École-de-Médecine.

1857

PATHOLOGIE GÉNÉRALE.

SUITE DE LA

TROISIÈME PARTIE.

ÉTUDE GÉNÉRALE DES PRINCIPAUX ÉLÉMENTS DES MALADIES.

ARTICLE TROISIÈME.

DES ÉLÉMENTS PROCHAINS DE MALADIES QUI CONSISTENT DANS UN TROUBLE DE LA CALORIFICATION.

Idées générales sur la calorification.

La faculté que l'homme possède, ainsi que les autres corps organisés et vivants, de produire une chaleur propre, et de la maintenir presque au même degré, pendant la vie entière, peut s'altérer, d'une manière très-marquée, par l'effet de la maladie. Nous ne chercherons pas si elle constitue une propriété vitale distincte de toutes les autres, ou si elle est le résultat des actions physico-chimiques qui se passent dans les vaisseaux capillaires, au contact du sang et de la substance propre des organes. Une telle étude nous reporterait dans le domaine de la physiologie. Bien que nous soyons disposé à admettre la dernière opinion, nous n'ignorons pas qu'on peut lui opposer de sérieuses objections. L'accroissement de la température pendant la fièvre, quelle que soit la cause de celle-ci, s'accorde mal avec l'idée que les actions physico-chimiques sont l'unique source de cette chaleur. Il est en effet singulier de voir celle-ci augmenter au moment même où la maladie altère ces actes physico-chimiques. Quoi qu'il en soit, il nous semble préférable d'accepter la calorification comme un fait incontestable dont nous devons étudier seulement les perturbations dans les maladies, sans chercher à en pénétrer la nature intime (1).

Divisions. 1° Nous étudierons successivement : chap. Ier, les altérations de température en général ; chap. II, l'état fébrile dont l'accroissement de la chaleur est l'élément morbide primaire et fondamental ; chap. III, les pyrexies ; chap. IV, les maladies dont la diminution de calorification est l'élément essentiel ; chap. V, la classification naturelle de ces maladies.

CHAPITRE I.

DES ALTÉRATIONS DE LA CALORIFICATION.

Plusieurs conditions physiologiques modifient la calorification. Il importe de les signaler d'abord, afin de mieux

(1) On peut consulter sur ce sujet un ouvrage important de M. le professeur Gavarret : *De la chaleur produite par les êtres vivants*, in-12, Paris, 1855. Il renferme une étude approfondie de toutes les questions

saisir la cause des modifications nombreuses que les maladies font subir à la température du corps de l'homme.

Après les troubles des propriétés vitales que nous avons placés en tête de tous les autres éléments de maladie, viennent se ranger immédiatement, et presque sur la même ligne, en raison de leur importance capitale, les modifications anormales de la calorification.

Après les troubles des facultés vitales, il n'est pas d'élément morbide plus essentiel que la lésion de calorification.

L'augmentation de celle-ci constitue l'élément morbide primaire de la grande classe des fièvres. Nous ne pouvons remonter au delà de ce fait dans toutes les pyrexies proprement dites.

1° Accroissement de la calorification. Fièvres essentielles.

Dans la fièvre symptomatique des inflammations, bien que la lésion locale soit un élément essentiel de la maladie, cependant le trouble de la calorification occupe une place si importante qu'il s'est rencontré, à toutes les époques de la médecine, des hommes qui n'ont pas hésité à mettre les inflammations au rang des maladies générales. Pour soutenir cette doctrine ils se sont fondés précisément sur le trouble de la calorification, et dans ces derniers temps, l'altération du sang marquée par l'accroissement de la fibrine est venue leur prêter un nouvel appui.

Fièvre symptomatique de l'inflammation.

L'abaissement de la température est un autre élément qui sert à caractériser un petit nombre de maladies. La vie est incompatible avec cette lésion lorsqu'elle est intense ou prolongée. Elle se montre comme élément morbide primaire dans le choléra-morbus, le sclérème et dans les maladies par inanition et par asthénie du système nerveux.

2° Diminution de la calorification. Algidité.

Choléra. Sclérème.

physico-chimiques qui ont trait à la calorification chez l'homme, les animaux et les végétaux dans l'état physiologique. — Voyez aussi le *Traité de physique* de M. Becquerel, t. II, p. 51.

Divisions.

Divisions. Nous étudierons : 1° les conditions physiologiques qui font varier la température ; 2° l'accroissement de température dans les maladies. La diminution de chaleur sera étudiée plus loin. (Chap. IV, *Maladies algides.*)

Conditions physiologiques qui font varier la température. Influence de l'âge. Nouveau-nés.

1° *Conditions physiologiques qui font varier la température humaine. Age.* La température de l'enfant qui vient de naître est la même que celle de l'adulte. La différence minime qu'on constate n'autorise pas à dire qu'elle lui est inférieure. On doit seulement admettre que la faculté de produire de la chaleur, à cette époque de la vie, est réduite à son minimum, comme chez les très-jeunes animaux qui ont alors besoin d'un supplément de chaleur fourni par la mère qui les protége de son corps. Il en résulte que les nouveau-nés ont, pendant les premiers mois de la vie, une grande tendance à se refroidir; ce qui explique l'abaissement de température même dans des maladies qui ont pour effet de l'accroître chez l'adulte (1).

Adulte. La température différente au centre et aux extrémités.

La température de l'adulte, prise dans l'aisselle, oscille entre 36,50 et 37,50 centigrades. Elle est plus basse dans les organes éloignés du cœur et à la périphérie cutanée que dans les viscères et dans les parties profondes des membres. Il semble donc que le corps de l'homme est, comme les autres corps inorganiques, disposé à se refroidir de la périphérie au centre. On observe cet effet, d'une manière tranchée, sur un cadavre dont

(1) Voyez sur ce sujet un excellent travail de M. Roger, *Sur la température chez les enfants à l'état physiologique et pathologique*, in-8. Paris, 1845; — de M. Mignot, *Recherches sur les phénomènes normaux et morbides de la circulation, de la caloricité et de la respiration chez les nouveau-nés*, Thès., n° 30, in-4°. Paris, 1851. — Consultez, pour la partie physiologique, l'ouvrage cité de M. Gavarret, p. 98 et suiv.

les parties internes conservent, pendant longtemps, une chaleur qui a déjà abandonné la surface externe du corps.

Température normale du sang dans différents organes.

Ne voulant pas empiéter sur le domaine de la physiologie, nous nous bornerons à énumérer les propositions suivantes, que le médecin doit connaître pour apprécier, à leur juste valeur, les variations que l'état morbide provoque dans les températures humaines. Le sang du ventricule droit du cœur chez les animaux, et probablement chez l'homme, est plus chaud que celui du ventricule gauche. Il paraît donc qu'il se refroidit en traversant le poumon, et que les cavités droites du cœur sont plus chaudes que les gauches. Le sang des veines sus-hépatiques est plus chaud que celui de la veine porte, et de l'aorte descendante au même niveau ; le sang de la veine rénale est plus chaud que celui de l'artère ; le sang des veines des membres inférieurs est moins chaud que celui des artères correspondantes. Le point de l'économie où le sang possède son maximum de température est le confluent des veines sus-hépatiques dans la veine cave. Partout ailleurs, le sang artériel est supérieur en température d'un degré au sang veineux (1).

Température des vieillards.

Les femmes, dit-on, jouissent, à un moindre degré, de la faculté de produire de la chaleur. La température des vieillards ne s'écarte pas sensiblement de celle de l'adulte. On l'a cependant trouvée abaissée dans quelques cas. On peut seulement affirmer que la calorification est diminuée chez lui, et qu'il résiste moins que l'adulte aux causes de refroidissement; ce qui explique peut-être la fréquence si grande des pneumonies à cet âge.

Sommeil et veille.

Rappelons encore que la température s'abaisse de

(1) Ces expériences sont dues à M. Cl. Bernard, et les résultats extraits de l'ouvrage de M. Gavarret, p. 108.

presque un degré pendant le sommeil; que la résistance au froid est moindre à cette époque; que l'exercice musculaire a moins pour effet de développer plus de chaleur que de la répartir plus également partout et particulièrement aux extrémités; de mettre l'homme en état de résister à de basses températures; enfin que la diminution des aliments, l'inanition plus ou moins complète, diminuent considérablement la température.

Exercice et repos.

Quelques conditions physiologiques, qui intéressent plus spécialement les praticiens, y apportent aussi de notables modifications. M. Andral s'est assuré un grand nombre de fois qu'elle n'est pas supérieure à l'état normal chez les pléthoriques ni chez les anémiques, et que la quantité de globules qui fait l'altération du sang correspondante à ces deux états morbides, n'a pas d'influence marquée sur la température : ce qu'on aurait pu croire, *à priori*, en partant de ce fait, que le globule est l'élément excitateur par excellence. Cependant les saignées répétées et toutes les causes qui appauvrissent le sang, tendent à diminuer la résistance au froid, surtout aux extrémités. La convalescence produit le même effet, sans toutefois que la température s'abaisse au-dessous de son chiffre physiologique.

Pléthore; anémie.

Pertes de sang.

Grossesse.

L'augmentation de la fibrine et la diminution des globules, que l'on trouve dans la grossesse, ne paraissent pas modifier sensiblement la température normale.

Terminons en faisant remarquer que le thermomètre n'indique souvent que, par fraction de degré, une légère augmentation de température, et qu'il n'accuse pas la faible intensité de la production de chaleur qui existe cependant chez un grand nombre d'individus. On trouve à chaque instant, dans la pratique, des sujets dont la calorification semble moins active que chez d'autres, qui ne peuvent résister aux moindres abaissements de la température extérieure, tandis que d'autres se réchauffent facilement, ou même peuvent être exposés impunément à un froid très-intense.

2° Des variations de la température normale dans les maladies.

2° *Des conditions morbides qui font varier la température humaine.* On ne possède encore que des notions très-limitées et incertaines sur les changements que la maladie fait éprouver à la température du corps. Les instruments et les procédés thermométriques dont on dispose aujourd'hui n'ont pas encore été mis en usage un assez grand nombre de fois, pour qu'on puisse offrir une histoire complète et rigoureuse des altérations de température dans les maladies. Il faut une grande habitude et beaucoup de temps pour faire des expériences avec les appareils thermo-électriques. Le thermomètre, plus facile à manier, ne donne pas des résultats assez précis, pour que l'on puisse s'en contenter dans tous les cas.

Procédés d'exploration.

La température du corps est altérée de manières différentes dans les maladies: 1° elle est augmentée partout; 2° ou dans une région limitée du corps; 3° elle est abaissée, soit généralement, soit partiellement.

Accroissement général de la température.

1° *Augmentation générale de la température.* Nous ne connaissons qu'une seule condition morbide qui s'accompagne constamment d'élévation de la température; cette condition est la fièvre. Les observateurs modernes n'ont fait que confirmer une doctrine aussi vieille que la médecine en montrant, avec le thermomètre, que la chaleur du corps est réellement accrue dans l'état fébrile, que celui-ci soit sous la dépendance d'une phlegmasie, ou qu'il constitue à lui seul toute la maladie, comme dans les exanthèmes et les fièvres essentielles. Dans tous les

Il est constant dans la fièvre et en constitue l'élément fondamental.

cas, la température s'élève au-dessus de 37° centigrades; Le degré seul varie. Il ne faut pas attacher une importance exagérée à ces variations de température, puisqu'on les rencontre dans les espèces différentes qui constituent les pyrexies. On peut seulement établir que l'élévation de la température est d'autant plus grande que la pyrexie est elle-même plus intense.

Il varie en intensité dans le même état fébrile et dans chaque cas particulier.

Température dans la fièvre intermittente.

Dans la fièvre intermittente, la température s'élève graduellement pendant les stades de frisson, de chaleur et même de sueur, de + 37 à + 41 et même + 42. Dans l'apyrexie, elle revient à son chiffre normal.

Dans la fièvre typhoïde.

On trouve le même accroissement de température dans la fièvre typhoïde. Les chiffres + 39 et + 40 se voient le plus fréquemment, surtout dans la forme ataxo-adynamique grave, et à mesure que la maladie fait des progrès. Il n'existe pas d'affection qui accroisse plus sûrement, plus fréquemment et à un plus haut degré la température que la fièvre typhoïde.

Dans la rougeole, la scarlatine, la variole.

Les exanthèmes sont, après les deux pyrexies précédentes, les affections qui font monter le plus haut la température du corps. C'est au moment de l'éruption qu'elle est à son maximum (39° et 40°). Elle ne dépasse point, et souvent n'atteint pas, le chiffre élevé qu'on trouve dans la fièvre typhoïde. Elle est de + 39° à + 40° dans l'érysipèle facial.

Dans la pneumonie et le rhumatisme.

Les inflammations, la pneumonie et le rhumatisme surtout, portent fréquemment la température à + 39°, 40° et 41°. On a peine à comprendre comment la pneumonie, qui oblitère un si grand nombre de vésicules pulmonaires et doit gêner si fortement l'hématose, peut déterminer une augmentation si considérable de température. Cette remarque s'applique aussi à la phthisie pulmonaire, qui s'accompagne du même trouble de la calorification.

La température n'atteint pas un chiffre aussi élevé dans la pleurésie (38° et 40°), et surtout dans la bronchite, l'angine, la péritonite, l'entérite, la stomatite, etc.

Toutes les maladies qui déterminent, à une époque quelconque de leur développement, un mouvement fébrile, donnent lieu à un accroissement très-marqué de chaleur. La phlébite, la métrite, la fièvre puerpérale, la morve, les gangrènes, le tubercule, le cancer, font monter la température lorsqu'elles provoquent un mouvement fébrile.

L'idée de fièvres se confond avec l'accroissement de la température.

D'où il suit que c'est la fièvre seule qui provoque l'élévation de la température, ou plutôt que la fièvre a pour élément fondamental cette même élévation, et qu'on ne peut les concevoir l'une sans l'autre. Toute maladie qui produit la fièvre détermine cet effet, en sorte qu'on juge assez bien de l'intensité de la maladie par la fièvre ou par le degré d'élévation de la température. Ce fait, passé dans la pratique des médecins de tous les temps, a acquis plus de rigueur depuis qu'on l'a démontré avec le thermomètre. Nous ignorons entièrement la relation qui existe entre le trouble de la calorification et les maladies dont il est l'élément fondamental ou le symptôme. Dans les fièvres essentielles aucune lésion du solide ou des liquides ne peut expliquer son développement; nous ne sommes pas plus avancés quand nous pouvons découvrir une altération d'organe, comme dans l'inflammation. Dire que le trouble de la calorification est l'effet de l'accélération de la circulation qui l'accompagne d'une manière si constante, c'est hasarder une hypothèse

Sa cause et sa nature sont complétement inconnues.

dont rien ne prouve la vérité. D'ailleurs, il reste toujours à trouver la cause de l'acte pathologique initial. Il est impossible de savoir si l'augmentation de la chaleur est cause du trouble de la circulation, ou si ce trouble précède et provoque la lésion de température. Nous concevons qu'on incline vers la première hypothèse, mais on ne peut rien décider à cet égard.

La quantité de calorique développée sert à mesurer l'intensité et les périodes des maladies.

La quantité de calorique développé peut être mesurée à l'aide du thermomètre, ou de la main dont la peau est douée d'une sensibilité spéciale, qui lui fait apprécier la température des corps. On peut se contenter de ce dernier mode d'exploration, lorsqu'il s'agit de constater seulement l'élévation de la température, sans chercher à en mesurer le degré. La main peut suffire pour ce genre d'exploration en médecine clinique. Mais les instruments thermométriques seuls peuvent nous fournir des indications précises, lorsque nous avons intérêt à savoir si la maladie est arrivée à sa période d'accroissement ou d'état. Voici, du reste, quelques données générales qui ont cours depuis longtemps dans la science, et qui méritent d'être rappelées en quelques mots.

Cette manière d'apprécier les progrès de la maladie est très-exacte dans la fièvre typhoïde et même dans les autres pyrexies.

L'accroissement de la température, considéré indépendamment de l'autre élément de la fièvre, c'est-à-dire du trouble de la circulation, sert à mesurer très-exactement l'intensité de la maladie et la période à laquelle elle est parvenue. On doit croire qu'une fièvre typhoïde qui marque + 41,80 au thermomètre est plus intense que celle qui marque + 38° ou + 39°; que cette même pyrexie s'accroît lorsque la température continue à s'élever, qu'elle décroît lorsque celle-ci s'abaisse. Les formes les plus graves sont celles qui ont offert la plus haute température. Il en est de même dans les fièvres éruptives.

Cause de la chaleur dans les inflammations.

L'accroissement de la chaleur dans les inflammations est-il proportionné à la lésion locale? Nous traiterons, avec tous les développements nécessaires, ce point essentiel lorsque nous présenterons l'histoire de l'inflammation. Nous devons seulement établir qu'en général c'est moins l'étendue des lésions que la nature même de l'inflammation, qui concourent à élever la température. La pneumonie, et après elle le rhumatisme articulaire, sont les deux phlegmasies dans lesquelles on observe la plus grande chaleur fébrile. Elle s'écarte peu du type normal dans les phlegmasies limitées à une membrane de petite dimension, ou à une région très-circonscrite. On sera peu disposé à attribuer exclusivement à la lésion phlegmasique le développement de la chaleur fébrile, si l'on veut bien remarquer que celle-ci n'y est jamais aussi considérable que dans les pyrexies dans lesquelles la phlegmasie est nulle. Les fièvres inflammatoire et intermittente sont la démonstration péremptoire de ce fait. On peut même y ajouter la fièvre typhoïde, la rougeole et la scarlatine, qui s'accompagnent d'une chaleur fébrile intense, et dans lesquelles le travail phlegmasique est nul, ou du moins fortcontestable.

La chaleur ne dépend pas de la lésion du solide.

Concluons donc que la chaleur fébrile n'est pas solidaire de l'altération matérielle du solide; qu'on ne peut pas établir de relation exacte entre l'une et l'autre, et qu'elle ouvre et ferme souvent la scène pathologique avant qu'aucune lésion ne se soit manifestée, ou lorsque celle-ci n'existe plus depuis longtemps. Réciproquement l'altération persiste encore, et cependant la chaleur fébrile s'est déjà dissipée.

De la température dans les maladies chroniques.

Pour qu'une maladie chronique produise un accroissement de température, il n'est pas nécessaire qu'un travail phlegmasique se développe en un point du solide. Cette cause ne suffit pas pour expliquer l'accroissement de la chaleur qu'on observe dans un grand nombre de maladies chroniques étrangères à la phlegmasie; elle doit être cherchée dans l'altération du sang par un produit morbide hétérologue tel que le pus, les matières septiques, virulentes, tuberculeuses, cancéreuses. L'action de ces agents spécifiques sur l'organisme, peut-être sur le système nerveux plus particulièrement, est suivie d'un accroissement singulier de température.

Altération du sang par le pus et d'autres produits morbides, par les virus.

Irritation du système nerveux.

L'irritation du système nerveux peut-elle provoquer l'accroissement de la température? On voit, dans quelques cas assez rares, du reste, une douleur vive ou prolongée, une névralgie, le trouble d'une faculté affective causer une chaleur fébrile continue ou rémittente. L'exercice musculaire continué pendant longtemps, et porté jusqu'à la fatigue, après avoir accéléré d'abord la circulation seule, peut ensuite amener un accroissement anormal de la chaleur corporelle. On remarque les mêmes effets, aux approches des règles ou pendant la menstruation, chez un certain nombre de femmes nerveuses, atteintes de chlorose ou d'hystérie, et chez les jeunes sujets au moment de la puberté. La fièvre physiologique de la lactation et le développement trop rapide du corps s'accompagnent également de l'accroissement de température.

Action dynamique de certaines fonctions.

Comment concilier le fait de l'accroissement de la chaleur avec l'agonie dans laquelle on dit l'avoir constatée? (Voyez *Agonie*, t. I, p. 273.) Nous ne saurions répondre à cette question. Nous ignorons la loi générale qui préside aux variations de la température. Vouloir les rapporter à un seul ordre de causes telles que l'inflammation, c'est se condamner à n'apercevoir qu'une partie restreinte des causes nombreuses qui concourent à sa production. Il faut nous contenter, quant à présent, d'enregistrer les diverses conditions morbides au milieu desquelles l'accroissement de température prend naissance; c'est ce que nous avons fait.

Agents médicamenteux qui élèvent la température.

La calorification peut acquérir une intensité plus grande lorsqu'on fait pénétrer dans le sang, par voie d'absorption, certaines substances médicamenteuses. Les toniques et les excitants jouissent, en général, de cette propriété quand on les administre à doses suffisantes. Le phosphore, la cantharide, la cannelle, les alcools, le vin, l'acétate d'ammoniaque, ont été considérés comme des substances capables de produire cet effet, soit en stimulant le système vasculaire, soit en agissant sur le système nerveux. On peut ajouter ou retrancher à la liste des excitants, sans qu'on puisse contester leur influence sur le développement de la chaleur corporelle. Nous verrons plus loin que d'autres agents déterminent un effet contraire.

Accroissement partiel de température.

2° *De l'accroissement partiel de température.* Il ne faut pas confondre la sensation de chaleur qu'éprouvent les malades, dans certaines parties du corps, avec l'élévation réelle de température. Celle-ci ne peut être constatée qu'au moyen des instruments thermométriques. Elle n'existe que dans une seule maladie, pendant le travail morbide local de l'inflammation. Nous en parlerons plus loin avec tous les détails que nécessite un sujet aussi important. (Voyez *Inflammation.*) Bornons-nous à dire que la température d'un doigt atteint du panaris ou d'une tunique vaginale enflammée par une injection irritante, peut être beaucoup plus élevée que la température normale, prise sur les mêmes parties saines et du côté opposé du corps ; mais qu'elle n'est jamais supérieure à la température mesurée avec un thermomètre placé dans l'aisselle. Si le malade a de la fièvre, la température du lieu enflammé pourra être égale à la température générale, jamais au-dessus et presque toujours au-dessous. En résumé, il n'existe pas de faits bien démontrés d'accroissement réel de température partielle dépassant celle du corps.

Nous avons observé l'augmentation partielle de température sur la cuisse d'un malade atteint d'anévrisme artérioso-veineux, et d'autres ont retrouvé cette même lésion de calorification. On la rencontre aussi sur les membres affectés de phlébite aiguë et chez les phthisiques dont les membres inférieurs s'œdématient sous l'empire d'une phlébite obscure, qui amène l'oblitération de la veine par des caillots sanguins. Nous y avons constaté plusieurs fois, avec le thermomètre, une température supérieure à celle du membre opposé. Dans la lymphangite bornée à un membre, ce même accroissement de chaleur est manifeste, ainsi que dans les tissus atteints d'érysipèle, de phlegmasie congestive ou phlegmoneuse ; enfin, sur la limite des parties mortes et vivantes, dans la gangrène partielle. Toutes les fois que l'afflux sanguin augmente dans une partie, par une cause quelconque, on voit la chaleur s'accroître réellement. Nous avons peine à nous expliquer pourquoi le même phénomène se passe lorsque la circulation est gênée dans un membre dont les veines sont comprimées par des tumeurs ou oblitérées par des caillots.

Indications thérapeutiques.

Indications thérapeutiques. Si nous en exceptons l'accroissement de la chaleur qui accompagne, d'une façon éphémère, quelques actes physiologiques dont nous avons parlé, on ne peut le considérer, dans aucun cas, comme un bien pour l'organisme; c'est à l'aide d'un jeu de l'esprit qu'on a parlé de ses effets salutaires dans les inflammations et dans quelques actes qui accompagnent le travail de cicatrisation ou de réparation.

Enlever l'excès de calorique par la réfrigération.

La seule indication thérapeutique qui ressorte directement de l'excès de température dans les maladies, est de chercher à soustraire le calorique. C'est ce qu'on tente tous les jours pour les inflammations externes, à l'aide des applications glacées, de l'eau froide et de tous les topiques réfrigérants. On a été conduit de la même manière à traiter les fièvres typhoïdes par les affusions, les lotions froides et par les cataplasmes glacés.

Par la saignée.

Un autre moyen, qui s'est présenté naturellement à l'esprit de tous les observateurs, est l'emploi de la saignée, à l'aide de laquelle on espère, tout à la fois, diminuer la quantité du calorique qui est le stimulant général par excellence, et la quantité des matériaux alibiles qui fournissent continuellement à la calorification.

Par la diète.

On y parvient encore, en prescrivant l'abstinence absolue de toutes les matières alimentaires, et en introduisant une grande quantité d'eau par des boissons faiblement médicamenteuses.

Tous les agents curatifs que nous venons d'indiquer ont été mis en usage dans le traitement des pyrexies. A toutes les époques, on a versé le sang avec une libéralité extrême ; on a astreint les malades à une diète rigoureuse et prolongée, et cependant la chaleur morbide ne s'abaisse pas, parce que cet élément général et primaire des maladies fait partie de leur constitution propre et qu'on n'a aucune prise sur lui. L'affection continue à parcourir ses périodes ; ce n'est fort heureusement que dans des cas très-rares que ce traitement perturbateur modifie la calorification, au grand détriment des malades.

CHAPITRE II.

DE LA FIÈVRE.

Fièvre, *febris ;* de *fervere*, être échauffé, ou de *februare*, purifier.

Définition de la fièvre.

La fièvre est un état morbide général, constamment caractérisé par l'accroissement de la température du corps, par l'accélération des mouvements respiratoires et circulatoires et accompagné de courbature, de malaise, et d'asthénie musculaire.

Symptômes fébriles. Élévation de la température du corps.

Symptômes essentiels. 1. *Modification de la température.* Dès la plus haute antiquité, on a toujours considéré l'augmentation de la chaleur comme le meilleur signe de la fièvre. Elle présente trois modifications principales qu'il faut distinguer, et qui constituent, lorsqu'elles se succèdent, trois périodes de la fièvre, le frisson, la chaleur et la sueur.

Sensation de froid.

A. La *sensation de froid* marque très-souvent, on pourrait peut-être dire toujours, le début de la fièvre. Dans une des affections les plus aiguës, et le mieux localisées, dans la pneumonie, le frisson existe sept fois sur huit (1). Boerhaave le croit constant dans toute fièvre de cause

(1) Briquet, *Remarques générales sur les cas de pleuro-pneumonie observée à l'hôpital Cochin en* 1836, 37, 38 et 39 : — *Archives générales de médecine*, t. IX, p. 41. 1840.

interne (1). L'intensité du frisson et les sensations qui l'accompagnent varient beaucoup. Tantôt le frissonnement est si léger, si fugace, qu'il faut une grande attention pour le découvrir; tantôt il est partiel et consiste dans un sentiment de fraîcheur des extrémités; tantôt il est général ou erratique; dans d'autres cas, on le voit se prolonger pendant plusieurs heures et constituer le symptôme principal (fièvre algide). Dans son degré le plus léger, le frisson (frigus) n'est accompagné que de la sensation de froid; dans un second, la peau pâlit, ses bulbes font saillie (horripilation); dans un troisième, les muscles sont agités par des convulsions cloniques, courtes et continuelles, qui font trembler le corps (rigor) ou quelques-unes de ses parties, les mâchoires, par exemple (claquements de dents). Ce frisson peut même se manifester pendant les autres périodes de la fièvre, au milieu de la chaleur et de la sueur (fièvres épiales de Galien).

Pendant le froid la température s'élève.

Le mercure s'élève, dans le thermomètre, au-dessus de la température normale d'un à plusieurs degrés au moment même où le malade éprouve un vif sentiment de froid et même un tremblement très-marqué. Dans ce cas, la sensation du fébricitant est en désaccord avec le résultat fourni par l'instrument de précision.

B. *Chaleur fébrile.* Lorsque la chaleur fébrile se développe, le malade éprouve une sensation de chaleur qui se répand dans tout le corps, et qui est parfaitement indiquée par le thermomètre à mercure. Une élévation d'un demi-degré suffit pour caractériser la fièvre; mais souvent elle est beaucoup plus considérable et va jus-

(1) Van-Swieten, *Comment.* in Aphor. — Aphor., 570, t. II, p. 6, in-4°. Paris, 1771.

qu'à quatre ou cinq degrés ; le thermomètre peut monter ainsi de + 37 à + 42°. Quand la sensation de chaleur succède à celle du froid, la colonne mercurielle dépasse d'un ou de plusieurs degrés celui qui correspondait à la sensation du froid (1). Quelquefois, cependant, il n'existe qu'un demi-degré de différence, quoique le malade accuse une forte chaleur. Aucune maladie, autre que l'état fébrile, ne determine l'élévation constante de la chaleur animale. Nous en exceptons certains états physiologiques, tels que le mouvement, la digestion, la veille comparée au sommeil, l'incubation chez les animaux, l'excitation vénérienne.

On a prétendu que la faible intensité de la calorification chez le nouveau-né mettait obstacle au développement de la chaleur fébrile. Cette assertion ne doit être acceptée qu'avec réserve (2).

Les oscillations de la température dépendent de plusieurs circonstances : 1° *de la période de la fièvre;* la chaleur fébrile atteint son maximum dès le début et ne fait plus, pendant la période d'état, que se soutenir au même degré ou s'abaisser lentement avec ou sans régularité ; 2° *de l'heure du jour;* le maximum de la chaleur s'observe presque toujours le soir, plus rarement le matin ; 3° *du traitement* antiphlogistique, qui abaisse notablement la température (3).

(1) Consultez sur ce sujet le mémoire de M. Gavarret : *Recherches sur la température du corps humain dans les fièvres intermittentes*. In journ. l'*Expérience*, n° 106, p. 22, 1839, 1844.

(2) Mignot, *Recherches sur les phénomènes normaux et morbides de la circulation, de la caloricité et de la respiration chez les nouveau-nés*, Thès., n° 30, p. 43, in-4°, Paris, 1851.

(3) Voyez sur ce sujet la thèse de M. Maurice, *Des modifications morbides de la température animale dans les affections fébriles*, Thèse, Paris, 1855.

On ne peut apprécier l'intensité de la fièvre qu'au moyen de l'accroissement de la chaleur. Le degré du thermomètre indique donc beaucoup mieux les variations d'intensité du mouvement fébrile que ne peut le faire la fréquence du pouls et des respirations.

De la sueur.

C. *Sueurs.* La sudation est un acte morbide que l'on trouve fréquemment dans l'état fébrile, continu, rémittent ou intermittent et à des périodes assez différentes de la maladie, tantôt au début, tantôt au déclin, souvent dans la nuit ou vers le matin, lorsque la chaleur commence à diminuer. Quelquefois elle est partielle. Il faut savoir la chercher à la face, à la poitrine, sur le ventre, etc. Les différents degrés d'humidité de la peau, depuis la moiteur jusqu'à la sueur profuse, s'observent dans la fièvre, et constituent des phénomènes morbides dont on a exagéré l'importance. On appelle chaleur âcre et mordicante de la peau l'élévation de température dans laquelle la sueur est nulle ou réduite à son minimum; chaleur halitueuse, celle qui s'accompagne d'une faible moiteur.

Générale, partielle.

Abaissement de la température.

La température s'abaisse au-dessous du degré qu'elle avait atteint lorsque la peau était chaude et sèche. La perte du calorique par suite de l'évaporation et plus souvent encore la diminution de la chaleur au moment où la sueur s'établit, expliquent l'abaissement de la température, en pareille circirconstance.

Fréquence du pouls.

2. *Accélération du pouls.* Pour que l'augmentation du nombre des battements artériels soit un signe positif de la fièvre, il faut : 1° la constater avec une montre à secondes et à quatre heures différentes du nycthéméron, avant neuf heures du matin, de trois à six heures, à neuf heures du soir et au milieu de la nuit; 2° il faut

que l'accélération ait une certaine durée; 3° qu'elle coïncide avec l'augmentation de température; 4° qu'elle soit indépendante des états physiologiques qui font varier le pouls (repas, sommeil, émotion, âge, sexe, variétés individuelle); 5° qu'il n'existe pas une maladie du cœur ou des grosses artères qui ralentisse ou perturbe la circulation artérielle; 6° enfin que l'état fébrile s'accompagne de troubles de la sensibilité générale, tels que céphalalgie, courbature, malaise, insomnie, etc. Si l'accélération du pouls se montre dans les conditions qui viennent d'être retracées, si le nombre des pulsations dépasse de 16 à 20 l'état physiologique, on peut admettre qu'il y a fièvre.

Le pouls est non-seulement plus fréquent, mais aussi plus vite, c'est-à-dire que la diastole et la systole artérielles s'accomplissent avec une rapidité plus grande et comme convulsive. En même temps le pouls est fort, et la paroi de l'artère vibre avec plus d'énergie.

Le degré de fréquence du pouls est, en général, proportionné à l'intensité de la chaleur fébrile, en sorte que celle-ci atteint son maximum, à l'instant où les pulsations sont le plus fréquentes. Cependant cette corrélation n'est pas aussi constante qu'on l'a dit : on observe, sous ce rapport, des variations nombreuses.

Le rhythme des battements du pouls n'est point altéré.

Le rhythme des battements artériels ne subit aucune modification; le pouls le plus fréquent ne cesse pas d'être régulier, à moins que l'accélation ne soit portée à un degré extrême.

Le nombre des respirations est proportionné à celui des battements cardiaques.

3° *Fréquence des respirations.* On croit généralement que le nombre des respirations est en rapport exact avec celui des contractions cardiaques. On sait qu'il est de trois pulsations et demie pour une respiration, ce qui donne 20 respirations pour 72 pulsations par minute. Quand la fièvre accélère le pouls, elle produit le même effet sur la respiration. Cette loi n'est pas aussi invariable qu'on l'a dit. Nous avons réuni un si grand nombre d'observations contraires que nous ne saurions partager l'opinion commune. Dans les maladies qui laissent intacte la respiration, comme dans le rhumatisme, l'érysipèle, la variole et d'autres exanthèmes, la fréquence du pouls n'est plus proportionnée à celle des respirations. Si nous passons de l'état fébrile à des maladies apyrétiques, telles que la chlorose, l'hystérie et les névroses, nous ne trouvons plus le moindre rapport entre le nombre des respirations et celui des battements artériels.

La contraction cardiaque et vasculaire est plus énergique.

Lorsqu'on ausculte le cœur pendant la durée de la fièvre, on trouve que les bruits acquièrent plus d'intensité et s'entendent dans une plus grande étendue. En même temps le choc du cœur contre la paroi thoracique est plus fort. Toutes les grosses artères et même les petites vibrent avec une grande énergie. L'accroissement de la contraction cardiaque et de tout le système artériel constitue même un caractère excellent de l'état fébrile. Il est aussi constant que la fréquence des battements du cœur.

Symptômes variables de l'état fébrile. Il faut toujours chercher à constituer l'état fébrile en réunissant tous les symptômes qui s'y rattachent, parce qu'il est difficile de le caractériser seulement avec un ou deux symptômes.

Troubles de l'innervation dans la fièvre.

Les troubles de l'innervation consistent en courbature, céphalalgie, malaise, abattement des forces souvent considérable et qui persiste encore quelque temps après que la fièvre s'est dissipée. L'insomnie, des rêves pénibles, un peu de délire fugace, ordinairement nocturne, quelques troubles des sens, des bourdonnements d'oreille, la faiblesse de l'intelligence, se montrent, à différents degrés, pendant la fièvre.

Troubles de l'appareil digestif.

L'anorexie, la soif, la sécheresse de la bouche et de la langue, la coloration blanchâtre que celle-ci offre à sa surface, s'observent presque constamment dès le début de la fièvre, et doivent être attribués à l'influence sympathique que les organes digestifs ne tardent pas à recevoir du système nerveux fortement troublé. Les selles sont naturelles, il n'est pas rare cependant de voir paraître de la diarrhée pour un temps très-court.

Urine fébrile.

L'urine très-fortement acide offre, dès le principe, une augmentation notable de densité, parce qu'elle devient plus rare, moins aqueuse, plus chargée de sels. Il s'y forme, par le refroidissement, des sédiments constitués par les sels et le mucus, surtout quand des sueurs abondantes se manifestent.

A ces symptômes se bornent les signes propres de l'état fébrile simple, régulier, tel qu'on le trouve, par exemple, dans un accès de fièvre intermittente ou éphémère. On doit regarder comme lui étant étrangers d'autres symptômes que les auteurs rangent, à tort, au nombre des signes de l'état fébrile. Ils appartiennent à des espèces de fièvres et en constituent les signes particuliers : tels sont le météorisme, l'ataxie, l'adynamie, les fuliginosités, l'ictère, les vomissements bilieux qui font reconnaître les fièvres typhiques, bilieuses, etc. Ils ne doivent pas figurer dans le tableau des symptômes fébriles.

Enchaînement des phénomènes fébriles.

Marche des symptômes de l'état fébrile. On ne peut prendre une meilleure idée du mouvement fébrile, du développement, de la marche de ses symptômes, qu'en observant un paroxysme complet de fièvre intermittente régulière. Elle offre l'ensemble des symptômes propres à la fièvre en général.

Rémittence des phénomènes fébriles; de la chaleur et de l'accélération du pouls.

En étudiant la fièvre la plus continue, on s'assurera aisément que la chaleur et l'accélération du pouls subissent de nombreuses variations, qu'elles augmentent et diminuent à certaines époques de la journée ou de la nuit. Presque constamment il s'opère une rémittence notable tous les matins, jusqu'à midi, et une exacerbation dans la seconde partie du jour, surtout depuis trois heures; l'accroissement atteint son maximum vers minuit. En général, l'exacerbation du soir est nettement caractérisée par l'accroissement réel de la température et du nombre des pulsations et des respirations. Le maximum de la chaleur fébrile mesurée avec le thermomètre a lieu le soir; souvent même ce maximum est celui de la fièvre envisagée depuis le début jusqu'à la convalescence; cependant tous les maxima ne s'observent pas toujours, à cette époque de la journée. (Voyez *Accroissement de chaleur.*)

Plus la fièvre a d'intensité, moins la rémittence des phénomènes est marquée. Toutefois, nous maintenons que, même dans ce cas, l'accélération du pouls et la chaleur diminuent et s'accroissent sensiblement aux heures que nous avons indiquées. Un nombre considérable d'observations faites avec la montre à secondes et avec le thermomètre ne nous laissent aucun doute à cet égard. On peut donc établir comme proposition très-générale qu'il n'existe pas de fièvre parfaitement continue, et qu'elle offre toujours quelque rémittence, à un instant donné du nycthéméron.

Divisions de la fièvre en périodes.

On a divisé la fièvre comme les autres maladies en quatre périodes; début, accroissement, état, déclin. Ces divisions classiques ne se retrouvent pas dans la plupart des cas. Les divers degrés de température, et le nombre des pulsations artérielles qui sont, en définitive, les meilleurs signes de la fièvre, doivent nous servir à la partager en périodes. On peut donc théoriquement caractériser le début par l'élévation de la température au-dessus de 37,20; la période d'accroissement par les températures croissantes; celle d'état par la persistance de la chaleur au même degré, ou par ses oscillations autour du même point, et le déclin par le retour de celle-ci à son type normal. Il faut avouer cependant que, si les phénomènes se passent de cette manière, dans un certain nombre de fièvres, il n'en est plus ainsi dans la majorité des cas. Sans parler de l'augmentation vespérienne de la fièvre, qui est la règle, on voit souvent la chaleur atteindre d'abord un degré anormal, s'abaisser, pour remonter ensuite au-dessus de la chaleur initiale, et offrir ainsi des variations nombreuses. Dans ce cas, il est difficile de distinguer les périodes. On trouve plus aisément l'acmé, ou sommet de la ligne d'accroissement qui se trouve souvent rapproché du début; mais à partir de cette époque, la température décroît soit régulièrement, soit irrégulièrement jusqu'à la convalescence, pendant laquelle elle reprend son type normal et même s'abaisse au-dessous. Il est rare que la chaleur fébrile se maintienne longtemps à un degré élevé, et plus rare encore qu'elle cesse pendant un temps durable pour recommencer. Les troubles nerveux, tels que l'insomnie, la courbature et surtout la faiblesse musculaire, peuvent faire apprécier la violence de la fièvre, mais pas aussi sûrement que la température et la fréquence du pouls.

Manière nouvelle plus rigoureuse et plus vraie d'établir les périodes de la fièvre.

Fièvre rémittente et intermittente.

Nous venons de voir que la fièvre continue offre toujours un accroissement ou une diminution très-notables dans ses symptômes. Quand l'exacerbation est marquée par un frisson suivi de chaleur et de sueur, et surtout quand elle se montre avec une régularité parfaite, la fièvre prend le nom de rémittente. Cependant cette exacerbation peut n'avoir rien de régulier; le frisson peut aussi manquer sans que pour cela la fièvre cesse d'être rémittente. Cette forme de l'état fébrile se présente tantôt comme élément essentiel et unique de la maladie, comme dans les rémittentes paludéennes et à quinquina, tantôt à titre d'élément morbide isolé ou uni à d'autres éléments, comme dans les fièvres gastriques, bilieuses, typhoïdes, la phthisie pulmonaire, les résorptions purulentes, septiques et les suppurations viscérales profondes. Le quinquina réussit dans les premières; il échoue, ou du moins ne produit qu'une amélioration momentanée, dans les secondes.

Une dernière particularité de l'état fébrile, qui n'a échappé à aucun observateur, est la cessation complète et subite de la fièvre, à des heures et à des jours fixes. On a désigné sous le nom d'intermittentes les fièvres qui offrent cette marche. La très-ancienne division des fièvres en continue, rémittente et intermittente, repose précisément sur l'enchaînement des symptômes pyrétiques, leur durée et leur complète disparition pendant un certain temps, qu'on a appelé apyrexie. Nous dirons plus loin de quelles manière se modifient les symptômes dans les fièvres périodiques. (Voyez *Fièvres* et *Périodicité dans les maladies*.)

Cause du mouvement fébrile.

Causes du mouvement fébrile. Nous voulons seulement rechercher les causes plus ou moins évidentes de la fièvre, sans nous engager dans des études stériles sur sa nature. Nous rappellerons ici les divisions qui ont été souvent empruntées à notre article Fièvre (1) et reproduites ailleurs. Notre remarque a uniquement pour but de nous mettre à couvert de l'accusation de plagiat.

1° La fièvre est la traduction fidèle d'un grand nombre d'états morbides saisissables : elle prend alors le nom de fièvre *symptomatique ;* 2° ou bien elle constitue un élément morbide qui existe au même titre que les autres sans que la cause en soit connue : ce sont les fièvres essentielles, dont nous chercherons plus loin quelques-unes des causes probables.

Fièvre symptomatique.

De l'inflammation aiguë ou chronique.

DES FIÈVRES SYMPTOMATIQUES. 1° *Fièvre symptomatique d'une inflammation aiguë et chronique.* La phlegmasie, en s'attaquant tout à fois au système vasculaire, au sang et à la nutrition des parties, doit troubler fortement toutes les actions vitales, physiques et chimiques, et déterminer primitivement un trouble marqué dans la circulation générale et la calorification. Il faut cependant, pour que cet effet ait lieu, que l'irritation inflammatoire arrive à un certain degré. (Voyez *Inflammation.*) On peut dire d'une manière générale que la phlegmasie, dans ses formes les plus violentes comme dans ses degrés les plus faibles, donne lieu à la fièvre, et que celle-ci nous en fait souvent reconnaître l'existence, avant que tout autre phénomène morbide se soit manifesté. Il en est de même des formes lentes et insidieuses des phlegmasies chroniques. Telle est, par exemple, l'origine de la fièvre qui accompagne le début les productions homologues et hétérologues, le tubercule, le cancer, et, à plus forte raison, le travail de ramollissement et d'élimination qui se déclare autour de ces produits.

(1) *Compendium de médecine pratique*, article *Fièvre*, p. 18, 1841.

2° *Fièvre symptomatique d'une excitation vasculaire physiologique.* L'excitation qui suit l'exercice de certaines fonctions s'accompagne parfois de fièvre. Le mouvement fluxionnaire provoqué par la menstruation, l'état puerpéral, la lactation, donnent lieu à une fièvre qui diffère cependant de la fièvre pathologique par son but et par la nature des conditions spéciales au milieu desquelles elle prend naissance. Le travail de la dentition, le développement des organes, le premier éveil de la puberté chez l'homme et chez la femme, la poussé du jeune bois chez les animaux, sont suivis de cette *fièvre physiologique*, éphémère, qui se rattache aux actes les plus importants de la vie. C'est à cette fièvre que l'on pourrait appliquer la définition des vitalistes, qui la considèrent comme une opération salutaire et synergique de la nature, à l'aide de laquelle s'accomplit un acte nécessaire à la santé ou à la conservation de l'espèce. Excitation vasculaire physiologique.

3° *Fièvre symptomatique des altérations spontanées du sang.* Nous ne connaissons qu'une seule maladie primitive et spontanée du sang qui puisse causer la fièvre. L'augmentation de quantités des globules rouges, lorsqu'elle est portée au point de produire la pléthore, est suivie d'une excitation vasculaire générale qui se dissipe après un temps assez court, en produisant la fièvre, une hémorrhagie ou une congestion. D'une altération du sang. Fièvre dans la pléthore.

La chloro-anémie, ou plutôt l'altération du sang à laquelle elle est due, peut-elle produire la fièvre? Cette question, qui intéresse le praticien, a été résolue dans un sens affirmatif pour quelques cas de chlorose dans lesquels on trouve de la fièvre. Les deux altérations opposées des globules du sang, la pléthore et l'anémie, occasionneraient donc la fièvre? Nous avons partagé cette opinion; aujourd'hui notre incertitude a cessé. Nous n'avons pas encore rencontré une seule chlorose fébrile à moins qu'elle ne fût compliquée de quelque lésion plus ou moins évidente.

Infection du sang par le pus.

4° *Fièvre symptomatique de l'altération du sang par le pus.* Lorsque, sous l'empire de causes diverses, le pus pénètre dans le sang, immédiatement une fièvre, marquée par des frissons intenses, de la chaleur et la sueur, se manifeste. La fièvre symptomatique de la résorption purulente qui suit les opérations chirugicales, l'accouchement, et les suppurations profondes reconnaissent pour cause une altération de ce genre.

Par des liqueurs septiques.

5° *Fièvre symptomatique d'un empoisonnement septique.* Souvent la fièvre qui a reçu le nom de fièvre colliquative, de résorption, est due uniquement à la pénétration dans le sang des liquides qui s'écoulent des tissus malades et dont la composition n'est pas encore connue. On suppose que la résorption de la sérosité, chargée de gaz fétides, de sels alcalins et de matières spécifiques provenant de la putréfaction, est, dans ce cas, la vraie cause du mouvement fébrile, souvent aigu, quelquefois chronique, qui enlève un grand nombre de malades. Il doit en être de même lorsque le tissu propre de l'organe est ramolli, gangrené, altéré par une longue suppuration, ou baigné par des liqueurs septiques.

L'urine, la bile, en passant accidentellement dans le sang, produisent des effets à peu près semblables.

Les virus ne produisent pas tous la fièvre.

6° *Fièvre symptomatique d'une maladie virulente.* L'inoculation du vaccin, du virus varioleux ne tarde pas à provoquer une fièvre d'éruption et plus tard une autre de suppuration qui ont reçu les noms de fièvres primaire et secondaire. Ce n'est donc pas indifféremment, à toutes les périodes de la maladie virulente, que se développe l'état fébrile. Il est nul pendant l'incubation. Tous les virus de provenance humaine ou animale ne provoquent pas la fièvres. Le *syphilitique et le rabique* n'annoncent jamais, de cette manière, leur entrée dans l'organisme.

7° *Fièvre symptomatique d'une maladie venimeuse.* Le venin de la vipère, du crotale et de quelques autres animaux donne lieu à des état morbides tout à fait différents de la fièvre. Cependant les auteurs disent l'avoir observée peu de temps après la pénétration du venin (?).

8° *Fièvre symptomatique de l'empoisonnement.* Les agents vénéneux du règne végétal, animal et minéral qui se rendent par voie d'absorption dans le sang, ont pour effet de produire tantôt une fièvre intense et des phénomènes d'excitation, tantôt un état morbide tout à fait opposé. Les substances stimulantes âcres et excitantes élèvent souvent l'irritation vasculaire jusqu'à l'état fébrile. La doctrine du contro-stimulisme a exagéré le nombre des agents qui produisent cet effet.

De la fièvre idiopathique ou essentielle.

Nous ne faisons que marquer ici la place des fièvres essentielles, puisque leur cause est encore à trouver. Faisons remarquer seulement que le mouvement fébrile paraît se rattacher à des causes spécifiques, essentiellement différentes les unes des autres. Le miasme provenant de corps vivants ou morts (typhus, fièvre typhoïde, diarrhée, dysenterie), le miasme atmosphérique (fièvre catharrale, toutes les maladies épidémiques), les effluves marécageuses ou autres (fièvres intermittentes, jaune, peste), ne peuvent arriver dans le sang, sans déterminer aussitôt un mouvement fébrile auquel on a souvent attribué le pouvoir de travailler activement à l'expulsion des matières morbifiques. Il atteste, dans tous les cas, un trouble profond de toutes les actions vitales, physiques et chimiques.

Nature. L'accroissement de la chaleur dans la fièvre est sans contredit le fait le plus considérable de toute la pathologie. Il a frappé l'attention des médecins à toutes les époques, et figure dans toutes les hypothèses imaginées tour à tour pour expliquer la fièvre. Depuis la chaleur innée et le strictum jusqu'à l'obstruction, l'effervescence des humeurs et l'irritation, on a été toujours obligé de tenir compte de l'élévation de la température.

Dans les fièvres, les combustions sont plus rapides.

Tous les travaux modernes tendent à faire admettre que la chaleur animale est le résultat des combustions qui s'opèrent dans les capillaires généraux, au moyen de l'oxygène de l'air respiré, du carbone, de l'hydrogène et de l'azote fournis soit par les aliments, soit par la substance propre des organes. Plus cette combustion est active, plus la température est élevée dans l'échelle des êtres. On peut donc supposer que si la température s'accroît dans la fièvre c'est que les actions chimiques sont également augmentées; or comme elles ne peuvent s'effectuer aux dépens des aliments qui cessent d'être introduits dans la cavité digestive, tout porte à croire que la substance des organes en fait exclusivement tous les frais. La matière liquide et les graisses sont résorbées, c'est-à-dire brûlées; les muscles, les parties solides elles-mêmes servent à leur tour d'aliment à cette combustion.

Elles se font au détriment de la substance propre du corps humain.

La promptitude avec laquelle le sang et les matériaux alibiles qu'il contient sont portés dans les systèmes capillaires, et par conséquent avec laquelle s'accomplissent les actions physico-chimiques, sont deux conditions nécessaires à l'accroissement de la température. La chaleur fébrile n'est autre chose que la chaleur normale accrue par une cause morbifique qui précipite les mouvements organiques. A ce point de vue, il y a quelque chose de vrai dans la doctrine des vitalistes, qui regardent la fièvre comme une opération, un effort de la nature, comme un mouvement imprimé au sang. On pourrait croire, au premier abord, que la vie possède une énergie plus grande, puisque un de ses effets les plus remarquables, la calorification, est accrue. Cependant là s'arrête l'assimilation qu'on peut faire entre l'état normal et la maladie; car s'il est vrai que les combustions soit plus nombreuses et plus actives, et que la chaleur est plus grande, c'est au détriment de l'ordre physiologique et de la conservation de l'individu. Il s'opère alors une véritable destruction du corps de l'homme. Les matières organiques, qui font partie du solide et des liquides, fournissent les matériaux de la combustion; les tissus s'altèrent, maigrissent, le sang lui-même finit par céder de ses éléments, il s'appauvrit et toutes les fonctions se troublent successivement. Il suffit, pour s'en convaincre, d'explorer les organes et les fonctions chez les sujets en proie à une longue fièvre des marais, ou à tout autre mouvement fébrile un peu prolongé. Rien ne ressemble moins à l'état physiologique et aux opérations naturelles qu'un pareil état morbide.

Pendant la fièvre, toutes les fonctions se troublent à différents degrés.

Les sécrétions le sont à un haut degré.

Excepté la respiration et la circulation, qui ont une intensité plus grande, toutes les autres fonctions subissent un trouble considérable. Les sécrétions, en particulier, sont taries ou altérées d'une autre manière; elles restent rarement à l'état normal. Le mouvement d'absorption continue à s'effectuer dans certaines parties et cesse dans d'autres. On le trouve souvent réduit à son minimum sur la surface gastro-intestinale. Des modifications nombreuses, qu'il est impossible d'indiquer d'une manière générale, sont imprimées aux sécrétions par la cause spéciale de chaque fièvre. Dans la pyrexie paludéenne, dans les éphémères, les gastriques simples ou bilieuses, les sécrétions de la peau, des membranes muqueuse linguale, buccale, gastrique, du foie, éprouvent des changements très-notables.

Le sang lui-même finit par s'altérer.

Ce ne sont pas là les seules altérations qu'entraîne l'état fébrile. Le sang finit par s'altérer; ce liquide, qui fournit sans cesse une partie des matières qui sont brûlées dans les capillaires, ne reçoit plus, à l'aide des aliments, les substances qui doivent le reconstituer; ses globules, son albumine, sa fibrine même, finissent par s'altérer dans leurs quantités physiologiques.

Le trouble des propriétés vitales paraît être la cause de la fièvre.

Le trouble du système nerveux paraît être la cause de la lésion de calorification et des autres phénomènes fébriles. Comment pourrait-on expliquer, d'une autre manière, la marche singulière qu'affectent les fièvres intermittentes commençant, finissant à heure fixe, et cédant avec une promptitude extrême au sulfate de quinine? Dans les autres pyrexies, les causes spécifiques paraissent jouer le rôle essentiel en portant leur action sur le système nerveux. Tout porte à faire admettre que les forces vitales et le système nerveux, qui en est le support, sont troublés primitivement. L'étude des causes des pyrexies nous semble fournir un solide appui à cette hypothèse. En effet, nous voyons tantôt une lésion locale, telle qu'une épine enfoncée dans la chair, tantôt une liqueur septique, le virus de la variole, de la vaccine, le miasme paludéen, ou l'altération spontanée du sang provoquer le mouvement fébrile; ailleurs, c'est à la désorganisation d'un organe qu'il faut attribuer la fièvre intense qui ne cesse qu'avec la vie des sujets. En présence de causes morbifiques si différentes par leur nature, et dont nous ignorons entièrement la manière d'agir, nous trouvons un seul fait constant, l'accroissement insolite de la chaleur propre au corps de l'homme. Il faut nous en contenter, et ne pas croire que nous avons saisi la cause de l'affection fébrile, lorsque nous avons inventé quelques hypothèses sur la cause finale, et supposé que le corps expulse une humeur ou tout autre principe morbifique qui est encore à trouver.

CHAPITRE III.

DES PYREXIES.

Pyrexie, de πῦρ, πυρετὸς, πυρεξις, *feu; fièvre*, de *fervere. Fièvre essentielle*, *idiopathique*. Des fièvres.

Une fièvre est une maladie aiguë, générale, caractérisée par l'augmentation de la température du corps, par l'accélération du pouls, et indépendante de toute lésion actuellement connue. Définition.

On peut encore considérer une fièvre comme un trouble idiopathique de la calorification et de la circulation, dont l'accroissement de la température et la fréquence du pouls sont les éléments essentiels, au delà desquels nous ne pouvons remonter.

Jusqu'ici tous les efforts tentés par les solidistes et les humoristes n'ont pu réussir à effacer les fièvres du nombre des maladies essentielles. Broussais, suivant la route tracée par Chirac, Pinel et Prost, n'a pu les faire disparaître. Elles restent solidement établies sur les bases que leur a données l'antiquité et semblent s'élever encore plus haut, plus inattaquables que jamais, au milieu des doctrines ruinées qui les environnent de toutes parts. L'essentialité des fièvres si rudement controversée depuis cinquante ans, quoiqu'un peu restreinte par les découvertes faites en anatomie pathologique, est acceptée par les meilleurs esprits. Ils se plaisent à reconnaître, avec Galien, que la cause d'un assez grand nombre de fièvres étant inconnue, il faut les conserver à titre provisoire, sous le nom de fièvres essentielles. Ce provisoire ne paraît pas près de finir (1).

Caractères généraux des fièvres.

Caractères communs à toutes les fièvres. — Les pyrexies possèdent un certain nombre de caractères qui servent à les distinguer des autres maladies et permettent d'en former un groupe nosologique aussi naturel que l'est celui des névroses ou des phlegmasies.

Période d'incubation.

Incubation. — Avant l'apparition des symptômes pyrétiques, il se passe toujours une période d'élaboration pendant laquelle l'organisme ne manifeste aucune souffrance. Les exanthèmes, la peste, la fièvre paludéenne, la fièvre jaune, nous en offrent des exemples tranchés. La durée de cette période n'a rien de fixe, et ne peut être déterminée avec rigueur que pour quelques maladies, telles que la peste, la fièvre intermittente, la variole.

L'existence constante de la période d'incubation prouve que les fièvres sont des maladies générales dans lesquelles

(1) Lisez à ce sujet Galien : *De differentiis febrium*, t. VII, édit. de Kuhn : ce traité remarquable mériterait d'être traduit. — Celse, *De medicina*, cap. I. — Fernel, Cullen, Pinel et d'autres ont écrit dans le même sens.

le solide et les liquides, la matière et les forces sont lésées en même temps et presque au même degré.

Période prodromique.

Prodrômes. — Les premiers symptômes sont des troubles généraux, parmi lesquels ceux de la calorification, de la circulation, de la sensibilité, de la motilité et de l'intelligence, figurent à différents degrés et d'une manière constante. On observe alors : frisson, élévation de la température, fréquence du pouls, dépression ou excitation cérébrale, faiblesse des membres, douleurs dans les muscles, les jointures, courbature, céphalalgie, insomnie. Ces symptômes augmentent plus tard. Ils témoignent de la perturbation que subissent tous les systèmes organiques et de l'influence que la cause morbifique excerce sur l'économie entière.

Symptômes des pyrexies.

Symptômes des pyrexies. — Une fois constituée par ses éléments propres la pyrexie s'accompagne de phénomènes morbides qu'il importe de partager en deux groupes distincts : 1° Les symptômes, que nous appellerons pyrétiques parce qu'ils sont inséparables de l'état fébrile ; 2° les phénomènes morbides qui forment le caractère spécifique de chaque fièvre ; tels sont, l'exanthème, le charbon, la stupeur, dans la fièvre charbonneuse, la peste, le typhus, la variole, etc.

Symptôme pyrétiques proprement dits.

A. *Symptômes pyrétiques.* Trois phénomènes caractéristiques, le *frisson*, la *chaleur* et la *fréquence du pouls*, se montrent dans toutes les fièvres, quoique à des degrés différents (1).

Frisson et chaleur fébriles.

A. *Chaleur fébrile.* Le frisson, intense ou faible, général ou partiel, marqué par le refroidissement des

(1) *Tria illa phænomena, horripilatio, pulsus velox et calor in omni febre, ab internis causis orta, semper adsunt.* Van-Swieten, *Comment.* in Aphor. 570.

mains ou des pieds, ne manque jamais dans les pyrexies.

Suivant le témoignage de l'illustre Boerhaave, ce frisson qui est une dépendance même de la fièvre, comme le dit aussi Galien, se continue avec la chaleur fébrile. Le malade n'en a pas toujours conscience; souvent le frisson dure assez de temps pour que l'on puisse s'assurer que la température s'élève au-dessus de son degré physiologique de deux à trois degrés (+ 37 à 40 cent.). La chaleur cutanée s'accompagne de sécheresse, de sueurs froides ou chaudes; jamais le refroidissement du corps n'est réel, à moins qu'il ne survienne quelques complications ou un désordre qui n'appartiennent pas, en propre, à l'état pyrétique. L'accroissement de la chaleur, si intense dans un grand nombre de fièvres, peut constituer, à lui seul, tous les symptômes comme dans la fièvre qui a reçu le nom d'inflammatoire ou d'angéioténique.

Accélération du pouls.

B. *Accélération de la circulation.* Nous partageons l'opinion de Boerhaave (1), de Haller (2), et de tous ceux qui regardent la fréquence anormale du pouls comme le meilleur caractère de la fièvre, après le trouble de la calorification. Il faut savoir se mettre à l'abri de l'erreur si l'on veut que l'exploration du pouls conduise à quelque certitude. Le pouls traduit encore plus facilement au clinicien la véritable intensité de la fièvre que ne le fait la chaleur corporelle. Il va s'accélérant de plus en plus, ou diminuant suivant la période de la fièvre, et quand il est revenu au chiffre qu'il doit atteindre dans l'état normal, on peut considérer la fièvre comme terminée.

(1) Aphor. 570.
(2) *Physiologie*, t. II, liv. VI, sect. 15.

Continuité, rémittence, intermittence, du mouvement fébrile.

On peut distinguer à travers les nombreuses variétés que présentent la chaleur et l'accélération du pouls trois modalités principales : la continuité, la rémittence et l'intermittence parfaite. Une division toute naturelle et très-ancienne des fièvres repose sur cette condition du mouvement fébrile, qu'il ne faut jamais perdre de vue dans la pratique. Du reste, la continuité parfaite de la fièvre s'observe bien rarement; presque toujours une ou plusieurs exacerbations se manifestent chaque jour.

Caractères du pouls.

Les caractères tirés de la force avec laquelle l'artère bat n'ont pas la même importance quoiqu'ils méritent d'être soigneusement consultés. Il faut savoir que la faiblesse, la force, la petitesse, l'inégalité, la récurrence, l'intermittence des pulsations tiennent à des causes extrinsèques en quelque sorte à la fièvre; tantôt à l'âge, à la force, des sujets à de maladies antécédentes, ou concomitantes, au traitement, tantôt à la nature même de l'espèce fébrile, comme le pouls redoublé dans la fièvre typhoïde. (Voyez *de la Fièvre*, chap. II.)

Le trouble du mouvement respiratoire, quoique très-ordinaire dans les pyrexies, n'est pas toujours en rapport avec la fréquence du pouls. On voit tous les jours dans les exanthèmes, la fièvre typhoïde, le rhythme des respirations rester à l'état normal, tandis que le pouls a une vitesse extrême. Il ne faut donc attacher qu'une importance secondaire à la fréquence des mouvements respiratoires (*de la Fièvre*, chap. II).

Troubles de l'innervation.

C. *Troubles de l'innervation.* Après les troubles de la calorification et de la circulation, il n'en est pas de plus constant que ceux qui portent sur la motilité, la sensibilité et l'intelligence. Ils ont servi de tout temps à créer les entités connues sous le nom de fièvres adynamiques, ataxiques et typhiques. Il est remarquable de voir que la maladie, dès le début, donne lieu à une prostration très-grande des forces, à de la courbature, qui augmentent rapidement d'intensité, et deviennent plus tard les phénomènes prédominants. On sait que dans toutes les fièvres les symptômes qui dominent sont : l'adynamie à différents degrés, depuis la lassitude jusqu'à la résolution de tous les muscles du corps, les convulsions cloniques, plus rarement toniques de quelques parties du système locomoteur et des membres surtout, la douleur musculaire et l'atonie des mouvements volontaires que Stahl considère avec juste raison comme un signe excellent de la fièvre (1).

Il en est de même des troubles de la sensibilité, de l'intelligence, quoiqu'ils soient d'une moindre importance. Il est rare qu'on n'observe pas la céphalalgie, les vertiges, les bourdonnements d'oreilles, l'insomnie, l'agitation pendant la nuit, les rêves, une grande paresse de l'intelligence, la diminution de la mémoire et du jugement, et enfin le subdelirium ou un délire aigu.

Existence des altérations des liquides.

Altération des liquides. Les anciens ont été frappés de l'altération singulière que présentent les différents liquides dans les pyrexies, et l'on conçoit que les idées de putridité, de fermentation, d'altération du sang aient pris naissance dans leur esprit en présence des symptômes dont ils étaient témoins. Ces idées conservent aujourd'hui encore toute l'autorité qu'elles ont acquise en traversant tant de siècles. Et si les analyses chimiques récentes n'ont pas beaucoup éclairé l'étude des altéra-

(1) *Theoria medica vera*, t. II, *De febribus*, § 4; Hale, 1737.

tions humorales, c'est qu'elles n'ont pas été répétées un assez grand nombre de fois, et que les procédés opératoires n'ont pas toute la perfection désirable. Nous ignorons en quoi consistent les altérations des humeurs dans les fièvres typhoïde, puerpérale, hémorrhagique, gangréneuse ; mais ces altérations ne sont niées par personne. De là est venu le nom de fièvres putride, maligne, muqueuse qu'elles ont porté pendant longtemps. Il est impossible, en effet, de ne pas admettre que les liquides sécrétés par la membrane muqueuse et cutanée s'écartent de l'état normal quand on observe les enduits brunâtres et sanguinolents de la langue, les fuliginosités dentaires, la fétidité des matières stercorales, la quantité parfois si grande des mucosités intestinales, les flux bilieux, les sueurs profuses, fétides, aqueuses, albumineuses, etc., etc., qui se présentent dans presque toutes les grandes pyrexies. Les altérations humorales sont-elles antérieures ou consécutives à la maladie du solide? On a lieu de supposer qu'elles sont dues à un trouble primitif de l'innervation, et que les organes, sans être altérés sensiblement dans leur texture, le sont à un haut degré dans leurs fonctions. On est même porté à croire que le sang renferme en lui quelque principe délétère que l'analyse chimique n'a pu saisir jusqu'à présent. Telle est probablement la cause du trouble de l'innervation.

Cette altération est démontrée cliniquement mais non par l'analyse des liquides.

Elle est consécutive à la maladie du sang et du solide.

C'est par la lésion simultanée des liquides et des organes que s'explique le développement des congestions, des hémorrhagies et des gangrènes qui se montrent d'une manière si constante aux différentes périodes des pyrexies, qu'elles en constituent le caractère essentiel.

Congestion des fièvres.

Congestions des fièvres. Tous les parenchymes, tous les tissus membraneux peuvent en être le siége. Chaque

Leur siége varie suivant chaque pyrexie.

espèce de pyrexie est marquée par une congestion dont le siége est différent. Dans la fièvre typhoïde elle occupe la rate, le poumon, la membrane interne de l'intestin, des fosses nasales, souvent la peau; cette dernière, ainsi que la membrane muqueuse bronchique et laryngée dans la rougeole, la variole; le pharynx, plus spécialement dans la scarlatine; la rate et le foie dans la fièvre intermittente simple; le cerveau, ses membranes, dans les formes comateuses, délirantes et convulsives de la fièvre intermittente pernicieuse; presque tous les parenchymes dans la peste, la fièvre jaune, le typhus, la fièvre puerpérale.

Elles se généralisent très-souvent et se disséminent en grand nombre de points.

Il faut bien que les congestions soient un des éléments essentiels des grandes pyrexies, pour qu'on les retrouve constamment, soit dans les mêmes organes, soit dans des tissus où elles ne se présentent pas habituellement. Dans la rougeole, par exemple, la congestion n'est pas toujours cutanée et bronchique; le poumon, la membrane muqueuse gastrique se congestionnent souvent lorsque l'affection devient très-grave. Ce que nous disons de l'hypérémie de la rougeole s'applique à toutes les autres pyrexies. Pour peu qu'elles acquièrent de l'intensité, la congestion se généralise et occupe différents organes : le poumon, les téguments de la face, le nez, la conjonctive dans la fièvre typhoïde, etc., etc. En général, l'hypérémie des fièvres a une prédilection marquée pour les trois organes les plus riches en vaisseaux, et par conséquent en fluide sanguin, le poumon, la rate et le foie. D'abord faibles et localisées au début, les congestions deviennent plus intenses et plus générales à mesure que la maladie fait des progrès, de telle sorte que la gravité du mal est en rapport avec le nombre et l'étendue des congestions.

La nature de la congestion des fièvres paraît différer essentiellement de celle qui caractérise l'hyperémie inflammatoire. Cependant l'une d'elles, que tout le monde a déjà nommée, offre tous les attributs de l'inflammation : nous voulons parler de la congestion cutanée dans la variole. Nous y trouvons la suppuration, l'exsudation fibrineuse, les fausses membranes, le tissu cicatriciel qui n'appartiennent qu'aux inflammations. Toutefois, elle possède un caractère spécifique qui la distingue des autres. Tandis que l'inflammation commune, pour me servir de l'expression de Hunter, fait monter le chiffre de la fibrine dans le sang, la dermite varioleuse ne produit pas cet effet. Enfin, si la maladie prend quelque gravité, les congestions, qui se forment alors dans les viscères intérieurs, reprennent le caractère qu'elles ont dans les autres pyrexies.

Congestion phlegmasique à la peau dans la variole.

Dans la rougeole et la scarlatine, l'hyperémie cutanée ne s'écarte pas des formes ordinaires de la congestion. Il n'en est plus de même dans l'hyperémie laryngo-bronchique de la rougeole ; le pus, les fausses membranes attestent l'existence d'une phlegmasie véritable, quoique de nature spécifique. Dans la scarlatine, la congestion pharyngée peut aussi dépasser sa limite ordinaire, et engendrer la suppuration et l'exsudation plastique.

La rougeole, la scarlatine.

La congestion des autres pyrexies est toute différente. Elles se font tantôt lentement, sans phénomènes de réaction, et ne peuvent être aperçues qu'à l'aide d'une exploration attentive et souvent répétée de tous les viscères, tantôt avec une rapidité très-grande comme dans les fièvres intermittente, délirante, convulsive et comateuse. Elles offrent, dans tous les cas, les signes de la congestion asthénique ou passive des auteurs. L'augmen-

Forme lente et insidieuse de ces congestions.

tation de volume de l'organe, la gêne, le trouble de sa fonction, l'intensité plus grande des phénomènes généraux ataxo-adynamiques, l'accélération et l'irrégularité du pouls, annoncent ordinairement ces sortes d'hyperémies. Souvent aussi, comme elles finissent par produire des hémorrhagies ou des gangrènes, on voit paraître les symptômes qui indiquent cette nouvelle complication.

Variations extrêmes dans l'intensité de la congestion.

Un autre caractère non moins essentiel de ces hyperémies est leur développement dans des organes où la circulation est gênée et le sang retenu par les lois de la pesanteur; la pression opérée par le poids du corps, par une ligature, suffit pour déterminer la congestion ou pour l'accroître. Du reste, elles augmentent et diminuent sans qu'on puisse en savoir la cause. Ordinairement après ces variations singulières, elles persistent et finissent par entraîner la mort des malades. C'est ainsi que succombent la plupart des sujets atteints de pyrexies; et alors presque toutes les altérations trouvées sur le cadavre peuvent être ramenées à ces congestions viscérales. Celles du poumon font périr le plus grand nombre des malades frappés de typhus, de variole, de rougeole, de scarlatine. Dans les fièvres pernicieuses, la peste et la fièvre jaune, les congestions se trouvent disséminées dans presque tous les viscères.

Hémorrhagies des fièvres.

Hémorrhagies des fièvres. En même temps que se développent les congestions précédentes, il se fait dans le même point où ailleurs des hémorrhagies, soit interstitielles, soit par la surface libre des membranes muqueuses et séreuses, soit enfin par le tégument externe. Elles produisent pendant la vie des phénomènes morbides très-variés, des ecchymoses, des taches bleues, des pétéchies de très-petites dimensions. Dans d'autres cas, on observe des flux sanguins par le nez, les gencives, la langue et la cavité buccale ou intestinale. Les hématémèses si caractéristiques de la fièvre jaune, l'épistaxis de la fièvre typhoïde, les pétéchies du typhus, les hémorrhagies intestinales de presque toutes les fièvres, servent à faire reconnaître ces maladies. Quand les hémorrhagies se font dans la trame des organes, il en résulte des désordres graves qui finissent presque toujours par entraîner la mort des sujets. Leurs symptômes varient suivant leur siége. Elles ne peuvent être soupçonnées, pendant la vie, qu'au moyen des troubles fonctionnels et de l'augmentation de volume des organes qui se congestionnent fortement avant que le flux sanguin ait lieu. Un des principaux caractères de l'hémorrhagie des fièvres est leur développement successif dans un grand nombre de points à la fois.

Des gangrènes dans les pyrexies.

De la gangrène des fièvres. L'altération du sang et celle du solide prennent une part égale à la production des gangrènes qui sont si communes dans les pyrexies. Nul doute qu'elles ne soient, comme les hémorrhagies et les congestions, sous l'empire d'une cause commune, puisqu'on les trouve réunies toutes les trois, dans les mêmes tissus ou dans des régions différentes, pendant la durée de la même fièvre. Le typhus, la fièvre typhoïde nous en offrent des exemples fréquents. Il n'est point rare d'y rencontrer des gangrènes de la peau, des muscles, de la lèvre inférieure, du scrotum. Dans quelques pyrexies elles constituent la lésion prédominante, comme dans la peste et les fièvres charbonneuses, tandis que dans le fièvre jaune ce sont les hémorrhagies, et dans la fièvre intermittente, les congestions viscérales. La re-

Elles se trouvent souvent réunies aux congestions et aux hémorrhagies.

lation qui existe entre ces trois actes pathologiques est si étroite, qu'on ne peut pas toujours dire de quelle nature est la lésion qu'on trouve dans un viscère. La gangrène est souvent précédée d'une congestion sanguine qui ressemble tellement à celle qui n'a point une terminaison aussi funeste, qu'il est impossible de les distinguer l'une de l'autre. Quelquefois le sang s'extravase dans les tissus plus ou moins ramollis, et la mortification ne tarde pas alors à s'en emparer.

Ramollissement des tissus dans les fièvres.

Ramollissement dans les fièvres. La nutrition s'altère dans un grand nombre d'appareils, soit sous le coup de la congestion, soit en l'absence de tout afflux sanguin. Les tissus perdent leur cohésion, se ramollissent et s'ulcèrent. Le siége ordinaire des altérations de ce genre est la cornée, la membrane du tympan, la peau dans les régions qui supportent le poids du corps, les parenchymes, spécialement la rate, le foie et la tunique interne de l'estomac ou du gros intestin. Pendant longtemps ces ramollissements ont été attribués à un travail phlegmasique; mais leurs caractères anatomiques, leurs symptômes, leur marche, leur cause diffèrent tellement des mêmes conditions morbides d'origine inflammatoire, qu'il n'est pas possible de soutenir une pareille opinion. Ils sont de même nature que la congestion, l'hémorrhagie et la gangrène.

Altérations du sang.

Altérations du sang. Quand on jette un coup d'œil sur l'ensemble des symptômes et des lésions qui distinguent si nettement les fièvres de toutes les autres maladies, on ne peut s'empêcher de croire que le sang est altéré encore plus que le solide. Cependant, les analyses chimiques récentes ne nous ont révélé l'existence d'aucune lésion notable. Si dans les formes les plus graves de la fièvre typhoïde et du typhus on a rencontré une diminution notable de la fibrine, c'est ordinairement à une période avancée de la maladie, lorsque la perturbation du système nerveux et des actes vitaux a déjà causé dans les fonctions un tel désordre que le sang a subi, comme tous les autres fluides, une altération marquée. Celle-ci, loin de produire les accidents propres de la pyrexie, n'en est au contraire qu'un effet. Toutefois, la diminution de la fibrine peut concourir au développement des congestions et surtout des hémorrhagies, et jouer ainsi le rôle d'élément de maladie, si l'on ne peut lui attribuer les symptômes graves de la fièvre typhoïde. Cependant il est difficile de ne pas croire que, dans cette affection comme dans d'autres pyrexies, telles que la fièvre jaune, la peste, le typhus hémorrhagique, le sang est altéré; mais il l'est consécutivement à la lésion du solide, comme le sont d'ailleurs tous les autres liquides de l'économie. Ainsi nous retrouvons toujours comme point de départ une affection générale de tous les systèmes et une lésion du sang.

La lésion du sang est nulle ou consécutive à la maladie du solide, dans le typhus.

Elle peut alors concourir à la production des congestions et des hémorrhagies.

Il est probable qu'un agent miasmatique, dont la nature est différente pour chaque fièvre, détermine en pénétrant dans le sang les accidents propres à chacune d'elles; mais c'est là une hypothèse sur laquelle nous n'avons pas besoin de nous arrêter, parce qu'elle ne jette aucune lumière sur la nature des fièvres. Nous n'en savons pas plus lorsque nous faisons intervenir la contagion et l'infection pour expliquer l'origine première de chacun des agents spécifiques des fièvres (variole, scarlatine, rougeole, peste, fièvre jaune).

Un agent spécial introduit dans le sang produit chaque espèce de fièvre.

En l'absence de tout caractère chimique constant, nous devons tenir compte des propriétés physiques du

Altération des propriétés physiques du sang.

sang qui ne manquent pas d'une certaine importance. Le caillot du sang extrait de la veine est, en général, volumineux comme dans la pléthore, mais de plus il est mou, faiblement rétracté, retenant dans ses mailles une grande quantité de sérosité ; sa consistance est faible, sa surface couverte d'une couenne rudimentaire, mince, glaireuse, ou semblable à une pellicule grisâtre ; le plus ordinairement la fibrine est absente de la surface du caillot, elle n'y est point rassemblée sous forme de couenne. D'autres fois, le caillot est mou, diffluent ; il ne supporte pas son poids : souvent même le sang ne se sépare pas en caillot et en sérum. On le trouve alors, dans la palette, sous la forme d'une bouillie noirâtre, dissous dans le sérum ou suspendu en grumeaux noirs, sans la moindre consistance. Enfin quelquefois le sang ressemble à une eau d'un rouge sale d'où il est impossible d'extraire quelques caillots fibrineux. Dans les vaisseaux sanguins et le cœur, il se présente avec les mêmes caractères physiques.

Les pyrexies sont des maladies de toute la substance.

En résumé, l'altération du sang est un élément des fièvres semblable en tout à la maladie du solide.

Il faut bien que l'essence de la pyrexie soit de s'attaquer à toutes les grandes sources de la vie pour que l'on voie le sang, les propriétés vitales, telles que la motilité, la sensibilité et l'intelligence, se troubler si constamment et si profondément dès le principe. L'adynamie et l'ataxie vont du même pas que les altérations du sang, les congestions, les hémorrhagies, le ramollissement. Ils caractérisent tous aussi bien et au même titre la classe des pyrexies (1).

(1) Nous recommandons au lecteur l'admirable passage dans lequel

Lésion anatomique. Dans les habitudes anatomo-pathologiques de notre époque, la lésion est le critérium que l'on consulte avant d'oser dire qu'une maladie est locale ou générale. Or personne aujourd'hui ne peut contester que la lésion-principe, si ardemment cherchée, fait entièrement défaut, ou que celle qu'on trouve est si légère, si peu importante, en comparaison des désordres généraux, qu'on ne peut lui rapporter la pyrexie. D'une autre part, il serait injuste de ne pas considérer quelques-unes d'entre elles comme les causes d'un grand nombre de symptômes. Ainsi, dans la fièvre typhoïde, c'est à la lésion des follicules intestinaux qu'il faut attribuer le météorisme, la diarrhée. Dans la variole, la scarlatine et la rougeole, beaucoup de symptômes doivent être rapportés aux altérations de la peau et des membranes muqueuses; mais combien leur rôle est secondaire, surtout lorsqu'on le compare à celui que jouent la fièvre, les troubles de la sensibilité, de la motilité et l'altération du sang! Le nom de *déterminations morbides*, que Cullen a imposé à ces *effets matériels* de la maladie, peint leur degré de subordination dans la hiérarchie des phénomènes morbides. Nous nous en sommes servi souvent dans le cours de cet ouvrage, et nous les emploierons encore dans le même sens.

Lésions anatomiques; leur valeur.

Caractères généraux des fièvres. Il faut partager en trois groupes distincts les fièvres, au point de vue de l'altération matérielle du solide et des liquides:

1° Fièvres dans lesquelles la lésion est nulle.

1° Les fièvres dans lesquelles on n'a pas encore trouvé de lésion. Le nombre en est grand: telles sont la fièvre in-

Bordeu parle de la fièvre maligne absolument comme nous pourrions le faire aujourd'hui, et prouve qu'elle constitue une maladie du solide et de tous les liquides (*OEuvres complètes*, t. 1, p. 359, in-8. Paris, 1818).

flammatoire, gastrique, bilieuse, puerpérale, le typhus et les fièvres des marais.

2° Fièvres dans lesquelles la lésion existe, mais est secondaire.

2° Les fièvres dans lesquelles une lésion existe, mais où elle n'est évidemment que l'effet, la détermination locale de la pyrexie. On trouve à ce sujet un grand désaccord parmi les auteurs : celui ci considère la lésion intestinale de la fièvre typhoïde comme la cause de la maladie, qui devient ainsi une gastro-entérite ; celui-là, non moins systématique, fait de la variole ou de la rougeole une phlegmasie cutanée. Ce serait perdre un temps précieux que de s'attacher à démontrer aujourd'hui que ces altérations ne représentent qu'un élément de la maladie, élément secondaire dans quelques cas, important dans d'autres, mais qui ne cesse pas d'être un effet de la pyrexie. D'ailleurs, en faisant toutes les concessions imaginables aux localisateurs, ils sont bien forcés de reconnaître que, dans un grand nombre de fièvres, peut-être plus de la moitié, la lésion, quoique très-évidente, ne nous donne aucune idée de la nature et des causes de la maladie. Le bubon de la peste, les gangrènes des fièvres charbonneuses, les hémorrhagies de la fièvre jaune, les congestions des fièvres paludéennes, nous apprennent-ils quelque chose. Tous nos aperçus à ce sujet sont dictés par quelques théories élevées sur le sable mouvant des conjectures. Quand nous dirons qu'il y a empoisonnement du sang par les miasmes des marais, nous ne jetterons pas une bien grande clarté sur la nature des fièvres intermittentes. N'a-t-on pas fait la même hypothèse pour la fièvre jaune, le choléra, le typhus et d'autres encore ?

3° Fièvres dans lesquelles la lésion est hors de toute proportion avec l'intensité et la nature des accidents.

3° Le troisième groupe de pyrexies se compose de celles qui ont une lésion si minime qu'il est même impossible de lui rapporter, nous ne disons pas la maladie, mais même les symptômes qu'on y observe. L'hypertrophie de la rate, l'éruption miliaire, les hémorrhagies, le bubon peuvent-ils nous donner la moindre idée des symptômes de la fièvre intermittente, de la suette, de la fièvre jaune et de la peste !

Qui pourrait, étant donnée la lésion, reconstituer les symptômes d'une fièvre, et réciproquement, étant donnés les symptômes, imaginer le siége et la nature de la lésion? Qu'on médite ce rapprochement, qu'on mette en regard les désordres matériels et les troubles fonctionnels, et l'on ne sera plus étonné du peu de progrès que l'anatomie pathologique a fait faire à la pyrétologie. Ajoutons qu'elle a conduit à des médications déplorables, et nous aurons réduit à leur juste valeur les prétentions outrées de l'anatomie pathologique.

La lésion anatomique est presque toujours consécutive à l'affection.

La lésion ne se déclare qu'après une incubation marquée, après les symptômes prodromiques, souvent même lorsque ceux de la maladie ont déjà pris une grande intensité. Le plus ordinairement, on remarque que le développement des symptômes et de la lésion est simultané. Enfin, la lésion caractéristique peut faire défaut sans que la fièvre cesse d'exister pour cela (variole, rougeole, fièvre typhoïde, peste, sans leur éruption spécifique). Pour toutes ces raisons on ne peut attribuer la fièvre à des lésions qui n'existent pas encore ou qui manquent totalement.

Caractère des pyrexies tiré de la variation des symptômes.

Un dernier caractère, sur lequel nous devons insister, est fourni par la variation extrême que présentent les symptômes des pyrexies comparés à la fixité des phénomènes dans les maladies locales, telles que les phlegmasies, les hémorrhagies, etc. On est frappé de la différence qui existe, sous ce rapport, lorsqu'on rapproche les symptômes de la fièvre typhoïde de ceux d'une pneumonie, d'une apoplexie pulmonaire, d'un tubercule. Tandis que dans ces derniers, on retrouve toujours plusieurs signes caractéristiques qui font aisément reconnaître la maladie, on voit, au contraire, varier excessivement les symptômes généraux de la pyrexie dans leur intensité, leur marche, leur durée. Les épidémies, les saisons, les localités et surtout les conditions individuelles, le traitement, impriment à la gravité des symptômes pyrétiques des modifications très-nombreuses. Il n'est pas un praticien qui ne sache qu'une pyrexie grave, fréquemment mortelle dans une épidémie, devient bénigne et guérit presque toujours dans une autre; que certains symptômes essentiels s'atténuent, disparaissent ou prennent un accroissement considérable; que la forme, la marche, le pronostic changent suivant les cas particuliers et les influences qu'il ne nous est pas toujours donné de découvrir. Ces différences sont portées dans les pyrexies à un point tel qu'il faut refaire, en quelque sorte, son expérience, sur chaque malade, pour pouvoir pronostiquer et instituer la meilleure thérapeutique. Combien de démentis, journellement donnés par la nature à toutes nos divisions systématiques des fièvres en formes, et en périodes! Il n'y a plus pour ainsi dire que des unités pathologiques.

L'immunité est un excellent caractère des pyrexies.

Un caractère pyrétologique important, qui avait attiré l'attention des observateurs de l'antiquité, est l'*immunité* dont jouissent les sujets qui ont été attaqués une fois d'une fièvre essentielle. Quoiqu'on puisse citer des exceptions à cette règle, on doit reconnaître que la variole, la fièvre typhoïde, jaune, la peste, les exanthèmes ne frappent qu'une seule fois l'homme, durant son existence éphémère. On ne peut pas en dire autant des maladies locales.

Insistons également sur l'antagonisme qui existe entre les fièvres essentielles pendant que l'une d'elles est en possession du malade. Il est rare de voir un sujet actuellement en proie à une fièvre typhoïde pris d'une variole, d'une fièvre intermittente. Cependant, hâtons-nous d'ajouter que soit au début, soit pendant la convalescence d'une de ces pyrexies, une autre peut se développer. C'est ainsi qu'on voit marcher parallèlement deux exanthèmes, la fièvre typhoïde succéder à une variole. Ces faits sont moins communs qu'on ne l'a dit.

Antagonisme entre deux pyrexies.

Nature et causes. Personne aujourd'hui ne saurait dire si les fièvres sont des maladies primitivement humorales ou des affections générales de tout le solide. On est porté à croire que le sang s'altère d'abord, parce que les causes morbifiques agissent sur ce liquide. Nous nous sommes déjà expliqués sur ce sujet. Les fièvres intermittentes, la fièvre jaune, la peste proviendraient d'un poison végétal, le typhus, les exanthèmes d'un agent dégagé des corps vivants ou morts. Sans doute, on ne peut nier que l'infection et la contagion ne soient des causes réelles de pyrexie. Mais comme on ne peut en rapporter qu'un certain nombre à une pareille origine, on est bien forcé d'imaginer une causalité différente pour les autres : les fièvres miliaire, synoque, bilieuse, gastrique, la suette, ne paraissent pas dépendre d'un empoisonnement miasmatique. Du reste, nous avons cherché à prouver que les altérations du sang lorsqu'elles existent sont consécutives comme les lésions du solide et des liquides à une cause qui nous échappe entièrement. L'analogie seule nous porte à croire qu'il s'introduit quelque chose dans le

Nature des pyrexies.

sang. La pathologie humorale moderne ne peut pas aller plus loin. Nous sommes convaincu que la réaction qui s'est manifestée dans ces derniers temps en faveur des altérations humorales a besoin déjà d'être calmée, et surtout dirigée si l'on veut qu'elle aboutisse à quelque résultat positif.

CHAPITRE IV.

DES MALADIES ALGIDES.

Des maladies algides.

Un trouble de la calorification, inverse de celui qui constitue l'élément morbide primaire de la fièvre et des fièvres, se manifeste dans un autre groupe de maladies dont il forme aussi le caractère essentiel; nous voulons parler de l'abaissement de température. L'algidité consiste dans l'affaiblissement très-réel de la calorification et a pour signe distinctif l'abaissement général de la température du corps au-dessous de son chiffre normal + 37 centigrades.

Diminution de la température.

La température peut diminuer dans tout le corps ou dans une de ses parties seulement. Nous devons considérer séparément chacune de ces modifications de la température.

A. Diminution générale de la température.

A. *Diminution générale de la température.* Nous venons de voir que la température pouvait s'élever de + 37° cent. à 42, c'est-à-dire présenter une différence de cinq degrés dans l'état de maladie. Il n'en sera plus de même pour les abaissements de température. Tandis que l'existence est compatible avec une variation de cinq degrés en plus, chez l'adulte, elle ne l'est point avec une diminution même très-faible de température. On ne trouve cette diminution, comme élément primaire, que dans deux maladies, le choléra-morbus et le sclérème.

Dans le premier, la température, prise au creux de l'aisselle, ne s'abaisse que de un à trois degrés au plus, tandis que le refroidissement des extrémités est considérable et peut aller à + 23 ou 25; celles-ci se mettent presque en équilibre de température avec le milieu ambiant. L'abaissement de température qu'on a cru considérable, dans le choléra, est donc au contraire très-minime, de un degré à trois au plus. La mort arrive constamment dans ce dernier cas. Nous tirerons de ce fait une première conclusion, à savoir que la vie ne peut se maintenir lorsque la calorification perd de son intensité physiologique (1). Choléra-morbus.

Une autre maladie, qui est connue sous le nom de sclérème ou d'œdème algide, a aussi pour effet constant d'abaisser la température générale. On la trouve à +27 à 25, et même à 22 et 23 lorsqu'on la mesure avec un thermomètre placé dans l'aisselle. Le jeune malade ressemble, pour ainsi dire, à un animal à température variable puisqu'elle n'excède que de quelques degrés la température environnante (2). Sclérème.

Le nouveau-né supporte mieux la diminution de température.

Cette différence énorme de quinze degrés se montre

(1) Consultez sur ce sujet l'ouvrage plein de documents précieux que l'on doit à MM. Briquet et Mignot : *Traité pratique et analytique du choléra-morbus*, in-8°, p. 280. Paris, 1850.

(2) Voyez l'ouvrage déjà cité de M. Roger : *De la température chez les enfants*, etc., p. 170, — et la thèse importante de M. Mignot : *Recherches sur les phénomènes normaux ou morbides de la circulation, de la caloricité et de la respiration chez les nouveau-nés*, Thèse, n° 30, in-4°. Paris, 1851.

dans les cas mortels. Cependant il faut remarquer que le nouveau-né peut supporter une diminution de deux degrés, et même, dit-on, de quatre degrés, sans périr. On en voit qui restent froids comme des cadavres pendant plusieurs jours, avec une température très-basse.

Des maladies algides chez les nouveau-nés.

L'algidite, portée à un degré moindre, se montre indépendamment du sclérème, chez les nouveau-nés qui ne sont pas à terme ou qui présentent, en naissant, tous les signes de la maladie qu'on appelle faiblesse congénitale des nouveau-nés; chez ceux qui sont mal nourris, qui reçoivent une alimentation grossière et indigeste; chez ceux enfin qu'on abandonne à eux-mêmes et qui restent immobiles, dans la position horizontale, sans être suffisamment protégés contre le froid extérieur, par des couvertures ou des vêtements bien chauds. Dans tous ces cas, on a vu le pouls descendre de 150 à 40; la respiration de 41 à 14. L'enfant résiste assez longtemps à la diminution de la température. Il finit cependant par succomber, si par des moyens artificiels on ne lui donne pas une espèce de supplément de chaleur, et surtout si, à l'aide d'une bonne nourriture, on ne lui rend pas les matériaux alibiles dont il a si grand besoin.

On a prétendu que la faible intensité de la calorification chez les nouveau-nés empêche parfois la manifestation de la fièvre, par conséquent de la chaleur et de l'accélération du pouls, dans le cours des maladies qui ont pour effet ordinaire de provoquer ces symptômes. Cette assertion a besoin d'être confirmée par de nouvelles recherches.

Ralentissement de la circulation et de la respiration.

La circulation et la respiration, dans toutes les maladies algides que nous venons de passer en revue, se ralentissent d'une manière parallèle et dans la même proportion que la température s'abaisse (1). Ce ralentissement est-il la cause ou l'effet de la diminution de la chaleur? Quelques médecins ont soutenu que le trouble primitif est le ralentissement de la circulation et de la respiration. Tout porte à croire que la lésion de calorification est le point de départ de tous les accidents ultérieurs.

L'algidité se développe à la fin ou dans le cours des affections cardiaques chroniques, dans les maladies aiguës du péricarde ou de l'endocarde, qui enchaînent les mouvements du cœur, dans toutes les lésions, soit aiguës, soit chroniques du tissu pulmonaire, qui empêchent le libre échange de l'air et du sang dans l'appareil respiratoire. Telle est la manière d'agir de la phthisie pulmonaire arrivée à sa période ultime, des asphyxies, des pneumonies suppurées ou qui occupent une grande partie du poumon.

La cyanose accompagne presque toujours l'algidité.

La teinte bleuâtre de la peau ou cyanose accompagne presque constamment la réfrigération. On la trouve toutes les fois que le sang ne traverse plus librement les systèmes capillaires de la peau, qu'il n'a pas reçu une quantité suffisante d'oxygène ou qu'il n'a pu se débarrasser de son acide carbonique.

Il en est de même de la sueur.

La sueur se montre comme un phénomène très-ordinaire de la réfrigération; tantôt elle est rare, visqueuse; tantôt abondante, et, dans tous les cas, froide et glacée: ce qui tient à l'évaporation de ce liquide, qui contribue encore à abaisser la température.

Les forces générales s'affaissent très-rapidement, et

(1) Voyez sur ce sujet un mémoire de M. Hervieux : *De l'algidité progressive chez les nouveau-nés. Archives générales de médecine*, p. 559, nov. 1855.

les malades tombent dans une adynamie extrême. Les sens sont obtus, émoussés; l'intelligence conserve souvent toute son intégrité normale. Les malades se sentent mourir et s'affaissent au milieu d'une lente et pénible agonie.

Causes de l'algidité. 1° Maladies du système vasculaire.

La réfrigération arrive sous l'empire de quatre lésions différentes : 1° des maladies du cœur; 2° du poumon; 3° du système nerveux; 4° du sang. Nous ne ferons que mentionner les affections cardiaques. La communication anormale établie entre le cœur droit et gauche, entre les vaisseaux à sang noir et à sang rouge, les lésions valvulaires, enfin quelques maladies aiguës, telles que la cardite, la péricardite, occasionnent un abaissement de température générale. On l'a rapporté à la gêne de la circulation ou au mélange des deux sangs. L'arrivée dans le système nerveux d'un sang privé de ses qualités stimulantes a pour effet de diminuer les actions moléculaires et chimiques qui se passent dans les capillaires généraux. La gêne qu'éprouve la circulation du sang suffit à elle seule pour expliquer la faible production de chaleur en pareille circonstance.

2° Maladies du poumon.

Les maladies aiguës et chroniques du poumon, la pneumonie, la tuberculisation, un double épanchement dans la plèvre, ou toute autre cause qui restreint beaucoup ou avec rapidité le champ de la respiration, doit, graduellement ou très-vite, suivant l'intensité de la cause, déterminer la réfrigération. Ainsi agissent l'asphyxie, l'emphysème extra-vésiculaire sous-pleural, les plaies pénétrantes de poitrine, un vaste épanchement séreux, etc.

3° Troubles profonds de l'innervation.

Quand le système nerveux cérébro-spinal est profondément désorganisé dans une de ses parties essentielles par un ramollissement, une hémorrhagie récente très-étendue, une rupture des vaisseaux, la mort arrive souvent après que le refroidissement et les autres signes de l'algidité se sont déclarés. Il faut aussi s'en prendre à la sidération du système nerveux pour expliquer la réfrigération extrême que l'on observe durant le cours des fièvres typhoïdes graves, des péritonites puerpérales, des perforations gastriques ou intestinales, et dans certains cas de météorisme excessif, d'émotion morale profonde, passagère ou de longue durée.

Des altérations du sang.

Les altérations du sang peuvent donner lieu à l'algidité. Certains poisons, l'opium, l'acide prussique, l'acide arsénieux, le sulfate de quinine à haute dose, l'ergot de seigle, et plusieurs venins, celui de la vipère, du crotale, suspendent tout d'un coup l'innervation, et par suite les phénomènes chimiques qui se passent dans les systèmes capillaires généraux, diminuent et même éteignent rapidement les foyers auxquels s'allume la chaleur propre du corps.

L'inanition.

Toutes les causes qui suspendent ou ralentissent les actions physico-chimiques, ces sources fécondes de la chaleur, produisent l'algidité. On conçoit que l'inanition doive agir plus fortement que toute autre cause (1). L'algidité des nouveau-nés est en grande partie déterminée par l'inanition, par la faiblesse congénitale, par le sommeil et l'immobilité prolongés. On sait que dans les premiers jours de leur vie la faculté de produire de la chaleur est réduite à son minimum, ainsi que chez la plupart des mammifères (Edwards).

(1) M. Chossat a mis ce fait hors de doute dans son travail sur l'*Inanition*, *mémoire de l'Académie des sciences; savants étrangers*, t. VIII, 1843.

Ces données suffisent pour que le praticien saisisse aisément le mode de production et la cause des phénomènes du refroidissement considéré comme élément morbide. Trois maladies sont essentiellement constituées par l'algidité sans qu'on puisse remonter au delà du fait pathologique. Ce sont : 1° le *choléra;* 2° le *sclérème;* 3° l'*algidité progressive et idiopathique des nouveau-nés.*

B. Diminution partielle de la température.

B. *Diminution partielle de la température.* Nous venons de montrer que la température s'abaisse à la périphérie du corps d'un grand nombre de degrés, tandis qu'elle diminue à peine d'un à deux degrés dans le creux de l'aisselle. Le choléra, le sclérème et l'inanition chez les nouveau-nés et l'adulte sont les seules maladies qui produisent un pareil abaissement de température.

Ligature de l'artère principale.

D'autres maladies purement locales sont également suivies d'un effet du même genre. Quand on lie l'artère principale d'un membre, il en résulte un refroidissement très-notable, que l'on peut comparer à celui qui survient dans les membres frappés de gangrène. Nous parlerons ailleurs de ces faits; disons seulement que la diminution de la chaleur normale est très-réelle dans les tissus mortifiés, qui peuvent acquérir une température à peu près semblable à celle du milieu ambiant. Elle s'élève, au contraire, sur la limite des parties vivantes et mortes, lorsqu'un travail d'élimination s'établit.

Gangrène.

Affaiblissement de l'innervation dans une partie. Section du nerf.

On a dit que la ligature ou la section d'un nerf détermine un affaiblissement considérable de la calorification dans les parties situées au-dessous de la ligature. On obtient le même résultat en coupant le grand sympathique dans ses portions cervicale, thoracique et abdominale; même effet à la suite de la destruction de la substance cérébrale à différentes hauteurs : ces expériences laissent beaucoup à désirer. Cependant tout porte à croire que la diminution ou l'anéantissement de l'innervation cérébrale, médullaire, et même du grand sympathique, doivent être suivis d'une diminution correspondante de la calorification. Des expériences plus récentes tendraient à faire croire que la section d'un nerf n'a pas toujours pour effet d'abaisser la température, puisqu'on a vu les parties auxquelles se rend la branche nerveuse rougir, s'échauffer et résister mieux que les parties correspondantes à la réfrigération (expériences de M. Cl. Bernard). Si l'on se borne à irriter fortement le nerf, la température, au lieu de baisser, s'élève. L'histoire de la calorification est à peine ébauchée. On doit se borner, quant à présent, à réunir les matériaux qui serviront plus tard, sans tirer encore aucune conclusion définitive.

Diminution de quantité de sang.

La diminution des quantités normales de sang par la saignée, ou à la suite d'hémorrhagies externes ou interne, détermine une sensation générale de froid, qui est surtout marquée aux extrémités et dans les parties éloignées du centre circulatoire. Cette sensation n'est pas accompagnée d'un abaissement marqué de température.

Indications thérapeutiques.

Indications thérapeutiques. Nous avons tous été témoins de l'importance que peut avoir pour la thérapeutique une indication qui est fournie par un élément morbide primaire, lorsque pour combattre le choléra-morbus chacun s'efforçait invariablement, quoique par des moyens divers, de faire cesser la réfrigération mortelle qui caractérise si tristement cette maladie. En l'absence de toute notion certaine sur sa cause, sur son siége, les médecins de tous les pays ont lutté, avec une persévérance et une énergie dignes d'un meilleur sort, contre l'algidité qui s'emparait des malades au début de l'affection et ne les quittait qu'à la mort.

Exciter l'innervation et la circulation.

Exciter la circulation générale et l'innervation, telle est l'indication qui se présente dans toute maladie dont l'élément fondamental est la diminution générale de la température. Nous n'avons pas à rechercher comment on peut la remplir ; rappelons seulement que c'est à l'aide de la chaleur artificielle et d'une forte stimulation imprimée à tous les systèmes, avec les excitants de toutes sortes, avec les vins et l'alcool chargés de principes aromatiques et diffusibles, à l'aide des irritants cutanés les plus violents, tels que la cautérisation avec le fer rouge, la vésication, etc. En irritant de cette manière le système nerveux, on espère provoquer par l'action réflexe une excitation correspondante dans tous les appareils et spécialement dans l'appareil circulatoire et respiratoire.

Le sclérème, la faiblesse des nouveau-nés, exigent un traitement spécial ; quant au traitement général, il rentre complétement dans celui que nous venons d'indiquer.

Les maladies algides, marquées par l'abaissement local de la température, étant liées à des causes toutes locales, il faut instituer une thérapeutique différente, suivant les cas. La maladie du système artériel et la mortification qui en est le résultat, exigent une médication topique particulière ; mais, dans ce cas encore, comme dans tous les autres, le traitement général dont nous avons parlé doit dominer la médication locale (vins généreux, alcool, alimentation réparatrice, calorique artificiel, etc., etc.).

CHAPITRE V.

NOSOLOGIE.

Classification des fièvres. Caractères spécifiques. Outre les caractères communs à toutes les pyrexies, il en existe d'autres qui servent à les distinguer entre elles, et à constituer des espèces dont l'étude appartient à la pathologie spéciale. Notre tâche à nous est de leur assigner leur caractère distinctif, et de les classer en genre et en espèce.

La classification des fièvres ne peut reposer que sur la considération 1° du trouble fonctionnel; 2° de la lésion matérielle; 3° de la cause. Base de la classification.

On peut, à l'instar de plusieurs nosographes, fonder la division des pyrexies sur la cause présumée. On a ainsi des fièvres miasmatique, virulente, épidémique, contagieuse, infectieuse. Cette base nous paraît n'avoir aucune solidité. Remarquons d'abord qu'on n'est point d'accord sur la cause de ces fièvres; que celui-ci regarde comme contagieuses des fièvres auxquelles celui-là refuse une pareille origine; que la même incertitude règne sur les maladies infectieuses; et que la même affection peut être contagieuse et infectieuse; qu'enfin, on ignore entièrement la cause de beaucoup d'entre elles (fièvres inflammatoire, synoque, bilieuse, miliaire, typhoïde). 1° Sur la cause.

On doit chercher, sans la moindre hésitation, à prendre pour base de la pyrétologie le phénomène morbide prédominant et subsidiairement la lésion matérielle. Il ne peut exister de certitude en dehors de cette double considération, qui prévaut d'ailleurs aujourd'hui dans les 2° Sur la lésion et les symptômes prédominants.

sciences d'observation, et à laquelle les anciens sont restés fidèles autant qu'ils l'ont pu. Privés des connaissances anatomo-pathologiques que nous possédons aujourd'hui, ils avaient compris que la meilleure manière de distinguer les affections internes était de les caractériser par leur symptôme prédominant. Chaque fois donc qu'ils voyaient un symptôme différent de quelque valeur, ils en formaient une entité morbide nouvelle. C'est ainsi qu'ils ont découvert et décrit toutes les fièvres qui figurent dans les nosographies les plus récentes. Ces fièvres conservent encore pour la plupart les noms qu'ils leur ont imposés, tant ils sont appropriés à l'état morbide qu'ils doivent désigner (exemple : fièvres éphémère, synoque, intermittente, bilieuse, typhoïde, etc., etc.). Nous n'avons rien de mieux à faire aujourd'hui que de suivre leur exemple ; seulement, comme l'anatomie nous a révélé l'existence de lésions tout à fait caractéristiques, nous les mettrons à profit pour classer les fièvres. Quand nous trouverons une lésion constante, soit interne, soit externe, nous la donnerons pour caractère à la maladie. Cependant, nous lui préférons encore le phénomène extérieur prédominant. C'est uniquement sur des considérations de ce genre qu'ont été fondées les grandes classes de fièvres, continues, intermittentes, rémittentes, exanthématiques, typhoïdes, éphémères, bilieuses, dysentériques, etc.

On doit aussi invoquer, comme caractère, tantôt essentiel, tantôt secondaire de la classification, la cause expérimentale de la maladie. Les fièvres paludéenne, puerpérale, les typhus contagieux sont dans ce cas. Il ne faut accorder une place à l'étude des causes, telles que la contagion et l'infection, que pour créer les espèces et les variétés, rarement pour fonder des genres, et à plus forte raison des ordres.

Telles sont les idées générales qui nous ont guidé dans la classification des fièvres que nous proposons, et dont nous nous servons dans nos cours depuis quinze années (1).

CLASSE DES PYREXIES.

Caractères : maladie générale, aiguë, marquée par l'accroissement constant de la température du corps, l'accélération du pouls, l'adynamie avec ou sans lésion d'organe ; cause inconnue.

Ier ORDRE. Fièvres endémiques dans les contrées marécageuses, guérissant par le quinquina, caractérisées tantôt par le frisson, la chaleur et la sueur, qui reviennent périodiquement à époque fixe, et cessent ensuite entièrement (fièvre intermittente) ; tantôt par une fièvre qui, quoique continue, redouble régulièrement à la même époque (fièvre rémittente) ; tantôt enfin par une fièvre continue dont les symptômes acquièrent en quelques heures une intensité extrême pour diminuer ensuite avec la même rapidité (fièvre pseudo-continue).

Ier GENRE. Fièvre intermittente. *Caractères :* fièvre marquée par du frisson, de la chaleur, de la sueur, qui constituent un accès séparé du suivant par une apyrexie complète.

(1) On doit à Cullen une division des fièvres qui renferme tous les éléments d'une excellente pyrétologie : *Éléments de médecine pratique*, t. I, in-8. Paris, 1819.

1. ESP. Fièvre intermittente quotidienne : un accès tous les jours.

2. ESP. Fièvre intermittente tierce : un accès tous les trois jours; un jour intermédiaire d'apyrexie.

3. ESP. Fièvre intermittente quarte : un accès tous les quatre jours; deux jours d'apyrexie.

4. ESP. Fièvre intermittente quintane, tous les cinq jours.

5. ESP. — intermittente sextane.

6. ESP. — intermittente septimane.

7. ESP. — intermittente octane.

On doit en admettre de mensuelle, bimensuelle, trimestrielle, annuelle.

8. ESP. Fièvre double-tierce : un accès tous les jours; celui du 1er jour semblable à l'accès du 3e par l'heure, la forme ou l'intensité; l'accès du 2e pareil à celui du 4e.

9. ESP. Fièvre double-quotidienne : deux accès par jour.

10. ESP. Fièvre triple-tierce : deux accès le 1er et le 3e jour; un seul le 2e et le 4e.

11. ESP. Fièvre quadruple-tierce : deux accès chaque jour; l'accès double du 1er semblable à ceux du 3e, ceux du 2e à ceux du 4e.

12. ESP. Fièvre double-quarte : accès les 1er, 2e, 4e et 5e jours ; apyrexie le 3e; le 1er correspond au 4e, le 2e au 5e.

13. ESP. Fièvre triple-quarte : accès tous les jours; le 1er correspond au 4e, le 2e au 5e, le 3e au 6e.

14. ESP. Fièvre tierce-doublée : deux accès tous les deux jours; un jour d'apyrexie.

15. ESP. Fièvre quarte-doublée : deux accès tous les quatre jours; deux jours d'apyrexie; les accès ne reviennent pas à la même heure; l'accès du 1er jour ressemble à celui du 3e, celui du 2e à celui du 4e par l'heure, l'intensité ou le symptôme prédominant.

Nombreuses variétés de ces fièvres déterminées par une complication : (A) fièvre à forme inflammatoire ; (B) fièvre gastrique ; (C) bilieuse.

IIe GENRE. Fièvres intermittentes pernicieuses. *Caractères :* danger imminent de mort occasionnée par l'intensité d'une congestion viscérale, d'un trouble fonctionnel, ou d'une complication intercurrente.

1. ESP. Fièvre pernicieuse soporeuse. Assoupissement, somnolence, coma, sopor ou carus.—VAR. (A) tierce, (B) double tierce, (C) quarte.
2. ESP. Fièvre délirante. Prédominance d'un délire violent avec ou sans convulsion.
3. ESP. Fièvre convulsive.—VAR. Convulsions cloniques, cataleptiques, épileptiformes, tétaniques.
4. ESP. Fièvre algide. Abaissement de la température; sidération de tous les systèmes.
5. ESP. Fièvre sudorale Sueurs profuses et refroidissement.
6. ESP. Fièvre chólériforme. Vomissements, déjections alvines, crampes et réfrigération.
7. ESP. Fièvre dysentérique. Évacuations alvines sanguinolentes.
8. ESP. Fièvre splénique, hépatique, cardialgique, syncopale, pneumonique, etc. (?)

IIIe GENRE. Fièvres paludéennes, rémittentes. *Caractères :* pyrexie continue, mais dont les symptômes augmentent et diminuent à des époques à peu près régulières; la rémission correspond à l'apyrexie des fièvres intermittentes, l'exacerbation à l'accès.

1. ESP. Fièvre rémittente simple, quotidienne.
2. ESP. — tierce.
3. ESP. — double-tierce. — Variétés compliquées: (A) d'état bilieux, (B) gastrique, (C) adynamique, (D) ataxique, etc.

4. ESP. Fièvre rémittente pernicieuse. Mort imminente causée par un trouble fonctionnel grave ou des congestions viscérales ; même type que dans les fièvres pernicieuses.

IVᵉ GENRE. Fièvres paludéennes continues. Symptômes pyrétiques acquérant avec rapidité une violence extrême, mettant la vie en danger et diminuant avec la même célérité.

1. ESP. Il existe un très-grand nombre d'espèces qui correspondent pour le type et la prédominance des symptômes à celles que nous avons admises dans les fièvres intermittentes pernicieuses : 1° soporeuse; 2° délirante ; 3° convulsive ; 4° algide ; 5° sudorale, etc.

IIᵉ ORDRE. Fièvres continues sans lésions d'organes, dans lesquelles le mouvement fébrile est continu, souvent accompagné de troubles fonctionnels qui constituent autant de caractères génériques distincts sur lesquels repose une classification très-naturelle de ces maladies.

Iᵉʳ GENRE. Mouvement fébrile continu; aucun trouble fonctionnel prédominant autre que celui de calorification.

1. ESP. Fièvre éphémère (*febris diaria*). *Caractères :* frisson, céphalalgie, courbature, pouls fort, fréquent, peau chaude, parfois humide ; soif, herpès labialis; durée, trois à cinq jours; sporadique; chez les jeunes sujets.

2. ESP. Fièvre synoque simple ou inflammatoire. *Caractères :* invasion brusque, peau chaude, halitueuse, céphalalgie, faiblesse, langue sale, selles variables, sang normal, aucune éruption, aucune stupeur, durée sept à douze jours ; pas de convalescence; influence épidémique très-marquée.

IIᵉ GENRE. Mouvement fébrile continu ou rémittent avec prédominance de symptômes dans certains appareils.

1. ESP. Fièvre synoque gastrique (fièvre rémittente gastrique). *Caractères :* tous les symptômes du premier genre auxquels s'ajoutent ceux de l'embarras gastrique ; redoublement fébrile nocturne, souvent accompagné de sueur, quelquefois même intermittence de la fièvre ; crises ; durée sept à douze jours ; influence épidémique ; efficacité des vomitifs.

2. ESP. Fièvre synoque bilieuse. *Caractères :* même exacerbation fébrile beaucoup plus prononcée que dans le cas précédent, et terminée par une sueur plus manifeste ; langue couverte d'un enduit jaunâtre ; constipation, urine forcée ; teinte sub-ictérique des yeux ; efficacité des émétiques ; convalescence rapide ; durée sept à quatorze jours ; influence épidémique et saisonnière.

3. ESP. Fièvre rhumatismale. Fièvre intense : douleurs musculaires vagues ou névralgies ; sueurs ; éruption miliaire ; durée trois à sept jours ; influence évidente du froid ; état rhumatismal antérieur.

4. ESP. Fièvre catarrhale. Hypérémie de toutes les membranes muqueuses et plus particulièrement de l'intestin et des voies respiratoires ; flux muqueux abondants par ces différentes voies ; fièvre continue ou exacerbante, sueur éphémère, symptômes adynamiques, parfois très-graves.

Variétés. Prédominance des symptômes (A) dans les voies respiratoires ; bronchite épidémique ou grippe : (B) dans l'intestin ; diarrhée sporadique, saisonnière (printemps et automne).

5. ESP. Fièvre rémittente bilieuse des pays chauds. Maladie encore mal déterminée, caractérisée par l'ictère, les vomissements et les déjections de matières bilieuses, par une fièvre intense continue ou rémittente, par des symptômes ataxo-adynamiques souvent mortels ; endémique dans l'Inde, dans les contrées tropicales ; voisine des fièvres paludéennes pernicieuses.

6. ESP. Fièvre lente nerveuse. Mouvement fébrile souvent très intense, continu ou rémittent, sentiment de faiblesse très-grande; marasme se montrant dans les convalescences longues et pénibles; à l'époque de la puberté et surtout de l'âge critique, sous l'empire de causes qui dépriment ou excitent fortement le système nerveux.

IIIe ORDRE. Fièvres continues avec lésions d'organes. La maladie pyrétique s'accompagne d'une détermination morbide vers un ou plusieurs organes. Il en résulte une lésion matérielle évidente qui doit servir à caractériser chaque genre de fièvre.

Ier GENRE. Fièvres exanthématiques. *Caractères :* développement à la surface de la peau de lésions variables par leur nature et qui servent à faire reconnaître chaque entité morbide.

1. ESP. Variole. *Caractères :* phlegmasies suppuratives et pseudo-membraneuses multiples du derme, affectant la forme vésiculo-pustuleuse, transmissible par inoculation et miasmatique.

Variétés : (A) varioloïde, (B) varicelle.

2. ESP. Vaccine. *Caractères :* éruption de pustules localisées ordinairement sur les points qui ont été inoculés, à l'aide d'un virus primitivement fourni par le cow-pox de la vache; ce virus transmissible jouit du pouvoir de préserver temporairement de la variole les individus inoculés.

3. ESP. Rougeole. Exanthème sous forme de taches rouges, arrondies, déchiquetées, à peine saillantes; durée éphémère; une autre détermination morbide presque constante est la congestion catarrhale de la membrane muqueuse, des yeux, du nez, du larynx et des bronches; épistaxis; contagieuse.

Variétés : (A) avec exanthème seulement; (B) avec énanthème seulement.

4. ESP. Scarlatine. Exanthème formé de larges plaques d'un rouge clair presque continues, irrégulières, sinueuses, surmontées de vésicules miliaires près du pli des grandes articulations. Énanthème marqué par une vive congestion bucco-pharyngienne allant souvent jusqu'à la phlegmasie exsudative.

Mêmes variétés que dans la rougeole.

5. ESP. Fièvre miliaire. Éruption sur le tronc et le pli des jointures de vésicules pleines de sérosité et de pus, épidémique et sporadique, non contagieuse.

6. ESP. *Suette.* Fièvre endémique et épidémique caractérisée surtout par des sueurs excessives et une éruption vésiculeuse.

7. ESP. Fièvre érysipélateuse. Rougeur exanthématique occupant une région limitée de la peau, précédée et accompagnée de fièvre, souvent compliquée d'états généraux graves (bilieux, gastrique, ataxo-adynamique).

Variétés, suivant le siége : face, cuir chevelu, membres, vulve, scrotum ; — ambulant, des nouveau-nés, etc.

IIe GENRE. Fièvres typhiques. *Caractères :* la détermination morbide locale qui sert à caractériser le mieux la maladie occupe la surface cutanée ou gastro-intestinale.

1. ESP. Typhus. Fièvre avec papules ou taches hémorrhagiques de la peau ; pas de lésion intestinale ; contagion évidente.

Variétés : (A) épidémique ; (B) contagieux ; (C) typhus fever des Anglais.

2. ESP. Fièvre typhoïde. *Caractères :* hypertrophie, ramollissement et ulcération des follicules agminés et isolés de l'intestin grêle ; éruption papuleuse à la peau.

Variétés : (A) sporadique ; (B) épidémique ; (C) contagieux.

3. ESP. Fièvre dysentérique. *Caractères :* ulcération des follicules et de la membrane muqueuse du gros in-

testin qui laissent écouler du sang; selles mucoso-sanguinolentes avec épreintes anales.

Variétés : (A) sporadique; (B) épidémique.

IIIe GENRE. Fièvres gangréneuses. Développement dans un point du corps d'une gangrène; symptômes généraux ataxo-adynamiques très-graves.

1. ESP. Fièvre charbonneuse. Gangrène de la peau ou de quelque organe intérieur; développement spontané rare; ordinairement communiquée à l'homme par les animaux.

2. ESP. Peste. Phlegmasie suppurative des ganglions de l'aisselle et des aines; gangrène externe et interne.

Variétés : fièvre charbonneuse de l'antiquité et du moyen âge; — peste noire; — λοιμος des Grecs.

IVe GENRE. Fièvres hémorrhagiques. Extravasation du sang dans un grand nombre de tissus : altération du sang.

1. ESP. Fièvre scorbutique. *Caractères :* Maladie aiguë générale marquée par des hémorrhagies dans un grand nombre d'organes; larges ecchymoses; selles sanglantes; mort rapide : sporadique, endémique dans les contrées marécageuses, après les grandes disettes.

2. ESP. Fièvre jaune (typhus d'Amérique). Hémorrhagies par l'intestin, la peau, dans tous les parenchymes; vomissements noirs; selles sanglantes; mal endémique en Amérique; contagieux.

Ve GENRE. Fièvre puerpérale. Fièvre développée après le travail de la parturition; formation rapide de phlegmasies multiples, de suppurations, de gangrène et d'hémorrhagies; quelquefois on ne trouve aucune lésion.

CLASSIFICATION DES MALADIES ALGIDES.

Caractères : diminution générale ou partielle de la calorification ; ralentissement de la circulation et de la respiration ; asthénie des fonctions cérébro-spinales ; stase sanguine dans les capillaires généraux ; aucune lésion d'organe ; l'élément morbide primaire est la diminution de la calorification.

1. ESP. Choléra-morbus épidémique. Abaissement général et partiel de la température ; cyanose générale ; convulsions douloureuses ou crampes ; selles et vomissements continuels ; matières rendues séreuses et blanchâtres.

Variété : choléra-morbus sporadique. Les caractères de la première espèce mais mitigés ; très-faible diminution de température.

2. ESP. Sclérème des nouveau-nés. Diminution de la température générale prise dans l'aisselle, où elle peut s'abaisser de 36 à 23 degrés cent.) ; œdème dur de tout le tissu cellulaire général ; ralentissement de la circulation et de la respiration ; presque spécial aux nouveau-nés.

Variété : (A) sclérème chez l'adulte (?). Mêmes caractères ; point d'œdème ; — (B) algidité progressive des nouveau-nés : mêmes caractères ; point d'œdème ; cause, l'inanition.

On pourrait mettre dans cette classe de maladies : 1° la mort sénile ou par les progrès de l'âge ; 2° la mort par inanition ; 3° la mort par le froid excessif ; 4° la mort par asphyxie lorsque l'air n'est pas suffisamment renouvelé. Les asphyxies négatives pourraient y trouver aussi leur place naturelle.

Algidité symptomatique. C'est par une diminution graduelle ou rapide de la calorification que succombent souvent les malades atteints de cancer de l'estomac, de lésions chroniques du cœur et des gros vaisseaux, de lésions cérébrales chroniques (masses cancéreuses, tuberculeuses, hydrocéphale chronique, rachitisme, etc.). Il est impossible de ne pas rapprocher cette espèce d'algidité de celle qui constitue l'élément primaire et unique des maladies quand on a été témoin de ces longues agonies, durant lesquelles on voit le corps se refroidir graduellement, la cyanose s'établir et les sujets passer à l'état de cadavres plusieurs jours, quelquefois plusieurs semaines avant de mourir. La cause de cette réfrigération est une altération bien manifeste des fonctions des appareils digestif, vasculaire et nerveux.

ARTICLE QUATRIÈME.

MALADIES VIRULENTES.

Maladies virulentes. Définition.

Maladies virulentes. On donne ce nom à des maladies générales qui ont la propriété de se transmettre par l'inoculation d'un virus et de se reproduire avec des caractères identiques à ceux que présentait l'affection qui a fourni le virus.

Définition du virus.

Virus vient du latin *virus* qui signifie *poison, humeur*, et n'a pas d'autre étymologie. Ce nom doit être réservé pour désigner l'agent spécifique, de nature inconnue, qui, développé primitivement chez l'homme ou chez les animaux, et toujours identique à lui-même, reproduit chaque fois qu'il est reçu et élaboré par l'organisme humain une maladie entièrement semblable à celle qui lui a donné naissance. Quoiqu'on n'ait pu, jusqu'à ce jour, le séparer des liquides du corps humain qui lui servent de support, tout tend à faire croire qu'il y existe sous forme liquide, soit en dissolution, soit en suspension. Il ne se transmet que par voie de contagion immédiate, c'est-à-dire qu'à la condition d'être mis en contact direct avec la peau dénudée ou avec les membranes muqueuses saines ou privées de leur épithélium.

Différence entre les maladies virulentes et les miasmatiques.

Cette définition du virus établit sur-le-champ une ligne de démarcation tranchée entre les maladies virulentes et miasmatiques. Tandis que la contagion pour les premières ne peut avoir lieu qu'au moyen d'un agent fixe contenu dans une matière liquide ou solide qui est appliquée sur une plaie faite à la peau ou sur une membrane, au contraire la contagion miasmatique s'effectue par un agent spécifique volatile émané d'un corps malade ou d'autres substances, tenu en suspension et transmis par l'air atmosphérique. La rage, la vaccine, la morve ne se développent que par inoculation; l'ophthalmie purulente, la blennorrhagie contagieuse non virulente par le contact direct du virus sur les membranes muqueuses. La variole est à la fois virulente, car elle s'inocule, et contagieuse miasmatique, car on dit qu'on la contracte en respirant l'air contaminé par un varioleux.

Entre les virulentes et les infectieuses.

Dans l'infection, le mal procède d'un foyer d'émanation miasmatique formé par des matières animales ou végétales qui provoquent soit une seule et même maladie, soit des maladies différentes sur les individus qui se trouvent placés dans leur sphère d'action. (Exemple : fièvre intermittente, dysenterie, typhus, pourriture d'hôpital, choléra, fièvre jaune, peut-être peste.) Nous ferons remarquer qu'il est possible qu'une maladie infectieuse soit en même temps contagieuse, ou le devienne par suite de causes spéciales. Il faut admettre en pareil cas, qu'il s'est formé dans l'organisme malade un agent spécifique nouveau qui possède la propriété de se transmettre par l'intermédiaire de l'air. L'agent spécifique de l'infection ou l'infectieux n'a pas du tout cette propriété qui appartient au contagium miasmatique (1). Ainsi, sans décider la question, nous sommes portés à croire que le typhus, la peste, la fièvre jaune, infectieux d'abord, peuvent devenir maladies contagieuses miasmatiques, parce qu'elles se compliquent d'un nouvel élément morbide.

Les infectieuses peuvent devenir contagieuses.

Afin de donner à l'étude des maladies virulentes une précision plus grande et surtout afin de ne pas réunir dans une description commune des maladies qui diffèrent entre elles, nous ne considérons comme virulentes que les maladies qui se transmettent par inoculation et par application directe et évidente d'une matière liquide ou solide sur la peau ou les membranes muqueuses. Ainsi se trouvent nettement séparées les maladies contagieuses, miasmatiques et virulentes; les premières ne sont pas inoculables, les secondes possèdent seules cette faculté.

Indication des maladies virulentes.

Énumération des maladies virulentes. Tous les caractères précédents existent à tous les degrés, dans : 1° la *vaccine;* 2° la *variole;* 3° la *syphilis;* 4° la *rage;* 5° la *morve;* 6° le *farcin;* 7° le *charbon* ou *pustule maligne;* 8° l'*infection septique* ou par *piqûre anatomique.* Elles

(1) Il nous est impossible de développer plus longuement ces propositions, qui ont été traitées avec toute l'étendue désirable dans mes articles *Contagion* et *Infection* du *Compendium de médecine.* On peut consulter aussi sur ce sujet difficile et obscur l'article lumineux que M. Fleury a placé dans son *Cours d'hygiène*, in-8°, t. I, p. 472. Paris, 1852.

sont inoculables, et, si l'on en excepte la variole, ne sont transmissibles que par ce mode de propagation.

Nous séparons des maladies précédentes celles qui sont purement locales, bien qu'elles se transmettent à l'aide d'une matière spécifique ; telles sont : 1° la *blennorrhagie contagieuse, non syphilitique*; 2° l'*ophthalmie purulente*; 3° la *blennorrhagie oculaire*; 4° la *diphthérite*. Nous trouvons ici, outre l'inflammation, un second élément spécifique, une matière virulente qui reproduit la maladie originaire quand il est mis en contact direct avec une membrane muqueuse saine. Ce qui distingue ces affections virulentes des maladies contagieuses dont nous venons de parler, c'est qu'elles agissent localement à la manière des poisons irritants spécifiques et qu'elles ne peuvent jamais donner lieu à une infection générale même quand on jette par inoculation, dans le torrent circulatoire, les matières qui proviennent des organes altérés. La blennorrhagie contagieuse non syphilitique ne détermine jamais la vérole quand on inocule le mucus puriforme qui vient de la membrane urétrale ou vaginale. Nous n'hésitons pas à éloigner de notre groupe des maladies virulentes, ces maladies locales, devenues contagieuses, au moyen d'une matière qui a cependant une grande ressemblance avec celle des virus. On doit conserver des doutes, malgré de nombreuses expériences, sur l'inoculabilité de la rougeole et de la scarlatine : d'ailleurs, comme elles se propagent exclusivement par contagion miasmatique, nous ne les mettrons pas parmi les virulentes. Nous en éloignons encore très-catégoriquement la peste, qui n'est pas inoculable (1), la fièvre jaune, la fièvre typhoïde,

Maladies locales contagieuses qui doivent être distinguées des maladies virulentes.

(1) Voyez l'article *Peste* du *Compendium*, p. 441, où se trouvent relatées les expériences négatives de MM. Clot et Bulard.

le typhus, la dysenterie et la coqueluche, que l'on voit avec étonnement figurer, sans preuve aucune, dans quelques ouvrages modernes, parmi les maladies virulentes. On ne peut plus réunir aujourd'hui au nombre de ces maladies celles qui sont produites par des parasites animaux comme la gale, ou par des parasites végétaux (muguet, herpès tonsurant, favus, mentagre, etc.)

Virus humains et animaux.

Parmi les maladies à virus, les unes sont de provenance primitivement humaine : telles sont la variole, la syphilis, la blennorrhagie urétrale, oculaire, la diphthérite. Les autres ont leur première origine chez les animaux : de ce nombre sont la vaccine (cow-pox, bouton de la vache), la rage, le charbon, la morve et le farcin. La première maladie exceptée, aucune des autres n'a fort heureusement pris droit de domicile dans l'organisme humain ; elles ne s'y développent jamais spontanément.

Les animaux sont sujets à bien d'autres affections virulentes, auxquelles l'homme reste réfractaire On peut citer comme exemple le claveau, fréquent chez le mouton, la grease (eaux des jambes) que l'on observe aux pieds des chevaux et dont on a prétendu à tort faire venir le vaccin (1) ; le typhus, la pneumonie épizootique épidémique (2), l'affection cholériforme des poules (3) et d'autres encore.

Des virus.

Des virus. Nous n'avons aucune idée de ce qu'est un virus. Sur ce point, le champ de l'hypothèse a toujours

(1) M. Robert Williams a élucidé avec un grand soin ce sujet important : *Elements of Medicine*, vol. II, *on morbid Poisons*, in-8°, p. 8. Londres, 1841.

(2) Voyez Discussions académiques sur l'inoculation préservative de la pneumonie épizootique des bêtes ovines. *Compte rendu de l'Académie de médecine*. Novembre 1852.

(3) Renault d'Alfort : *Épizootie des oiseaux de basse-cour* ; *compte rendu de l'Acad. de médec.* Séance du 6 mai 1851.

été ouvert à ceux qui ont voulu le parcourir. On a comparé les virus à des germes qui se multiplient par une sorte de germination; on en a fait des vibrions, des insectes (1), des monades, des organismes semblables à tous les autres, etc. Lorsqu'on en a parlé d'une manière plus rigoureuse, on a pris pour les virus eux-mêmes les matières animales, solides ou liquides, qui leur servent de véhicule. On a dit qu'ils étaient fixes, volatiles quand ils se mêlent à l'air, odorants, inodores : toutes ces distinctions sont erronées.

Matières organiques qui servent de moyens de transport.

Un virus est toujours contenu dans un liquide ou dans des matières solides : les liquides sont tantôt le sang, une humeur sécrétée, mais altérée par la présence du virus, comme la salive (virus rabique), le mucus (voyez *Morve*), tantôt un produit morbide, tel que la sérosité, le pus. Celui-ci est le véhicule du virus dans la variole, la syphilis, la morve, le farcin. Le sang en est aussi toujours imprégné et lui sert de moyen de propagation dans un grand nombre de cas. Les matières solides et les tissus de l'organisme ne sont en état de transmettre les virus que parce qu'ils contiennent du sang, de la sérosité, du pus ou d'autres liquides. On peut donc inoculer les maladies virulentes avec presque toutes les parties de l'organisme infecté. Les humeurs sécrétées par les glandes, la lymphe, le sang, possèdent la virulence à un plus haut degré et plus longtemps que les autres liquides. Chez les animaux, presque toutes les liqueurs (bile, sperme, matière fécale, humeurs de l'œil) et toutes celles qui imprègnent les muscles, la peau, les poils et les parties solides reproduisent la maladie (pneumonie bovine,

(1) Hameau : *Études sur les virus; Revue médicale*, t. III, p. 305, 1847.

maladie des poules, morve du cheval, pustule maligne).

On croit que la matière virulente se dissout facilement dans le sang, les sérosités, les mucus, l'eau, et qu'elle y subit moins d'altération en vertu de la composition de ces liquides. Ni l'examen microscopique, ni l'analyse chimique n'ont pu faire découvrir de corpuscules ou d'éléments spéciaux dans les matières virulentes.

Conditions diverses qui atténuent l'action du virus.

On a reconnu, à l'aide d'expériences nombreuses tentées surtout avec le vaccin, que la matière animale (sérosité, mucus, pus), à laquelle se trouve incorporé le virus, peut être desséchée à l'air libre, au bain-marie ou soumise à la congélation, sans perdre pour cela ses propriétés contagieuses (1). L'action de l'air et l'humidité, nuisent à leur intégrité parce que la matière animale finit alors par subir la fermentation putride. Aussi tout ce qui peut empêcher celle-ci, comme le vide, l'obscurité, la dessiccation, doit être mis en usage si l'on a intérêt à conserver le virus. Au contraire, les substances capables d'exercer une action chimique, les acides forts, les alcalis, les sels, le chlore, les chlorures, une très-haute et basse température, etc., agissent en détruisant la matière animale, et partant le virus. A qui ferait-on croire aujourd'hui que la fermentation cadavérique n'est pas une cause prompte et sûre d'altération des virus? Toutes les histoires que l'on a débitées sur des corps qui ont donné la variole quinze ans après avoir été ensevelis, sont fausses et sans valeur. On ne sait pas au juste, il est vrai, combien de

Agents chimiques; température élevée.

Combien de temps les virus peuvent-ils conserver leurs propriétés spécifiques.

(1) On a trouvé que le pus syphilitique soumis à une température de + 55° R. ou de — 60 R. perd ses propriétés contagieuses (Rosenberger de Saint-Pétersbourg; extrait de *la Gazette médicale russe*, In *Union médicale*, p. 195. 1849).

temps il faut pour qu'un virus cesse d'être inoculable après la mort. Si des peaux de bêtes atteintes de morve ou de charbon peuvent communiquer ces maladies plusieurs semaines, plusieurs mois après la mort des animaux, c'est que la putréfaction ne s'en est pas encore emparé, sans quoi le virus aurait été détruit. On a parlé de miasmes contagieux qui, après avoir été conservés intacts dans des marchandises ou dans des vêtements, ont pu reproduire la peste après un très-grand nombre d'années; mais, outre que ces faits ne méritent aucune confiance, ils n'ont trait qu'aux miasmes, à la contagion miasmatique, et non aux maladies virulentes. Admettons, néanmoins, que le virus peut jouir de toute sa specificité après un temps fort long et dont il est impossible de déterminer la durée; seulement, pour qu'il en soit ainsi, il faut qu'il ait été placé dans des conditions physiques et chimiques d'inaltérabilité qui sont connues de tout le monde.

Conditions qui accroissent l'énergie du virus.

L'énergie du poison virulent dépend d'une manière générale : 1° de l'élaboration spécifique; 2° de la qualité du poison; 3° de certaines conditions individuelles de la part du malade qui donne et de l'individu qui reçoit. Nous étudierons plus loin l'influence de ces causes sur l'action du virus. (Voyez *Invasion*, *incubation*.) Ce qu'on peut dire de plus général, c'est qu'il est d'autant plus actif que la maladie virulente de laquelle il sort a offert elle-même plus d'intensité, que le liquide a été recueilli à l'époque où la lésion locale avait atteint son maximum d'intensité (ulcération, pustule, sécrétion séreuse), et que la réceptivité du sujet est plus grande.

Expériences faite avec différents liquides dans l but d'accroître l'action des virus.

On a essayé de diminuer ou d'accroître l'action des virus, en ajoutant quelque matière aux différents liquides qui leur servent de véhicule. On a fait surtout de nombreuses tentatives pour découvrir des agents capables de neutraliser le poison syphilitique et rabique. Malheureusement, on a complétement échoué jusqu'ici. Les chlorures alcalins, les caustiques, les acides forts, les alcalis, sont encore ceux qui paraissent exercer sur eux le plus d'action. Le pus, la bile, les matières fécales, nuisent à la spécifité des virus. Au contraire, la sérosité, le sang, l'eau, leur laissent toute leur énergie.

On a voulu rendre au vaccin son intensité primitive en le mêlant à du lait, à de la sérosité, à du mucus; mais on n'a pas encore réussi à trouver l'agent qui doit doubler sa puissance. Il est permis de croire que ce n'est pas en agissant sur les virus, mais bien sur l'organisme qui les élabore et leur donne leur activité, qu'on parviendra à restituer aux virus toute leur force première.

Unité des virus. Nous ne connaissons les virus que par leurs effets. Quand nous voyons qu'ils produisent des phénomènes morbides différents nous en concluons, avec juste raison, à l'existence d'un virus différent. Ceux de la variole, de la rage, de la syphilis, etc., constituent donc autant de virus dont les observateurs de tous les temps ont reconnu l'existence. On appelle unité, ou unicité d'un virus la propriété que chacun d'eux possède de produire toujours les mêmes symptômes et les mêmes lésions. Nous avons le plus grand besoin d'insister sur ce fait fondamental dans l'histoire des affections virulentes, car si on ne le met pas au nombre des vérités reconnues il n'y a plus que confusion et incertitude dans l'étude générale et particulière des virus. Ici se présente une première difficulté : chaque organisme qui subit l'action d'un virus imprime aux symptômes et aux lésions des modifications quelquefois assez grandes. Cependant, il est toujours possible, à l'aide d'une observation attentive, de retrouver les caractères qui décèlent une origine virulente commune ou spéciale. Le moyen le plus sûr d'y parvenir est de pratiquer l'inoculation du virus d'homme à homme quand rien ne s'y oppose, ou de l'homme aux animaux quand il y a danger à agir autrement. En procédant de la sorte on arrive aisément à admettre l'*unité* des virus : 1° de la vaccine ; 2° de la variole ; 3° de la rage ; 4° de la pustule maligne. Pour la morve et le farcin le doute commence ; existe-t-il un seul ou deux virus? Les faits dont nous avons été témoins nous portent à admettre deux virus distincts.

Du chancroïde et du chancre.

La question de l'unité des virus se présente environnée de difficultés bien autrement grandes lorsqu'il s'agit de la syphilis. Ne pouvant l'examiner avec détail, contentons-nous de la poser en termes précis. Le chancre n'est pas seulement la plaie d'inoculation du virus syphilitique, il est souvent la manifestation locale de l'infection générale. Mais parmi les chancres, les uns sont des plaies simples qui se cicatrisent aisément ; les autres s'indurent. Les premiers, a-t-on dit, n'infectent pas (chancroïdes), les seconds infectent ; les premiers se transmettent avec leurs caractères locaux et leur innocuité ; les seconds donnent lieu au chancre induré. De là deux virus syphilitiques ; l'un, benin, local ; l'autre, infectant et constitutionnel en quelque sorte. C'est entre ces deux opinions contraires que s'agitent aujourd'hui les syphiliographes les plus renommés. Nous inclinons fortement vers la doctrine de l'unité du virus syphilitique, et nous nous appuyons sur les faits nombreux de vérole constitutionnelle développée chez des sujets qui n'ont eu que des ulcères simples cicatrisés rapidement, et non accompagnés d'induration ganglionnaire.

Les effets des poisons morbides, tels que les virus, résultent : 1° du poison lui-même, c'est-à-dire de ses qualités spécifiques ; 2° du malade qui le fournit ; 3° de celui qui le reçoit. Ces trois facteurs sont représentés au quotient, en d'autres termes par les symptômes spécifiques de la maladie virulente.

Ils conservent leur énergie ou s'affaiblissent.

A. L'*action propre exercée par le virus*. Commençons d'abord par établir que certains virus provoquent aujourd'hui des effets aussi terribles que le jour où ils se sont manifestés pour la première fois (la rage, la morve, la pustule maligne) ; que d'autres s'affaiblissent, et que leur intensité tend à diminuer chaque jour (la syphilis, la vaccine, la variole). Les premiers ont leur source chez les animaux ; les seconds ne sont plus transmis maintenant que d'homme à homme. Ces faits remarquables prouvent que les virus vont en se détériorant à mesure qu'ils passent par les organismes humains, et qu'ils sont plus souvent élaborés par lui. Si les premiers gardent toute leur énergie, c'est parce qu'ils se renouvellent sans cesse par génération spontanée chez les animaux (rage, morve, farcin, pustule maligne). C'est par une considération de ce genre qu'on a cherché à rendre au vaccin son efficacité primitive en le reprenant à sa source, c'est-à-dire sur la vache ; tout porte à croire qu'on y réussira.

Ainsi, les virus tendent à s'affaiblir en vieillissant. L'inefficacité de la vaccine dans quelques cas, la préservation incomplète qu'elle procure dans d'autres, ne laissent plus de doute sur la détérioration lente mais trop certaine qu'elle a subie. Il est vrai que, si nous avons beaucoup perdu à cette révolution survenue dans ses propriétés, par contre, nous avons gagné quelque chose pour d'autres virus. La variole, chez les sujets non vaccinés, est aujourd'hui moins grave que dans les siècles derniers, parce qu'elle a subi la loi commune à tous les virus humains primaires. Nous en dirons autant de la syphilis, dont les effets terribles, décrits par Fracastor et les auteurs du seizième siècle, se sont considérablement atténués. Jenner avait prévu lui-même et prédit l'affaiblissement du vaccin ; il conseille de remonter souvent à sa source.

Influence exercée par l'organisme humain sur les virus.

B. *Modification imprimée au virus par le sujet qui le fournit.* On sait qu'indépendamment de l'influence exercée par la période de la maladie à laquelle le virus acquiert toute son intensité, il existe d'autres modifications non moins grandes imprimées par l'organisme. On voit des sujets, en partie réfractaires, n'offrir que les symptômes incomplets et mitigés de l'infection spécifique, qui à son tour n'engendre qu'un virus affaibli et dégénéré. D'autres fois le malade ayant éprouvé une première attaque de l'affection virulente, la seconde est si bénigne qu'on y retrouve à peine les caractères spécifiques de la maladie, comme on le voit dans une seconde attaque de variole et même de syphilis. On a aussi remarqué que les maladies virulentes s'atténuent lorsqu'elles se manifestent à une époque de la vie où il est insolite de les voir paraître. Elles sont, en quelque sorte, dépaysées : exemple : variole chez les nouveau-nés ou les vieillards.

Sujets réfractaires.

Immunité acquise par une attaque antérieure.

Altérations déterminées dans les virus par leur passage à travers l'organisme.

C. *Modification imprimée aux virus par l'organisme qui les reçoit.* Les conditions précédentes peuvent également se retrouver ici (état réfractaire du sujet, âge, première atteinte du mal, maladie antérieure). Une question souvent controversée et non encore résolue se présente d'abord. Il s'agit de savoir : 1° si un virus peut, en passant des animaux à l'homme, se modifier au point de produire des effets spécifiques tout à fait différents ; 2° en second lieu, si le même résultat peut être déterminé par le passage du virus à travers les organismes humains ; 3° enfin, s'il peut se modifier au point de devenir méconnaissable et d'engendrer une nouvelle maladie.

Les maladies virulentes se modifient-elles au point de devenir de nouvelles espèces?

1° Jenner était convaincu que la vaccine, le *grease* et la variole, ne sont que des modifications que le même virus a subies en traversant l'organisme du cheval, de la vache et de l'homme. D'après la même idée, la vaccine n'était que la substitution d'une espèce bénigne de variole à une maligne, ou de la variole de la vache à celle de l'homme (1). Cette hypothèse ne tendrait à rien moins qu'à détruire la doctrine de l'unité des virus ; car si l'on admettait que des changements si profonds peuvent survenir par le seul fait de la différence des organismes, on ne pourrait plus s'arrêter sur cette pente. D'ailleurs elle est en opposition avec ce que nous apprend la pathologie comparée ; les maladies contagieuses des animaux se transmettent à l'homme avec des caractères indélébiles, ou ne se communiquent pas. La rage, la pustule, la vaccine, la morve, le farcin, donnent lieu à des symptômes identiques chez l'homme et les animaux. Le piétain, le claveau, la maladie des poules, la pneumonie bovine ne se transmettent pas. M. Renault et d'autres se sont blessés en pratiquant des autopsies de sujets morts de ces dernières maladies, et, sans avoir pris aucune précaution, n'en ont éprouvé ultérieurement aucun effet appréciable. Nous conclurons donc que les effets d'un même virus, tout en variant d'une manière considérable sous l'empire

(1) Cette opinion est formellement énoncée dans le *Rapport de Jenner sur l'état présent de la vaccination.* (Extrait de l'ouvrage cité de Robert Williams, *on morbid Poisons*, t. II, p. 6.)

des causes organiques qui modifient les maladies les mieux caractérisées, conservent cependant leurs propriétés spécifiques. Celles-ci sont mises en évidence par l'étude comparée des maladies virulentes chez les animaux et l'homme.

2° Les organismes humains, en agissant un grand nombre de fois sur les virus de provenance humaine ou animale, peuvent sans aucun doute les altérer au point de les rendre méconnaissables. On peut soutenir que la lèpre, la peste noire du moyen âge, ont été virulentes à un haut degré, et qu'elles ont perdu plus tard cette propriété. Mais comme nous ne pouvons parler avec quelque certitude que des maladies actuelles, nous sommes fondé à soutenir qu'elles ont toutes conservé jusqu'à présent les symptômes spécifiques que nous leur connaissons depuis qu'elles ont fait leur première apparition.

Elles subissent des modifications très-grandes sans perdre toutefois leurs caractères spécifiques.

On conçoit que les symptômes d'une affection virulente doivent offrir des modifications très-grandes dans leur forme, et même leur siége, quand celle-ci passe d'un animal dans le corps de l'homme. Si l'on conserve quelques doutes à ce sujet, on n'a qu'à comparer la morve du cheval avec celle de l'homme; la rage des chiens avec celle de l'homme; le cow-pox avec la vaccine. Ces différences existent lorsque les maladies virulentes passent d'un homme à un autre homme. A plus forte raison doivent-elles être tranchées quand la maladie vient de l'animal à l'homme.

Certaines maladies virulentes, en retournant de l'homme aux animaux, conservent leurs caractères spéciaux; ainsi, la morve, la rage, la pustule maligne, inoculées à l'espèce d'où elles proviennent (cheval, chien, race bovine), produisent la maladie avec tous ses symptômes. Transportés sur une autre espèce, ces virus s'altèrent et donnent naissance à des symptômes locaux et généraux très-différents. En général, plus on s'éloigne de l'espèce, plus on éprouve de difficulté à reproduire la maladie. Si l'on parvient à la donner, ses symptômes sont tellement modifiés qu'on a peine à la reconnaître. On a prétendu que l'inoculation variolique, pratiquée sur des vaches, développe des pustules de variole régulière, et que celles-ci peuvent servir à leur tour à inoculer l'homme (1). Mais ces expériences sont loin d'être convaincantes. Il faut bien qu'elles offrent de sérieuses difficultés, puisqu'aujourd'hui encore on ne sait pas sûrement si le chancre est inoculable au singe, malgré des expériences multipliées, que les uns considèrent comme décisives, les autres comme négatives ou tout au moins douteuses (2).

3° Dans ces derniers temps, il s'est élevé une question qui avait été déjà agitée à l'époque où l'inoculation, et plus tard la vaccination, furent pratiquées. Quelques médecins, en très-petit nombre, se sont demandé si l'introduction d'un virus nouveau dans l'économie, en faisant avorter la variole qui devait se développer librement et en temps opportun, n'était pas la cause de plusieurs maladies, parmi lesquelles ils ont placé la scrofule, la phthisie pulmonaire, la fièvre typhoïde, le rachitisme, sans compter le choléra, et d'autres maladies encore. Qu'ils se rassurent; aucun argument scientifique de quelque

(1) Voyez les expériences de MM. Taylor et Ceely dans l'ouvrage de Williams, *on Morbid poisons*, in-8°, t. II, p. 6. Londres, 1841.

(2) En faveur : Auzias-Turenne et Robert de Welz : *De l'inoculation de la syphilis aux animaux; Gazette médic.*, p. 544. 1850. — Contre : Ricord : *Lettres sur la syphilis*; *Union médicale*, p. 357. 1850. — Cullerier, même journal, p. 369.

valeur ne prouve que ces maladies soient de provenance variolique ou vaccinale.

Maladies virulentes; mode de communication. A. *Développement spontané.* Sans remonter jusqu'aux temps où la variole (1), la rougeole et la scarlatine, la syphilis (2), firent leur première apparition, on voit encore, quoique rarement, quelques exemples de variole développée spontanément. Ce mode de génération est d'ailleurs incontestable pour beaucoup de maladies chez les animaux qui vivent à côté de l'homme (rage, morve, claveau, pneunomie, typhus de la race bovine).

B. *Transmission par voie d'inoculation et d'absorption.* Un assez grand nombre d'observateurs croient que le développement des maladies virulentes ne peut avoir lieu que par inoculation, c'est-à-dire qu'à la condition que l'épiderme de la peau ou l'épithélium d'une muqueuse soient entamés et qu'il existe, ainsi qu'on l'a dit, une porte ouverte au virus. Cette opinion est vraie dans la majorité des cas, quand il s'agit de la peau et même des muqueuses. Cependant, pour ces dernières, l'absorption seule suffit. Il est certain que les virus syphilitique, rabique, charbonneux, morveux, appliqués sur la muqueuse buccale, pharyngée oculaire, nasale, peuvent pénétrer dans les vaisseaux sans que les membranes soient lésées dans leur continuité. On sait d'ailleurs, aujourd'hui, que la pénétration d'un liquide qui baigne, pendant quelque temps, une membrane poreuse, saine, telle que l'épithé-

La pénétration du virus peut avoir lieu par les membranes muqueuses.

(1) Elle se serait montrée pour la première fois, vers 569, en Arabie, peut-être au siége de la Mecque, et aurait été introduite en Europe par les Sarrasins. On a prétendu qu'elle était connue en Chine longtemps avant la naissance de Jésus-Christ.

(2) Vers 1492, en Italie.

lium, l'épiderme, la cornée, se fait par endosmose (1), et qu'il suffit pour l'opérer d'une différence de composition entre les liquides que sépare la membrane.

Parmi les affections virulentes, le plus souvent inoculées, se trouvent la syphilis, la morve, la pustule maligne, l'intoxication septique, la rage, le vaccin; parmi celles qui proviennent plus particulièrement de l'absorption et de l'endosmose, nous rangeons la variole, la blennorrhagie contagieuse, l'ophthalmie purulente et syphilitique, la diphthérite. Ainsi, aucune membrane en état d'absorber n'est absolument réfractaire à l'action d'un virus.

L'élaboration digestive détruit la propriété virulente.

Il est aisé de faire concorder ce fait avec un autre non moins incontestable. Les substances qui renferment les virus (sang, salive, sérosité, muscles, glandes), provenant d'animaux atteints de rage, de charbon, de morve et d'autres maladies virulentes, peuvent être impunément avalées et digérées par d'autres animaux (2). Certains venins, le curare, qui tue rapidement quand on l'insinue sous l'épiderme, ne détermine aucun effet sensible lorsqu'on l'introduit dans la cavité digestive (3). On sait aujourd'hui que les viandes d'animaux surmenés, ou morts de la morve ou du charbon, peuvent servir sans inconvénients à la nourriture de l'homme. La nature des liqueurs contenues dans l'estomac, et surtout le travail de la digestion auquel rien ne résiste, suffisent amplement pour

(1) Voyez à ce sujet un travail intéressant de M. Gosselin : *Mémoire sur le trajet intrà-oculaire des liquides absorbés à la surface de l'œil; Gazette hebdom. de médec. et chir.*, t. II, nos 36 et 39. 1855.

(2) Renault : *Études expérimentales et pratiques sur les effets de l'ingestion des matières virulentes;* mémoire présenté à l'Académie des sciences. Année 1853.

(3) Expériences de M. Cl. Bernard.

expliquer l'innocuité des matières virulentes lorsqu'elles sont appliquées sur la membrane gastro-intestinale. Au contraire, leur contact avec les membranes muqueuses enflammées est souvent suivi de la pénétration des virus. Peut-être un certain nombre d'entre eux ne sont-ils absorbés qu'à la suite d'un travail préalable d'irritation.

Il ne faut pas assimiler aux affections virulentes les empoisonnements causés par l'ingestion des moules, de la viande de cochon altérée, ou par les divers agents vénéneux qu'on appelle poisons. Ces maladies diffèrent essentiellement des affections virulentes par les propriétés qu'ont celles-ci de se reproduire par l'inoculation, tandis que les autres ne le peuvent pas.

La pénétration des virus est loin d'avoir toujours lieu même lorsqu'ils sont appliqués sur des tissus déchirés.

On croit généralement que l'absorption suit presque à coup sûr le contact des liqueurs vénéneuses avec les vaisseaux déchirés ; cependant il est loin d'en être ainsi, à moins qu'on ne pratique l'inoculation suivant les règles de l'art, comme dans la vaccination. M. Renault rapporte que, parmi les animaux que l'on fait mordre par des chiens positivement enragés, un tiers échappe à la rage. D'après un relevé fait sur 224 chiens mordus par d'autres chiens enragés, ou supposés tels, les deux tiers ne sont pas atteints de la maladie. Cette proportion est encore plus grande dans le tableau de M. Hert, de Berlin : elle est seulement de un sur huit. La conclusion que l'on doit tirer de ces curieuses recherches, c'est que l'inoculation n'est pas un moyen infaillible de transmission du virus. Celui-ci peut bien être inséré dans la plaie, mais il faut encore que le travail vital de l'absorption se fasse. Tous les chancres ne donnent pas lieu à la syphilis. Ne voyons-nous pas des vaccinations bien faites rester sans effet, soit local, soit général ?

Différentes manières le l'empêcher.

On empêche l'absorption en entraînant mécaniquement les matières virulentes par des lavages abondants et répétés : 1° avec de l'eau ; 2° par l'application de la ventouse ; 3° par la succion ; 4° par l'apposition d'une ligature serrée assez fortement pour arrêter ou gêner la circulation veineuse et lymphatique ; 5° en détruisant les matières virulentes avec des agents chimiques puissants (acides sulfurique, nitrique, potasse caustique, chaux, chlorure d'antimoine, nitrate de mercure), ou même encore avec le fer rougi à blanc. Ces agents, et le dernier surtout, offrent l'avantage précieux, non-seulement de détruire la matière virulente, mais de convertir en escarre les tissus dans lesquels elle est déposée, et d'en faire ainsi une barrière impénétrable à l'absorption ; d'ailleurs la suppuration, qui ne tarde pas à suivre, détermine les mêmes effets. Tout le traitement rationnel, et le seul efficace des maladies virulentes, se trouve contenu dans la formule précédente.

De la plaie d'inoculation.

On appelle plaie d'inoculation la petite perte de substance que présente la peau ou la muqueuse et par laquelle s'introduit le virus. Elle peut avoir été faite accidentellement, ou provoquée par une opération spéciale, comme dans la vaccination. Telle est l'idée nette qu'il faut prendre de l'inoculation par plaie si l'on veut se mettre à l'abri de quelques erreurs accréditées à ce sujet. Le premier symptôme local d'une maladie virulente peut consister dans une ulcération, qui se développe sur le point même où a eu lieu l'absorption. Exemples : le chancre simple, et à plus forte raison induré, qui sont le symptôme local de la vérole déjà constituée ; la pustule vaccinale, qui est le signe local de la maladie virulente générale, appelée vaccine. D'autres fois, la lésion locale est une gangrène, comme dans la pustule maligne : la mortification correspond souvent alors au point d'inoculation. Dans la rage, la plaie ou son tissu cicatriciel deviennent, au moment de l'apparition des symptômes généraux, le siége de douleurs, d'une sensibilité insolite, de rougeurs, et même s'ulcèrent et se rouvrent. On voit donc qu'il ne faut pas confondre la plaie d'inoculation avec les accidents locaux ultérieurs qui se développent dans le même point et qui sont le signe évident de la maladie générale.

Transmission des virus de la mère à l'enfant.

On a encore observé d'autres modes de transmission des virus. Une mère peut communiquer à l'enfant qu'elle porte une variole ou la syphilis; mais comme le virus passe à travers un second organisme qui lui fait subir de grands changements, il en résulte que la maladie virulente avorte souvent ou qu'elle est bénigne et très-modifiée dans sa forme et sa marche. Ainsi s'expliquent, d'après les lois générales que nous avons précédemment développées, les variations extrêmes de la syphilis communiquée par la mère, le père ou la nourrice à l'enfant. Le chancre dont la mère ou le père sont affectés déterminent presque toujours la syphilis. Les accidents secondaires, et à plus forte raison tertiaires dont ils sont atteints, en sont plus rarement suivis; un assez grand nombre de médecins les regardent même, quoique à tort, comme n'étant pas susceptibles d'être transmis par voie de génération; d'autres, au contraire, vont jusqu'à croire qu'ils peuvent être donnés par le lait de la nourrice. Pour notre part, nous pensons que le virus syphilitique ne peut traverser la mère ou la nourrice sans subir de modifications notables. Il en résulte alors une syphilis tantôt légère, tantôt intense. Dans d'autres cas, elle avorte complètement, tant l'altération imprimée au virus par la mère et l'enfant est grande.

De l'incubation virulente.

Incubation. Depuis l'instant où le virus est appliqué sur un point et absorbé par les vaisseaux jusqu'à celui où se manifestent les premiers symptômes d'intoxication, il s'écoule un temps variable par sa durée, que l'on appelle la période d'incubation virulente. Pendant cette période, faite pour inspirer une sécurité trompeuse, l'organisme élabore, sans trouble appréciable, la redoutable maladie qui va faire explosion. Tout sommeille en apparence, pendant cette germination souterraine de la semence vénéneuse. S'il y a eu déchirure, plaie, inoculation sur la peau ou la membrane muqueuse, la cicatrisation peut s'opérer sans difficultés.

Élaboration morbide locale des virus.

L'élaboration morbide, inconnue dans sa nature et dans son siége, ne donne lieu à aucun symptôme appréciable. Cependant on doit supposer qu'il se passe, dans le point qui a reçu par inoculation ou contact direct le virus, un travail local morbide qui dure un temps variable; car si l'on cautérise complétement le chancre syphilitique au début, ou si l'on détruit le tissu cicatriciel de la plaie rabique, l'escarre de la pustule maligne, la piqûre anatomique, on parvient souvent à empêcher l'infection virulente ultérieure. Quant aux symptômes généraux, ils sont tout à fait nuls pendant l'incubation.

Durée de l'incubation.

La durée de l'incubation diffère dans chaque affection virulente. Elle est de trois à quatre jours dans la vaccine; de plusieurs jours à un septenaire et plus encore dans la variole; de trois à huit jours dans la pustule maligne; de trente à quarante jours dans la rage; elle est de huit jours à plusieurs semaines pour le chancre non induré, qui représente la période d'incubation dans la syphilis, suivant M. Ricord. On voit que la durée de l'évolution des virus n'a rien de fixe; ce qui tient à des causes nombreuses, locales et générales. On doit citer, parmi les premières, la nature des tissus qui sont plus ou moins perméables aux liqueurs spécifiques, la quantité de celles-ci, l'irritabilité plus ou moins grande des organes. Les secondes consistent dans l'idiosyncrasie des sujets qui sont plus ou moins réfractaires, qui ont été déjà atteints de la même affection, frappés d'une autre maladie ou débilités par des causes diverses, etc.

Invasion.

Invasion. Elle est marquée par des symptômes locaux ou généraux. Si la maladie est aiguë et fébrile, une fièvre, que l'on a appelée primaire pour la distinguer d'une autre qui survient plus tard, se manifeste dès le début, et alors les symptômes généraux précèdent les autres.

Fièvre primaire ou d'invasion.

Symptômes locaux d'invasion.

Dans un nombre plus considérable de ces mêmes affections, les accidents locaux caractérisent le début; ainsi la gangrène, les pustules, les abcès, marquent le début de la pustule maligne, de la morve, du farcin. Souvent le chancre s'indure, se sèche (chancre induré); la cicatrice rabique se rouvre ou fait souffrir le malade. Dans la pustule maligne, la mortification reste plusieurs jours circonscrite dans le tissu. Toutes les lésions dont nous venons de parler sont déjà, ou la détermination partielle qui résulte de l'infection générale, ou la lésion locale qui sera plus tard suivie de l'infection.

Dans d'autres maladies virulentes, la morve, le farcin aigu, le charbon spontané, par exemple, les lésions locales (ulcérations nasales, glandage, abcès, pustule, mortification) ouvrent la scène, et les symptômes généraux graves, ataxo-adynamiques, ne viennent que beaucoup plus tard.

Dans les maladies qui se communiquent par le contact immédiat, et au moyen d'une matière liquide qui ressemble beaucoup à celle des virus, comme l'ophthalmie la blennorrhagie contagieuse), il existe aussi une période d'incubation; mais lorsque les symptômes se sont produits, toute la maladie se passe localement et ne peut provoquer aucune espèce d'infection.

Marche des affections virulentes.

Marche des affections virulentes. Une fois développée avec ses caractères spécifiques, la maladie marche tantôt à la manière des affections aiguës, vers une terminaison promptement funeste (morve, farcin aigu, rage); tantôt elle revêt la marche des affections chroniques (syphilis, farcin). Il est assez remarquable de voir le même virus revêtir tantôt l'une, tantôt l'autre de ces formes. Exemple: morve, le farcin et la syphilis.

Les symptômes locaux spécifiques se développent alors en prenant une intensité très-grande, et ne laissent plus aucun doute sur la nature de la maladie. C'est à ce moment que le virus, préparé par l'organisme, se mêle à tous les liquides du corps (morve, farcin, variole), ou se concentre plus spécialement dans quelques-uns d'entre eux (pus de la variole, pus du chancre, du bubon, salive rabique) et acquiert ses propriétés spécifiques et inoculables au plus haut degré.

Fièvre secondaire.

Souvent éclate une fièvre dite *secondaire*, qui correspond généralement à la plus grande intensité des lésions locales, et surtout au moment où se manifestent les phlegmasies spécifiques. Celles-ci se distinguent de toutes les autres soit par leur forme, soit par leur nature. Dans la variole, le derme s'enflamme, suppure, exsude du plasma et se cicatrise; dans le farcin, la phlegmasie est chronique, suppurative et ne se cicatrise pas; dans la morve, elle tend à l'hémorrhagie et à la gangrène; dans le chancre, il se forme du tissu fibro-plastique. Ces phlegmasies spécifiques ne donnent pas lieu à l'altération du sang si caractéristique que l'on observe dans l'inflammation franche, *commune*, comme le dit Hunter, à l'augmentation des quantités normales de la fibrine.

Évolution régulière et presque toujours identique de symptômes.

Un des caractères les plus constants des maladies virulentes est la marche régulière et continue de ces affections pendant toute leur durée. On doit citer, comme des modèles de cette évolution, la vaccine, la variole, qui parcourent leurs différentes périodes avec une régularité extrême. On peut prévoir et indiquer à l'avance la durée, l'ordre de succession des symptômes. On n'y retrouve pas la physionomie changeante et mobile des maladies locales. Tout le monde connaît les divisions classiques des périodes de la vaccine et de la variole; suivant un grand nombre d'observateurs, la syphilis ne ferait pas exception à cette règle. Après avoir été chancre simple pendant l'incubation, *induré* pendant l'invasion, elle devient affection générale, et, dans ce cas, elle est marquée par des phénomènes *secondaires* (syphilide, plaques muqueuses, végétations, etc.) et plus tard tertiaires, qui se succèdent dans un ordre constant, invariable et n'empiètent jamais les uns sur les autres. Cette doctrine, conforme à ce que l'observation nous enseigne sur les maladies virulentes en général, ne saurait être acceptée cependant d'une manière absolue. S'il est vrai, par exemple, que le chancre ne s'indure qu'après être resté d'abord plaie simple, et que les accidents dits secondaires et tertiaires se montrent dans l'ordre indiqué, combien ne trouve-t-on pas d'exceptions à cette règle générale ! Il s'est fait, depuis quelque temps, une réaction vive et salutaire contre des opinions trop exclusives qui avaient été acceptées sans contrôle suffisant. On leur a fait subir déjà d'importantes modifications, et tout fait croire que les observateurs indépendants ne s'arrêteront pas dans cette voie.

Outre la succession plus ou moins régulière des symptômes, les maladies virulentes offrent encore, pour caractère spécifique, l'existence constante d'un ou de plusieurs signes pathognomoniques. Les uns locaux, comme les pustules dans la variole et la vaccine, la gangrène et les abcès dans la morve et le farcin ; d'autres symptômes sont généraux et également caractéristiques : tels sont les convulsions générales, les spasmes dans la rage, le lombago et le vomissement dans la variole.

Altérations anatomiques.

Lésions anatomiques. On n'a découvert aucune lésion caractéristique dans le sang des sujets atteints d'affections virulentes, quoiqu'on s'accorde à faire jouer aux altérations de ce liquide un rôle important. La seule qui soit appréciable est celle qui survient lorsque le solide a reçu le contact du virus, et qu'il s'est opéré dans tout l'organisme un travail pathologique dont nous ne connaissons ni la nature, ni le siége. C'est alors que ce liquide présente, dans ses propriétés physiques, des modifications sensibles, les seules que nous puissions constater. On trouve le sang liquide, diffluent, extravasé dans tous les tissus, ou rassemblé en foyers apoplectiques. Les lésions occupent presque toutes la peau et les membranes muqueuses, et consistent, tantôt en phlegmasies spécifiques (vaccine, variole), en gangrène (pustule maligne, morve), ulcération (syphilis), abcès de mauvaise nature (farcin chronique).

Antagonisme. Deux maladies virulentes peuvent-elles se développer en même temps? Cette question a été résolue par l'affirmative, à l'aide d'un très-grand nombre d'observations cliniques et d'expériences, qui prouvent que deux virus peuvent être inoculés et produire leur effet spécifique chez le même sujet en même temps, ou à un intervalle plus ou moins éloigné. Sans parler de la rougeole et de la scarlatine, qui se montrent en compagnie de la variole, on peut citer la coexistence de celle-ci avec la vaccine, ou de la variole et de la rage avec la syphilis constitutionnelle. Quand deux maladies virulentes coïncident elles exercent l'une sur l'autre une influence très-grande; la marche de l'une d'elles, et presque toujours de toutes deux, est fortement modifiée; c'est sur cette influence réciproque que sont fondés, d'une part, le traitement abortif de la variole à l'aide d'un grand nombre d'inoculations vaccinales, dès qu'on voit paraître les premiers symptômes de la maladie (méthode d'Eichorn), d'une autre part, les tentatives louables, mais infructueuses, faites pour guérir quelques affections virulentes. On a inoculé plusieurs fois et sans succès, par un grand nombre de morsures, le venin de la vipère à des malheureux atteints de la rage. On a essayé dans le même cas la vaccination par un très-grand nombre de piqûres. Les mêmes vues ont conduit les médecins de tous les temps à chercher des agents préservatifs ou des remèdes curatifs des affections virulentes, dans des substances qui semblent jouir de propriétés spécifiques. Ainsi le mercure a été vanté et employé, sous des formes très-diverses, contre la rage; les préparations d'iode contre le farcin et la morve; la belladone ne passe-t-elle pas pour être un préservatif de la scarlatine? Le soufre,

Il n'existe pas d'antagonisme entre les virus.

l'arsenic, le quinquina et d'autres substances encore, ont été réputés spécifiques. C'est surtout parce qu'on a été frappé de l'efficacité du mercure dans la vérole, qu'on a cru à l'existence des autres spécifiques.

Nous venons de voir que les virus sont loin de se repousser. Les maladies générales non virulentes peuvent aussi coexister avec des maladies virulentes. Il n'est point rare d'observer la variole chez des sujets atteints de fièvre typhoïde ou d'exanthèmes tels que la scarlatine, la rougeole. Le chancre, par exemple, accompagne souvent la blennorrhagie contagieuse. La syphilis constitutionnelle ne préserve pas les sujets qui en sont atteints d'une attaque de choléra-morbus, de peste, de fièvre jaune, de fièvre intermittente, etc.

De l'immunité. *Immunité.* Une des propriétés les plus remarquables des affections virulentes est de mettre les individus qui en ont été atteints une première fois à l'abri de toute récidive. On appelle *immunité* cette disposition spécifique du corps humain créée par l'introduction d'un virus, et en vertu de laquelle il résiste aux nouvelles attaques du même virus. On la trouve, par exemple, chez ceux qui ont été inoculés de la variole, qui ont eu cette affection par voie de contagion, ou qui ont été vaccinés.

De l'état réfractaire. Cette immunité est distincte d'un autre état réfractaire physiologique, qui donne la faculté de résister à la contagion miasmatique, à l'infection. Des hommes habituellement exposés au miasme de la scarlatine, de la rougeole ou d'une maladie infectieuse, n'ont jamais contracté ces maladies. On trouve même quelques personnes sur lesquelles l'inoculation méthodique et régulière d'un virus ne peut réussir à développer l'affection spécifique. Cette résistance se montre plus rarement encore que la première et constitue le plus haut degré de l'immunité.

Cause ignorée de l'immunité.

On ignore entièrement en quoi consiste l'immunité. Dire qu'elle est due à un travail morbide général, à la suite duquel le solide et les liquides ont été modifiés et sont devenus insensibles à l'action de tel ou tel virus, c'est exprimer le fait sans remonter à sa vraie cause. On ne sait pas sur quoi porte la saturation virulente ; il faut bien que les organes ne soient plus sensibles à l'action nocive du virus, puisqu'on peut en faire pénétrer dans le sang des quantités nouvelles sans produire aucun effet. La semence ne trouve plus un terrain fécond sur lequel elle peut prendre racine. Elle est éliminée par les émonctoires avec les autres excréments. Ainsi, la vaccination ou l'inoculation variolique répétées une seconde fois ne déterminent plus d'effet appréciable chez ceux qui ont subi cette opération.

L'immunité n'est trop souvent que temporaire.

L'immunité ou la préservation est *temporaire* ou *indéfinie*. Celle-ci est rare. A l'époque où vivait Jenner (1798), la vaccine n'était presque jamais suivie de variole. L'inoculation variolique ou la variole développée spontanément mettaient plus sûrement à l'abri d'une nouvelle attaque. Au contraire, nous sommes forcés aujourd'hui de regarder la préservation vaccinale comme *temporaire*. Elle s'affaiblit au bout d'un temps, que les uns portent à sept, les autres à quinze années ; en sorte qu'il faut inoculer de nouveau pour obtenir une nouvelle immunité. Il semble donc que les affections virulentes perdent de leur énergie, sont moins aptes à reproduire un virus efficace, soit par l'effet des transmissions multipliées, soit parce que le virus lui-même perd de ses propriétés spécifiques. Les vétérinaires assurent que le virus du claveau n'est plus préservatif après douze ou quatorze inoculations. Il faut le rajeunir en le prenant sur un sujet atteint de claveau spontanément développé.

Affaiblissement des virus.

Peut-être le même effet se produit-il chez l'homme à la suite d'un nombre considérable d'inoculations. La diminution de la faculté préservative des virus est confirmée par les récidives des affections virulentes, en même temps que la persistance de leur action par la bénignité plus grande des symptômes locaux et généraux de ces mêmes affections. On sait que la variole, modifiée par le vaccin ou par une première attaque de variole, n'offre généralement que des symptômes légers.

Comment rendre aux virus toute leur énergie?

On a proposé, pour rendre au virus toute sa force, d'aller le chercher aussi près que possible de sa source, sinon à sa source même; de choisir des organismes puissants, dans lesquels la nutrition et la vie s'accomplissent avec énergie; de pratiquer un plus grand nombre d'inoculations sur le même sujet, ou, pour mieux dire, de jeter dans le même sang une quantité plus grande de matière spécifique. Il faut avouer que, malgré ces précautions on n'est pas encore sûr d'obtenir une immunité absolue ou prolongée. La raison en est facile à saisir. Outre le virus avec ses qualités propres que nous ne connaissons pas, un autre agent bien autrement puissant, l'organisme, intervient à son tour. Vous prenez du pus variolique chez un sujet qui n'a que dix à douze boutons et à peine de fièvre; vous l'inoculez à un individu bien portant : vous devez croire que la variole sera identique à celle du sujet chez lequel vous avez été prendre du pus; il n'en est rien, cependant; la variole, au lieu d'être bénigne, est confluente et mortelle. L'effet inverse peut être aussi observé. Malheureusement d'autres maladies virulentes ont conservé jusqu'à ce jour leur énergie primitive : la morve, le farcin, la rage, la pustule maligne, sont de ce nombre.

Nous n'avons point parlé des maladies virulentes *locales*, telles que l'ophthalmie contagieuse, la blennorrhagie, la diphthérite, parce qu'il n'existe pas d'immunités pour ces affections, dans lesquelles le virus n'agit que localement. Aussi se reproduisent-elles chaque fois que l'agent spécifique entre en contact direct avec la membrane muqueuse.

Quelles sont les maladies virulentes qui créent l'immunité, sinon absolue, du moins temporaire? Nous n'en connaissons que deux : la vaccine et la variole. Nous ne parlons pas des maladies miasmatiques contagieuses, de la rougeole, de la scarlatine, du typhus, de la fièvre jaune, de la peste, parce qu'aucune expérience décisive n'a prouvé jusqu'ici que ces maladies fussent inoculables et virulentes.

La syphilis préserve-t-elle de nouvelles atteintes du même mal?

Un très-grand nombre de médecins soutiennent que la syphilis ne se gagne qu'une seule fois ; que le virus, en pénétrant dans l'organisme, y cause une immunité qui rend impossible toute intoxication ultérieure. On n'a pas deux fois la vérole est une opinion doctrinaire qui compte beaucoup de partisans. On leur a opposé des faits irrécusables de seconde attaque de syphilis, caractérisée par le développement d'un nouveau chancre. Ils ne laissent aucun doute sur la reproduction de la même maladie.

L'immunité donnée par la syphilis n'est donc pas plus certaine que celle qui est donnée par les autres virus. En assimilant, avec juste raison, le poison syphilitique aux autres, il faut subir les conséquences de cette assimilation, et le regarder comme n'étant pas plus infaillible dans sa faculté préservative que le vaccin et la variole, etc. Le même sujet peut avoir deux fois la syphilis ; seulement il faut reconnaître que les récidives ne sont pas communes, parce la guérison de cette maladie est rarement radicale.

On a fait récemment des tentatives nombreuses et pleines de danger pour prouver qu'en inoculant le chancre un nombre variable de fois, suivant les sujets, on parvenait à saturer l'organisme et à le rendre ensuite réfractaire à la syphilis. On parvient, en effet, après avoir produit une centaine de chancres, à obtenir cette immunité.

Vaccination syphilitique.

On avait proposé d'abord d'inoculer la vérole, dans le but louable, mais illusoire, de la prévenir ; on a fini par ne plus l'employer que comme méthode curative. On appelle syphilisation cette sorte de vaccination plus ou moins réitérée avec le virus syphilitique. Les questions graves que soulève la syphilisation ont beaucoup occupé les médecins de notre époque. On a cherché d'abord un virus qui ne fût pas aussi désastreux que celui du chancre. On avait cru le trouver dans le sang ou les autres liquides appartenant à des sujets atteints d'accidents secondaires et tertiaires ; mais on s'est assuré sur-le-champ qu'ils ne peuvent être inoculés. Il a fallu alors recourir au virus chancreux. On l'a d'abord inoculé à des singes ; et, plus tard, des hommes courageux n'ont pas hésité à se soumettre eux-mêmes à des vaccinations syphilitiques plus ou moins répétées (1). On en est venu enfin à faire ces mêmes expériences dans le dispensaire des filles publiques de Turin et de Norwége (2).

(1) M. Robert de Weltz et d'autres (*Gazette médicale*, p. 544. Juillet 1852).

(2) Voyez sur ce sujet les intéressants travaux de Spérino : *La syphi-*

On s'est assuré ainsi qu'après un temps variable et des inoculations plus ou moins répétées suivant les sujets, on finissait par saturer l'organisme et par amener une sorte d'immunité. Mais on n'a pas encore dit combien de temps celle-ci durait ; on est porté à croire qu'elle n'est que temporaire, puisque des inoculés sur lesquels le virus chancreux ne prend plus ont pu être inoculés avec succès plus tard. C'est d'ailleurs ce qui arrive chez les prostituées qui, après avoir eu, pendant les premières années, plusieurs véroles, finissent par y être réfractaires parce qu'elles sont saturées. Après un petit nombre d'années, cette disposition cesse, et elles reprennent la maladie. Telle est la loi commune à tous les virus ; celui de la vaccine nous en offre un exemple frappant.

Sans condamner tout à fait ces expériences, nous croyons qu'elles ne doivent être faites qu'avec les plus grandes précautions et avec la mesure que commande le respect qu'on doit au malade et à la médecine. On a appliqué la syphilisation comme moyen de traitement à certaines formes rebelles de vérole. Le succès obtenu dans quelques cas mérite l'attention des observateurs.

Disons en terminant que l'assimilation que l'on a prétendu faire entre la vaccination et la syphilisation manque d'exactitude. La vaccination est suivie d'un état morbide local peu grave qui s'arrête promptement et qui est suivi d'une immunité incontestable, quoique temporaire. Il n'en est pas de même de l'inoculation syphilitique.

lisation étudiée comme méthode curative, etc., trad., in-8°. 1853. — Wilhem Boeck (de Christiana) : *La syphilisation étudiée au lit du malade*, trad. 1854. — Bassereau : *Traité des affections de la peau symptomatiques de la syphilis*. 1852. — Vidal : *Traité des maladies vénériennes*, in-8°, 1855. — Follin : *De quelques doctrines modernes sur la syphilis et la syphilisation ; Archives génér. de médec.*, p. 77 et 190. 1856.

Quoique l'immunité absolue que procure la vaccine soit contestable aujourd'hui, si l'on était aussi certain de préserver de la vérole par la syphilisation préventive qu'on l'est d'empêcher la variole à l'aide de la vaccination, on devrait tenter cette opération; mais on ne réussit qu'a donner, à coup sûr, une maladie qu'on n'aura peut-être pas, et qui n'exempte pas de celle qu'on pourra contracter de nouveau.

De l'inoculation préservative chez les animaux.

Dans ces derniers temps, on a étudié de nouveau le degré d'efficacité des inoculations préservatives dans la péripneumonie épizootique du gros bétail, qui a exercé déjà tant de fois d'affreux ravages dans un très-grand nombre de pays de l'Europe. Le rapporteur de la commission formée au sein de l'Académie de médecine a conclu « que l'inoculation du liquide extrait des poumons d'un animal malade, possède une vertu préservatrice; elle investit l'organisme du plus grand nombre des animaux auquel on la pratique d'une immunité qui le protége contre la contagion de cette maladie, pendant un temps, qu'il reste à déterminer; mais qui, dans les expériences rapportées plus haut, n'a pas été moindre de six mois (1).» Voilà une immunité qui nous paraît bien courte si on la compare aux préservations obtenues par le développement d'une maladie antérieure, et encore est-elle achetée par une mortalité considérable chez les animaux qu'on soumet préventivement à l'inoculation.

De l'origine des virus.

Origine des virus. Quelques virus, transmis par les animaux à l'homme, ont été connus des anciens. Les médecins grecs et latins ont décrit la rage. Plusieurs passages de

(1) *Gazette médic.*, p. 302, ann. 1854; ann. 1852, p. 715, 729; ann. 1853, p. 20.

leurs écrits s'appliquent au charbon des animaux (1). La découverte des virus morveux et farcineux ne remonte qu'au commencement de notre siècle (1810-1812). On a prétendu que cette affection a régné pendant le siége de Naples en 1495 (2) : ce qui est fort douteux. Les affections virulentes, telles que la variole et les exanthèmes contagieux, n'ont paru, en Europe, que vers le milieu du dixième siècle ; la syphilis à la fin du quinzième siècle. Jenner a fait connaître la vaccine en 1798. Cette origine récente, comparée à l'ancienneté de presque toutes les maladies qui déciment l'espèce humaine, mérite qu'on s'y arrête. Elle prouve que l'organisme humain, placé dans des conditions nouvelles et sans cesse changeantes, peut recevoir ou développer le germe de maladies inconnues jusqu'alors et transmissibles par des virus ; et que, après un temps variable et des changements imprimés par l'organisation, elles finissent par changer de physionomie, par s'atténuer et même par disparaître.

Indications thérapeutiques.

Indications thérapeutiques générales. Les maladies virulentes ne se transmettent à l'homme que par voie d'inoculation ; il faut donc avant tout attaquer le virus dans le lieu même par lequel il a pénétré. La première et la plus capitale de toutes les indications est de détruire avec le caustique le plus sûr et le plus puissant les tissus mêmes qui ont reçu le contact de la matière. On doit recourir à cette opération à toutes les époques de l'inoculation virulente. Elle n'est du reste applicable qu'à la syphilis, à la rage, à la pustule maligne, et peut-être à la morve.

1re indication. Cautérisation immédiate.

(1) Virgile, *Géorgiques*, III, v. 558-66.

(2) Lafosse : *Traité sur le véritable siége de la morve des chevaux*, Paris. 1789.

2e indication. Tenter la cautérisation même à une époque plus éloignée.

La cautérisation doit toujours être tentée dans les maladies virulentes qui ont, comme la rage et souvent la syphilis et la pustule maligne, une période d'incubation assez longue. On peut encore espérer détruire le virus et en empêcher la pénétration ultérieure à l'aide de la cautérisation. Comme moyens secondaires, mais qui ne doivent pas être négligés, nous indiquerons les lotions, l'application de ventouses et de ligatures jusqu'à ce que la cautérisation, soit avec le fer rouge, soit avec les escarrhotiques ait été pratiquée.

3e indication. Neutraliser le virus par un autre virus.

La neutralisation des virus par un autre virus peut être tentée lorsque les premiers signes locaux de l'affection se manifestent. Tel est le but de la vaccination pratiquée au moyen de quarante à cinquante piqûres sur le malade qui est atteint de variole. On a aussi essayé les inoculations de virus varioleux, vaccinal, syphilitique et de venin dans le traitement de la rage.

4° Inoculation préservatrice.

On se propose encore de neutraliser les virus, quand, à l'aide d'une vaccination faite dans les premiers temps de la vie, ou à d'autres époques, on introduit dans l'organisme sain un virus qui a la propriété de préserver d'une autre maladie virulente. On ne connaît, quant à présent, que le vaccin qui agisse de cette manière. On a tenté d'obtenir une préservation semblable avec le virus syphilitique; mais jusqu'à présent on n'a réussi qu'à produire des effets désastreux.

Nosologie.

CLASSIFICATION DES MALADIES VIRULENTES.

Nous n'avons admis au nombre des maladies virulentes que celles qui sont inoculables. Nous en avons soigneusement écarté toutes les affections transmissibles par voie de contagion directe et immédiate qui s'en rapprochent beaucoup, telles que la blennorrhagie contagieuse non syphilitique, l'ophthalmie purulente, la diphthérite. Celles-ci ne donnent jamais naissance à une maladie générale, et ce caractère, joint au précédent, suffit pour la distinguer des maladies virulentes. Si la rougeole et la scarlatine étaient sûrement inoculables, il faudrait les ranger parmi les virulentes ; mais les expériences et les observations recueillies laissent encore trop d'incertitude pour qu'on puisse opérer une fusion complète entre ces deux ordres de maladies. Nous dirons plus loin que les affections venimeuses diffèrent à un tel point des maladies virulentes, qu'il est impossible de les confondre avec elles.

Malgré la séparation que nous venons d'établir et quoique la classe des maladies virulentes forme un groupe parfaitement naturel reconnu par tous les auteurs, il faut remarquer qu'il se compose d'affections générales qui n'ont entre elles qu'un seul point de contact ; elles se reproduisent toutes au moyen d'une semence morbifique. A l'exception de ce fait très-général, les symptômes, la nature des lésions, la source première d'où sont sorties ces affections, tout est dissemblable. Il serait difficile de trouver entre la rage, la syphilis et la variole, entre la morve et la vaccine, des analogies bien nombreuses ou des affinités nettement établies. Les unes sont aiguës, les autres chroniques ; celles-ci avec lésions graves, celles-là exemptes de toute altération. Nous sommes forcé de conclure que, malgré quelques caractères communs, il doit exister dans la nature de chacune de ces maladies quelque chose de spécifique qui les différencie essentiellement. Nous ignorons en quoi consiste cette spécificité.

Le nombre des affections virulentes est trop restreint pour qu'on éprouve quelque difficulté à les classer. Tous les auteurs les ont distribuées à peu près de la même manière. Les différences qui les séparent sont trop grandes pour qu'on puisse en former des ordres. Elles doivent être réunies seulement en genres et en espèces de la manière suivante :

Caractère commun et unique : transmissibles par inoculation ou par contact immédiat.

Ier **GENRE.** Affections virulentes, développées primitivement et spontanément chez l'homme, mais qui, depuis leur première génération, ne se reproduisent plus que par contagion immédiate.

1. ESP. Syphilis. Inoculation par une petite plaie simple ou spécifique, plus rarement par les membranes muqueuses saines; plus tard chancre induré, adénite; infection générale et maladie constitutionnelle se traduisant alors par des lésions et des troubles fonctionnels aussi différents par leur nature que par leur siége; exanthèmes cutanés ou syphilides; maladies des tissus osseux, fibreux, dermoïde, musculaire; troubles fonctionnels des mêmes systèmes (névralgie, contracture, paralysie); transmissible par contagion immédiate; héréditaire; curable par le mercure et les préparations d'iode.
2. ESP. Variole. Affection générale pyrétique produisant des phlegmasies spécifiques très-nombreuses du derme : hypérémie, suppuration, exsudation plastique; cicatrice; transmissible par inoculation et contagion médiate ou immédiate; préservation à l'aide d'une autre maladie virulente, la vaccine.
3. ESP. Fièvre charbonneuse. Pyrexie caractérisée par une gangrène partielle dont le liquide peut reproduire la même maladie par inoculation et contact

immédiat. Rarement spontanée; presque toujours transmise par les animaux.

Variété. Pourriture d'hôpital : spontanée ou transmise par les liqueurs qui s'écoulent des parties gangrénées.

4. ESP. Fièvre septicémique. Maladie générale donnant lieu à une altération du sang et du solide, et se reproduisant chez l'homme sain qui a été inoculé avec le liquide provenant de l'organisme malade; gangrènes; état ataxo-adynamique.

Variétés : (A) certaines formes de la fièvre puerpérale sans trace de phlébite ni de lymphangite; (B) piqûre anatomique.

IIe GENRE. Affections virulentes développées primitivement chez les animaux, et qui ne se transmettent à l'homme qu'accidentellement et par inoculation.

1. ESP. Vaccine. Maladie générale caractérisée par une phlegmasie spécifique suppurative, qui survient sur les lieux qui ont reçu, par inoculation, le liquide recueilli chez la vache atteinte de cow-pox; transmissible d'homme à homme; jouissant de la propriété de neutraliser le virus varioleux.

2. ESP. Rage. Affection provenant de l'inoculation de la bave des animaux, de la race canine plus spécialement; caractérisée par des convulsions toniques générales, par le spasme pharyngien et œsophagien; hydrophobie constamment mortelle; transmissible à l'homme par inoculation.

3. ESP. Morve. Affection provenant de l'inoculation du liquide fourni par le cheval atteint de la même affection. *Caractères :* jetage; lésions gangréneuses des fosses nasales; pustules à la peau; abcès disséminés; gangrènes multiples de la peau et des viscères; transmissible d'homme à homme et de celui-ci au cheval.

Variété : (A) morve aiguë : les altérations précédentes; (B) morve chronique : lésion bornée presque exclusiveinent aux fosses nasales; ulcération, perforation et destruction lente des parties solides qui forment cette cavité; point d'altérations cutanées et viscérales; développement primitif et marche lente de tous les accidents qui se terminent ou non par le farcin aigu ou chronique (1); (C) morve farcineuse associée souvent à la morve aiguë dans la dernière période de celle-ci.

4. ESP. Farcin. Abcès multiples répandus dans tout le corps et surtout dans le tissu cellulaire sous-cutané et dans les muscles; plus tard dans les viscères; marche aiguë.

Variété : (A) farcin aigu; (B) chronique.

5. ESP. Pustule maligne. Vésico-pustule d'inoculation rapidement suivie de la formation d'une escarrhe qui gagne en surface et en profondeur; accidents généraux de septicémie consécutifs à l'absorption virulente; elle siége sur la peau et les membranes muqueuses des ouvertures naturelles; transmise par les animaux vivants ou morts à l'homme.

ARTICLE CINQUIÈME.

MALADIES VENIMEUSES.

Des maladies venimeuses.

On donne le nom de maladies venimeuses à celles qui suivent l'inoculation chez l'homme d'un venin fourni par les animaux. Elles ne peuvent plus se reproduire, soit chez l'homme, soit chez les animaux sur lesquels on re-

(1) Voyez mes deux cas de morve chronique parfaitement simples et décisifs, *Nouvelles observations pour servir à l'histoire de la morve chez l'homme*, Archives générales de médecine, p. 181, oct. 1847.

porte les liqueurs émanées du corps humain malade. En cela elles diffèrent essentiellement des maladies virulentes.

Définition du venin.

Le *venin* est une liqueur physiologique sécrétée normalement dans certaines parties du corps des animaux, et qui détermine, lorsqu'il pénètre dans le sang de l'homme, un ensemble de symptômes identiques pour chaque poison.

Différences entre le venin et le virus.

Le venin diffère essentiellement du virus : 1° en ce qu'il est une liqueur normale sécrétée par un organisme sain, tandis que le virus résulte d'une élaboration morbide effectuée par un organisme toujours malade ; 2° le venin se forme dans une glande ou dans un point limité d'où il s'échappe au dehors : le virus se retrouve partout ; 3° le venin est une humeur secrété en quantité appréciable, souvent mise en réserve dans une cavité spéciale : nous ignorons complétement dans quel lieu et de quelle manière s'engendrent les virus ; ils sont mêlés à tous les liquides et répandus dans le solide : le pus, le sang, tous les produits excrétés, leur servent de véhicule ; 4° l'activité du venin est en genéral proportionné à ses quantités, l'énergie du virus ne tient qu'à sa nature propre ; la moindre goutte suffit pour communiquer une maladie aussi intense que si l'on avait fait agir de grandes quantités du venin. Un seul virus, le virus rabique, se rapproche des venins. Il se forme dans les glandes salivaires et se mêle à la salive des chiens, qui contractent spontanément la maladie ; mais la différence essentielle consiste en ce que le virus est toujours dû à une maladie générale, tandis que le venin se rattache à l'exercice d'une fonction normale.

Les venins présentent quelques particularités dignes

d'intérêt. Des serpents peuvent se mordre eux-mêmes impunément. Ils n'éprouvent aucun accident quand on leur inocule leur propre venin ou celui d'un animal de leur espèce, ou quand on l'introduit dans la cavité gastro-intestinale d'un autre animal, pourvu que les parties qu'il traverse ne soient le siége d'aucune ulcération (1).

Les affections venimeuses ne se développent chez l'homme qu'accidentellement et lorsqu'il se trouve attaqué par des animaux qui le mordent ou le piquent. Ces affections ainsi produites sont dues : 1° à la vipère, dans nos climats (*coluber berus*); 2° en Amérique, au serpent à sonnettes rayé (*crotalus horridus*); 3° au serpent capelle (*naja vulgaris*); 4° à quelques autres espèces (*crotalus trigeminus*, etc.); 5° à la guêpe; à un très-grand nombre d'espèces de la classe des arachnides, telles que les lycoses, les tarentules, et surtout la tarentule Apulienne, dont les effets merveilleux, et fort apocryphes pour la plupart, sont connus et décrits sous le nom de tarentulisme (2).

Il est impossible d'offrir une histoire générale des symptômes venimeux; cependant on peut dire : 1° que localement, dans les tissus qui ont reçu la première atteinte du venin, on trouve de la rougeur, de la douleur, de l'œdème, un sentiment de fourmillement pénible, de la tuméfaction souvent étendue au loin et même dans tous les membres; très-souvent aussi une hémorrhagie limitée autour de la morsure, indiquée par des taches noires ou de vastes ecchymoses, enfin la gangrène.

Les symptômes généraux se développent avec une

(1) Daniel Brainard, *Expériences sur l'empoisonnement par le venin du serpent, et sur les moyens de le combattre*, Acad. des sciences, *in* Gazette médicale, p. 365 et 377, 1854.

(2) Voyez Baglivi, *Opera omnia*, t. II, p. 300, éd. de Pinel, 1788.

promptitude et une intensité fort variables. On dit que la mort arrive quelquefois quatre à cinq minutes après la morsure des serpents à sonnettes. Ce fait est vrai dans quelques cas; mais les observateurs rapportent d'autres expériences dans lesquelles la vie des animaux s'est prolongée pendant quarante à cinquante minutes; souvent même ils se rétablissent entièrement (1). La peur est la cause certaine d'un grand nombre de symptômes nerveux; mais il en est aussi de très-réels; tels sont : le trouble extrême de tout le système nerveux, les vertiges, les bourdonnements d'oreille, la paralysie même. Il faut y ajouter l'altération du sang, devenu fluide et presque séreux; l'hémorrhagie nasale, les sueurs froides; la petitesse et l'inégalité du pouls, la dyspnée, la gêne de la respiration, portée au point d'amener la suffocation si l'on n'y remédie pas par la trachéotomie; la teinte ictérique générale, souvent même l'anasarque. On voit, chez les sujets qui succombent, la respiration s'accélérer, des soubresauts de tendons et du délire se manifester. Les malades meurent souvent asphyxiés par l'effet de la convulsion ou de la paralysie du diaphragme, au milieu de l'anxiété et de la jactitation.

Comme dans les virus, l'action du venin est d'abord locale; on peut l'arrêter par des ventouses, des injections d'iodure de potassium ou de sels de fer, qui agissent en retardant l'absorption ou en neutralisant l'action du virus.

(1) Caspar Pennock, *Observations et expériences sur l'efficacité et le mode d'action des ventouses*, Journal des progrès des sciences médicales, p. 38, t. XII, 1828.

ARTICLE SIXIÈME.

DES MALADIES TOXIQUES OU EMPOISONNEMENTS.

Définition de l'empoisonnement.

On donne le nom de maladie toxique ou d'empoisonnement, tantôt à une lésion purement locale, qui résulte de l'action directe exercée par un poison sur les tissus, tantôt à une maladie générale aiguë ou chronique, déterminée par le passage dans le sang de l'agent vénéneux.

Du poison.

Doit être réputée poison toute substance solide, liquide ou gazeuse de nature minérale, végétale ou animale, qui, n'étant point employée dans un but curatif, ni soumise aux règles de l'art, lèse plus ou moins profondément les fonctions et met la vie en péril.

Il diffère du médicament.

Le médicament ne diffère du poison que parce qu'il est administré contre la maladie, et que son action, plus ou moins énergique, toujours dirigée méthodiquement, produit des effets salutaires, souvent la guérison, et, dans tous les cas, ne peut détruire les sources de l'existence. Tout le monde sait que la séparation est souvent impossible à opérer entre le médicament et le poison. Comme exemple de maladies toxiques, citons le groupe des accidents produits par l'ingestion de l'alcool, par le plomb, le mercure, la farine ergotée.

On a détourné ce mot de son vrai sens.

On a donné au mot *poison* un autre sens en lui faisant désigner l'agent tantôt invisible et inconnu de certaines maladies, telles que le typhus, la scarlatine, la rougeole, la fièvre paludéenne, le choléra, la dysenterie, tantôt la matière virulente de la variole, de la syphilis, de la blennorrhagie, de la rage, de la peste, etc. Toutes ces maladies ont été considérées comme des empoisonnements, et réunies dans une grande famille sous le nom d'affections par poisons morbides. Nous ne voyons pas ce que la médecine peut gagner à ces rapprochements forcés ; quelle analogie existe-t-il entre le typhus, la syphilis, la variole, la fièvre intermittente et le choléra indien, réunis bon gré mal gré dans les poisons morbides, et placés à côté de la paralysie saturnine, du délire alcoolique, du tremblement mercuriel ? Nous voulons bien que ces maladies soient dues à un agent spécifique, à un poison qui lèse l'organisme ; mais en quoi cette hypothèse peut-elle servir la nosologie, l'étiologie, la thérapeutique ? Nous ne parlerons donc dans ce chapitre que des maladies toxiques telles que nous les avons définies, laissant à la toxicologie et à la thérapeutique le soin d'envisager le même sujet à d'autres points de vue.

Symptômes des empoisonnements.

Symptômes. Un très-grand nombre de poisons agissent tout à la fois sur les tissus mêmes avec lesquels ils sont en contact, et sur tout l'organisme, après avoir été absorbés. En général, ces deux actions s'exercent en sens inverse l'une de l'autre ; la raison en est facile à saisir ; si le poison est de nature à produire une action locale énergique, les tissus sont ramollis, mortifiés, ulcérés, et l'absorption est nulle ou réduite à son minimum. Elle se fait, au contraire, très-activement quand on a soin de diluer le poison assez pour qu'il n'altère pas les conditions matérielles et dynamiques des tissus et des absorbants. Il faut donc, au point de vue précédent, établir deux catégories de poisons.

1° Poisons qui déterminent surtout des lésions locales.

Dans une première se trouvent ceux qui produisent

principalement des effets locaux, soit physiques, soit chimiques, suivis ou non d'effets généraux. La dose considérable du poison ou son action prolongée déterminent fort souvent de profondes désorganisations. Parmi les poisons qui appartiennent à cette catégorie, nous citerons surtout ceux qui entrent en contact avec les voies digestives et respiratoires, y exercent une violente irritation ou une tout autre action physico-chimique; tels sont les acides et les alcalis concentrés, l'iode et ses composés, le chlore, les sels mercuriels, les antimoniaux, les arsenicaux, plus rarement les substances végétales, comme l'acide oxalique, etc. Souvent l'effet local, après avoir prédominé exclusivement, finit par être suivi de l'empoisonnement général. C'est sur cette considération qu'est fondée la division des poisons en locaux et en généraux; mais cette division est purement arbitraire, le même poison pouvant, suivant sa dose ou la durée de son action, provoquer tantôt l'un et tantôt l'autre empoisonnement.

2° Poisons qui déterminent des troubles généraux.

Dans une seconde catégorie se placent les poisons dont les effets locaux sont nuls ou insignifiants, en comparaison des effets généraux. Dans le narcotisme, l'ergotisme, l'action du chloroforme, l'empoisonnement chronique par le plomb, le mercure, l'arsenic, l'antimoine, les effets locaux disparaissent devant la gravité et l'importance des troubles dynamiques généraux et des altérations qui se développent loin de l'organe sur lequel le poison a été appliqué et absorbé.

Les agents physico-chimiques qui altèrent la contexture physiologique des tissus ne produisent pas l'empoisonnement.

Il ne convient pas d'établir d'assimilation entre les poisons dont l'action est entièrement locale et physico-chimique et ceux qui n'agissent qu'en se mêlant au sang et en excitant des troubles généraux. La cautérisation avec le fer rouge, avec les alcalis, les acides forts et les divers composés qui agissent en désorganisant, en détruisant, ou en mettant un obstacle purement physique à l'accomplissement d'une fonction, ne peuvent être rapprochés que très-imparfaitement des poisons généraux.

D'autres phénomènes purement locaux doivent encore être distingués des deux ordres de symptômes précédents. Nous voulons parler de ceux qui succèdent à l'action topique du poison. Les diverses espèces de coloration morbide, la gangrène, les ulcérations, les perforations, les hémorrhagies, enfin le travail phlegmasique, qui prépare et amène consécutivement la suppuration et la cicatrisation, donnent lieu à des symptômes locaux, les uns physiques, les autres chimiques, les troisièmes dynamiques, qui sont tout à fait différents les uns des autres.

Les symptômes ne peuvent être rapportés à l'irritation ou à la débilitation exclusivement.

On peut dire, d'une manière générale, que les poisons n'ont point pour effet exclusif d'exciter ou d'affaiblir. Les systèmes médicaux ont pu seuls enfanter cette doctrine, qui tombe devant l'observation des faits. Le système nerveux, il est vrai, présente le plus ordinairement des troubles marqués et profonds d'excitation ou d'asthénie; mais ils diffèrent essentiellement entre eux, et consistent tantôt dans des convulsions toniques (strychnine, ergot de seigle), ou cloniques (tremblement alcoolique, mercuriel), tantôt dans des paralysies (plomb, sulfure de carbone), dans un délire tranquille ou furieux, des hallucinations bizarres (délire des ivrognes, belladonique, plombique). D'autres fois le sang paraît subir la principale altération, il est fluidifié, comme dans l'empoisonnement par l'arsenic, le sulfate de quinine, le tartre stibié, et alors des congestions, des hémorrhagies, s'effectuent dans un grand nombre d'organes à la fois. Sous

La nature des accidents toxiques est très-variée.

l'empire d'autres empoisonnements, le sang s'altère, comme dans la chloro-anémie (cachexie saturnine). Dans d'autres cas, l'effet du poison se traduit par la mortifications des extrémités (ergotisme gangréneux) par des hémorrhagies en un grand nombre de points (arsenic), par l'excitation du système glandulaire (mercuriaux), par la phlegmasie d'un organe (cystite et néphrite cantharidiennes), etc.

Le même poison produit des effets très-différents sur le même sujet ou sur les autres malades soumis à son action.

Un autre rapprochement digne d'intérêt nous montre jusqu'à quel point l'action des poisons déjoue tous nos systèmes médicaux. Le même agent toxique produit, soit sur le même sujet, soit sur des sujets différents, des phénomènes morbides tout à fait dissemblables. Le plomb provoque tantôt la paralysie, la convulsion, le délire, et tantôt la colique sèche; l'ergot de seigle provoque chez celui-ci des convulsions, chez cet autre la gangrène. Les effets de l'alcool sont encore plus variés; le délire, la paralysie, les convulsions, la monomanie, la cirrhose, se montrent à la suite de cet empoisonnement. Ainsi donc, outre l'action élective de chaque agent spécifique sur certains appareils ou tissus, il en existe une autre dont la nature nous est inconnue et qui fait varier les effets habituels du poison, suivant les sujets qui l'ont reçu. Pourquoi la molécule plombique produit-elle sur les ouvriers tantôt la colique, la courbature, le délire, tantôt l'épilepsie ou la paralysie partielle générale? Pourquoi le même cérusier est-il pris une première fois de paralysie des poignets sans colique saturnine préalable, et la seconde fois d'un délire avec hallucinations?

Symptômes communs.

Outre les symptômes généraux dont nous venons de parler, il en existe d'autres, tels que la fièvre, la courbature, la faiblesse, le délire, qui accompagnent presque tous les empoisonnements. On peut les appeler symptômes *communs* par opposition aux autres qui sont les symptômes généraux spécifiques ou propres à chaque poison.

Les empoisonnements sont, les uns pyrétiques, les autres apyrétiques.

La plupart des poisons ralentissent et dépriment la circulation.

Les empoisonnements peuvent être partagés en deux groupes différents, selon qu'ils accélèrent ou qu'ils ralentissent la circulation et qu'ils excitent ou dépriment le système nerveux : de là est née la division des poisons en stimulants et contro-stimulants. Il faut reconnaître que certains poisons, une fois qu'ils ont pénétré dans le sang, font contracter le cœur plus souvent et plus énergiquement en même temps qu'ils stimulent le système nerveux (iode, brome, chlore). Un nombre beaucoup plus considérable produit un effet contraire; ces poisons ralentissent et dépriment fortement la circulation : telle est la manière d'agir du plomb, du mercure, du tartre stibié, de l'ergot de seigle, du sulfate de quinine, de l'arsenic à doses longtemps continuées. Sans exagérer, avec les médecins italiens, la valeur de cette division des poisons qu'ils ont adoptée, on doit cependant lui accorder une grande importance au point de vue de la thérapeutique. Du reste, il nous semble que ce ralentissement, loin d'être un effet direct du poison sur le système vasculaire, tient uniquement à l'action qu'il va exercer sur le système nerveux cérébro-spinal ou plus spécialement sur les nerfs ganglionnaires, comme dans l'intoxication saturnine: c'est donc l'hyposthénie nerveuse qui amène en réalité le ralentissement de la circulation. Aussi tous les auteurs qui ont envisagé, sous ce point de vue, l'action des substances toxiques hyposthénisantes, se sont-ils accordés, avec juste raison, à prescrire les médicaments stimulants et toniques les plus forts, dans le but de combattre l'asthénie cérébro-spinale ou ganglionnaire.

Il ne faut pas confondre avec le trouble circulatoire qui est lié à l'action directe et primitive du poison sur les organes vasculaires le mouvement fébrile qui peut se développer ultérieurement, dans le cours d'un empoisonnement, lorsqu'il s'est développé quelque lésion viscérale phlegmasique ou quelque autre désorganisation. Cette fièvre consécutive est tout à fait distincte de la fièvre primitive de l'empoisonnement.

Marche aiguë et chronique des empoisonnements.

Les empoisonnements affectent dans leur marche deux formes différentes : aiguë et chronique. Elles se retrouvent souvent l'une et l'autre dans le même empoisonnement. La colique, le délire, l'épilepsie, représentent la forme aiguë de l'affection saturnine, la paralysie partielle, générale, l'ictère et l'anémie, la forme chronique. Même marche dans l'ergotisme, dans les maladies par l'alcool, par le cuivre, dans l'asphyxie aiguë ou lente par des gaz non respirables, etc. Les symptômes se montrent souvent avec une violence extrême dès le début, comme dans le délire et la colique de nature saturnine, ou d'une manière lente et insidieuse, comme on le voit chez les sujets qui sont empoisonnés par des vins lithargirés, par l'arsenic, par le gaz oxyde de carbone, par le sulfure de carbone, par l'hydrogène carboné dont les doses très-minimes agissent chaque jour avec peu d'énergie, mais finissent par provoquer un empoisonnement très-grave et souvent mortel.

L'économie peut s'habituer à des doses énormes de poison.

L'économie peut-elle subir impunément l'action des substances les plus toxiques quand on l'y habitue graduellement? On croyait autrefois qu'on pouvait développer une espèce d'immunité qui rendait l'homme insensible à tous les poisons. On se servait dans ce but d'antidote telle que la thériaque, ou bien l'on préparait en quelque sorte la résistance aux agents vénéneux en en donnant progressivement des doses plus considérables. Il faut reconnaître qu'on peut arriver ainsi à faire prendre impunément des quantités énormes de poison (opium, arsenic, haschich). Mais pour peu que l'on en cesse l'usage, même pendant un temps très-court, on redevient sensible à leur action. C'est un fait connu de tous les médecins et qui les a rendus circonspects, lorsqu'ils recommencent à administrer un remède suspendu depuis longtemps.

Il s'établit une sorte d'état réfractaire de l'organisme.

Les ouvriers qui travaillent à la fabrication du blanc de plomb, à l'étamage des glaces, aux préparations phosphorées, peuvent devenir réfractaires à l'action nocive des agents qu'ils emploient. Cependant cette immunité est plus rare qu'on ne l'imagine et n'est point indéfinie. D'ailleurs, presque tous ceux qui passent pour être insensibles à l'action d'un poison en présentent les symptômes mitigés qui peuvent ne pas être aperçus par l'empoisonné, mais non par le médecin (exemple : intoxication chronique par le plomb, par les gaz carbonés, par l'opium, l'arsenic, etc.).

Souvent l'organisme, loin de s'aguerrir contre le poison, y devient plus sensible.

Un premier empoisonnement n'empêche pas un second ou un troisième de se produire. L'ouvrier qui continue à travailler au plomb, après avoir éprouvé une première colique ou une paralysie, n'en est pas moins repris de ces mêmes affections une seconde et une troisième fois ; il finit même par subir des accidents de plus en plus graves, s'il s'opiniâtre à exercer la même profession. Mêmes effets après l'usage habituel des alcools, après l'empoisonnement par le mercure, par le cuivre. Ainsi les poisons n'agissent pas à la manière des virus ; ils ne créent pas une immunité contre l'action nouvelle du même agent toxique. Ils semblent, au contraire, prédisposer, comme si l'économie, une fois imprégnée et saturée en quelque sorte du même agent, ne s'en débarrassait plus qu'avec peine et n'avait plus besoin que d'une dose très-minime de l'agent vénéneux pour être empoisonnée de nouveau.

Forme lente et insidieuse des empoisonnements.

La marche des empoisonnements chroniques est souvent très-insidieuse. Ce n'est qu'après un temps fort long et une observation attentive qu'on parvient à en reconnaître l'existence, tant les symptômes sont d'abord légers. Ils sont souvent masqués par une altération générale du sang et par les signes de l'anémie qui en est le résultat. Le médecin doit en tenir grand compte s'il soupçonne un empoisonnement, et se rappeler que les troubles de la digestion et la gastralgie spécialement ne tiennent souvent pas à une autre cause. Dans la forme aiguë, les accidents se caractérisent assez nettement dès le début pour qu'on puisse soupçonner immédiatement la nature de la maladie.

Absence fréquente de lésions anatomiques.

Lésions. L'absence de toute lésion est un fait commun et tout à fait caractéristique dans un grand nombre d'intoxications. Il est même à remarquer que ce sont précisément les empoisonnements les plus formidables qui laissent le moins de trace de leur passage. L'anatomie pathologique est muette dans toutes les affections saturnines, sans aucune exception, dans le délire des ivrognes et les maladies causées par l'alcool, par le mercure, par le gaz hydro-sulfurique, par l'ammoniaque, par la strychnine, etc., etc. Dans les empoisonnements par l'arsenic, par le cuivre, l'émétique, l'iode, le phosphore, la cantharide, le seigle ergoté, on trouve, il est vrai, des altérations du sang, des hémorrhagies, des ramollissements, des gangrènes, mais ces désordres matériels nous laissent dans une complète ignorance sur la pathogénie de l'empoisonnement.

Mode de pénétration des poisons.

Les voies par lesquelles pénètrent les poisons sont: 1° la membrane muqueuse des voies respiratoires, sur lesquelles l'air dépose facilement une grande quantité de poussières toxiques, et qui reçoit directement tous les gaz vénéneux; 2° les membranes bucco-pharyngienne, gastro-intestinale; 3° la peau qui, lorsqu'elle est intacte, n'absorbe qu'avec peine et seulement les substances vénéneuses solubles dans l'eau ou la sueur; 4° les tissus cellulaires sous-cutanés méthode endermique); 5° enfin, le conduit vulvo-utérin, le canal de l'urètre et la vessie, dans quelques circonstances rares.

Les généralités précédentes suffisent pour donner une idée complète de toute une classe importante de maladies rapprochées par des affinités communes.

Indications thérapeutiques.

Indications thérapeutiques. Les poisons agissent localement d'abord et sur tout l'organisme ensuite lorsqu'ils ont pénétré dans le sang. De là naissent trois indications générales à remplir dans tout empoisonnement: 1° agir sur le poison dans le lieu où il est déposé; 2° combattre ses effets généraux; 3° ses effets locaux.

1° Expulser le poison.

1° *Agir sur le poison et le neutraliser.* On cherche avant tout à en provoquer l'expulsion à l'aide des vomitifs ou de la pompe gastrique s'il a été ingéré dans l'estomac; 2° des lavements drastiques s'il a été introduit par le gros intestin; 3° des lotions répétées ou la cautérisation lorsqu'il est encore appliqué sur un organe placé extérieurement.

2° Le neutraliser.

On doit presque en même temps s'efforcer de convertir la substance vénéneuse en un composé inerte, ou moins dangereux, au moyen d'une autre substance qui agit par ses propriétés chimiques. C'est ainsi qu'on neutralise les alcalis par les acides et réciproquement, qu'on change le nitrate d'argent en un chlorure insoluble, l'acétate de plomb en un sulfate également insoluble. Les contre-poisons les plus sûrs, dont nous devons la découverte à la chimie, produisent toujours une décomposition de ce genre. Il en est d'autres qui ont une action dynamique toute différente. Quelques-uns ne paraissent déterminer qu'un effet physique sur le poison, en l'entourant, en empêchant son contact immédiat et son absorption ultérieure : telle est la manière d'agir du charbon, de l'huile, de l'albumine, par exemple.

3° Combattre les effets dynamiques du poison.

2° La seconde indication consiste à combattre les effets dynamiques généraux qui résultent de l'altération du sang causée par les substances toxiques. Il faut, pour la remplir, connaître la nature du poison ingéré ou se laisser guider par les symptômes généraux qu'il détermine. On réussit quelquefois, en administrant des médicaments

A. Au moyen d'agents chimiques qui neutralisent le poison dans les organes.

qui continuent à neutraliser chimiquement le poison, comme lorsqu'on donne, dans l'intoxication arsenicale, des infusions de noix de galle, de quinquina des eaux sulfureuses ou un sel de fer; c'est encore ce que l'on se propose de faire dans les affections saturnines au moyen des préparations sulfureuses ou des iodures alcalins.

B. Au moyen de médicaments qui agissent sur le système nerveux.

Les stimulants généraux conviennent dans presque tous les cas ; la saignée très-rarement.

On emploie le plus ordinairement, pour s'opposer aux troubles fonctionnels qui se développent après l'absorption du poison, des médicaments qui agissent sur le système nerveux, presque toujours en l'excitant. Cette stimulation s'obtient par les alcools, le vin, les toniques, les boissons astringentes et aromatiques (thé, café). Il faut très-rarement débiliter et surtout retirer du sang, parce que la saignée contribue à rendre l'absorption plus rapide et plus complète. On doit même la proscrire durant toute cette période de l'empoisonnement.

On se propose de stimuler plus fortement tel ou tel système, suivant les indications spéciales tirées de chaque empoisonnement en particulier. On ne peut pas établir de règle générale à cet égard : toutefois, on peut dire qu'il faut presque toujours combattre l'adynamie.

Indications fournies par les lésions locales consecutives à l'action toxique également locale.

3° La troisième indication est fournie par la nature des lésions locales et des symptômes locaux qui se développent un temps plus ou moins long, après que le poison a agi sur les tissus. Le ramollissement, la gangrène, l'ulcération, ne tardent pas à être suivis d'un travail phlegmasique plus ou moins violent, qui peut aussi s'établir primitivement sans être précédé des altérations précédentes.

Traitement antiphlogistique local et général.

A cette période de l'empoisonnement, le repos absolu de l'organe, les boissons émollientes et le traitement antiphlogistique local et général, doivent être rigoureusement prescrits ; il n'y a pas d'exception à cette règle thérapeutique.

Souvent il est nécessaire de continuer à stimuler.

C'est à cette période de l'intoxication que se manifestent des troubles généraux qui annoncent une vive réaction de l'organisme. La phlegmasie locale en étant presque toujours le point de départ, il faut s'en tenir au traitement contro-stimulant. Toutefois, il arrive aussi très-fréquemment, que les symptômes adynamiques développés dans la première période de l'empoisonnement continuent et sont même aggravés par les désordres locaux. Dans ce cas, il faut s'abstenir des contro-stimulants généraux et insister sur les toniques et les corroborants, tandis que la médication locale reste antiphlogistique.

Dans les empoisonnements chroniques qui s'établissent d'emblée ou consécutivement à une action toxique locale, l'adynamie dont est frappé le système nerveux indique la médication stimulante ou tonique. Telle doit être la règle à suivre dans les intoxications saturnines, antimoniales, arsénicales, lentes, et dans l'empoisonnement par le sulfure de carbone.

Division des poisons suivant leurs effets.

Classification ou *plutôt distribution systématique des empoisonnements.* On a accepté assez généralement en médecine légale la division des poisons en irritants narcotiques, narcotico-âcres et septiques; cependant plusieurs toxicologues ont refusé avec juste raison de l'admettre; nous n'en connaissons pas de plus mauvaises.

Elle est impossible et contraire à l'observation es symptômes?

Elle ne peut soutenir le moindre examen, à quelque point de vue qu'on se place. Nous devons donc, sans en faire une critique approfondie, montrer pour quelles raisons elle doit être bannie de la pathologie générale. Les symptômes et la nature des lésions diffèrent tellement dans les empoisonnements par les substances réputées irritantes, qu'on s'étonne de voir rassemblés, sous ce titre, des agents qui produisent, tantôt la convulsion, le délire; tantôt la paralysie et l'adynamie de tous les systèmes. L'alcool, qui excite le délire et la monomanie furieuse, est-il encore narcotique lorsqu'il provoque la démence, la paralysie générale ou le tremblement paralytique? Le phosphore détermine-t-il la nécrose des os maxillaires en irritant? Qui oserait dire que le mercure, le plomb, le cuivre, agissent en développant l'irritation.

Dichotomie Rasorienne es poisons en yperstliénisants et yposthénisants.

Nous repoussons également les divisions qui reposent sur la dichotomie Rasorienne des stimulants et des contro-stimulants, parce qu'elle est entachée des mêmes vices, parce qu'elle interprète à un point de vue doctrinaire, et par conséquent exclusif, des symptômes toxiques dont la nature est très-différente, parce qu'enfin elle est plus restreinte encore que la division qui a été précédemment critiquée.

Pour quelles raisons est-elle inacceptable?

Est-ce comme poison contro-stimulant qu'agit la molécule alcoolique, la saturnine ou la mercurielle? Un ivrogne est pris d'une hémorrhagie cérébrale; un autre d'une épilepsie; un troisième d'hallucination; un quatrième de monomanie homicide, de tremblement, de paralysie, etc.; sont-ce là des effets dont la stimulation et la contre-stimulation nous rendent un compte exact? Nous pourrions nommer ainsi un grand nombre d'empoisonnements de natures très-diverses que nous mettons les toxicologues au défi de classer ainsi. La salivation mercurielle ne ressemble pas au tremblement ni à la paralysie de même provenance. Sans aucun doute il serait désirable qu'on pût classer les intoxications d'après les phénomènes morbides qu'elles provoquent; mais on se trouve en présence de difficultés si grandes, qu'on est bientôt contraint d'y renoncer.

Les classifications proposées en thérapeutique également défectueuses.

Les auteurs de traités de thérapeutique ont fait des efforts presque toujours infructueux pour disposer méthodiquement les remèdes d'après les phénomènes qu'ils produisent. Ils en sont encore à classer le soufre, le phosphore, le tartre stibié, le mercure, l'arsenic, le plomb, le cuivre, le sulfate de quinine et bien d'autres médicaments; gardons-nous donc de suivre de pareils errements. Du reste, le pathologiste n'a pas besoin de remonter jusqu'à la nature des troubles fonctionnels et des lésions pour les bien décrire; il ne s'agit pas, en ce moment, d'appliquer un médicament, mais de décrire avec exactitude les effets d'un poison. Si donc nous voulons sortir de ces ténèbres, il faut nous en tenir à la composition chimique du poison et former ainsi autant de maladies qu'il existe d'agents chimiques différents; nous aurons de cette manière trois genres principaux d'intoxication: 1° *par substance minérale;* 2° *végétale;* 3° *animale* (1).

Nous savons bien que la division des empoisonnements, fondée sur une pareille base, n'est point une classification, mais un véritable système, puisque la composition chimique seule des agents vénéneux sert à l'établir provisoirement. Mais elle suffit pour étudier méthodiquement les intoxications.

Ier ORDRE. Intoxication par des substances minérales.

Ier GENRE. Intoxication par l'acide carbonique; **IIe**, par la vapeur de charbon; **IIIe**, le gaz de l'éclairage; **IVe**, le phosphore; **Ve**, l'iode; **VIe**, le brome; **VIIe**, le chlore; **VIIIe**, le soufre; **IXe**, le sulfure de carbone; **Xe**, le gaz des fosses d'aisance; **XIe**, les acides; **XIIe**, les alcalis et les sels; **XIIIe**, par les préparations arsénicales; **XIVe**, les sels d'antimoine; **XVe**, les préparations d'or; **XVIe**, d'argent; **XVIIe**, d'étain; **XVIIIe**, de zinc; **XXIXe**, de cuivre (colique de cuivre); **XXe**, par les préparations de plomb (nombreuses espèces : colique, délire, convulsions, paralysies); **XXIe**, par les préparations mercurielles (nombreuses espèces : 1° salivation; 2° stomatite; 3° tremblement; 4° paralysie; 5° cachexie.

(1) M. Flandin, dans un ouvrage dont on ne saurait trop recommander la lecture, les a étudiés dans l'ordre que nous venons d'indiquer, *Traité des poisons ou Toxicologie appliquée à la médecine légale, à la physiologie et à la thérapeutique*, in-8°, Paris, 1846.

IIe ORDRE. Intoxication par des substances de nature végétale.

Ier **GENRE.** Intoxication par l'alcool.

1. ESP. Delirium tremens.
2. ESP. Monomanie ébrieuse.
3. ESP. Démence.
4. ESP. Convulsions.
5. ESP. Paralysie.
6. ESP. Tremblement.
7. ESP. Cirrhose.
8. ESP. Combustion spontanée.

IIe **GENRE.** Intoxication par le seigle ergoté.

1. ESP. Ergotisme gangréneux.
2. ESP. Convulsif.
3. ESP. Par d'autres plantes (raphanie, etc.).

IIIe **GENRE.** Intoxication par l'opium (narcotisme).

IVe **GENRE.** Intoxication par l'extrait de chanvre (hachisch).

Ve **GENRE.** Intoxication par la belladone.

VIe **GENRE.** Intoxication par la ciguë.

VIIe **GENRE.** Intoxication par le quinquina.

VIIIe **GENRE.** Intoxication par le chloroforme.

IXe **GENRE.** Intoxication par l'éther.

Xe **GENRE.** Intoxication par les champignons.

IIIe ORDRE. Intoxication par des substances de nature animale.

Ier **GENRE.** Empoisonnement par la cantharide.

1. ESP. Cystite. — La pyélite, la néphrite, le priapisme, la convulsion, constituent des espèces différentes.

II° GENRE. Empoisonnement par les moules, certains poissons, les viandes altérées, le boudin et la viande de cochon.

ARTICLE SEPTIÈME.

DES ÉLÉMENTS DE MALADIE QUI CONSISTENT DANS UNE ALTÉRATION MIXTE DU SOLIDE ET DES LIQUIDES.

Cette classe renferme des maladies différentes les unes des autres. Elles ont déjoué tous les systèmes, embarrassé tous les nosographes, et, si nous les avons réunies ensemble, c'est parce qu'elles interviennent à chaque instant soit comme cause, soit comme complication dans un grand nombre de maladies, et surtout parce qu'elles sont toujours liées à une maladie simultanée du solide, des liquides, ou à un trouble dynamique général. Ces raisons nous ont engagé à placer leur histoire après l'étude des altérations des propriétés vitales et du sang, auxquelles elles empruntent un ou plusieurs de leurs éléments, et avant les maladies locales, qui leur fournissent aussi quelques caractères spécifiques.

Les maladies dont nous allons traiter sont : l'*état puerpéral*, la *pyémie*, et les *états typhoïde rhumatismal et goutteux*. Nous rechercherons plus particulièrement l'influence pathogénique qu'elles exercent sur les autres maladies. On s'accorde à les considérer comme des maladies de toute la substance; les uns les ont rapportées plus spécialement au vice des humeurs ou à quelque principe morbifique développé dans l'organisme, et les autres à une lésion du solide, dont la cause est encore à trouver.

CHAPITRE I.

ÉTAT PUERPÉRAL.

De l'état puerpéral. Définition.

On a désigné, sous le nom d'*état puerpéral* (1), l'ensemble des modifications fonctionnelles et organiques qui surviennent chez les femmes pendant et après la parturition jusqu'au retour des règles ou jusqu'à l'établissement de la lactation.

Sens que nous lui donnons dans ce travail.

Sans prétendre changer le sens qu'on attribue à ce mot généralement reçu, nous ferons cependant remarquer que la parturition ne représente qu'une phase de l'état physiologique, qui commence au moment de l'imprégnation, continue pendant la grossesse, aboutit à la parturition, et a pour dernier terme le moment où la femme cesse d'allaiter et redevient apte à concevoir, par le retour des règles. Tant que le nouvel organisme reste greffé sur la femme, tant que l'union nécessaire et physiologique que l'enfant contracte avec elle n'est point rompue, on doit considérer cette succession parfaite

Manière plus physiologique de considérer l'état puerpéral.

(1) Dérivé de *puerpera*, femme en couche, et pris souvent aussi pour l'état de grossesse.

d'actes et de phénomènes comme un seul et même état physiologique, auquel la dénomination d'état puerpéral convient parfaitement. C'est précisément en nous plaçant à ce point de vue que nous comptons envisager notre sujet.

On doit admettre trois périodes distinctes.

Pour nous, l'état puerpéral débute par l'imprégnation : la première période est la gestation ; la seconde, la parturition ; la troisième, la lactation. Cette manière générale de comprendre l'état puerpéral est impérieusement commandée par les études modernes, qui nous montrent l'organisme entier de la femme se modifiant graduellement dans toutes ses parties, pendant les trois grandes périodes que nous venons d'indiquer. Les changements physiologiques qui surviennent dans le sang et dans les organes s'influencent réciproquement. Ce n'est que par des transitions presque insensibles que la femme parcourt ces trois phases de l'état puerpéral. Les modifications organiques et fonctionnelles qui en résultent sont si profondes, qu'elles agissent fortement sur toutes les maladies intercurrentes. Il appartient donc à la pathologie générale de faire connaître l'influence pathogénique de l'état puerpéral : 1° sur les maladies antérieures ; 2° concomitantes ; 3° postérieures à cet état ; 4° enfin, sur celles qu'il engendre directement, et dont l'ensemble constitue la pathologie puerpérale. Cette étude est destinée à jeter une grande lumière sur plusieurs faits qui rentrent dans le domaine de la pathologie générale et que nous nous proposons d'envisager plus particulièrement.

Divisions.

Nous étudierons donc successivement : 1° l'action pathogénique de la grossesse ; 2° de la parturition ; 3° de l'allaitement.

Première période.

Première période de l'état puerpéral ; gestation. Les

changements physiologiques qui se manifestent pendant cette période sont les uns locaux, les autres généraux. Les premiers portent sur les organes génitaux, les autres sur le sang, l'innervation et les autres fonctions.

Grossesse.

Phénomènes de l'imprégnation.

Au moment de l'imprégnation, il se passe des phénomènes nerveux singuliers dont parlent tous ceux qui ont écrit sur les maladies des femmes, et que nous rappellerons afin de mieux caractériser l'état puerpéral. On observe alors un trouble mental, des hallucinations, l'insomnie, des rêves pénibles, des douleurs de tête, des lésions fonctionnelles des sens spéciaux, quelquefois des névralgies, des palpitations, de la dyspnée, des vomissements nerveux, souvent très-opiniâtres, de la gastralgie, de la suffocation et des symptômes hystériques. On voit aussi paraître des épistaxis, un flux salivaire ou diarrhéique, ou des maladies de natures très-différentes. Chez une jeune femme que nous observons depuis longtemps, l'imprégnation a été annoncée deux fois par le développement d'un eczéma de la face. Il ne s'est montré à aucune autre époque. On pourrait citer un assez grand nombre d'exemples du même genre.

Phénomènes normaux de la gestation.

A. Phénomènes locaux.

Nous ne ferons qu'indiquer rapidement les changements que présentent les organes génito-urinaires. On sait que l'utérus acquiert un développement graduel et un volume de plus en plus considérable; que la circulation du sang devient plus active dans tout le petit bassin, que le tissu utérin et les organes génitaux externes sont pénétrés de sérosité, qu'il se fait souvent un travail de végétation sur les grandes lèvres, un appel du sang vers la muqueuse vaginale, le rectum, que les sécrétions muqueuses du vagin sont augmentées; qu'enfin le gonflement des seins, du mamelon, la sécrétion du colostrum, marquent les premiers temps de la grossesse.

Plus tard, à mesure que l'utérus se développe, il exerce une influence de voisinage que l'on peut rapporter à la compression exercée par cet organe sur les parties environnantes; toutefois, les troubles nerveux y ont certainement une grande part. Il faut attribuer à ces deux causes les douleurs dont le ventre, le bassin et les régions dorso-lombaires sont le siége, les troubles de la digestion, les congestions veineuses, du rectum et des membres inférieurs, la constipation, les varices, l'œdème des membres, etc., etc. On a même attribué à la compression sur les uretères, sur les veines rénales et les reins, l'albuminurie et les hydropisies qui en dépendent; mais cette opinion n'est point fondée. Il faut faire une très-petite part aux obstacles mécaniques et une très-grande aux modifications dont nous allons parler.

B. Phénomènes généraux physiologiques.

Les troubles généraux méritent surtout de fixer notre attention parce qu'ils indiquent une modification de tout l'organisme dont la cause se trouve à la fois dans le sang et dans le système nerveux.

Altération du sang.

Sang. Depuis l'instant où l'embryon est formé jusqu'à l'époque où il sort de la cavité utérine, il survient dans la composition du sang des changements dont on doit la connaissance à MM. Andral et Gavarret. Ils vont nous servir à expliquer la plus grande partie des symptômes observés durant le cours de la grossesse.

Accroissement de la fibrine.

Pendant les six premiers mois, la fibrine reste normale ou inférieure à son chiffre physiologique; dans les trois derniers, et surtout aux approches de la parturition, elle s'élève très-sensiblement (4,3 à

4,28/1000). Le sang ressemble à celui des phlegmasies (1).

Diminution des globules

Les globules suivent une loi de décroissance inverse. Ils sont représentés par les chiffres 117 pendant les sept premiers mois, et par celui de 101 pendant le huitième et le neuvième mois (2). Ainsi, en raison même des altérations que subit le sang, la femme devient anémique à un degré plus marqué à mesure qu'elle approche du terme de la gestation.

et de l'albumine.

On observe une diminution semblable de l'albumine, que l'on exprime par le chiffre 68,0 dans les sept premiers mois, et par celui de 66,4 pour les deux derniers. Il existe donc tendance à la production des hydropisies par le fait même de cette diminution d'albumine. (Voyez *Hydropisies*.)

Augmentation de l'eau.

L'eau est représentée dans les premiers mois par le chiffre 910,07, et dans les huitième et neuvième par celui de 914,34 (chiffre physiologique 790). Le sérum devient moins riche en matériaux solides. Ainsi, le sang de la femme grosse est celui des hydrémiques.

Diminution de la densité du sérum.

La densité du sérum défibriné diminue de la même manière; elle est de 1049 dans les trois premiers mois, et s'abaisse à 1046 dans les deux derniers. Elle est, d'après M. Marchand, de 1055 à 1060 chez la femme adulte, hors le temps de la grossesse. La densité du sérum pur est de 1026,2, et au septième de 1024,8. Quant à la présence de la caséine dans le sérum, elle est fort douteuse, et la teinte blanche qu'il prend parfois tient à de la matière grasse qui y est tenue en suspension.

(1) Andral et Gavarret, mémoire déjà cité. — Voyez aussi un bon travail de M. Jules Regnauld, *Des modifications de quelques fluides de l'économie pendant la gestation*, thèse n° 10, Paris, 1847.

(2) *Id.*, p. 13.

Accroissement de l'acide carbonique exhalé.

Un fait non moins remarquable et qui prouve jusqu'à quel point le travail d'assimilation se modifie, est l'accroissement des quantités d'acide carbonique exhalé. Elles sont les mêmes que chez la femme parvenue à l'époque de retour. Le carbone, brûlé en une heure, est indiqué par le chiffre 6,4 chez les femmes réglées ; il l'est par celui de 8,4 pendant la gestation (1). On observe à la face interne des os du crâne le développement d'ostéophytes qui prouvent toute l'énergie de la nutrition.

Ostéophytes cérébrales.

Les sécrétions subissent, comme toutes les autres fonctions, l'influence de l'état puerpéral. Le tissu cellulaire général reçoit dans ses vacuoles une plus grande quantité de sérosité. La coloration jaunâtre ou grise, dont la peau du visage est le siége, atteste l'activité de la sécrétion de la matière pigmentaire. L'urine est acide, limpide et tient en dissolution une matière azotée en excès, de nature albuminoïde, qui se transforme aisément au contact de l'air en un carbonate ammoniacal. C'est alors que se forme à la surface de l'urine une pellicule blanchâtre qui a reçu un nom particulier (kystéine), et qui n'est autre chose qu'une couche de cristaux de phosphate ammoniaco-magnésien.

Phénomènes morbides de la gestation.

Tels sont les principaux changements que présentent les solides et les diverses liqueurs de l'économie pendant le cours de l'état puerpéral. Ils vont nous servir à expliquer l'ensemble des phénomènes qu'on observe chez les femmes jusqu'au moment de la parturition. Tantôt ils dépassent à peine l'état physiologique, et tantôt sont tellement intenses qu'ils rentrent véritable-

(1) MM. Andral et Gavarret, *Recherches sur la quantité d'acide carbonique exhalé par les poumons dans l'espèce humaine*, extrait des *Annales de chimie et de physique*, t. VIII, 1843.

ment dans le domaine de la pathologie. D'abord peu marqués dans le premier mois de la grossesse, ils acquièrent dans les trois derniers une telle intensité, qu'ils peuvent être facilement aperçus même chez les femmes robustes, qui n'ont été affaiblies par aucune cause pathologique. Ils constituent un état morbide d'autant mieux accusé que les femmes ont subi les atteintes de quelques maladies antérieures, ou qu'elles ont été soumises à l'action de causes hygiéniques qui ont agi dans le même sens que la gestation elle-même.

Chlorose des femmes grosses.

On est frappé d'abord de la prédominance de trois ordres principaux de symptômes qui ont leur siége dans le système circulatoire, nerveux et digestif. Les tissus présentent une sorte de turgescence molle, séreuse; la peau pâlit et prend une teinte blanchâtre, mate, qui finit par être identique à celle que provoque la chlorose; la circulation veineuse est gênée; les vaisseaux à sang noir se dessinent sous la peau, un frémissement vibratoire continu ou intermittent et un bruit de souffle de même nature existent dans les vaisseaux du cou; en même temps, les femmes éprouvent des palpitations, des lypothymies, des battements incommodes dans la tête ou le ventre, des étouffements intermittents; le pouls est développé, large, quelquefois résistant; dans d'autres cas, mou et dépressible; les veines du cou et les cavités droites du cœur sont distendues par le sang.

Altération des propriétés physiques du sang.

Si l'on vient à pratiquer une saignée, surtout dans les derniers mois, on trouve un caillot, petit, rétracté, couvert d'une couenne plus ou moins épaisse, nageant dans une sérosité abondante, et absolument semblable au caillot des anémiques. Quiconque a observé les symptômes de la chlorose et de l'anémie, les trouvera identiques à ceux que nous venons de retracer ; ils tiennent en effet à la même cause, à la diminution des globules du sang qui fait l'anémie. A une époque encore peu éloignée de nous, on pratiquait de fréquentes saignées pour diminuer les accidents chloro-anémiques que l'on considérait comme une forme de la pléthore, à laquelle on donnait le nom de fausse ou de vraie pléthore, suivant les cas. Le soulagement passager ou durable qui suivait la perte de sang donnait créance à cette opinion qui a été partagée par tous les auteurs des traités anciens d'obstétrique. Il a fallu que les études chimiques et une observation plus rigoureuse intervinssent pour faire cesser cette fausse doctrine qui avait cours dans la science et le traitement déplorable qu'elle avait enfanté.

Faisons remarquer que l'augmentation des quantités de serum et surtout la diminution de ses matériaux solides, de l'albumine principalement, viennent ajouter encore à l'intensité de l'anémie. Cet appauvrissement du sang va nous servir aussi à expliquer le développement des accidents nerveux.

Névroses des organes du sentiment et du mouvement.

Personne n'ignore que le système nerveux se trouble fortement lorsque son stimulant physiologique, le liquide sanguin, vient à perdre ses qualités normales. On voit alors se développer toutes les formes variées des névroses de la sensibilité et du mouvement qui se retrouvent, à différents degrés, dans l'état puerpéral. L'assimilation qu'on peut établir entre cet état et la chlorose est d'autant plus exacte que dans l'une et l'autre affection le trouble des fonctions utérines réagit fortement sur le système nerveux. Pendant la gestation l'influence des fonctions de l'utérus est très-grande, mais ne s'écarte pas autant de l'état normal que dans l'aménorrhée chlorotique ; cependant il faut attribuer les troubles nerveux de la gestation à la vive et continuelle sympathie envoyés par l'utérus, plus encore qu'à l'altération chloro-anémique du sang. Ces troubles consistent dans des névralgies de la face ou des autres parties du corps, dans des migraines, dans l'excitation ou la paralysie de quelques sens spéciaux, dans des phénomènes hystériques, hypocondriaques, maniaques sur lesquels nous reviendrons en parlant de la seconde période de l'état puerpéral. Quelquefois des mouvements choréiques, des convulsions partielles et passagères ou éclamptiques se manifestent vers les derniers mois. Nous avons montré ailleurs que ces phénomènes sympathiques doivent être rapportés à l'action reflexe de la moelle. (Voyez *Sympathie*, t. I, p. 356.)

Les fonctions digestives échappent encore moins que les autres à l'influence sympathique de l'utérus. On retrouve pendant la gestation toutes les formes des viscéralgies. La gastralgie à différents degrés est la plus constante de toutes ; tantôt elle provoque des appétits bizarres et dépravés comme dans la chlorose la plus intense, tantôt une anorexie continue, des vomissements passagers ou tellement opiniâtres qu'ils mettent en péril la vie de la mère et doivent faire recourir à l'avortement. Viscéralgie. Gastralgie.

Chez d'autres on observe des symptômes pénibles du côté de l'appareil respiratoire, une toux nerveuse, très-fatigante, la dyspnée, l'aphonie, des accès de suffocation.

Nous avons aussi rencontré, dans ces dernières années, six cas d'ictères liés à des congestions manifestes du foie. Chez d'autres malades on observe le ptyalisme, la diarrhée, des vomissements muqueux qui tiennent à une Troubles des sécrétions.

véritable gastrorrhée, la polyurie, des sueurs profuses, etc.

Albuminurie et éclampsie des femmes grosses.

Nous terminerons en mentionnant quelques états beaucoup plus graves qui se développent surtout aux approches de la seconde période; ce sont les convulsions éclamptiques, l'anasarque et l'albuminurie.

Albuminurie, hydropisies et convulsions.

On a prétendu établir une corrélation étroite entre ces trois ordres de phénomènes morbides, et faire dépendre l'anasarque et les convulsions de l'albuminurie, c'est-à-dire de la déperdition de l'albumine par le rein. Cette opinion devait tomber devant un seul fait contraire bien observé; or un nombre considérable de faits prouvent que ces trois états morbides peuvent exister indépendamment les uns des autres. Tout porte à croire qu'ils dépendent d'un trouble primitif des fonctions du système nerveux et de l'altération survenue dans le sang. La diminution des globules et de l'albumine qui cause l'anémie et les symptômes nerveux doit favoriser la production des convulsions et de l'hydropisie. On sait aujourd'hui, à n'en pas douter. que l'anasarque peut exister sans que l'urine charrie de l'albumine; quand on trouve cette dernière altération dans l'urine pendant la durée de l'éclampsie seulement, il n'est nullement prouvé qu'elle est cause des accidents nerveux. Si elle y prend une certaine part, il faut faire intervenir plus spécialement, soit une altération primitive du sang, soit un trouble antérieur de l'innervation; car on observe tous les jours, en dehors de l'état puerpéral, l'albuminurie sans convulsions. Pour tous ces motifs et d'autres encore dont l'exposé nous entraînerait trop loin, il est permis de croire que l'état puerpéral, en modifiant la composition du sang, l'innervation et la circulation dans les capillaires généraux, peut à lui seul produire séparément l'anasarque, la convulsion, l'albuminurie, ou les réunir ensemble dans un état morbide complexe.

2e période ou parturition.

Deuxième période de l'état puerpéral. Parturition; accouchement. La parturition, ou l'état puerpéral proprement dit, comprend non-seulement l'acte même de l'expulsion du fœtus, mais aussi toutes les modifications locales ou générales physiologiques qui commencent à l'accouchement et cessent à la fin de la cinquième ou sixième semaine, après le retour de la menstruation. Ce serait abuser du sens attribué au mot *puerpéral*, que de le faire servir à qualifier les diverses affections de l'utérus qui ont leur point de départ dans un accouchement antérieur et qui durent depuis plusieurs mois et même plusieurs années. Préparé de longue main et par une série de modifications profondes qui atteignent tout à la fois le sang et tous les systèmes, l'état puerpéral, après avoir parcouru la première phase de son développement, arrive à la seconde qui a reçu le nom de parturition. A ce moment les changements organiques et fonctionnels sont parvenus à leur maximum : tels sont l'état chloro-anémique et l'hypersthénie nerveuse.

Il faut aussi se rappeler qu'alors tous les organes contenus dans le ventre subissent des modifications essentielles, que le système vasculaire est fortement congestionné, que le sang est appelé et retenu dans les vaisseaux de l'utérus, des ovaires, des trompes et du bassin, que son cours est gêné dans toutes ces parties et dans les membres inférieurs, que la sérosité les infiltre plus ou moins complétement, qu'enfin les fonctions mêmes de l'utérus et la vie fœtale excitent dans tous les organes, et surtout dans le système cérébro-spinal, un retentissement sympathique qui augmente encore au moment de la parturition.

Phénomènes physiologiques locaux de la parturition.

Le travail de la parturition s'accomplit au milieu de ces conditions physiologiques locales et générales, dans un temps et avec une énergie variable. Sans nous occuper spécialement des phénomènes morbides locaux, nous ne pouvons cependant les passer sous silence. La face interne de l'utérus, mise à nu par la séparation du placenta, représente assez bien une plaie nouvellement formée, à la surface de laquelle s'établit une sécrétion plus ou moins abondante de pus, de sérosité et de sang. Il est vrai que le retrait rapide de l'utérus, l'oblitération prompte des sinus utérins, la coagulation du sang, et surtout que la constitution propre de ce liquide devenu plus plastique par l'accroissement absolu de la fibrine et la diminution des globules hématiques, sont autant de conditions favorables à la *cicatrisation* de la plaie utérine. Elles empêchent l'absorption du pus, des liqueurs séreuse et septique qui s'écoulent pendant les premiers jours qui suivent la parturition.

Hémorrhagie traumatique ; irritation locale sécrétoire.

Des lochies.

L'écoulement lochial représente des actes assez complexes qu'on n'a pas suffisamment distingués. Dans les premiers temps, le sang utérin en forme la plus grande partie ; il existe alors une véritable hémorrhagie traumatique, bientôt arrêtée par les qualités plastiques du sang, par le resserrement du tissu utérin et par les autres conditions précédemment indiquées. Bientôt il se forme une sécrétion séro-muqueuse, une desquammation épithéliale abondante et du pus, que fournissent également les membranes muqueuses vaginale et vulvaire.

Hyperémie sécrétoire des glandes mammaires.

Tous ces actes locaux de la même fonction ne s'établissent pas sans réagir fortement sur tout l'organisme ;

cependant la congestion sanguine et le travail de phlegmasie oblitérante qui se passent dans les organes génito-urinaires pendant les trois premiers jours diminuent, cessent même, au moment où une hyperémie toute physiologique s'établit dans les glandes mammaires. On voit alors affluer vers ces organes une grande quantité de sang qui y est appelée pour les besoins d'une sécrétion nouvelle, dont nous signalerons plus loin l'influence sur toutes les autres fonctions.

Phénomènes physiologiques généraux de la parturition.

Nous devons ranger parmi les phénomènes d'ordre physiologique qui appartiennent à l'accouchement, l'état d'excitation ou de collapsus dans lequel tombent les nouvelles accouchées, bientôt suivi de l'appareil fébrile, éphémère, passager, qui accompagne l'établissement de la sécrétion lactée, et auquel on a donné le nom de *fièvre de lait*. Les troubles nerveux généraux provoqués par l'anémie persistent ou s'exagèrent encore pendant quelque temps, surtout si l'hémorrhagie utérine et la dépense des forces musculaires nécessitées par la parturition ont été considérables. Les femmes alors restent longtemps pâles, anémiées, sujettes à toutes sortes d'accidents nerveux, etc. Nous allons revenir sur ces phénomènes en parlant de la troisième période de l'état puerpéral. (Voyez *Lactation*.)

Maladies de la parturition ou de la seconde période de l'état puerpéral.

Nous n'avons pas dépassé encore l'état physiologique; cependant il est souvent difficile de tracer une ligne de démarcation entre les phénomènes normaux et ceux qui appartiennent à la maladie. Les affections auxquelles on donne le nom de puerpérales sont celles qui dépendent du fait même de la parturition, et se développent dans les cinq ou six semaines qui suivent l'accouchement. L'établissement régulier de la lactation ou des règles leur sert de limites naturelles, suivant que la femme allaite ou se dérobe à cette nouvelle fonction. D'autres maladies peuvent se manifester pendant la lactation; elles méritent d'être appelées puerpérales tout aussi bien que celles qui se développent après l'accouchement.

Elles doivent être étudiées suivant leur nature plutôt que suivant leur siége.

Il est préférable, au point de vue de la pathologie générale, d'étudier l'influence de la parturition suivant la nature plutôt que suivant le siége des maladies qu'elle détermine. En la considérant ainsi, on voit que si la diathèse puerpérale favorise surtout le développement des inflammations, elle peut aussi produire des mortifications, des hémorrhagies, des troubles nerveux légers ou graves. La pathologie de la femme en couches contient presque toutes les maladies du cadre nosologique; jetons un coup d'œil rapide sur les principales, et surtout attachons-nous à en découvrir les causes et l'enchaînement.

Des maladies locales produites par la parturition.

Nous ne dirons rien des maladies locales qui acccompagnent ou suivent immédiatement la parturition, telles que les hémorrhagies, les ruptures utérines, les déchirures du périnée, les déplacements de tous genres, l'emphysème pulmonaire extra-vésiculaire et pleural, l'hémorrhagie méningée et cérébrale. Rappelons seulement que malgré l'habile et puissante intervention de la nature qui, le plus ordinairement, suffit à elle seule pour accomplir sans danger tous les actes pénibles de la parturition, il arrive quelquefois des désordres produits par la violence même de ces différents actes; leur étude est du domaine de la médecine aussi bien que de la chirurgie.

Inflammations puerpérales.

Inflammations. Préparées par les changements successifs que la crase du sang a éprouvés pendant les neuf premiers mois, et surtout par l'accroissement de la fibrine, l'état puerpéral est une véritable diathèse inflammatoire qui doit aider singulièrement à la production des phlegmasies des organes génito-urinaires et de tous les tissus irrités et violentés pendant la parturition. Les anciens avaient placé dans une altération du solide et des liquides la cause des inflammations et de la fièvre puerpérale, parce qu'ils avaient bien compris qu'un état général peut seul expliquer le développement de la plupart des maladies qui frappent les femmes en couche. Cette opinion est confirmée par les recherches les plus récentes.

Les organes génitaux et leurs annexes en sont le siége ordinaire.

Les organes les plus exposés à la phlogose sont l'utérus et ses annexes. La métrite, l'inflammation des trompes, l'ovarite, la péritonite générale ou partielle, sont signalées par tous les accoucheurs comme les phlegmasies les plus communes.

Des différentes espèces de phlébites.

Viennent en second lieu les phlébites des veines utérines et ovariques, qui suppurent et reçoivent, dans leurs cavités, du pus dont le mélange avec le sang occasionne la pyémie et tous les accidents de la fièvre puerpérale symptomatique. Quelquefois la phlébite affecte une marche différente, se transmet successivement à une ou plusieurs branches veineuses du petit bassin et des membres inférieurs, en oblitérant momentanément la cavité des vaisseaux; telle est la cause de la *phlegmasia alba dolens* des femmes en couche. Dans d'autres cas, la phlegmasie s'attaque aux vaisseaux lymphatiques exclusivement ou au tissu propre de l'utérus, à la membrane séreuse du petit bassin, sans qu'on puisse toujours faire dépendre chacune de ces inflammations de la propagation d'un travail phlogistique né dans l'utérus. Elles s'y développent souvent d'une manière primitive. Les épidémies, les saisons, l'état des sujets, plus rarement les conditions

Phlegmasia alba dolens.

particulières au milieu desquelles s'est fait l'accouchement, expliquent l'élection de siége ou la forme spéciale de la phlogose.

es phlegmasies sont extensives et suivies promptement de la suppuration.

Ce que l'on peut dire de plus général sur les caractères des inflammations puerpérales, c'est que, placées évidemment sous l'empire de l'altération du sang et de tout le solide, elles ont une tendance extrême à se propager à un grand nombre de tissus, et avec une promptitude extraordinaire; à revêtir la forme suppurative ou à déterminer des ramollissements simples ou gangréneux, non-seulement dans l'utérus, mais dans le vagin, l'ovaire, la rate et le foie.

De la pyémie puerpérale.

On rencontre plus rarement des phlegmasies de la plèvre, du poumon et des jointures, excepté dans le cas de pyémie où le pus étant mêlé avec le sang, il se forme partout des phlegmasies disséminées, des abcès métastatiques et toute les altérations propres à cette maladie générale (voy. *Pyémie*).

'lle se complique souvent d'empoisonement septique.

A ces désordres graves, occasionnés par l'inflammation, s'en joignent d'autres qui proviennent de l'altération des liqueurs fournies par l'utérus. Les matières septiques qui s'écoulent des tissus enflammés, ramollis, gangrenés, ne peuvent manquer, en pénétrant dans les vaisseaux, de produire des phénomènes morbides graves qui constituent la fièvre ataxo-adynamique.

'ièvre puerpérale idiopathique.

Il ne faut pas les confondre avec ceux d'une autre fièvre, qu'il a été impossible de rapporter jusqu'à présent à une maladie du solide : nous voulons parler de la fièvre puerpérale, idiopathique, essentielle, qui, n'est liée ni à la pyohémie ni à une phlegmasie d'organes. Une autre fièvre, qui a reçu le nom de miliaire ou sudorale, ne peut être rattachée non plus à aucune cause connue, excepté lorsqu'elle est déterminée par un traitement excitant ou une sudation forcée.

Troubles du système nerveux.

Le système nerveux cérébro-spinal n'est pas influencé moins fortement que les autres. On observe la faiblesse des membres inférieurs, une véritable paraplégie, ou la paralysie des muscles du cou, de l'avant-bras, plus souvent des convulsions toniques, rémittentes ou intermittentes partielles, occupant les muscles de la face, de la mâchoire (trismus), du cou (torticolis), de la langue, des avant-bras, de la main, se montrant sous forme d'accès, accompagnés ou non de fièvres et quelquefois de sueurs. D'autres malades sont prises pendant la parturition, ou cinq ou six jours après, d'attaques d'éclampsie ou d'hystérie.

Parmi les troubles de la sensibilité, ceux qui se montrent le plus fréquemment sont des douleurs erratiques ou persistantes dans les membres, avec ou sans contracture, l'amaurose, la surdité, l'hyperesthésie ou l'anesthésie de quelques parties du corps.

Folie puerpérale.

Les troubles de l'intelligence ont été notés par tous les manigraphes. La *folie puerpérale* éclate plus souvent dans les premières semaines qui suivent l'accouchement que plus tard. L'excitation dans laquelle se trouve alors le système nerveux, et souvent l'intervention accidentelle de causes morales, explique l'apparition des troubles de l'esprit. La manie se voit plus souvent que la monomanie, et surtout que la démence. L'écoulement lochial, l'allaitement, peuvent les dissiper. On a observé chez quelques malades le coma, la léthargie et le somnambulisme.

Tels sont les principaux troubles offerts par les différents appareils durant les six semaines qui suivent la parturition. Ceux qui se présentent pendant la lactation, quoique moins importants que les précédents, méritent l'attention du pathologiste.

3e Période de l'état puerpéral. Lactation.

Troisième période de l'état puerpéral ou lactation. L'enfant, greffé étroitement sur sa mère pendant la grossesse s'en détache un instant très-court durant la parturition, pour contracter de nouveau avec elle une union étroite. L'allaitement maternel est une fonction nouvelle, qui exerce sur tout l'organisme des modifications nombreuses. L'écoulement lochial s'arrête peu de temps après que la lactation s'est établie. Beaucoup de médecins ont cru que l'on pouvait conjurer les dangers qui accompagnent si souvent la parturition en forçant les mères à nourrir ; que les fièvres puerpérales et les inflammations étaient plus rares parce que la sécrétion lactée prévenait ou dissipait les congestions dont les organes génitaux sont constamment le siége. Quoiqu'il y ait quelque exagération dans cette doctrine, on ne peut cependant méconnaître les services rendus par l'allaitement maternel. Ils constituent un moyen puissant et naturel de détourner le travail de congestion qui se fait vers les viscères malades, affaiblis ou lésés avant ou par le fait même de la parturition.

Utilité de l'allaitement.

Phénomènes locaux qui suivent l'établissement de la lactation.

Quelques phénomènes morbides locaux, tels que l'inflammation de la glande mammaire ou des conduits galactophores, ou du tissu cellulaire, les exulcérations du mamelon, ne doivent être signalés qu'en passant. Arrêtons-nous sur l'influence qu'exerce la lactation.

Symptômes d'anémie.

Quoiqu'on puisse dire que la constitution d'une femme robuste est peu modifiée par cet acte, cependant vers la fin de l'allaitement, et pendant son cours, si elle est faible, on aperçoit des signes d'appauvrissement du sang.

La femme, déjà anémiée par le fait même de la grossesse, le devient encore plus si elle a perdu une grande quantité de sang pendant le travail de la parturition. Souvent, la chloro-anémie persiste, à différents degrés, ou s'accroît pendant tout le temps qu'elle allaite; les symptômes en sont alors très-marqués; les tissus mous, un peu bouffis, l'urine est anémique; il en résulte même des accidents névralgiques, de la gastralgie, de la contracture intermittente ou rémittente. On observe plus rarement l'albuminurie et l'anasarque. Les règles restent supprimées jusqu'à la fin de la lactation; chez quelques femmes elles reparaissent régulièrement ou irrégulièrement, sans altérer la quantité ni la qualité du lait; chez d'autres le rétablissement de cette fonction doit faire cesser l'allaitement.

De l'influence pathogénique de l'état puerpéral.

De l'influence pathogénique de l'état puerpéral sur les maladies antérieures ou de complication. Il faut étudier l'influence que peut avoir l'état puerpéral : 1° sur les maladies antérieures à lui; 2° sur celles qui se développent pendant tout son cours.

Des maladies antérieures à l'état puerpéral.

1° *Maladies antérieures.* Si nous prenons pour exemple la phthisie pulmonaire, nous trouvons d'abord qu'elle n'empêche pas la conception de s'effectuer, lors même que la lésion pulmonaire a atteint un degré avancé. A son tour la grossesse n'arrête pas le développement ni la marche de la phthisie, qui tantôt est accélérée et tantôt ne paraît subir aucune influence bien marquée (1). Telle nous paraît être en général la manière d'agir de cette diathèse. Elle augmente la gravité des maladies ou précipite leur marche, surtout si ces dernières participent de

Phthisie, maladies du cœur.

(1) Voyez sur ce sujet un travail important de M. Grisolle, *Archives générales de médecine*, 4e série, et *Traité de pathologie interne*, 4e édit., t. II, p. 499.

sa nature. Une affection du cœur, caractérisée par l'hypertrophie et des lésions valvulaires, s'aggrave sous l'empire de la gêne qu'éprouve la circulation du sang dans les veines et dans les cavités droites du cœur.

Chlorose antécédente.

Une femme chloro-anémique qui devient grosse est tourmentée de palpitations, de viscéralgies, de vomissements et de tout le cortége considérablement accru de symptômes qui accompagnent cette altération du sang. Il en est à plus forte raison de même si la femme était en proie, avant sa grossesse, à des attaques d'épilepsie, à des congestions encéphaliques, à l'hystérie, ou si son système nerveux était excitable. On peut se faire une idée de la perturbation qui survient alors au moment où la conception a lieu et pendant toute la durée de la gestation. Tous les accoucheurs ont observé des faits de ce genre; mais ils ne se sont pas toujours rendu un compte exact des causes qui troublent ainsi la marche de la grossesse. Ils ont tout attribué à celle-ci, tandis que les symptômes ont leur point de départ dans une maladie nerveuse ou d'autre nature, bien antérieure à la grossesse, qui vient mêler ses symptômes à ceux de l'état puerpéral.

Influence exercée sur les maladies contemporaines.

2° *Maladies contemporaines.* Il peut se développer, dans le cours de la grossesse, des maladies intercurrentes de nature très-diverse et qui poursuivent leur marche habituelle sans grande modification si elles se montrent pendant la gestation. Il n'en est plus de même si c'est pendant la parturition; toutes les maladies prennent alors une gravité extrême. Nous avons vu des pneumonies franches marcher rapidement vers une terminaison funeste; des pleurésies, des artrhites rhumatismales, mono-articulaires, se prolonger pendant longtemps, suppurer et faire courir ainsi aux malades de grands dangers. Nous n'hésitons pas à attribuer ces effets à la diathèse puerpérale. La marche naturelle des maladies est troublée en outre par la prédominance des phénomènes nerveux, qui viennent se jeter à la traverse des symptômes propres de l'affection principale.

Indications thérapeutiques.

Indications thérapeutiques. Nous n'avons pas à nous occuper du traitement des maladies puerpuérales en elles-mêmes; nous devons seulement nous demander quelles sont les indications spéciales que commande l'état puerpéral lorsqu'il survient une maladie intercurrente dans le cours des trois périodes que nous avons admises.

Principales sources des indications.

Rappelons d'abord : 1° qu'il existe une diathèse générale presque identique à la chloro-anémie; 2° un état dynamique de tout le système nerveux marqué par la surexcitation de la sensibilité, de la motilité et de l'intelligence; 3° un trouble marqué de la circulation et une tendance à des congestions viscérales et à des hydropisies mécaniques. Il faut donc ne pas se tromper sur la signification des symptômes que l'on observe si l'on veut diriger sûrement la thérapeutique des affections intercurrentes.

La saignée préventive doit être bannie à moins d'indications spéciales.

Commençons d'abord par réprouver formellement l'emploi banal de la saignée, surtout lorsqu'on se propose de mettre fin à des symptômes pénibles pour les femmes enceintes, et qui reconnaissent précisément pour cause l'altération du sang, qu'on ne fait qu'accroître par la saignée. Les étourdissements, les palpitations, la dyspnée, l'insomnie, les douleurs vagues, erratiques, les névralgies, loin de cesser, augmentent encore après les pertes du sang. Celles-ci ont été considérées comme utiles pour prévenir les inflammations et les autres accidents qui suivent la parturition. Elles sont encore dangereuses à ce point de vue, puisqu'elles ajoutent à la prédisposition que crée l'état chloro-anémique. Il faut donc renoncer, sinon d'une manière absolue, du moins dans la généralité des cas, aux saignées préventives durant le cours de la grossesse.

Rendre au sang ses qualités physiologiques.

On doit au contraire fortifier tous les systèmes, et surtout la crase du sang, par un régime convenable, par les agents hygiéniques, et, au besoin, par quelques médicaments toniques et corroborants.

Fortifier le système nerveux et le calmer.

Il est d'autant plus nécessaire de remplir cette indication, qu'on diminue de la même manière la surexcitation du système nerveux, et qu'on prévient ainsi le développement des troubles nerveux, tels que la gastralgie, les vomissements, les névralgies, les migraines, les phénomènes convulsifs; s'ils ne cèdent pas au traitement hygiénique, on a recours alors aux antispasmodiques, au quinquina, etc.

De l'emploi de la saignée.

Quand il survient une inflammation, à une des trois périodes de l'état puerpéral, le traitement ordinaire doit-il être modifié? Faut-il user avec plus de modération des saignées générales et locales, ou bien, au contraire, y revenir plus souvent? Nous avons dit, en faisant l'histoire de l'anémie, qu'elle favorisait le développement des inflammations plutôt qu'elle ne l'empêchait. Nous croyons donc que, sans se priver d'un agent curatif aussi puissant que l'est la saignée, il faut l'employer avec beaucoup de mesure, et craindre que l'anémie, qui en est le résultat nécessaire, n'augmente, et par conséquent ne favorise encore l'extension de la phlegmasie. Il faut toute la sagacité du praticien pour se diriger dans des cas de ce genre. Il s'arrêtera devant les signes de l'adynamie et devant les autres troubles du système nerveux. Il sera contraint, fort souvent, de substituer aux émissions de sang les révulsifs cutanés, les substances toniques, les antispasmodiques et les stimulants.

Il faut opposer aussi le même traitement aux symptômes qui annoncent la gangrène, les hémorrhagies et la pénétration dans le sang des liqueurs septiques qui se forment dans les organes génitaux. Tous les agents thérapeutiques qui peuvent entraîner les liqueurs septiques et putrides, exhalées par la face interne de l'utérus et du vagin, doivent être mis en usage. Toniques; excitants.

Il est également prescrit de soutenir les forces générales par le vin, les boissons alimentaires, et même par des aliments qu'on fera prendre de bonne heure aux malades. Quant aux substances réputées antiseptiques, elles peuvent avoir une grande utilité, surtout lorsqu'on les associe aux toniques et aux excitants.

Terminons en disant que le meilleur traitement est celui qui consiste dans une rigoureuse observation de toutes les règles de l'hygiène; que les soins de propreté les plus minutieux, l'aération, la dissémination des femmes nouvellement accouchées et l'allaitement maternel, sont préférables à tous les médicaments, surtout à ceux qui passent pour jouir de propriétés spécifiques, telles que les mercuriaux et les préparations de quinquina ou d'aconit.

CHAPITRE II.

PYÉMIE.

On donne le nom de *pyémie* ou *pyohémie* (de πῦον, *pus*, et αἷμα, *sang*) à une maladie générale pyrétique aiguë, Pyémie. Définition.

produite par le mélange du pus avec le sang et caractérisée par des phlegmasies rapidement suppuratives, disséminées dans un grand nombre de points, et par des symptômes ataxo-adynamiques presque constamment mortels.

Idées générales qu'il faut prendre de la maladie.

Nous ne connaissons, jusqu'à présent, qu'une seule maladie du solide qui puisse engendrer le produit morbide sans analogue qu'on nomme le pus; cette maladie est l'inflammation; par conséquent, la pyémie représente une altération consécutive du sang qui a sa source certaine dans une phlegmasie suppurative, et qui reproduit à son tour cette même phlegmasie en la multipliant. Née de l'inflammation purulente, la pyémie y retourne fatalement. Elle appartient, à tous ces titres, aux maladies du solide et des liquides. Nous ne pouvions nous dispenser d'en faire l'histoire en traitant des éléments de la maladie; son rôle dans la pathogénie des affections internes n'a pas toujours été déterminé avec tout le soin désirable, parce que les chirurgiens l'ont plus spécialement étudiée dans ses rapports avec les affections traumatiques. Nous nous efforcerons de l'envisager à un autre point de vue, et de ne nous arrêter trop longtemps sur les questions litigieuses qui se rattachent à l'étiologie.

Étiologie.

L'inflammation suppurative en est la cause unique.

Maladies qui produisent la pyémie. Il n'en existe qu'une seule capable de causer l'altération du sang; cette maladie, nous ne saurions trop le répéter, c'est l'inflammation. Tout ce que l'on a accumulé d'hypothèses pour prouver que le pus peut naître du sang et dans le sang, de toutes pièces et indépendamment du solide, ne mérite pas de nous arrêter. Il faut toujours en placer le point de départ dans une phlegmasie disposée de telle sorte qu'elle aboutisse à la suppuration et que les globules de pus puissent se mêler au sang. Aucune inflammation suppurative, quel que soit son siége, ne fait exception à cette loi générale; cependant celles qui affectent le tissu vasculaire doivent provoquer la pyémie plus souvent que toutes les autres inflammations. Aussi la phlébite a-t-elle été placée, avec juste raison, en tête de toutes les maladies, surtout celle qui se développe après la saignée, les amputations, les opérations chirurgicales et la parturition qui leur ressemble par un grand nombre de points. De là vient que l'infection purulente a été étudié plus spécialement par les chirurgiens et les accoucheurs qui ont eu de fréquentes occasions de l'observer. Mais la fièvre puerpérale *symptomatique*, c'est-à-dire consécutive à une phlébite ou à une lymphangite utérine, n'est qu'un cas particulier de la pyémie; nous en dirons autant de l'infection et de la résorption purulente des amputés. C'est probablement pour n'avoir pas rapproché tous les faits de ce genre que certains auteurs ont regardé la phlébite comme la seule cause possible de la pyémie.

La phlegmasie des veines plus particulièrement.

La portion du système vasculaire qui renferme le sang artériel est plus rarement affectée d'inflammation suppurative; néanmoins, l'artérite, l'endocardite, les abcès du cœur, peuvent être la cause de l'altération purulente du sang. Nous venons d'être témoin d'un des faits les plus décisifs qu'on puisse citer d'artérite suivie d'infection purulente. Le malade, qui était dans une de nos salles à l'hôpital Necker (12 mai 1856), fut pris de cinq accès de fièvre tellement réguliers, qu'on dut croire à l'existence d'une fièvre intermittente. Bientôt elle devint continue; des symptômes de pneumonie survinrent ac-

Exemple remarquable de pyémie consécutive à une aortite chronique.

compagnés de phénomènes adynamiques et des autres signes de pyémie. Le malade mourut avec sa pleine connaissance, huit jours après avoir cessé son travail. Les poumons renfermaient un très-grand nombre de petits abcès métastatiques, sans aucune trace de pneumonie lobaire, et pour les expliquer, on ne put trouver autre chose qu'une artérite générale chronique, et notamment des ulcérations grises ardoisées, couvertes d'une matière purulente concrète, avec soulèvement de la membrane interne, dans l'aorte ventrale, au-dessous du tronc cœliaque. Le cœur et ses valvules étaient sains; on voyait une ulcération, de deux millimètres environ, au-dessus d'une des valvules sygmoïdes, et l'aorte était, dans toute sa portion thoracique, le siége d'incrustations de matière jaunâtre et calcaire. Tous les parenchymes, sans exception, étaient congestionnés; la rate molle, diffluente, volumineuse.

Lymphangite.

Des faits positifs démontrent aussi qu'elle dépend quelquefois d'un travail phlegmasique qui s'empare des vaisseaux lymphatiques d'un membre, comme dans quelques cas observés par nous (1) et par d'autres. Les lymphatiques de l'utérus sont quelquefois le siége exclusif de la phlogose, dans certaines épidémies de fièvre puerpérale (2).

Abcès ouverts dans les vaisseaux.

On a vu également des abcès formés dans le tissu cellulaire du bassin, d'un membre, ou le ramollissement cancéreux amener une communication accidentelle entre les vaisseaux et les organes suppurés; la pyémie peut

(1) Ce cas a été rapporté dans un travail important de M. Fleury : *Essai sur l'infection purulente*, p. 57, in-8°, Paris, 1844.

(2) Botrel, *Mémoire sur l'angioleucite utérine puerpérale*, Archives générales de médecine, t. VII, p. 426, 1845.

se montrer dans ces conditions pathologiques signalées par tous les auteurs.

Nous devons nous demander si la phlegmasie des vaisseaux capillaires du poumon, du foie, des ganglions mésentériques, de l'utérus, ne peut pas être suivie d'une altération purulente du sang. Ribes, qui avait si bien étudié l'histoire des phlébites capillaires, ne mettait pas en doute la possibilité de cette altération ; et il nous paraît impossible de la nier. Nous sommes convaincu que la terminaison promptement funeste de certaines pneumonies suppurées, des abcès hépatiques, des ulcérations intestinales, ne reconnaît pas d'autre cause que la pénétration du pus dans le sang ; mais il faudrait administrer des preuves anatomiques décisives pour faire prévaloir cette opinion.

Phlébite capillaire.

Avant de chercher quel est le mode de pénétration du pus dans le sang, et sa manière d'agir dans la production des altérations graves qu'on trouve pendant la vie et après la mort, il faut étudier d'abord la nature des lésions cadavériques.

Lésions anatomiques. Un premier groupe, que nous ne ferons que mentionner, se compose des désordres inflammatoires qui appartiennent à la maladie principale dont la pyémie n'est qu'un effet ; telles sont toutes les formes de phlébites que l'on rencontre chez les blessés et les femmes en couches, ou bien encore les diverses altérations de l'utérus, des vaisseaux lymphatiques, du péritoine et du tissu cellulaire du petit bassin.

Altérations cadavériques.

Distinguer celles qui sont le point de départ de la suppuration.

Il n'est pas toujours facile de les distinguer d'avec les altérations identiques, par leur nature et par leur siége, qu'engendre à son tour la pyémie. Occupons-nous spécialement de ces dernières. Elles consistent : 1° dans la

Lésions propres à la pyémie.

phlegmasie d'une ou de plusieurs parties du système vasculaire ; 2° dans la phlegmasie multiple des organes ; 3° dans l'altération du sang.

Phlegmasie des vaisseaux.

Phlegmasie du système vasculaire. On trouve souvent les veines et les vaisseaux lymphatiques pleins de pus, et leurs parois enflammées à une très-grande distance du lieu occupé par l'inflammation primitive. Il faut en chercher les traces dans les os, leurs membranes médullaires et dans tous les organes splanchniques. Les parois des vaisseaux sont rouges, adhérentes ou non aux caillots obturateurs et souvent baignées par du pus mêlé au sang encore fluide ou coagulé. Ces phlegmasies, souvent très-distinctes de celles qui se sont développées dès le principe, tiennent évidemment à la propagation de la phlogose primitive de proche en proche ou à l'action de la matière purulente qui a été transportée au loin. Ce dernier cas est le plus commun, et alors les phlegmasies se montrent dans une partie très-éloignée de l'organe qui fournit le pus.

Phlegmasies disséminées ; abcès multiples.

Phlegmasies pyémiques disséminées. Nous leur donnons ce titre, parce qu'en effet c'est bien la qualité spécifique du sang altéré par le pus qui va déterminer çà et là dans tout le solide les désordres inflammatoires que nous allons signaler. Par tout où le pus est transporté par le sang, et mis en contact avec le solide, naissent des suppurations auxquelles on a donné le nom d'abcès *métastatiques*, *disséminés* ou *multiples*. En voici les principaux caractères.

Leur siége.

Il n'est pas un seul tissu de l'économie qui ne puisse en être le siége ; cependant ils occupent de préférence les organes dans l'ordre suivant : les poumons, le foie, la rate, le tissu cellulaire des membres, les muscles, les articulations, les gaînes synoviales, le système nerveux, les reins et le cœur. Ils affectent particulièrement la périphérie des organes. Les poumons et le foie peuvent être seuls atteints ; quand on trouve des abcès ailleurs, ces deux viscères en renferment constamment.

Leur nombre.

Ils se présentent sous la forme de petites indurations circonscrites, d'un volume qui varie depuis une tête d'épingle, une noisette jusqu'à celui d'un œuf. Leur nombre n'a rien de fixe ; quelquefois on ne parvient à en découvrir que trois ou quatre, tandis que, dans d'autres cas, les poumons, le foie en sont criblés, et que les autres tissus en offrent également un grand nombre. Le nom d'abcès multiples qu'on leur a donné rappelle en effet un de leur principaux caractères.

Description des phlegmasies disséminées dans les parenchymes.

Nous devons surtout nous attacher à décrire les altérations des tissus qui accompagnent la formation de ces abcès, parce que les uns y ont vu les preuves évidentes d'un travail phlegmasique, les autres la confirmation d'une doctrine tout opposée. On remarque au milieu du tissu sain une tache rouge produite par l'injection des vaisseaux, plus tard une petite hémorrhagie, au centre de cette plaque rouge un point jaunâtre, blanc ou grisâtre qui n'est autre chose qu'une collection de globules de pus. Elle s'agrandit souvent avec une promptitude extrême, et devient un abcès qui pourrait contenir un grain de millet, de chenevis, une noix. On en rencontre de toutes les dimensions, et par conséquent d'âge différent dans le même organe. En examinant l'état des tissus ambiants on peut se convaincre qu'autour d'un certain nombre d'abcès il s'est développé une induration phlegmasique ou une fausse membrane ; ailleurs, et ce cas est le plus fréquent de tous, le tissu est refoulé, friable ; plus rarement il est impossible d'y découvrir les traces de l'induration ou du ramollissement phlegmasique. Le pus n'est pas toujours collecté, il est parfois infiltré d'une manière diffuse, sans limites arrêtées. Enfin, des ecchymoses, des noyaux apoplectiques sont la conséquence du dépôt de matière purulente dans les différents tissus, et sont mêlés çà et là aux abcès pyémiques. Nous verrons plus loin de quelle manière il faut interpréter ces diverses lésions.

Phlegmasie des séreuses.

Les collections de pus peuvent aussi se former dans les cavités naturelles, surtout dans la plèvre, le péricarde, le péritoine, les synoviales, plus rarement dans les méninges cérébro-rachidiennes. Les membranes présentent ordinairement des traces manifestes de phlogose, et alors le liquide épanché est séro-purulent, ou bien elles sont exemptes de toute altération de ce genre, et il se forme un épanchement séreux, auquel se mêle parfois une certaine quantité de sang.

Altération du sang.

Altération du sang. Le sang est généralement noirâtre, grumeleux, incomplétement coagulé. Il a les mêmes propriétés physiques dans le cœur, où il n'est point rare de trouver cependant des caillots fibrineux, consistants, jaunâtres, entièrement décolorés qui emprisonnent une quantité notable de pus. Ce liquide se rencontre plus souvent dans les cavités droites que dans les cavités gauches du cœur, comme s'il était arrêté à son passage dans le tissu pulmonaire. Le microscope fait apercevoir aisément le pus au milieu des caillots sanguins. Les caractères physiques de ceux-ci peuvent à peine faire soupçonner la présence du pus dans le sang. Il faut n'accorder qu'une médiocre importance à l'aspect grumeleux, grisâtre, sanieux, fluide du sang qu'on rencontre dans le cœur ou les veines malades.

Étude chimique et microscopique du sang.

On a fait de grands efforts pour reconnaître le pus dans le sang. L'ammoniaque, qu'on avait regardée comme produisant une réaction spéciale, n'offre aucune certitude. Il n'en est pas de même de l'acide acétique, lorsqu'on le fait agir sur les globules de pus pendant qu'on examine le sang au microscope; il les dissout, les rend transparents, et permet d'y découvrir les noyaux caractéristiques. Les globules blancs du sang pourraient seuls être confondus avec les globules de pus parce que l'acide acétique y fait aussi paraître des noyaux, mais ceux-ci se disposent autrement (Voyez *Altération du sang, leucémie*, t. I, pag. 603). On peut donc dire que quand le sang renferme du pus visible au microscope on peut le distinguer des globules rouges, des globules blancs et des autres corpuscules fibrineux, graisseux et surtout cancéreux qui pourraient y être mêlés. Ce fait n'est point contesté par les personnes qui se sont occupé de microscopie.

Il est presque impossible de retrouver le pus dans le sang pendant la vie.

Un autre point plus embarrassant est celui-ci : quand du pus se mêle au sang est-on toujours sûr de pouvoir en constater l'existence pendant la vie du malade? Commençons d'abord par établir, d'une manière générale, que rien n'est plus difficile que d'arriver à ce résultat (1). En tirant du sang par une veine on le voit se prendre en caillot de la même manière que chez les sujets atteints de fièvre grave; quelquefois le caillot est mou, diffluent, couvert d'une couenne molle, verdâtre, imparfaite, ou parsemée de granulations fibrineuses, blanchâtres; il peut même rester fluide sans qu'on puisse, dans aucun de ces

(1) Cette opinion est celle de M. Lebert : *Physiologie pathologique*, t. I, p. 281, in-8°, Paris, 1845.

cas, conclure à l'existence du pus. On a dit qu'en battant le sang à la sortie de la veine il se formait des grumeaux fibrineux, et non une membrane élastique et tenace comme lorsque le sang est normal. Ce fait est vrai, mais il n'est point spécial à la pyémie puisqu'on l'observe dans les fièvres graves, dans les affections scorbutiques, en un mot, dans des cas où le sang est altéré d'une autre manière que par son mélange avec le pus. Nous ne connaissons aucun fait péremptoire qui prouve qu'on a reconnu la matière purulente dans le sang d'une saignée, excepté dans le cas où l'on vient à extraire ce liquide d'un vaisseau enflammé, comme on en a rapporté quelques exemples. Nous avons nous-même été témoin d'un fait de ce genre (1).

Expériences sur le mélange du pus et du sang.

Du pus que l'on mêle directement avec du sang ne lui fait subir aucun changement considérable, à moins que ce pus ne soit altéré par la putréfaction ou mêlé à des liquides septiques. Dans ce cas, on retrouve au microscope les globules de pus ; la fibrine ne se coagule pas, et, plus tard, se réduit en grumeaux. Le pus frais n'empêche pas la formation de la couenne, qui revêt ses caractères habituels (2).

Conclusions.

Il résulte de toutes ces expériences un fait essentiel, à savoir que le pus peut être retrouvé aisément dans le sang des cadavres, mais qu'il peut aussi ne pas s'y ma-

(1) M. Sédillot assure qu'il a reconnu les globules du pus dans le sang d'une saignée pratiquée chez un malade atteint de pyémie : *De l'infection purulente ou pyohémie*, p. 263, in-8°, Paris, 1849. A l'époque où ce livre a été écrit on connaissait mal l'histoire de la leucocythémie.

(2) Voyez sur ce sujet les expériences très-nettes instituées par M. Andral : *Essai d'hématologie*, p. 117, et celles qui sont contenues dans la monographie de M. Sédillot, pleine de documents précieux : *De l'infection purulente ou pyohémie*, p. 71 et 479.

nifester, quoique, pendant la vie, il ait pénétré, en très-grande proportion, dans le système vasculaire. Le travail organico-dynamique qui se passe dans les capillaires généraux paraît surtout avoir pour effet de détruire ce liquide et de s'en débarrasser de toutes les manières. Le poumon, le foie et les autres organes sécréteurs l'arrêtent à son passage. C'est là ce qui explique la rareté plus grande du pus dans les cavités gauches. Cependant il échappe encore, dans quelques cas, à cette action mécanique suivant les uns, vitale suivant les autres, et retourne ainsi dans le système vasculaire à sang rouge.

Symptômes de la pyémie.

Symptômes. Le début de la pyémie est marqué par l'apparition subite d'un frisson intense qui ressemble à celui d'une phlegmasie commençante ou d'une fièvre intermittente; la chaleur et la sueur complètent souvent l'accès de fièvre. Celui-ci peut se montrer de la même manière, plusieurs fois de suite, avec une régularité qui fait croire à l'existence d'une fièvre intermittente. Dans d'autres cas non moins nombreux, le frisson est léger, erratique, et l'affection s'établit presque à l'insu du patient et du médecin. Quelquefois, la faiblesse du malade, l'intensité des phénomènes propres à l'affection traumatique, ou d'une autre nature dont il est atteint, masquent entièrement le début réel de la pyémie. On observe alors un redoublement dans l'intensité des symptômes propres de la maladie. Quelquefois un délire fugace, nocturne, de l'agitation, quelques mouvements convulsifs, doivent faire soupçonner l'invasion du mal d'abord caractérisé imparfaitement.

Fièvre intermittente, puis rémittente.

Symptômes adynamiques.

Les signes qui en révèlent plus positivement l'existence consistent dans une altération subite du visage, qui diffère peu de celle qu'on retrouve si constamment dans les typhus. L'œil est excavé, chassieux, rougeâtre, injecté ; les narines sont pulvérulentes, les ailes du nez serrées, les lèvres et les dents sèches ou noirâtres, encroûtées, fuligineuses. La teinte de la peau est terreuse, grisâtre, livide, surtout chez les malades déjà affaiblis et ruinés par une affection grave (amputation, opération avec effusion de sang, suppuration longue). Les femmes récemment accouchées présentent l'excitation vasculaire générale et la coloration rouge du visage qui accompagnent l'état fébrile chez les personnes robustes. La peau se couvre d'une sueur abondante, d'une éruption de sudamina, de miliaires rouges ou d'une moiteur visqueuse.

Coloration grisâtre et terreuse de la peau.

Ictère : ses causes.

Une autre coloration toute différente, par son origine, de la teinte grise et terreuse dont nous venons de parler, et qui s'ajoute souvent à elle, dépend de la pénétration dans le sang de la matière colorante de la bile. Il en résulte une couleur jaune dont la nuance est très-variable, souvent à peine appreciable, mais qu'il est facile de retrouver avec ses caractères propres, lorsqu'on examine attentivement les sclérotiques et l'urine. Elle reconnaît pour cause la formation d'abcès hépatiques, ou tout au moins un travail manifeste de congestion sub-inflammatoire dans le foie.

Hypcrémie hépatique reconnue facilement pendant la vie.

Nous nous sommes assuré un grand nombre de fois que l'organe hépatique acquiert un volume anormal lorsque les premiers signes de la pyémie viennent à paraître, et avant même que l'ictère soit devenu manifeste. Cette augmentation de volume est l'effet de la congestion simple ou de la phlegmasie qui accompagne la formation des abcès hépatiques. On peut, à l'aide de la percussion, dire par avance si l'on trouvera le foie congestionné ou exempt de cette altération.

La fréquence et l'irrégularité des mouvements respiratoires, la dyspnée, la toux, les ronchus sibilants et ronflants disséminés dans la poitrine, existent dans le plus grand nombre des cas ; dans d'autres, la respiration n'est pas troublée, et malgré le développement d'abcès nombreux dans les deux poumons, il est impossible d'en constater les signes par la percussion et l'auscultation. Souvent on reconnaît l'existence des congestions pulmonaires à l'aide de la percussion, qu'il ne faut jamais négliger de pratiquer.

Symptômes pectoraux.

On trouve le pouls accéléré, fort, dans les premiers temps, plus tard petit, faible, fuyant sous le doigt, irrégulier et même intermittent ; les bruits du cœur clairs ou sourds, et même à peine perceptibles quand les caillots se forment dans ses cavités. Les malades meurent alors subitement et par syncope cardiaque.

Formation de caillots dans le cœur.

Les autres symptômes fournis par le tube digestif et le système nerveux rappellent complétement ceux de l'état typhoïde : langue sèche, noirâtre, anorexie, soif vive, vomissements répétés de matière bilieuse, hoquet, météorisme, sensibilité du ventre, dévoiement, selles involontaires, bilieuses et d'une fétidité extrême, expression de stupeur, subdélirium, somnolence, tristesse, craintes souvent exprimées de la mort, excitation des sens spéciaux, douleurs vives dans les masses musculaires, et surtout les jointures, souvent en rapport avec le développement des hémorrhagies et des abcès, tremblement des lèvres, de la langue, soubresauts des tendons, urines normales ou neutres, carbonatées, faisant alors effervescence par l'acide quand on les a chauffées d'abord : tels sont les symptômes de l'état ataxo-adynamique au milieu duquel succombent les malades,

Symptômes intestinaux.

Marche aiguë ou lente.

La pyémie a une durée qui varie suivant l'intensité de la cause, c'est-à-dire les quantités de pus incessamment introduit dans la circulation. S'il filtre molécule à molécule dans le sang, il n'en détermine pas moins sûrement les phénomènes de l'infection purulente, mais il tue moins vite. Dans ce cas, les symptômes sont successifs : on voit paraître d'abord une fièvre hectique avec des redoublements, chaque soir; des sueurs visqueuses, nocturnes, et un ensemble de symptômes qui peut faire croire à une phthisie pulmonaire (fièvre purulente, fièvre des amputés). Bientôt cependant les symptômes ataxo-adynamiques, la teinte grise et l'aspect général ne laissent plus de doute sur la véritable nature de la maladie. Elle emporte les sujets dans le court espace de huit à douze jours dans la forme aiguë. Elle peut durer quatre à cinq semaines dans la forme chronique. Elle se termine presque constamment par la mort. On a cité des cas de guérison : sans les nier, nous devons dire que la certitude n'est jamais complète dans une affection dont le diagnostic est souvent obscur.

Des différentes théories émises au sujet de l'infection purulente.

Théorie de la pyémie. Malgré les dissidences qui existent sur un grand nombre de points, l'étude persévérante des lésions, des causes et des symptômes de la maladie, doit conduire à une théorie générale que l'on peut regarder comme l'expression de la vérité.

Le point de départ est une phlegmasie qui donne le pus.

La maladie commence nécessairement par une phlegmasie suppurative, de cause interne ou externe, que l'on parvient toujours à découvrir, quand on sait la chercher. Sous l'influence de conditions physiologiques et surtout morbides, le pus s'introduit dans la circulation, et alors se développe une série de symptômes et de lésions dont l'ensemble constitue la maladie générale qu'on désigne sous le nom de pyémie.

Personne ne conteste que la cause des accidents est le mélange du pus avec le liquide sanguin, puisqu'il est démontré par l'etude microscopique du sang pris sur le cadavre, et par des expériences faites sur les animaux, chez lesquels on reproduit tous les accidents de la maladie par l'injection du pus dans les veines (1). Une fois introduit dans la circulation, le pus agit-il en vertu de ses globules ou de quelque autre de ses parties constituantes, et comment agit-il? Répondons d'abord à ces deux questions.

C'est le globule du pus et nul autre élément qui provoque l'altération du sang.

Le pus est aussi nettement caractérisé par les globules que le sang l'est par les globules hématiques. On ne peut donc pas concevoir le développement de la pyémie sans la pénétration de ces globules dans le sang. La sérosité, les globules de graisse, les granulations fibrineuses que renferme le pus ne peuvent, dans aucun cas, produire la maladie. Des expériences nombreuses, faites sur les animaux, ne laissent aucun doute à cet égard. La partie solide et globulaire du pus, introduite dans leur sang, ne manque jamais de produire des abcès multiples; au contraire, la sérosité, excepté lorsqu'elle est altérée par la putréfaction ou par son mélange avec quelques produits morbides virulents, ne détermine ni les symptômes de la pyémie ni d'autres phénomènes appréciables. Il était facile de prévoir ce résultat en songeant que tous les jours des abcès considérables se vident,

(1) On doit consulter sur ce sujet le mémoire important et souvent cité, de MM. H. de Castelnau et Ducrest : *Recherches sur les cas dans lesquels on observe des abcès multiples*, Mémoires de l'Académie de médecine, t. XII, p. 1, 1846.

des suppurations se tarissent par voie de résorption, sans qu'aucun symptôme pyémique se manifeste. On est fondé à croire que les globules de pus restent emprisonnés dans les tissus, et y subissent plus tard un travail de dissolution ou de destruction.

De quelle manière agit le pus?

Maintenant qu'il est bien établi que c'est la cellule purulente seule qui provoque les symptômes de la pyémie, cherchons comment elle agit sur le solide. Rappelons d'abord qu'elle y excite, avec une promptitude extrême, la formation d'un très-grand nombre de phlegmasies suppuratives, et d'abcès dans les poumons, le foie et les autres organes. On a attribué ces effets à ce que les globules de pus sont trop volumineux pour circuler dans les capillaires, à ce qu'ils s'y arrêtent, obstruent leurs canaux, gênent la circulation, et provoquent ainsi le travail phlegmasique. Plusieurs objections graves s'élèvent contre cette théorie mécanique. La plus sérieuse de toutes, et qui l'ébranle fortement, c'est que les globules de pus peuvent franchir les capillaires du poumon, puisqu'on les retrouve dans les cavités gauches du cœur, dans le foie, dans la rate, enfin dans les systèmes capillaires où ils ne peuvent arriver qu'après avoir traversé le poumon et le système artériel général. Ils peuvent donc être reçus et circuler dans les vaisseaux capillaires. D'ailleurs les globules blancs du sang, si nombreux dans la leucocytémie, circulent librement dans les vaisseaux sans occasionner de stase, quoiqu'ils soient aussi volumineux que les globules de pus. Ajoutons enfin, que les particules insolubles de charbon, d'or, de mercure, injectés dans le sang, ne déterminent que quelques-uns des effets locaux de la pyémie, et nous aurons réuni une assez grande somme de probabilités pour pouvoir affir-

Il n'agit pas mécaniquement dans les capillaires généraux.

mer que le pus ne se borne pas à jouer dans le sang le rôle d'un corpuscule, qui sera arrêté par les réseaux capillaires.

Il agit d'une manière spécifique par son contact avec les solides; il y excite une irritation inflammatoire dont le mécanisme nous échappe comme celui de tant d'autres phlegmasies simples ou spécifiques. Savons-nous pourquoi une gouttelette de pus varioleux inoculé sous l'épiderme va reproduire, après un temps d'incubation presque toujours le même, une centaine de phlegmasies suppuratives, pourquoi le vaccin fait naître dans le lieu où il a été inoculé une pustule d'une forme spéciale et toujours identique à elle-même? On ne fera pas intervenir, à coup sûr, en pareil cas, l'action mécanique du pus. Pourquoi l'inoculation de la morve, du farcin, est-elle suivie d'une phlegmasie suppurative ou d'autre nature, mais toujours semblable à elle-même? Notre esprit répugne à ne voir qu'une obstruction dans le travail local qui engendre les abcès disséminés.

Il agit d'une manière spécifique en irritant les tissus.

Quoi qu'il en soit de la cause des suppurations pyémiques, il faut reconnaître que le pus une fois formé et mis en contact avec les systèmes capillaires des tissus, provoque plus spécialement l'inflammation purulente que tout autre travail phlegmasique; cependant il n'est point rare de rencontrer des congestions sanguines, des hémorrhagies et des ramollissements gangreneux, non-seulement dans les viscères qui contiennent des abcès multiples, mais dans d'autres tissus. On observe aussi des hydropisies qui prouvent que les sécrétions sont également lésées; ailleurs, enfin, des fausses membranes, des produits plastiques, ou même des perforations.

On ne doit pas faire consister tous les effets de la pyémie dans un travail phlegmasique.

Ainsi donc, si la suppuration est le résultat constant

La pyémie détermine des congestions, des ramollissements, des perforations.

de la pyémie, d'autres altérations de nature très-différente les unes des autres ne tardent pas à se développer dans le solide. Ce ne serait voir qu'un côté de la question que de rapporter tous les effets de la molécule purulente à un travail phlegmasique; elle exerce une action délétère sur les tissus en les frappant de gangrène, et en provoquant des hémorrhagies.

Le pus n'est point secrété par les vaisseaux; il ne peut naître que d'une phlegmasie locale dans les tissus dans lesquels on le trouve.

Nous n'avons pas besoin d'examiner longuement l'opinion de ceux qui attribuent les abcès à l'absorption préalable du pus dans un point phlogosé de l'organisme, et à la sécrétion ultérieure de ce même liquide, qui se dépose en nature dans le lieu où l'on trouve les abcès. Personne ne croit plus à ces métastases, à ces migrations du pus en nature et loin de son siége primitif. Si on le rencontre en si grande quantité dans tous les organes, c'est qu'il y est engendré par une phlegmasie que le pus a produite par un mécanisme que nous ne connaissons pas. Nous ne nions pas cependant d'une manière absolue la formation du pus dans quelques conditions morbides spéciales.

Le caractère propre de la *phlogose pyémique* est de se développer et de marcher avec une promptitude extrême, de telle sorte qu'en un petit nombre d'heures elle parcourt ses périodes de congestion, de stase et de suppuration. Nous ne saurions croire que le pus se fait et s'accumule d'une autre manière que par le travail phlegmasique local. Il est impossible d'admettre que les capillaires sécrètent du pus de la même manière qu'ils laissent échapper de la sérosité, du mucus ou de l'urine; le sang sort bien par extravasation, le pus par phlegmasie, mais jamais par sécrétion.

Manière de comprendre la diathèse purulente.

Voici donc comment il est permis de concevoir la pyémie. L'altération du sang par le pus crée dans le solide un état diathésique, une *disposition* en vertu de laquelle des phlegmasies multiples peuvent prendre naissance dans le point où le pus entre en conflit immédiat avec la substance des organes. C'est surtout dans les organes auxquels sont confiées les sécrétions les plus importantes et les plus actives, dans le poumon, le foie, la rate et les membranes séreuses, que se développent, de préférence les phlegmasies. Le pus qu'on trouve dans tous ces points en est l'effet. Nous défions qu'on nous montre un globule de pus engendré par un autre acte que par la phlogose. La constitution du sang est alors modifiée, par son mélange avec cet agent spécifique, mais il faut faire intervenir l'action dynamique des tissus pour expliquer non-seulement les phlegmasies, mais les congestions et les ramollissements qu'on observe. On ne peut pas supposer que l'obstable mécanique opposé par le pus soit la cause de tous les accidents. Les abcès occupent parfois exclusivement le poumon ou le foie, ou bien ces deux organes ne subissent aucune lésion et les abcès se montrent ailleurs. Il faut donc que parmi les tissus les uns soient affectés spécialement par le pus, tandis que les autres échappent à son action, car il les traverse tous sans exception. On ne saurait se dispenser de placer la cause de ces différences dans l'action dynamique du solide. Telle est, suivant nous, la seule manière de concevoir la diathèse purulente.

Elle résulte de l'action du pus sur le sang et sur le solide.

Du rôle de la pyémie dans quelques maladies. Le sang ne peut jamais s'altérer spontanément de manière à produire du pus ; le sang n'est rien sans l'intervention du solide ; à celui-ci appartient seul le pouvoir de provoquer la suppuration. Il existe un certain nombre de cas dont l'étiologie reste obscure, et qui nous offrent quelques-uns

Des maladies dans le cours desquelles se développent la pyémie.

des caractères de la pyémie. On voit des sujets succomber dans la troisième période de la pneumonie avec des symptômes qui imitent tout à fait ceux de la pyémie. Il en est de même de quelque forme grave de fièvres qu'on a qualifiées de typhoïdes, de lésions chroniques du foie et de la rate, de suppuration des ganglions lymphatiques, d'angine gangréneuse, de douleurs articulaires simulant le rhumatisme, de dysenteries graves.

Presque toutes les lésions phlegmasiques.

On observe chez des malades qui succombent dans le cours de la variole, de la scarlatine, de l'érysipèle, etc., des abcès pulmonaires, du pus dans les jointures, etc. Il faudrait poursuivre avec soin les ramuscules veineux, afin de s'assurer qu'il n'a pas existé de phlébite; l'admettre par hypothèse ne serait pas éclairer beaucoup l'étude de ces pyémies par cause interne. Nous conseillons aux médecins de porter leur investigation sur ce sujet : il est entièrement nouveau et digne de recherches approfondies.

Les abcès multiples ne tiennent pas toujours à la pyémie.

Il faut distinguer ces cas de ceux dans lesquels on observe des abcès multiples disséminés à la surface du corps et dans les muscles. On les voit se développer chez les varioleux, et à la suite des fièvres typhoïdes principalement. Les symptômes généraux et fébriles acquièrent parfois une grande intensité, et inspirent de grandes inquiétudes sur l'issue de la maladie. Lorsque les sujets succombent, on ne retrouve pas de suppuration dans le poumon, le foie ni ailleurs.

Il resterait aussi à rechercher, si dans le cours des maladies qui produisent des suppurations chroniques, chez les scrofuleux, les phthisiques, chez ceux qui succombent avec des cancers intérieurs, le pus ne peut pas, en se mêlant au sang, hâter la fin des malades.

Nous devons en terminant nous demander si la pénétration du pus ne peut se faire que par les vaisseaux divisés et enflammés, et si les globules ne pourraient pas arriver dans le sang par voie d'absorption. Ceux qui repoussent formellement cette opinion ne peuvent s'appuyer que sur un seul argument qu'ils répètent à satiété, savoir que les globules de pus sont trop volumineux pour traverser les capillaires fermés de toutes parts. Nous admettons cette proposition fondamentale en physiologie, mais elle n'est plus applicable dans l'ordre pathologique. S'il est vrai de dire que dans l'inflammation le pus se forme au moment où le sérum traverse la paroi vasculaire et qu'il se trouve ainsi placé en dehors de la circulation (voyez *Inflammation*), pourquoi ne pourrait-il pas, dans quelques conditions morbides particulières, se développer en dedans des vaisseaux ou y rentrer, en quelque sorte, par violence ou à l'aide des ramollissements, des ulcérarations, des ruptures qui doivent s'opérer dans les vaisseaux devenus anévrismatiques? D'ailleurs, il reste toujours à prouver que les globules de pus causent les accidents de la pyémie, uniquement par l'obstacle qu'ils apportent à la libre circulation du sang dans les capillaires. Nous répéterons que cette théorie mécanique ne saurait être acceptée.

Le pus peut arriver dans le sang sans avoir été absorbé.

CHAPITRE III.

SEPTICÉMIE (INFECTION PUTRIDE).

De la septicémie.

On devrait désigner sous le nom de septicémie un état morbide général dû à l'altération du sang par son mélange avec un liquide doué de propriétés septiques; mais qu'est-ce qu'un liquide septique? Il ne peut y avoir dans l'organisme d'autres liquide que le sérum du sang auquel on puisse appliquer cette dénomination, et qui puisse contracter des propriétés délétères : cherchons donc les conditions morbides dans lesquelles ce liquide peut être ainsi altéré, et en second lieu les symptômes que son mélange avec le sang peut produire.

Conditions qui la produisent.

Lorsque le pus se forme dans un solide, et qu'il s'y altère par son contact avec l'air ou avec une autre humeur telle que l'urine, il contracte des propriétés septiques. La même chose a lieu quand les tissus se gangrènent, se ramollissent comme dans les maladies générales, les grandes pyrexies, le typhus, le charbon, la morve. Ces diverses conditions se trouvent réunies principalement après le travail de la parturition, dans les foyers purulents chroniques, dans les clapiers, autour des os malades et des plaies qui suivent les amputations; le sérum alors se trouve mêlé à des agents spécifiques très-différents. C'est également lui qui sert de véhicule au pus, au principe virulent de la morve, du charbon, de la pustule maligne. On comprend qu'il est difficile de faire la part de chacun de ces agents dans la septicémie.

Matières animales en putréfaction.

Les matières animales en putréfaction fournissent des liquides qui possèdent à un haut degré des propriétés spécifiques. Si ces liquides pénètrent accidentellement dans le sang, comme on le voit trop souvent chez les médecins qui dissèquent ou qui font des autopsies, il en résulte un ensemble de phénomènes morbides très-graves. Des expériences ont été instituées sur les animaux afin d'étudier les effets de l'empoisonnement septique, et d'éclairer la pathogénie passablement obscure de cette

Expériences sur les animaux.

affection. Si l'on emploie seulement la matière liquide du pus dont on a séparé les globules, si on l'injecte dans le sang, il se développe des gangrènes, des hémorrhagies, mais aucune des lésions propres à la pyémie, point d'abcès multiples, du moins dans la majorité des cas (1). La mort est souvent très-rapide; ce qui est en opposition avec l'idée générale qu'on se fait de la septicémie. Lorsque les animaux résistent pendant trois à cinq jours on trouve les poumons infiltrés de sang, des gangrènes dans plusieurs parties, des ecchymoses sous la plèvre et les membranes muqueuses gastro-intestinales, des ramollissements dans les parenchymes viscéraux.

Accidents de la piqûre anatomique.

Observe-t-on chez l'homme des lésions du même genre que l'on soit en droit de rapporter à la septicémie? On peut répondre par l'affirmative, toutefois avec quelque restriction, parce que dans les cas où l'on rencontre cette maladie, du pus est presque toujours jeté en même temps dans le sang. Le cas le plus simple est celui où la piqûre anatomique introduit une liqueur putréfiée dans le torrent circulatoire. Les signes d'une lymphangite ou d'une phlébite se déclarent en même temps, et les lésions ne diffèrent pas de celles qu'on retrouve dans ces deux maladies. Il faut reconnaître que parfois les sujets meurent rapidement, sans qu'on puisse découvrir les abcès disséminés qui sont propres à la pyémie.

Septicémie puerpérale.

Les accidents redoutables qui suivent l'accouchement peuvent tenir à l'absorption des liqueurs septiques qui se

(1) Voyez sur ce sujet les expériences de MM. de Castelnau, Ducrest et Sédillot, ouvrages cités à l'article *Pyémie;* celles plus anciennes de M. Gaspard, *Journal de physiologie* de Magendie, t. II; — D'Arcet, *Recherches sur les abcès multiples*, thèse de Paris, p. 29, in-4°, 1842; — voyez également Piorry, *Traité des altérations du sang*, art. *Typhoémie*, Paris, in-8°, 1840.

forment dans l'utérus, sous l'influence de certaine condition locale propre à engendrer la fermentation putride. Nous avons ouvert un certain nombre de cadavres appartenant à des sujets qui avaient offert tous les signes de la septicémie, et l'absence de toute suppuration dans les veines et les viscères ne nous a laissé aucun doute sur l'existence de cette maladie dégagée de toute complication.

On n'a point séparé jusqu'à ce jour la matière liquide à laquelle on doit donner le nom de septique. On a été plus heureux quand il s'est agi d'isoler l'agent spécifique de la pyémie. Il est permis de dire, dans l'état d'incertitude où se trouve la science moderne, qu'il existe une matière septique contenue dans le sérum du sang, et qui peut être fournie par les tissus enflammés et ramollis. Les liqueurs qui s'en écoulent alors subissent une altération chimique qui a les plus grands rapports avec la fermentation putride. Cette matière, en se mêlant au sang, possède la propriété de produire une perturbation profonde du système nerveux et un état adynamique très-intense.

Symptômes. Les *symptômes* de la septicémie diffèrent peu de ceux qui appartiennent à l'état typhoïde, avec lequel beaucoup d'auteurs les ont confondus. On observe principalement une faiblesse très-grande, une fièvre hectique avec exacerbation le soir et sueurs visqueuses, des vomissements, des hoquets, des selles séreuses, fétides, un suintement sanguinolent par la bouche et le nez ; l'intelligence se conserve intacte ou ne s'altère qu'à un faible degré; l'amaigrissement est rapide, etc. La septicémie peut faire périr en quelques jours ou dans l'espace de plusieurs semaines, à la manière d'une affection chronique.

CHAPITRE IV.

DE L'ÉTAT ADYNAMIQUE OU TYPHOIDE.

Ce mot, dérivé de τύφος, *stupeur*, sert à désigner un groupe de phénomènes morbides que l'on trouve associés ensemble dans un grand nombre de maladies très-différentes par leur nature, leur siége, leurs symptômes. Il n'existe pas dans le vocabulaire médical un terme plus défectueux; la stupeur n'est pas un symptôme assez fixe ni assez important pour qu'on puisse le donner comme caractère essentiel d'une seule et unique maladie. L'adynamie nous paraît être un signe préférable; et, pour éviter toute espèce de confusion, nous nous en servirons comme s'il était synonyme de stupeur; nous ne traiterons de l'adynamie qu'à ce point de vue, l'histoire de l'asthénie ayant été présentée ailleurs (t. I, p. 337). De l'état adynamique. Définition.

Causes. On observe d'abord l'état typhoïde dans des maladies bien limitées, dans les phlegmasies des viscères et spécialement du poumon, du foie, du cerveau, des reins, dans les ramollissements gangréneux, dans l'érisypèle, etc. Il n'est pas une seule affection locale qui ne puisse, à son dernier terme et dans sa forme la plus intense, donner lieu à tous les accidents de l'état typhoïde. Causes. Phlegmasies viscérales.

Nous placerons dans un second groupe les maladies dans lesquelles le solide et les liquides sont altérés en même temps. Les pyrexies qui ont conservé le nom de fièvres essentielles s'accompagnent presque toutes de symptômes de putridité ou de malignité. Le typhus, la peste, la fièvre jaune, les fièvres intermittentes pseudo- Pyrexies.

continues ou rémittentes des marais, le choléra, présentent à un haut degré les signes caractéristiques de l'état adynamique.

Altérations du sang.

Viennent en troisième lieu les altérations primitives ou consécutives du sang, et spécialement celles qui sont marquées par une diminution de l'élément fibrineux ou par le mélange du pus ou de liquides putréfiés avec le sang. Les maladies dans lesquelles on a constaté une altération de ce genre peuvent même être considérées comme le type de l'état typhoïde. Citons particulièrement la phlébite puerpérale et traumatique, toutes les maladies chroniques qui déterminent la formation de matières septiques et leur pénétration dans le sang. (Voyez *Pyémie* et *Septicémie.*)

Maladies virulentes.

Les maladies virulentes sont presque toutes *typhoïdes* à une certaine période de leur développement. Toutefois, certains virus ne déterminent jamais cet état; la rage, la syphilis, sont de ce nombre. Quelques agents toxiques, comme l'arsenic, les alcalis, les mercuriaux et l'ingestion des viandes putréfiées ou de mauvaise nature, sont suivies d'effets semblables.

Faisons remarquer que les névroses les plus graves et les plus incurables du mouvement, du sentiment et de l'intelligence, l'hypocondrie, l'hystérie, les différentes formes d'aliénation mentale, ne donnent jamais lieu à l'état typhoïde.

A-t-on trouvé la cause de l'état adynamique?

En résumé, nous constatons un premier fait essentiel, à savoir que des maladies très-différentes par leur nature et par leur siége ont pour effet de produire l'état typhoïde. Il faut donc chercher si une lésion commune du sang, ou du système nerveux, n'en serait pas la cause dans toute maladie où nous voyons paraître l'adynamie.

Consiste-t-elle dans l'altération du sang et spécialement dans la diminution de la fibrine?

Un fait qui frappe tout d'abord, est la fréquence extrême de la putridité dans un certain nombre de maladies dans lesquelles le sang est altéré. Une surtout en est la cause ordinaire : nous voulons parler de la diminution de la fibrine qui se montre au début et surtout à la fin des pyrexies. A cette époque, des hémorrhagies et des symptômes de putridité se manifestent et l'état typhoïde est porté à son maximum d'intensité. Rien de semblable dans les altérations du sang dans lesquelles les globules et l'albumine diminuent de quantité, même d'une façon très-considérable. Il est rare de rencontrer, à moins de complication, l'état typhoïde dans l'anémie la plus avancée.

Ou dans un trouble du système nerveux?

Faut-il donc placer dans la diminution de la fibrine la cause réelle de l'adynamie? Nous répondrons négativement; car, s'il est vrai qu'on ne rencontre jamais cet état à un plus haut degré et plus fréquemment que dans les fièvre typhoïdes, par exemple, cependant la diminution de la fibrine est souvent nulle ou très-minime, et d'ailleurs tout porte à croire qu'elle n'est elle-même que l'effet de l'état pyrétique et des troubles profonds que subit primitivement le système nerveux (1).

On rencontre les mêmes symptômes dans les affections où la fibrine, loin d'être diminuée, est accrue, dans des phlegmasies, par exemple, et dans des maladies très-différentes, dans le choléra, l'intoxication du sang par les globules de pus, par des liqueurs septiques ou même par des agents virulents (morve, charbon, maladies gangréneuses). La seule conclusion générale qu'il soit possible

(1) M. Andral a beaucoup insisté sur ce point capital dans son *Essai d'hématologie*, p. 67, et dans une *Note sur l'état du sang dans un cas de scorbut*, Comptes-rendus de l'Académie des sciences, p. 1135, t. XXIV, 1847.

de formuler, est celle-ci : l'altération du sang est une des causes de l'état typhoïde.

L'état adynamique peut tenir à une altération primitive ou consécutive du sang.

En injectant dans le sang du pus ou des matières septiques, on détermine immédiatement l'état typhoïde. Le trouble du système nerveux est évidemment consécutif dans cette expérience. Dans la fièvre de ce nom, ce n'est pas au début que les symptômes adynamiques présentent leur plus grande intensité, mais plus tard, lorsque les liquides et le solide sont altérés à un haut degré. Nous ne saurions affirmer que le sang reçoit par absorption les matières putrides contenues dans l'intestin ; quoique cette opinion s'appuie sur une analogie puissante, aucun fait n'en démontre la réalité.

Résumé.

Ainsi donc, dans la situation actuelle où se trouve la science, il faut se borner à déclarer que l'état adynamique est tantôt l'effet d'une altération primitive du sang, tantôt du système nerveux ; qu'il se développe dans le cours de plusieurs maladies du solide qui en précèdent alors la manifestation ; qu'il est permis de le rapporter à l'altération primitive du liquide sanguin, lorsque celui-ci reçoit du pus, des liqueurs septiques et même certains agents médicamenteux.

Symptômes de l'état typhoïde.

Symptômes. Ordinairement les phénomènes morbides se développent d'une manière graduelle et successive, et vont en acquérant chaque jour une plus grande intensité. Les premiers symptômes ont leur siége dans le système nerveux ; ils consistent d'abord dans une expression toute particulière de la face, qui peint l'indifférence, la stupeur, l'abattement ; l'attention, la mémoire, toutes les facultés de l'intelligence, sont diminuées, anéanties ; les forces brisées, à un degré extrême. La station est pénible d'abord, puis impossible ; les malades chancèlent en

L'affaiblissement à différents degrés de la contractilité en est le caractère essentiel.

marchant, ils éprouvent, dans la position verticale, des vertiges, des bourdonnements d'oreille; ils peuvent à peine se tenir à leur séant: plus tard, la prostration est telle qu'ils restent dans le décubitus dorsal, et roulent en quelque sorte dans leur lit sans qu'il leur soit possible de changer de place.

Mouvements convulsifs cloniques.

Outre l'affaiblissement du système musculaire qui est le seul caractère constant et pathognomonique de la maladie, on observe souvent la perversion des mouvements marquée par des convulsions cloniques dans le visage et dans les muscles des membres, où ils produisent le symptôme connu sous le nom de soubresaut des tendons; en même temps insomnie, somnolence, carphologie, etc.

Lésion des sécrétions.

Elle donne lieu aux signes de putridité notés par les plus anciens auteurs.

Les sécrétions sont modifiées aussi profondément que le système nerveux, sous la dépendance duquel elles sont placées. La peau offre une teinte grisâtre, terreuse et sèche; l'épiderme s'en détache, aux mains surtout, sous forme de matière pulvérulente ou de larges lambeaux. La membrane muqueuse des lèvres, de la langue, se couvre d'une matière concrète jaune ou brunâtre, qui se mêle au sang et à l'épithélium ; de là viennent les fuliginosités qui entourent les dents et les lèvres, et qu'on a considérées, avec juste raison, comme un indice de l'état typhoïde. Les mucosités nasales, buccales et bronchiques sont visqueuses, mêlées à une petite quantité de sang qui leur donne une coloration brune. Si les émanations qui se dégagent du corps ont cette fétidité dont parlent tous les auteurs, elles tiennent à la malpropreté et aux évacuations souvent involontaires. Nous en dirons autant de l'air expiré qui traverse la cavité buccale, dans laquelle les liquides excrétés restent en stagnation et se putréfient.

La matière des évacuations alvines a une odeur repoussante qui a fait admettre, par les plus anciens auteurs, l'existence de la putridité. Les selles sont séro-muqueuses, bilieuses, et contiennent du sang. Une sécrétion abondante de gaz se fait dans l'intestin. Il faut aussi attribuer au trouble des sécrétions le développement des ronchus sonores qui se passent dans les bronches.

Exhalation sanglante.

L'altération du sang se révèle par des phénomènes morbides qui ont attiré l'attention de tous les observateurs. Il est rare qu'il ne se fasse point, par quelque partie du corps, une exhalation sanglante : tantôt c'est par le nez, tantôt par la bouche et l'intestin. Les hémorrhagies par cette dernière voie, quoique fréquentes, se montrent surtout dans certaines pyrexies typhoïdes et scorbutiques. Souvent on trouve, pendant la vie, des congestions pulmonaires, spléniques, hépatiques ; elles dépendent, comme les hémorrhagies, de l'altération du sang.

La fièvre n'est pas nécessairement liée à l'état typhoïde ; il peut être apyrétique.

Le mouvement fébrile n'est pas l'accompagnement nécessaire de l'état dynamique ; ceux qui ont écrit le contraire se sont laissé induire en erreur par les symptômes de la fièvre typhoïde, qu'ils ont eu le tort de prendre pour seul type de l'état morbide que nous décrivons. La fréquence du pouls et l'accroissement de la chaleur cutanée, ces deux signes de la fièvre, peuvent manquer chez des malades qui offrent cependant la prostration, la stupeur et les troubles des sens les mieux caractérisés ; souvent la circulation, loin de s'accélérer, se ralentit, la peau devient fraîche, des symptômes d'algidité peuvent même se développer. Ainsi, loin de s'accroître, la calorification tend à s'abaisser pendant l'adynamie.

C'est même cette opposition dans les troubles de la calorification, qui donne une physionomie particulière à un grand nombre de maladies ; les unes sont pyrétiques, les autres apyrétiques. On conçoit donc combien est grande l'erreur de ceux qui, s'en laissant imposer par la fièvre, craignent de recourir à un traitement tonique et excitant.

Nous n'ajouterons rien à l'exposition critique que nous venons de présenter, si ce n'est le vœu formel de voir les mots état typhoïde diparaître entièrement du nombre des états morbides généraux, à moins qu'on ne les remplace par l'expression d'adynamie proposée par Pinel, et qui constitue, en effet, un élément essentiel et primaire de maladie. (Voyez *Irritatibilité.*)

Indications thérapeutiques.

Indications thérapeutiques. L'état typhoïde est de tous les éléments de maladie celui qu'on a le plus souvent pris en considération pour asseoir le traitement des maladies. Il suffit pour s'en convaincre, et sans remonter jusqu'à la médecine grecque, de consulter les ouvrages publiés à la fin du dernier siècle et au commencement de celui-ci sous l'inspiration de la doctrine de Brown. Lorsqu'on voyait se dessiner l'ensemble des symptômes putrides dans le cours d'une maladie, on prescrivait un traitement tonique, antiseptique et stimulant : presque toutes les pyrexies accompagnées de symptômes typhoïdes étaient combattues de la même manière. Il fallut qu'un système médical non moins exclusif que celui de Brown intervînt pour faire cesser les abus de la médication stimulante. Broussais montra que l'irritation, dans ses formes les plus violentes, peut conduire à l'adynamie. Plus tard on reprit, quoique avec plus de modération, les idées de Brown. Il n'est pas au-

L'adynamie a été prise pour base de la thérapeutique dans un grand nombre de maladies.

jourd'hui un seul médecin qui ne considère comme une source d'indications pressantes et décisives les symptômes putrides et adynamiques qu'on voit paraître dans les maladies. On s'accorde à exclure du traitement des affections adynamiques les agents capables d'affaiblir les forces générales et de diminuer l'irritabilité normale des systèmes. (Voyez *Irritabilité*, *Asthénie*).

Elle contre-indique les débilitants.

Ramener l'irritabilité et les propriétés vitales à leur type physiologique.

On cherche au contraire à agir sur le système nerveux avec des médicaments qui passent pour mettre en jeu l'irritabilité générale et pour exciter la contractilité, la sensibilité dans tous les systèmes. Les substances toniques, les stimulants énergiques, et surtout les aliments chargés de principes alibiles, doivent être choisis de préférence à tout autre médicament. On cherche aussi à rendre au sang sa constitution normale; c'est encore à l'aide d'une alimentation choisie, de liqueurs alcooliques et du vin, qu'on réussit le mieux à remplir cette indication. Quant aux médicaments réputés antiseptiques, tels que le camphre, les chlorures alcalins, ils jouissent d'une action moins certaine. Il faut accorder plus de confiance à tous les agents de l'hygiène; l'aération, la propreté, l'action habilement dirigée du froid intra ou extra, constituent la partie essentielle du traitement anti-putride. Ce n'est pas au moyen d'un assemblage hétérogène de drogues de toute espèce qu'on parviendra le plus sûrement à combattre l'état typhoïde. Il est préférable de se laisser guider par les indications spéciales tirées de la cause, de la nature de la maladie, et surtout des conditions individuelles, telles que l'âge, le sexe, la force de la constitution, etc. En un mot, le traitement rationnel est supérieur au traitement empirique.

CHAPITRE V.

DE L'ÉTAT BILIEUX.

De l'état bilieux. Qu'est-ce que l'état bilieux ? Pour les anciens ce mot avait une signification précise, mais leur doctrine des maladies bilieuses était entièrement erronée. Ils supposaient que la bile, ou du moins que ses principaux éléments, pouvaient surabonder dans le sang et produire ainsi un état de pléthore ou de polycholie bilieuse; celle-ci se dissipait par le moyen des sécrétions sans causer d'accidents graves, ou bien elle allumait une fièvre intense, ou enfin se jetait sur les viscères et y déterminait presque toutes les maladies (pleurésie, pneumonie bilieuses, apoplexie). L'état bilieux compris de la sorte est une hypothèse dont rien ne démontre la réalité. Nous ne nous y serions même pas arrêté, s'il ne fallait pas toujours chercher à se rendre compte des motifs qui ont porté des hommes d'un grand nom à créer une doctrine.

De l'état bilieux. Un mot des doctrines anciennes.

Anciennement, chaque fois qu'on voyait la coloration jaune des téguments, la langue sale, l'urine colorée, et un ensemble de symptômes gastriques rapportés à l'état saburral, on croyait à l'existence d'un état bilieux. Si, par ce mot, on entend le passage dans le sang des éléments de la bile, ou leur rétention, ou même leur élimination ultérieure dans les organes, on fait une hypothèse. On n'a point retrouvé jusqu'à ce jour de la bile en nature dans le sang ni même un seul de ses principes

La présence de la bile dans le sang n'a jamais été démontrée.

On n'y a trouvé qu'un seul de ses éléments, la biliverdine.

caractéristiques, par exemple l'acide cholique combiné à la soude, les acides oléique, margarique, le sucre biliaire, etc. On y a constaté seulement l'existence d'une matière colorante verte qui se dépose sur la peau et dans tous les tissus, et qui passe aussi dans les liquides de l'économie. Il faut donc cesser de dire que la bile existe dans le sang, ou du moins reconnaître que les prétendus états bilieux ne sont absolument que des états morbides pyrétiques ou apyrétiques caractérisés par l'ictère. Nous voici bien loin de la théorie des anciens, qui supposaient l'existence de la bile là où nous ne trouvons absolument qu'un principe colorant dont les quantités peuvent être considérables sans troubler sensiblement la santé. Une maladie avec ictère n'est nullement une maladie bilieuse, c'est-à-dire produite par la bile en nature mêlée au sang.

Les maladies dites bilieuses sont toujours des affections avec ictère.

Presque toutes les maladies dites bilieuses par les anciens sont des affections avec ictère, les unes pyrétiques, les autres apyrétiques, telles que la fièvre gastrique, les rémittentes bilieuses, la fièvre paludéenne, les inflammations, l'érysipèle, la dysenterie, etc.

Il en est d'autres dans lesquelles la pénétration de la bile pourrait être soupçonnée.

A côté de ces maladies ictériques, nous ne disons pas bilieuses, s'en montrent d'autres dans lesquelles l'ictère s'accompagne d'hémorrhagies et de symptômes ataxo-adynamiques formidables. Cet ictère hémorrhagique, dont nous avons rassemblé un assez grand nombre d'exemples, donne lieu à un ensemble de symptômes qui peuvent faire croire que le sang renferme d'autres principes que la matière colorante verte; car celle-ci peut y exister en grande quantité sans déterminer d'accidents graves, tandis que dans l'ictère dont nous parlons, les hémorrhagies et d'autres symptômes ne tardent pas à

Elles produisent des accidents mortels.

entraîner la mort des sujets (1). Après la mort, on ne trouve aucune lésion dans le foie. Dans ce cas, on pourrait soutenir que les matériaux de la bile passent dans le sang, et que telle est la cause des phénomènes morbides, et principalement des hémorrhagies par le nez, la bouche, le derme, etc. Il serait permis de donner à une affection ainsi caractérisée le nom de maladie bilieuse. Cependant cette hypothèse probable ne peut être acceptée tant qu'on n'aura pas retrouvé dans le sang les principes caractéristiques de la bile. On sait, par des expériences fort imparfaites, que ce liquide cause chez les animaux des accidents très-graves lorsqu'on l'injecte dans le tissu cellulaire ou dans les vaisseaux sanguins; mais il n'y a aucune parité à établir entre ces vivisections et les maladies bilieuses.

Quelques expériences faites en mêlant de la bile avec le sang.

Nous avons étudié les effets de la bile sur les globules rouges de sang en mêlant avec ce liquide différentes quantités de bile. Les résultats ont été variables; le plus ordinairement, les globules conservaient leur aspect normal; dans d'autres, ils s'altéraient promptement. Nous avons trouvé les mêmes variations en faisant réagir sur du sang de l'acide cholique parfaitement préparé. Il est donc impossible de se faire une juste idée de l'action que la bile exerce sur le sang. On peut croire qu'elle agit d'une façon délétère, mais on est encore réduit, dans ce cas, à faire une hypothèse.

Il résulte des faits précédents que l'état bilieux ne peut être compris que de deux manières : ou il représente un état morbide caractérisé par le passage dans le sang de la matière colorante de la bile, et alors il veut

(1) *Des hémorrhagies produites par les maladies du foie*, Archives générales de médecine, p. 641, juin 1854.

dire seulement maladie avec ictère ; ou il sert à désigner des affections dans lesquelles on observe, outre l'ictère, des symptômes qu'on suppose dus à la présence de la bile dans le sang, quelle que soit la cause de cette altération. Quels sont ces symptômes? Il faut avouer qu'il existe à ce sujet une obscurité extrême, même dans les ouvrages qui traitent le plus longuement de l'état bilieux comme élément de maladie, parce qu'on confond à chaque instant l'ictère avec lui ; or, nous ne saurions trop le répéter, l'ictère n'est qu'un des signes de l'état bilieux. Parlons d'abord des maladies avec ictère ; nous indiquerons ensuite les affections dans lesquelles l'état bilieux constitue l'élément morbide essentiel, tantôt primaire, tantôt secondaire.

Des maladies avec ictère, et non des maladies bilieuses.

Leurs causes.

Maladies avec ictère. On retrouve la coloration jaune de la peau, des parties solides du corps et des liquides excrétés, tels que l'urine, le mucus, dans un grand nombre de maladies du foie, dans la congestion subinflammatoire, que l'on a désignée pendant longtemps sous le nom d'ictère spasmodique, dans les congestions mécaniques, liées à des maladies très-diverses, les hépatites aiguës ou chroniques, et dans toutes les maladies de l'appareil d'excrétion biliaire.

Leurs symptômes. Ils diffèrent essentiellement de ceux de l'état bilieux.

Parmi les symptômes qui leur sont communs figurent spécialement l'ictère, des troubles gastralgiques, l'anorexie, la difficulté des digestions, la constipation opiniâtre, la décoloration des fécès, la couleur jaune de l'urine, et surtout une fièvre dont les accès sont franchement intermittents ou rémittents, et suivis de sueurs petites ou abondantes. Nous possédons maintenant plus de deux cents observations qui doivent nous servir à un travail sur les maladies du foie, et qui ont mis hors de doute ce fait général, à savoir que la manifestation intermittente ou rémittente du mouvement fébrile est un signe presque constant de la congestion hépatique et des maladies avec ictère. Celui-ci, ou plutôt le mélange de la biliverdine avec le sang, est-il la cause du mouvement fébrile et plus particulièrement de l'intermittence? Nous l'avions cru un instant; mais une observation plus attentive nous a bientôt prouvé que les maladies du foie, comme la cirrhose et un grand nombre de congestions chroniques, produisent le même effet bien qu'elles ne soient point accompagnées d'ictère, ce qui est le cas le plus constant; dès lors nous sommes autorisé à croire qu'on ne peut pas attribuer à l'altération du sang par la biliverdine les accidents ni le type de la fièvre. Il y a plus : les affections hépatiques qui produisent l'ictère le plus intense ne sont accompagnées d'aucun accident capable de simuler la fièvre bilieuse.

De l'état bilieux comme élément de maladies. Des maladies très-différentes peuvent se compliquer d'état bilieux. Une phlegmasie du lobe supérieur du poumon gauche se déclare, et en même temps une teinte jaune se répand sur les sclérotiques et sur la peau; la langue se couvre d'un enduit sale, plus ou moins jaunâtre; les urines deviennent sédimenteuses et fortement colorées en jaune. Doit-on, avec Stoll, appeler cette pneumonie bilieuse, c'est-à-dire engendrée par l'état bilieux? Personne, aujourd'hui, ne voudrait interpréter de cette manière les faits observés. On s'accorde à y voir une complication sur le développement de laquelle la constitution épidémique saisonnière ou accidentelle peut exercer certainement une grande influence, et bien qu'on ignore au juste si, en pareil cas, c'est à une congestion

De l'état bilieux comme élément de maladies.

Pneumonie bilieuse.

ou à une simple altération fonctionnelle qu'il faut attribuer l'ictère et les symptômes observés, on peut affirmer, du moins, que l'état bilieux n'est point la cause de la pneumonie. On doit en dire autant des bronchites, des pleurésies et des dysenteries bilieuses. On objectera que les pneumonies avec ictère sont graves, qu'elles guérissent par les évacuants; mais on sait que les complications ajoutent toujours à la gravité d'une maladie, et que l'émétique même, à dose vomitive, est un des moyens curatifs les plus puissants de la pneumonie. Du reste, loin de nier l'influence fâcheuse d'une maladie du foie ou d'un trouble fonctionnel de cet organe sur une maladie intercurrente, nous l'admettons volontiers ; mais il ne s'ensuit pas que l'état ou l'élément bilieux soit la cause de la lésion primitive, et surtout qu'il consiste dans une altération du sang ou du solide par la bile.

Nous ne pouvons discuter les questions nombreuses qui surgissent au sujet des pneumonies bilieuses dont on a tant parlé ; rappelons seulement quelques faits principaux. Provoquées souvent par des influences épidémiques incontestables, ces pneumonies revêtent une marche spéciale, offrent plus de gravité que les autres, et commandent l'emploi répété des vomitifs et des évacuants. Quelle que soit la cause de cet état, il joue le rôle d'élément morbide, de complication, et il détermine des symptômes particuliers qui s'ajoutent à ceux de la pneumonie, et en modifient singulièrement les symptômes propres. L'exacerbation fébrile, l'aggravation de tous les phénomènes à certaines époques du jour et de la nuit, le délire, l'adynamie, la gastricité ou l'état saburral de premières voies paraissent être sous la dépendance immédiate de cet élément morbide.

Nous sommes porté à croire, d'après nos propres recherches, que l'état bilieux qui se manifeste dans ces conditions pathologiques tient à une congestion du foie, reconnaissable par la percussion ; cependant nous ne nions pas qu'un simple trouble de la sécrétion bilieuse ne puisse provoquer tous les accidents qu'on observe alors.

De l'état bilieux, élément essentiel et primaire des fièvres gastriques bilieuses.

Il arrive assez souvent au printemps, en automne, ou pendant le règne de certaines constitutions médicales épidémiques, qu'il se développe un état morbide constitué par les signes de la fièvre gastrique et de l'état bilieux. Voici les principaux symptômes de cet état complexe qu'on trouve nettement dessiné dans la fièvre simple bilieuse : bouche mauvaise, amère, langue couverte d'un mucus épais, jaunâtre, anorexie, nausées, vomituritions ou vomissements bilieux, gêne épigastrique, pesanteur dans l'hypocondre droit, selles rares, teinte subictérique des yeux et du visage, du pourtour des ouvertures nasale, buccale et oculaire, fièvre rémittente, avec paroxysme tous les soirs, quotidien ou double-tierce, sueurs partielles ou générales, souvent abondantes et nocturnes, céphalalgie intense, faiblesse générale, insomnie, température élevée de la peau, urine jaune, sédimenteuse, etc., etc. Partant d'idées purement théoriques, on a fait provenir cet ensemble de symptômes d'un état morbide auquel on a donné le nom d'élément bilieux. On a assigné une origine semblable à l'état typhoïde, à l'inflammation, en créant les éléments adynamique et inflammatoire. Il faut nous expliquer clairement à ce sujet, que l'on a embrouillé de toutes les manières, soit volontairement, soit involontairement. Occupons-nous exclusivement de l'élément bilieux, qui a été l'objet constant de nos études depuis huit années. Il s'est présenté à nous comme à tous les médecins qui exercent dans les hôpitaux de Paris, avec une fréquence extrême, pendant les années 1855 et 1856. Au moment où nous écrivons, il est peu d'affections aiguës ou chroniques qui ne soient accompagnées d'ictère. Nous avons donc sous les yeux une constitution médicale qui rappelle celle que Stoll a si bien décrite.

Dans la fièvre gastrique bilieuse de nos pays, nous reconnaissons un trouble fonctionnel important des fonctions hépatiques. Il est facile d'en constater l'existence à l'aide de deux symptômes sur lesquels nous avons insisté précédemment, à savoir la manifestation de l'ictère et la forme intermittente ou exacerbante du mouvement fébrile. Les troubles de la sécrétion muqueuse buccale et des fonctions gastro-intestinales attirent également l'attention. Quel est le point de départ des phénomènes morbides propres à ces fièvres gastriques bilieuses? Est-ce le trouble de la sécrétion hépatique qui jette dans le sang un des principes de la bile, la matière colorante ou qui l'empêche d'en séparer certains éléments? S'il en était ainsi, toutes les maladies avec ictère seraient accompagnées des symptômes de la fièvre gastrique; or c'est ce que nous ne voyons pas : la fièvre rémittente et l'ictère sont, il est vrai, des symptômes communs aux maladies du foie et à la fièvre bilieuse, mais il en existe d'autres qui n'appartiennent qu'à cette dernière fièvre. Il nous est impossible de dire, quant à présent, à quelle cause il faut la rapporter, et nous sommes contraint de la maintenir au nombre des fièvres essentielles, et de lui assigner pour cause l'élément bilieux, de la même manière que nous regardons l'adynamie comme un des éléments principaux de la fièvre typhoïde.

Différences et analogie entre la fièvre bilieuse et les maladies du foie.

On peut faire, au sujet de la cause de la fièvre gastrique, telle supposition que l'on voudra, admettre qu'elle est due à une lésion de sécrétion de l'appareil gastro-hépatique, qu'elle est maladie générale ou maladie locale. Le seul point sur lequel nous devons insister est la différence qui existe entre les fièvres bilieuses et les maladies du foie qui donnent lieu à l'ictère. Les premières sont aiguës, de courte durée, sans aucune gravité dans nos pays, souvent à peine fébriles; les affections du foie avec ictère, et surtout l'ictère par congestion, ont une durée assez longue, s'accompagnent d'un mouvement fébrile intermittent et sont souvent exemptes de tout symptôme de gastricité. Notons cependant plusieurs points de contact, et, entre autres, la fréquence de l'embarras gastrique, l'anorexie et les autres troubles de la digestion, qu'on rencontre dans les fièvres bilieuses et dans le cours ou à la fin des maladies du foie avec ictère.

Cet élément bilieux, primitif et essentiel dans la fièvre gastrique bilieuse de nos climats, joue le même rôle dans la formation de quelques autres fièvres bilieuses, notamment de celle que le docteur Graves a observée en Irlande, sous forme épidémique en 1847 (1), et de la maladie qui est endémique et connue sous le nom de fièvre rémittente de l'Inde. Jusqu'à ce qu'on ait prouvé que cet élément morbide dépend d'une maladie primitive et bien déterminée du foie, ou même d'un autre organe, il faut le considérer comme constitué par un état pathologique à la production duquel le vice de la sécrétion biliaire prend une part importante. Peut-être arrivera-t-on à démontrer que le sang est altéré par les matériaux de la

(1) *Clinical lectures on the practice of medicine*, t. I, p. 83, in-8°, 2e édit., Dublin, 1848.

bile consécutivement à une lésion de sécrétion de l'organe hépatique ou de sa congestion, et alors on rangera l'état bilieux parmi les altérations du sang; mais jusque-là il faut nous contenter de le mettre au rang des éléments de maladies sans en spécifier le siége.

Il est consécutif dans un très-grand nombre d'affections locales ou générales, pyrétiques ou apyrétiques; il faut en admettre l'existence toutes les fois que dans le cours d'une maladie on voit paraître des symptômes bilieux bien caractérisés.

Maladies dans le cours desquelles se montre très-souvent l'élément bilieux.

Il n'est pas d'élément morbide qui se présente plus fréquemment et dans un plus grand nombre d'affections. On le trouve d'abord associé à d'autres états généraux, tels que le puerpéral, l'adynamique. Il est très-commun dans les fièvres intermittentes, les pyrexies continues et rémittentes. Il semble que les maladies générales se compliquent plus souvent de cet élément morbide que les maladies locales. On l'observe encore dans les fièvres typhoïdes, dans le typhus, les fièvres puerpérales, la dysenterie. Il s'ajoute à un très-grand nombre de maladies locales; nous avons déjà cité la pneumonie, la pleurésie, nous devons encore nommer l'érysipèle de la face, les maladies des voies respiratoires, le rhumatisme articulaire, toutes les affections gastro-intestinales, etc.

Maladies générales.

Maladies locales.

Des causes épidémiques sont la source fréquente de l'état bilieux. Les constitutions médicales et l'influence des saisons développent ordinairement, chaque année, un certain nombre de complications bilieuses; quelquefois celles-ci se montrent avec une fréquence extrême. Nous en avons pour preuves les relations d'épidémies bilieuses citées dans les ouvrages des auteurs grecs et latins, et dans les écrits des médecins du dernier siècle. Il ne faut donc pas en nier l'existence lorsquelles disparaissent pendant un grand nombre d'années.

Indications thérapeutiques.

Combattre l'élément bilieux avant d'obéir à toute autre indication.

Indications thérapeutiques. La coexistence de l'état bilieux, nous ne disons pas de l'ictère, avec les maladies générales ou locales, a été considérée comme une source d'indications qu'il est urgent de remplir. Elles doivent dominer toutes les autres chaque fois qu'elles se présentent dans le cours des maladies. Ainsi, dans les affections puerpérales, dans les formes bilieuses de la fièvre typhoïde, de la pneumonie et des fièvres intermittentes, quel qu'en soit le type, il faut combattre l'élément bilieux. On dégage ainsi l'affection primaire de l'état morbide qui empêche de réussir les médications les mieux appropriées à la nature du mal. Si c'est une fièvre intermittente qui se complique de l'élément bilieux, le sulfate de quinine échoue, et les accès fébriles reparaissent jusqu'à ce qu'on ait fait cesser tous les symptômes bilieux. Il en est de même dans les pneumonies, la fièvre puerpérale, l'érysipèle, et dans d'autres cas : quelquefois même il suffit d'obéir à cette indication pour guérir la maladie principale qui se dissipe alors d'elle-même, sans autre traitement ultérieur. Cependant il est souvent utile, lorsque l'élément bilieux est consécutif, de recourir à un autre traitement, que l'on dirige alors, avec un plein succès, contre l'affection principale.

Nous devons aussi faire remarquer que l'état bilieux pouvant se développer à toutes les périodes des maladies, quelquefois même au moment où elles sont sur le point de se terminer, il n'est pas moins nécessaire d'administrer les évacuants pour hâter cette terminaison et pour décider la convalescence. Enfin, il n'est point rare d'observer dans cette dernière période des maladies le développement tardif de l'élément bilieux. L'atonie des organes digestifs qui suit un grand nombre d'affections y prédispose, et disparaît quand on a éloigné cette complication.

Par quelle médication convient-il de combattre l'état bilieux? L'expérience de tous les temps ne laisse aucun doute à cet égard. Les vomitifs, soit seuls, soit associés aux purgatifs, en déterminant une modification énergique et rapide dans la sécrétion gastro-intestinale, et sympathiquement dans les appareils de sécrétion et d'excrétion biliaires, mettent fin promptement aux symptômes bilieux. Souvent il faut revenir plusieurs fois de suite aux éméto-cathartiques pour se rendre maître de cette complication. Tout porte à croire que le flux biliaire qui s'établit alors, et probablement aussi les modifications importantes qui se passent dans la sécrétion hépatique et gastro-intestinale, concourent à dissiper l'état bilieux. Les vomitifs et les purgatifs semblent agir en déterminant une irritation sécrétoire dans le foie, et une excrétion plus facile des réservoirs qui contiennent le fluide biliaire. Quoi qu'il en soit de l'explication, toujours est-il qu'on ne peut remplacer les éméto-cathartiques par aucun autre médicament. Tout ce que les anciens ont écrit sur ce sujet témoigne d'une observation rigoureuse de la nature, et doit être accepté sans réserve.

CHAPITRE VI.

ÉTAT RHUMATISMAL.

De l'état rhumatismal; manière de l'envisager.

Une doctrine déjà ancienne, et que les faits nouvellement observés ne font que confirmer de plus en plus, consiste à regarder le rhumatisme comme une maladie générale due à un principe spécifique insaisissable, il est vrai, et de nature entièrement inconnue, mais si nettement caractérisé par ses effets qu'il est impossible désormais d'en nier l'existence.

Les mots état, diathèse rhumatismales, rendent très-exactement la modification toute spéciale que subit l'organisme quand il est ainsi altéré. La diathèse rhumatismale peut survenir accidentellement ou être transmise par voie d'hérédité. De quelque manière qu'elle se développe, elle subsiste souvent pendant la vie entière du sujet qui en est affecté, se manifestant à des intervalles très-rapprochés ou très-éloignés. Dans tous les cas elle influence presque toutes les maladies intercurrentes, auxquelles elle vient mêler un certain nombre de symptômes qui lui sont propres. Elle constitue donc un élément morbide essentiel qui a été étudié par tous les médecins des derniers siècles, et qui reprend aujourd'hui quelque faveur.

Il faut, en outre, considérer la diathèse rhumatismale comme la cause d'un très-grand nombre d'états morbides. Nous la voyons agir sur les différentes parties de l'organisme, à la manière des agents spécifiques, et provoquer des actes pathologiques qui, bien que différents par leur siége et leur mode de manifestation, ont un air de famille qui les fait immédiatement reconnaître, et une origine commune dont il faut tenir grand compte dans le traitement. On peut comparer cet état morbide à celui que déterminent certains agents spécifiques, le miasme paludéen par exemple. En effet, on sait que dans les affections paludiques, la congestion faible ou intense, portée jusqu'à l'hémorrhagie ou l'inflammation, que le mouvement fébrile, que les névralgies, les convulsions cloniques ou toniques, que le délire nerveux, les hyperémies chroniques des différents viscères, en un mot que la pathologie la plus variée suit l'intoxication paludéenne, aiguë ou chronique. Nous retrouvons également cette même diversité d'affection lorsque l'organisme est modifié par le principe rhumatismal.

Principaux effets de la diathèse rhumatismale.

Dans l'état rhumatismal, si nous ne pouvons découvrir l'agent rhumatismal, nous saisissons du moins ses manifestations les plus tranchées. Il s'attaque de préférence aux tissus fibreux, fibrillaires et séreux de toutes les parties du corps, et s'il est dans les premiers temps fixé plus particulièrement sur les jointures et les muscles, il ne laisse pas aussi, dans la forme chronique et invétérée, que de faire irruption sur toutes les parties du corps, et même sur les viscères intérieurs dont les tissus blancs se prêtent naturellement à ses attaques. Les tissus fibreux du cœur, si abondants dans les valvules oriculo-ventriculaires et sygmoïdes, à l'origine des gros vaisseaux, toutes les enveloppes fibreuses telles que la dure-mère cérébrale et rachidienne, l'enveloppe des cordons nerveux, les tendons des muscles, enfin toutes les gaînes aponévrotiques et les ligaments articulaires, peuvent être le siége exclusif des déterminations morbides de la diathèse rhumatismale. Elle peut donc attaquer tous les organes dans la composition desquels entrent les différents tissus que nous venons de nommer.

Nous n'avons pas intention d'en offrir l'histoire, même abrégée ; il nous suffira de tracer rapidement les caractères généraux des états morbides qui sont évidemment subordonnés à l'action d'un principe rhumatismal. Des congestions de cette nature à l'état aigu et chronique ont été observées dans les parenchymes et sur les membranes. Dans ces derniers temps le délire aigu, suivi ordinairement de mort, s'est manifesté un assez grand nombre de fois chez des malades affectés de rhumatisme articulaire pour qu'on en ait fait une étude spéciale. La lésion fait souvent défaut, et il en est de même dans la plupart des maladies d'origine rhumatismale.

Congestions rhumatismales.

On a assimilé à des congestions sanguines non phlegmasiques celles que produit le rhumatisme articulaire aigu, ce qui est vrai dans un grand nombre de cas. Mais dans la plupart les lésions articulaires, les symptômes locaux et surtout l'augmentation de la fibrine dans le sang prouvent, d'une manière péremptoire, que le principe rhumatismal s'accompagne de tout le cortége des inflammations, qui doivent prendre le titre de phlegmasies rhumatismales ou spécifiques.

Phlegmasies articulaires.

Toutes les formes imaginables de névroses, la névralgie qui est le mode d'expression le plus ordinaire du rhumatisme, les différentes espèces d'hyperesthésie cutanée et musculaire, l'analgésie, les troubles de sensibilité spéciale, les convulsions toniques et cloniques, et enfin les paralysies partielles, celles de tout un membre, ou d'un ou de plusieurs muscles du visage, du tronc, peut-être même l'atrophie progressive : telles sont les maladies

Névroses.

que les symptômes, les causes et l'efficacité de certains agents thérapeutiques tendent à faire regarder comme étant de provenance rhumatismale.

Altérations chroniques des tissus blancs.

Ce n'est pas tout : un grand nombre de lésions chroniques dont les ligaments, les tendons, les parties fibreuses, les cartilages même sont le siége, les rétractions des parties fibreuses, la dégénérescence et l'atrophie des muscles, constituent des altérations graves que l'on voit se produire fréquemment chez les personnes qui sont en proie depuis de longues années à des douleurs rhumatismales, et à des atteintes plus ou moins répétées de rhumatisme articulaire ou musculaire.

Rhumatisme viscéral.

Ajoutons qu'en se portant sur l'intestin, les reins, la vessie et le diaphragme, le rhumatisme donne lieu à des coliques violentes, à de l'entéralgie, à de la diarrhée, à de la dysenterie, à des douleurs néphrétiques, à des affections vésicales et à des attaques d'asthme. On ne peut pas nier l'existence des rhumatismes viscéraux.

Les anciens ont beaucoup exagéré le rôle du rhumatisme dans le développement des maladies; cependant il ne faut pas refuser de le reconnaître dans un très-grand nombre de cas. Aujourd'hui qu'à l'aide des ressources du diagnostic local nous pouvons spécifier le siége et la nature d'un très-grand nombre d'affections, il nous est plus facile de faire la part du rhumatisme considéré comme élément essentiel de maladie. Voyons d'abord quelles sont les formes principales qu'il revêt dans les différents organes.

Douleurs rhumatismales.

De nature essentiellement mobile et erratique, le rhumatisme détermine, dans tous les lieux où il se transporte, de la douleur, de la gêne des mouvements, et une diminution très-notable, sinon l'abolition momentanée ou persistante de la contractilité. Ces douleurs, après avoir été obscures et intermittentes, prennent plus d'intensité, surtout après la fatigue et les mouvements des muscles. Le repos, la chaleur du lit les diminuent, le froid les exaspère. Elles affectent une certaine périodicité, augmentent le soir, quelquefois même pendant la nuit. Ordinairement elles se fixent sur quelque tissu blanc, sur un muscle ou sur un nerf. Alors la douleur devient persistante, il se forme une névralgie, une contracture ou une paralysie.

Convulsions; paralysies.

Fièvre rhumatismale.

On voit même une petite fièvre erratique avec frisson, chaleur et sueur, revenir d'une manière intermittente ou rémittente, sous le type quotidien, double tierce, quelquefois quarte. Les nuits sont en général agitées, et, vers le matin, un peu de sueur se manifeste; en même temps un tissu quelconque du corps, plus spécialement, un ou plusieurs muscles, les aponévroses, les ligaments articulaires, la peau, deviennent le siége de douleurs obscures ou vives sans gonflement. Ces douleurs passent facilement d'un point dans un autre, quelquefois de l'extérieur à l'intérieur; ces déplacements constituent un des caractères de la courbature et des douleurs qu'on observe avec ou sans la fièvre rhumatismale. Dans une autre forme singulière de cette fièvre qui a reçu le nom de rhumatisme universel, les douleurs parcourent presque toutes les régions du corps et se dissipent après des sueurs copieuses spontanées ou provoquées.

Flux de nature rhumatismale.

Suivant les auteurs anciens, le rhumatisme peut se transporter sur les membranes muqueuses des voies respiratoires, des fosses nasales, du tube digestif, et y déterminer des congestions, et des flux muqueux sous forme aiguë et chronique. Nous croyons à l'existence de ces phlegmorrhagies rhumatismales; nous les avons observées, de la manière la plus évidente, sur la muqueuse des fosses nasales, dans le pharynx et le larynx, chez les rhumatisants. L'intensité de la sécrétion morbide et sa disparition rapide en même temps que se montrent dans les muscles, les tissus fibreux ou ailleurs, des douleurs rhumatismales, nous paraissent ne laisser aucun doute sur la nature de ces catarrhes spécifiques. L'urine, peu abondante, se charge de sels, d'urate surtout, qu'elle laisse déposer en grande quantité. Le ventre est serré, les selles dures, peu colorées par la bile.

Le rhumatisme qui complique une autre maladie est souvent si bien masqué par elle, qu'on a peine à en découvrir l'existence. Cependant on reconnaît l'influence rhumatismale en voyant les douleurs se manifester en un point, y acquérir une grande violence, puis cesser rapidement pour se porter ailleurs, ou persister avec des exacerbations quotidiennes. On admettra encore l'action rhumatismale si le système musculaire de la vie organique a de la tendance à se prendre et devient le siége de douleurs, de spasmes, de paralysie; si les phénomènes morbides se métastasent aisément d'un lieu dans un autre; si l'affection primitive ne suit pas sa marche ordinaire; si ses périodes sont raccourcies ou interverties; enfin, si des flux se développent promptement. L'insuccès des méthodes ordinaires de traitement est un dernier trait qui achève de faire reconnaître la complication rhumatismale.

Indications thérapeutiques.

Indications thérapeutiques. Nous ignorons complétement la nature du rhumatisme; nous ne pouvons même pas nous former une idée bien nette de sa manière d'agir dans la production des maladies très-diverses auxquelles il donne naissance. Notre incertitude redouble encore quand nous voyons les affections les plus différentes par leur nature et par leur siége, témoigner seulement de la puissance incontestable du rhumatisme, sans nous faire pressentir si c'est en irritant, en hyposthénisant, ou par une action analogue en quelque sorte à celle des virus, qu'il agit sur tout l'organisme. Nous savons seulement, par l'expérience, que la réfrigération du corps de l'homme en est la cause ordinaire, surtout quand l'humidité augmente l'action du froid extérieur. Nous supposons aussi que la sécrétion cutanée est réduite à son minimum, et que cette diminution du flux sudoral et peut-être des perspirations gazeuses, prend une part évidente dans le développement du rhumatisme.

Il est impossible de puiser les indications dans la connaissance des causes.

Partant de cette donnée expérimentale, les médecins de tous les temps se sont accordés à exciter fortement les fonctions de la peau par tous les agents dont dispose la thérapeutique. Ils se sont donc efforcés, en même temps, d'accroître la calorification, qui semble moins forte chez les rhumatisants que chez les autres hommes, à l'aide des bains thermaux, de la sudation forcée, de l'hydrothérapie, si efficace en pareil cas. Rétablir les fonctions de la peau, augmenter le développement de la chaleur, tel est le but qu'on se propose d'atteindre par les médications variées et très-différentes, en apparence, que l'on a proposées tour à tour.

Donnée expérimentale : 1° accroître la calorification ; 2° Exciter les fonctions de la peau.

Cette thérapeutique, si généralement acceptée, ne peut avoir un plein succès qu'à la condition de combattre l'état diathésique de la manière suivante : 1° exercer le système musculaire par la marche et toutes les manœuvres qui ont pour but de rendre à la contraction des muscles une intensité qui leur manque, et que les occupations sédentaires leur font perdre ; 2° habituer le corps à subir impunément les vicissitudes atmosphéri-

Combattre la diathèse.

ques; 3° débarrasser la peau des matières excrétées; 4° faire cesser sa sensibilité excessive, en même temps que son atonie, en la fortifiant par des lotions froides, des frictions, le massage, etc.; 5° enfin rendre à toutes les fonctions leur énergie et leur influence réciproque, en diminuant celles qui prédominent au détriment des autres; cette juste pondération de tous les systèmes est plus nécessaire chez les rhumatisants que chez les autres hommes. Tantôt c'est l'innervation cérébrale qui est excitée, tandis que les fonctions digestives languissent, tantôt les fonctions génitales.

CHAPITRE VII.

DE LA DIATHÈSE GOUTTEUSE.

Diathèse goutteuse. Quelle que soit l'idée qu'on se forme de la goutte, on ne peut s'empêcher de reconnaître qu'elle est due à une altération générale de la nutrition, à une diathèse qui mérite d'occuper une place importante parmi les éléments de maladie, à côté du rhumatisme et des autres états pathologiques généraux dont nous venons de retracer l'histoire.

Définition. La goutte est une maladie générale, aiguë ou chronique, fébrile ou non fébrile, revenant à des époques plus ou moins éloignées, par accès, et caractérisée principalement par trois ordres de phénomènes qui ont un siége différent : 1° par un travail pathologique qui affecte plus spécialement les petites articulations des pieds et des mains, et qui consiste en une congestion sanguine articulaire, accompagnée de douleurs violentes et suivie d'une sécrétion spécifique d'urates de soude et de chaux qui se dépose à l'extérieur et souvent à l'intérieur des jointures; 2° par un sécrétion morbide de même nature opérée dans le rein; 3° par des accidents qui se montrent dans différents viscères et constituent des troubles variés qu'on a désignés sous le nom de *goutte interne* ou viscérale. Nous ajouterons que le sang renferme de l'urate de soude en quantité très-notable, et souvent de l'urée. La présence insolite de ces matières si riches en azote n'est pas un des traits les moins caractéristiques de la goutte (1).

Symptômes. La diathèse goutteuse peut, après une première manifestation, rester un temps fort long sans qu'aucun symptôme en indique l'existence. Souvent les symptômes articulaires sont les seuls et les premiers signes qui la révèlent au médecin aussi bien qu'au malade. Dans ce cas, une douleur vive et subite éclate le soir, pendant la nuit, sur l'articulation métatarso-phalangienne du gros orteil, sur le pouce ou quelque doigt de la main. Elle peut être précédée, pendant plusieurs jours, par des douleurs sourdes, obscures dans ces mêmes points. Elle s'accompagne de rougeurs, de chaleur et de tuméfaction dont les degrés sont excessivement variables, suivant les sujets. Les artères des tissus affectés battent avec force; les veines sous-cutanées se dilatent. L'arthralgie reste parfois limitée à une jointure ou s'étend à plusieurs. Les sensations douloureuses qui l'accompa-

Symptômes.

Phénomènes articulaires.

Arthralgie.

(1) Ces principaux détails sont extraits de mon travail *Sur la goutte et le rhumatisme*; dissertation de concours pour une chaire de pathologie médicale vacante à la Faculté de médecine de Paris, juin 1851.

gnent ont une violence extrême sur laquelle s'appesantissent les auteurs qui l'ont décrite.

Hyperémie goutteuse.

Le caractère spécial de l'hyperémie goutteuse est de finir, après un nombre plus ou moins grand d'attaques, par amener une sécrétion d'une matière saline formée en grande partie d'urate de soude et d'une petite proportion d'urate de chaux. Elle s'infiltre dans tous les tissus qui composent les jointures et même à la surface de la synoviale.

Symptômes généraux.

Presque toujours ces accidents locaux s'accompagnent de symptômes généraux. On donne le nom d'*accès* ou de *paroxysme* de goutte à l'ensemble des phénomènes locaux et généraux qui reviennent à des époques plus ou moins rapprochées, et dans l'intervalle desquels la santé peut être excellente ou altérée.

Symptômes d'invasion. Fièvre.

Le plus ordinairement, avant que les douleurs articulaires se déclarent, il est fréquent d'observer des symptômes dyspepsiques. Les malades ont de l'anorexie, des douleurs à l'épigastre ou dans l'hypocondre, sont tourmentés par de la gastralgie, des gaz intestinaux, par des vomissements, de la diarrhée ou une constipation opiniâtre. Le sommeil est agité, interrompu; il existe des fourmillements, des picotements dans les membres. Quelquefois même il survient une sorte de fièvre primaire caractérisée par du frisson, une chaleur erratique, nocturne, et par l'accélération du pouls, etc.

Urines fortement chargées d'acide urique et d'urates.

Les urines, rares et denses, très-acides, prennent une teinte foncée et laissent déposer une grande quantité de sédiments composés d'acide urique, d'urate de soude et de chaux. Quelques auteurs disent que l'urine renferme, pendant l'accès, des proportions variables d'acide urique, tantôt plus grandes, tantôt moindres que dans l'intervalle des paroxysmes.

Gravelle.

Presque tous les goutteux sont atteints de gravelle, d'acide urique, plus rarement phosphatique, à un moment donné de leur existence, et leurs urines sont presque toujours sédimenteuses et chargées d'acide urique et d'urate. On ne peut s'empêcher de remarquer, avec les meilleurs auteurs, cette coïncidence, et en conclure que les sécrétions de substances salines par les reins et par les vaisseaux sanguins qui avoisinent les articulations, sont les deux grands modes de manifestation d'un même état morbide (1). Il consisterait en une dyscrasie qui aurait pour effet de jeter dans le sang une plus grande quantité de matière azotée, imparfaitement détruite dans les organes, ou fournie par eux en quantité surabondante. Telle serait la cause de la diathèse urique ou goutteuse.

Diathèse urique

C'est surtout dans la forme chronique de la goutte qu'on voit se développer un grand nombre de phénomènes morbides dont les viscères sont le siége. Nous devons nous y arrêter plus spécialement parce que notre but spécial, en parlant de la diathèse goutteuse, est de l'envisager comme cause et comme élément de maladie.

De la goutte comme élémen des maladies.

La goutte interne anormale ou rétrocédée est constituée par des troubles purement nerveux, par des congestions et par d'autres accidents qui se manifestent dans un ou plus viscères, sous l'influence de la diathèse goutteuse, que celle-ci soit actuellement accompagnée ou non des phénomènes articulaires caractéristiques.

On a beaucou exagéré l'influence pathogénique de la goutte.

En examinant de près toutes les observations de goutte interne rapportées par les auteurs, on voit d'abord qu'un

(1) Voyez le développement de cette idée dans le *Traité des maladies des reins* de M. Rayer, t. II, p. 94, in-8°, Paris, 1840.

certain nombre d'entre elles sont des exemples de maladies intercurrentes ou des complications survenues chez des sujets débilités par la goutte ; les autres, telles que des névralgies, des érysipèles, des otorrhées, sont des maladies qui n'ont pas une corrélation bien démontrée avec la diathèse goutteuse ; cependant on trouve un grand nombre de faits qui ne laissent aucun doute sur l'influence pathogénique de cette même diathèse. Voici quelques faits de ce genre.

Maladies de nature évidemment goutteuse.

On voit, chez quelques goutteux, se développer rapidement tous les signes d'une forte congestion cérébrale, et celle-ci cesser avec la même promptitude quand les douleurs articulaires, un instant suspendues, reparaissent. On a observé, dans des cas semblables, la tuméfaction de la face, des accès d'asthme que rien ne pouvait expliquer, et des épanchements séreux qui ont envahi en peu d'heures la cavité de la plèvre, du péricarde ou de l'arachnoïde. Dans d'autres on voit paraître un véritable flux diabétique ou une diarrhée séreuse abondante. Les plus communs de tous les accidents sont ceux de gastralgie et de gastro-entéralgie. Tout d'un coup le goutteux éprouve une douleur déchirante à l'épigastre ; il vomit ses aliments, une grande quantité de matières bilieuses, et, quelques heures après, tous les phénomènes sont dissipés, et il digère aussi bien que d'habitude.

Le cœur et les tuniques séreuses qui l'environnent ne paraissent pas éprouver les atteintes de la goutte aussi souvent que celles du rhumatisme ; cependant on voit des sujets succomber avec une dyspnée extrême, ou subitement et par syncope cardiaque.

De la métastase goutteuse ; manière de concevoir les phénomènes métastatiques.

On a beaucoup parlé de la métastase de la goutte. Les doctrines humorales ont conduit les auteurs à admettre que la nature est occupée sans cesse à élaborer et à éliminer le principe goutteux, et que si elle ne peut s'en débarrasser par la peau, les articulations ou l'urine, elle le fait sortir par quelque autre voie. Quoi qu'il en soit de cette hypothèse, on doit reconnaître que la goutte peut donner lieu très-rapidement à une congestion suivie d'une sécrétion séreuse ou muqueuse. On peut considérer comme des phénomènes morbides de ce genre quelques hydropisies et certaines diarrhées; mais il n'y a rien là qu'on puisse comparer à une métastase, c'est-à-dire au transport de la matière morbifique, par le sang, d'un organe dans un autre; c'est une congestion sanguine spécifique, et rien de plus.

Symptômes qui annoncent l'action pathogenique de la goutte.

En considérant, d'une manière générale, les maladies goutteuses, on voit qu'elles offrent des caractères communs; elles débutent avec rapidité; leurs symptômes acquièrent presque aussitôt une intensité extrême; elles ne suivent pas leur marche habituelle; elles cessent souvent avec la promptitude qu'elles avaient en débutant; elles consistent plus particulièrement en congestions, en névroses et en fluxions séreuses ou muqueuses; elles se déplacent pour aller occuper un tissu semblable ou différent de celui dans lequel elles siégeaient d'abord; elles alternent régulièrement ou irrégulièrement avec les lésions articulaires; elles disparaissent quand celles-ci reviennent; elles sont plus communes dans la forme chronique que dans la forme aiguë de la goutte; elles cèdent moins facilement aux médications qui réussissent dans les maladies des mêmes organes, mais qui sont étrangères à la goutte.

Classification.

Classification. La goutte et le rhumatisme ont toujours été l'écueil des nosographes. Les symptômes locaux et généraux sont si différents qu'on a pu, en les prenant tour à tour pour base de la classification, les ranger tour à tour dans les affections articulaires, dans les douleurs, les phlegmasies, les pyrexies, les maladies du système nerveux, ou enfin dans les affections générales. Cette dernière opinion nous paraît être celle qui réunit maintenant le plus de suffrages.

L'élément morbide général de la goutte est une altération du sang caractérisée par l'excès ou la présence anormale de l'urée ou de ses sels. L'élément morbide local est une congestion sanguine spécifique qui s'opère, d'une manière intermittente et plus spécialement, autour des jointures, et qui provoque la sécrétion d'urates alcalins.

La goutte doit donc prendre place parmi les états morbides généraux apyrétiques marqués par une altération de la nutrition. Elle constitue une diathèse; elle diffère essentiellement du rhumatisme, en ce que l'élément morbide général de celui-ci est marqué, dans sa forme aiguë par l'accroissement de la fibrine du sang et par un état fébrile des plus intenses. L'élément morbide local du rhumatisme est une phlegmasie spécifique de la synoviale qui ne donne jamais lieu à des formations lithiques comme la goutte.

Cependant il existe dans la détermination morbide du rhumatisme chronique des caractères qui le rapprochent à tel point de la goutte qu'on a été obligé de créer une entité pathologique mixte sous le nom de *rhumatisme goutteux*. En effet, on est souvent fort embarrassé pour dire à laquelle de ces deux affections il faut rapporter : 1° les douleurs chroniques qui ont leur siége dans différents organes de l'appareil locomoteur; 2° les gonflements chroniques avec déformation des petites jointures;

3° enfin certaines névralgies des membres inférieurs, non-seulement dans leur forme chronique, mais encore dans leur forme aiguë. Pour toutes ces raisons, il convient de placer en nosologie le rhumatisme près de la goutte, en en faisant toutefois deux espèces à part (1).

De la diathèse scrofuleuse.

Nous ne ferons que marquer la place de la diathèse scrofuleuse, parce qu'il nous serait impossible d'en parler sans empiéter sur le domaine de la pathologie spéciale : comme toutes les maladies générales liées au développement de l'organisme humain, comme le rachitisme, comme la tuberculisation, la diathèse scrofuleuse est tout à la fois maladie, cause de maladie ou complication de maladie. Comme élément ou complication de maladie, elle apporte avec elle les conditions organiques et dynamiques qui la caractérisent, la prédominance du système lymphatique, des déterminations morbides spéciales vers l'appareil glandulaire, le système osseux et les parties superficielles du corps; enfin elle favorise la tuberculisation qui la complique souvent. C'est à tous ces titres qu'elle influence les maladies intercurrentes.

(1) Voyez ma thèse de concours : *la Goutte et le Rhumatisme*, où j'ai consacré un grand nombre de pages à établir la non-identité de ces deux affections (ch. III, p. 69).

ARTICLE HUITIÈME.

ÉLÉMENTS DE MALADIES QUI CONSISTENT DANS UNE ALTÉRATION DU SOLIDE.

Les maladies dont nous nous sommes occupé dans les sept premiers chapitres renferment les éléments morbides qui ont pour caractère le trouble d'une propriété vitale, une altération du sang, ou enfin une altération mixte du solide, des liquides et des propriétés vitales. A différents degrés et sous des formes très-diverses, ces altérations se sont toujours rencontrées dans les maladies dont nous avons présenté le tableau général. Dans toutes celles dont il nous reste à parler, l'altération du solide n'est pas sans doute la seule dont le pathologiste doive tenir compte, mais elle prédomine sur les autres et peut servir à les classer et à les étudier dans un ordre méthodique.

Les premières portent sur l'appareil circulatoire; ce sont : 1° les *hyperémies;* 2° les *inflammations;* 3° les *hémorrhagies.*

Les secondes, sur l'appareil sécrétoire; elles comprennent : 1° les *hydropisies;* 2° les *flux.*

Les troisièmes, sur la nutrition interstitielle des tissus; elles constituent les *hétérotrophies.*

Les quatrièmes ont pour caractère la formation d'un tissu homologue; nous avons appelé ces maladies *homogénies.*

Les cinquièmes se composent des produits hétérologues; nous les avons distinguées sous le nom d'*hétérogénies*.

Dans un sixième ordre se trouvent les maladies qui ont pour cause un changement dans la disposition matérielle des organes; ce sont les *hétérotaxies*.

Dans un septième ordre viennent se placer les maladies occasionnées par un *parasite animal ou végétal*.

CHAPITRE I.

MALADIES QUI CONSISTENT PRINCIPALEMENT DANS UNE ALTÉRATION DES ORGANES ET DES FONCTIONS CIRCULATOIRES.

Occupons-nous d'abord d'une classe de maladies qui dépendent de la lésion simultanée des vaisseaux capillaires sanguins, des tissus qui leur servent de support, et de la portion du sang qui circule dans ces mêmes vaisseaux. Nous verrons même que la totalité de ce liquide participe souvent à la lésion partielle que nous venons d'indiquer d'abord, et qui suffit cependant pour classer et étudier ces maladies.

Tantôt les quantités de sang contenu dans les capillaires augmentent d'une manière anormale, tantôt elles diminuent. Il en résulte deux états morbides connus sous les noms d'*hyperémie* et d'*anémie locale*.

Une seconde lésion est constituée par cette même hyperémie, à laquelle s'ajoutent d'autres désordres portant à la fois sur les capillaires et sur le fluide sanguin. Il s'échappe en même temps des vaisseaux de la fibrine ou du pus : l'*in-*

flammation est le nom qu'on donne à cet état morbide.

Une troisième s'appelle *hémorrhagie* lorsque le sang sort en nature des vaisseaux qui le contiennent.

1. — De l'hyperémie.

Formé de ὑπερ, *au-dessus*, et αἷμα, *sang*. Augmentation des quantités de sang; congestion.

Définition.

DÉFINITION. Maladie caractérisée par l'accumulation insolite du sang dans les vaisseaux capillaires d'une partie.

L'étude de cette affection ne saurait comprendre la pléthore, qui est marquée par l'augmentation des globules du sang, et peut-être de la quantité totale du sang humain. Nous traiterons successivement des caractères communs à toutes les hyperémies et des caractères propres à chacune d'elles.

Caractères de l'hyperémie en général.

§ I. **De l'hyperémie en général.** *Caractères anatomo-pathologiques*. Les recherches anatomiques et microscopiques ne laissent aucun doute sur le fait capital de l'hyperémie, c'est-à-dire sur l'augmentation de la quantité du sang dans les capillaires. Ceux mêmes qui étaient invisibles, parce qu'ils ne recevaient qu'une trop petite quantité de globules sanguins, deviennent rouges et faciles à apercevoir. La conjonctive, la cornée, les membranes muqueuses, offrent fréquemment cette hyperémie, soit primitive, soit consécutive à des phlegmasies qui n'ont laissé après elles que cette trace de leur passage.

Agrandissement des vaisseaux.

L'altération des vaisseaux, marquée par l'accroissement et la déformation de leur diamètre, par la flexuosité, par l'amincissement de leurs parois, constitue des caractères communs à la plupart des hyperémies. Quelquefois on rencontre des dilatations variqueuses et vésiculaires sur le trajet des vaisseaux (hyperémie inflammatoire). On a prétendu que ces dilatations appartiennent surtout à la portion veineuse des capillaires et à l'hyperémie par obstruction veineuse, tandis que les artères se resserrent; mais cette distinction nous paraît plus facile à admettre par le raisonnement qu'à démontrer par l'expérience. On sait que la séparation entre la partie afférente et efférente d'un système capillaire est impossible, même à l'aide de l'examen microscopique, et malgré l'étude des trois ordres de vaisseaux capillaires réduits successivement à une seule tunique.

Stase.

Le sang, par suite de l'ampliation des vaisseaux, y circule plus lentement, mais ne s'arrête pas. Ce ralentissement du cours du sang est donc le résultat nécessaire et physique de l'agrandissement des canaux sanguins, de même que l'accroissement de la quantité du sang qui y est contenu. On a fait remarquer, avec juste raison, que les effets de la propulsion cardiaque sont atténués ou neutralisés par le changement de direction et de force que reçoit le sang égaré au milieu des vaisseaux sinueux, agrandis et devenus plus nombreux (1).

Action spéciale exercée par le sang.

Sans aller jusqu'à admettre une attraction vitale entre le sang et les parois des vaisseaux ou toute autre action mystérieuse pour expliquer l'hyperémie, il ne faut pas refuser au sang une part essentielle dans la production des phénomènes. Nous verrons plus loin qu'une classe nombreuse d'hyperémies ne reconnaît pour cause qu'une altération générale de ce liquide. Il suffit de rappeler que

(1) Ch. Williams, *Principles of medicine*, page 189, in-8°, Lond., 1848.

les congestions de la pléthore, du scorbut, de l'albuminurie, n'ont pas d'autre origine.

Troubles du système nerveux.

Il ne faut pas non plus attribuer à la propulsion cardiaque une part exclusive dans le développement de l'hyperémie. Les études physiologiques modernes tendent à montrer que dans les réseaux capillaires d'un grand nombre d'organes, le sang, tout en obéissant aux lois irréfragables de la circulation cardiaque, ne se meut pas toujours avec la même vitesse ; il est retardé, oscille ou reflue suivant les exigences des fonctions et le mouvement propre aux tissus qu'il traverse. Il est permis de supposer que la composition chimique des liquides apportés dans le parenchyme, pour y subir différents changements, contribue beaucoup à accélérer ou à retarder la circulation. Enfin, nous serions en opposition manifeste avec les faits, si nous refusions au système nerveux, et par conséquent à l'excitabilité et à la contractilité de chaque tissu, une influence souvent puissante sur les mouvements du liquide sanguin. Les causes auxquelles nous rapportons plus loin différentes hyperémies prouveront que c'est au triple point de vue de l'hydraulique, de la composition du sang et des propriétés vitales qu'il faut se placer, si l'on veut écrire utilement l'histoire de la congestion.

Action dynamique propre aux capillaires.

Elle prend une grande part à la production de l'hyperémie.

Les diverses lésions que l'on rencontre dans les organes hyperémiés appartiennent à chaque espèce de congestion et servent à la caractériser. L'épanchement de sérosité pure, de sang, de fibrine, d'albumine, de pus, indique autant d'hyperémies différentes qu'il y a de produits morbides différents. Dans l'hyperémie simple, sauf le grand fait de l'excès du sang dans les vaisseaux agrandis, on ne trouve aucune lésion du solide. L'autopsie nous permet seulement de constater le siége et l'étendue des congestions et de la tuméfaction, et encore ces deux lésions disparaissent-elles souvent après la mort.

Augmentation de volume.

Le gonflement persiste lorsque la congestion est établie depuis quelque temps. Il tient à la présence d'une grande quantité de sang dont on parvient à débarrasser les tissus à l'aide de pressions ménagées et d'incessants lavages à grande eau. On ne réussit pas à décolorer les parties hyperémiées ni à les réduire à leur volume normal lorsque la congestion subsiste depuis longtemps. Le sang alors a pris droit de domicile; on ne peut plus l'en faire sortir. La nutrition de l'organe s'est modifiée, et une véritable hypertrophie des tissus résulte de la congestion prolongée ou incessamment répétée.

Consistance.

La consistance des tissus ne s'écarte guère de ce qu'elle est à l'état normal. En général on trouve les tissus plus fermes, plus consistants; mais au delà d'un certain degré de distension des vaisseaux, le contraire arrive; ils deviennent plus mous, plus friables, quelquefois même ils se ramollissent; et alors on est presque sûr qu'un autre élément est venu s'ajouter à la simple hyperémie.

On juge assez bien du siége et du degré de l'hyperémie par les rougeurs qu'on observe soit pendant la vie, soit après la mort. Tantôt elles n'occupent que les vaisseaux de moyenne dimension, tantôt elles dessinent les capillaires les plus fins; ceux-ci deviennent même si nombreux, si abondants qu'on a lieu de croire au développement de nouveaux vaisseaux. Ce n'est qu'au moyen de l'étude microscopique et surtout des injections colorées qu'on parviendra à découvrir la véritable nature des hyperémies. Nous recommandons aussi l'hydrotomie ou les injections d'eau faites doucement et longtemps.

Nous avons pu étudier ainsi un certain nombre de congestions hépatiques qui nous auraient échappé sans cette préparation anatomique. Ordinairement l'eau entraîne tout le sang des capillaires qui restent décolorés, tandis que ce changement n'a pas lieu quand l'hyperémie est phlegmasique ou hémorrhagique. Nous sommes convaincu qu'on ne peut arriver à quelque notion précise sur la nature d'une hyperémie qu'à la condition expresse de faire toutes les recherches que nous venons d'indiquer. La forme, la direction, l'étendue des rougeurs changent comme la disposition même affectée par les vaisseaux de chaque tissu. L'histologie nous apprend ces particularités qu'il n'est permis à personne de négliger.

Symptômes locaux. Augmentation de volume.

SYMPTÔMES LOCAUX. A. *Augmentation de volume.* Le premier effet de l'hyperémie est d'accroître le volume des parties qui en sont affectées. Cette augmentation, proportionnée à l'intensité, à l'étendue, à la durée du mal, à la quantité des vaisseaux, se reconnaît dans les organes cachés profondément, à l'aide de la palpation, et surtout de la percussion, qui nous offre un moyen sûr de reconnaître immédiatement les moindres traces de congestion; sans ces variations de volume nous serions hors d'état de porter un diagnostic certain. La résistance au doigt et la dureté plus grande des tissus accessibles à la main constituent des signes qu'il faut également rechercher.

Troubles de la sensibilité.

B. *Troubles de la sensibilité.* Il est rare qu'une congestion s'effectue dans un organe important sans que les actes de la fonction soient lésés. Il se manifeste d'abord des troubles, de la sensibilité, des douleurs, tantôt très-vives (hyperémie utérine, cérébrale), continues ou intermittentes, tantôt obscures et contusives.

Les membres congestionnés sont souvent le siége de

fourmillement, d'engourdissement, comme dans la congestion mécanique liée à une maladie du cœur, à la grossesse, etc. Un sentiment de pesanteur, de simple malaise ou de compression accompagne un grand nombre de congestions (hyperémie splénique, hépatique, utérine, du cœur). Il faut s'attendre aussi à rencontrer des hyperémies considérables d'organes importants (foie, poumon, bronches, rein) qui ne donnent lieu à aucun trouble de la sensibilité. C'est alors que la percussion et les signes fonctionnels fournissent d'importantes lumières pour le diagnostic.

Ordinairement les propriétés vitales perdent de leur intensité dans les organes congestionnés ; l'excitement y est très-rare. Les différents actes auxquels préside l'irritabilité sont privés de leur activité normale ou altérés de diverses manières?

Troubles de la contractilité.

C. *Troubles de la contractilité.* Les tissus contractiles ne se convulsent qu'au début et pendant un temps très-court. Ils tombent rapidement dans l'atonie, et alors tous les tissus relâchés reçoivent une quantité de sang qui s'accroît à mesure que l'état atonique fait plus de progrès. Au delà d'un certain degré, la congestion peut devenir énorme comme on le voit dans la glande hépatique, la rate et l'utérus.

Troubles des sécrétion

D. *Trouble des sécrétions.* L'hyperémie ne peut s'établir dans un tissu sans qu'aussitôt les sécrétions ne s'altèrent. Tantôt elles se suppriment brusquement ou sont réduites à leur minimum, comme dans l'hyperémie phlegmasique à sa deuxième période ; tantôt, et c'est le cas le plus ordinaire, elles deviennent plus abondantes que dans l'état normal, en même temps que la composition chimique de la matière sécrétée change de nature. Rien de si variable que la composition des liquides fournis par les organes hyperémiés. Suivant que la congestion porte sur tel ou tel élément de l'organe sécrétoire, la nature et la quantité de son produit changent sans que l'on puisse dire pourquoi. Voici ce que l'on peut établir de plus général à cet égard.

Hydropisies.

1° Les produits habituels de la sécrétion contiennent plus d'eau, comme dans la congestion de la membrane nasale, oculaire, gastro-intestinale, vaginale, rénale (flux nasal, larmoiement, diarrhée séreuse, leucorrhée, urines aqueuses). Il semble que dans ce cas la distension des capillaires détermine la sortie d'une certaine quantité d'eau contenue dans le sang. Cet effet est surtout manifeste dans les hydropisies produites par un obstacle à la circulation cardiaque ou veineuse. Les hyperémies qui se développent chez les sujets débilités ou à sang pauvre s'accompagnent de flux séreux, dans lesquels on trouve à peine des matières animalisées; en pareil cas, les flux sont très-abondants.

Hypercrinie.

2° La matière exhalée renferme encore ses principes ordinaires; mais le principe caractéristique de la sécrétion y prédomine : tels sont le mucus dans les hyperémies bronchique et intestinale, la bile dans les hyperémies hépatiques, l'urée dans la congestion rénale.

Sécrétion de produits morbides hétérologues.

3° L'hyperémie peut amener l'extravasation d'un produit morbide qu'on ne trouve pas dans les liqueurs que l'organe sécrète normalement. L'urine devient albumineuse dans la congestion rénale, quelle qu'en soit la cause (maladie de Bright, du cœur, du poumon, scarlatine, refroidissement subit); quelquefois sanguinolente (altération du sang, phlegmasie rénale). On voit la sérosité qui s'épanche autour des capillaires, dans l'hyperémie inflammatoire, apporter avec elle de la fibrine (hydropisie fibrineuse), du pus, du sang, etc.

E. *Troubles de la nutrition locale.* L'hyperémie peut durer un temps fort long, plusieurs mois, quelquefois même des années, et le tissu reprendre sa texture naturelle. Cependant, sans parler de l'hyperémie phlegmasique qui laisse après elle des altérations de texture profondes et durables (plasma, pus, ramollissement, ulcération, cicatrices, etc.), on trouve presque toujours une hypertrophie simple ou des indurations qui tiennent tantôt à l'accroissement du tissu normal, tantôt à des sécrétions plastiques.

Troubles de la nutrition locale.

Hypertrophie et induration.

Le trouble de l'innervation concourt à la production d'une grande partie de ces phénomènes. Une expérience curieuse, faite dans ces derniers temps par M. Cl. Bernard, ne laisse aucun doute à cet égard : en pratiquant la section du filet du trisplanchnique, il a déterminé une vive rougeur et un accroissement considérable de température dans l'oreille d'un lapin. M. Warthon Jones a également trouvé qu'à la suite de la section du nerf, les vaisseaux de la partie se dilatent et que celle-ci devient très-rouge; on sait que dans l'hyperémie phlegmasique cette dilatation des vaisseaux est constante, pendant la seconde période. On peut donc se demander si l'accumulation du sang ne tient pas à un agrandissement dynamique des vaisseaux antérieurs à tous les phénomènes. Tout porte à croire que dans les hyperémies dynamiques dont nous parlerons plus loin, telle est la cause de l'excès du sang, tandis que dans les congestions mécaniques la dilatation n'est que consécutive à la stase primitive du sang.

Troubles dynamiques de la contractilité des vaisseaux.

Les troubles de l'innervation suffisent à eux seuls pour occasionner l'hyperémie : ils sont remplacés plus tard par une hyperémie plus ou moins persistante qui aboutit alors à des altérations organiques très-prononcées. Le praticien ne doit pas oublier cette grande vérité s'il veut prévenir, en temps utile, le développement de maladies organiques, telles que l'hypertrophie, le ramollissement et les homogénies.

Symptômes généraux.

SYMPTÔMES GÉNÉRAUX. Les hyperémies se développent souvent avec un appareil fébrile très-prononcé (hyperémies phlegmasiques et dynamiques); les autres restent apyrétiques depuis le début jusqu'à la fin. Dans ce dernier cas, souvent la santé générale est peu troublée, quoique la maladie occupe un organe important comme la rate, le foie, l'utérus; cependant, pour peu que la congestion subsiste quelque temps, on voit le sang s'altérer, l'organisme tomber dans un état adynamique très-prononcé et l'anémie générale s'établir. Un autre effet de l'hyperémie est de se répéter dans un grand nombre de tissus par voie de sympathie ou de proche en proche sous l'empire de l'action incessante de la même cause. L'effet inverse peut être observé : la pâleur, le refroidissement de la peau, la faiblesse générale, dépendent parfois de l'intensité ou du nombre des congestions internes (1).

Les troubles des sens, les vertiges, les palpitations, la faiblesse du pouls, la dyspnée accompagnent souvent une hyperémie subite ou intense de l'utérus, de la rate, du foie, etc. L'anémie est dans quelques organes, tandis

(1) M. Andral a mis en évidence ces faits dans son *Anatomie pathologique*, t. I, Paris, 1829. Son histoire de l'hyperémie est retracée avec une telle exactitude que, malgré les progrès de la médecine, elle doit être considérée encore aujourd'hui comme la meilleure monographie que nous possédions sur ce sujet.

que la congestion en occupe d'autres. La théorie de la révulsion et de la dérivation n'est pas autre chose qu'une application des faits que nous venons de signaler.

§ II. **Des différentes espèces d'hyperémies.** L'hyperémie se présente dans des conditions morbides si différentes qu'il est peu de maladies locales ou générales, dans lesquelles elle ne figure pas à titre soit d'élément essentiel, soit d'élément secondaire. Depuis la turgescence physiologique jusqu'au travail phlegmasique qui désorganise ou répare les tissus, depuis l'hyperémie mécanique causée par une lésion cardiaque ou veineuse jusqu'à celle que provoquent une altération du sang ou un trouble purement nerveux, on peut imaginer bien des congestions différentes par la forme, le siége et la nature. Nous allons nous efforcer d'en offrir un tableau complet et rapide à la fois.

Différentes espèces d'hyperémies.

DIVISION. On ne doit pas chercher ailleurs que dans les causes évidentes la division des hyperémies : 1° *elles peuvent dépendre d'une altération de texture des organes;* 2° *d'une altération manifeste du sang;* 3° *d'un simple trouble fonctionnel de la circulation capillaire, sans qu'on puisse remonter au delà ;* 4° *de la cessation de la vie* (*hyperémie cadavérique*). Quelques-unes se classent difficilement dans ces divisions, parce qu'elles participent à la fois de l'une et de l'autre; cependant il est toujours possible de les rattacher à la cause qui prédomine, ou qui a la part la plus grande dans la formation de l'hyperémie.

Division des hyperémies.

1° HYPERÉMIE PAR ALTÉRATION DE TEXTURE DES ORGANES (hyperémie consécutive ou symptomatique).

I. Hyperémie par lésion de texture.

1° *Hyperémie mécanique.* Il faut chercher la cause de ces congestions dans les maladies qui, portant sur le sys-

1° Hyperémie mécanique.

tème vasculaire ou sur l'appareil respiratoire, ralentissent et gênent la circulation du sang dans un de ses quatre départements : cœur, artères, veines et capillaires.

A. Par lésion de l'appareil vasculaire.

A. *Maladies de l'appareil circulatoire.* La ligature placée sur un bras qu'on veut saigner nous offre un exemple saisissant de la congestion par obstacle à la circulation veineuse. La rougeur, la tuméfaction, l'engourdissement de la main caractérisent cette hyperémie. On observe les mêmes effets au visage quand le cou est serré par une cravate, ou les veines principales comprimées par une tumeur, ou dans un membre sous l'influence des mêmes causes. Les maladies des veines, la phlébite, la coagulation spontanée du sang dans les vaisseaux, les varices agissent de la même manière.

Les maladies du cœur et de ses valvules (atrophie, dégénérescence jaunâtre, syncope, lipothymie, formation de caillots, communication des deux cœurs), du péricarde, de l'aorte et de ses principaux troncs déterminent l'hyperémie par la retardation qu'elles apportent dans le cours du sang, soit qu'elles affaiblissent la propulsion cardiaque, et par conséquent la *vis à tergo*, soit qu'elles s'opposent directement au retour du sang de la périphérie au cœur. On a donné le nom d'hyperémie veineuse à celle qui se développe ainsi, parce que les veines sont, en effet, les vaisseaux dans lesquels le sang commence à stagner, et que la dilatation paraît porter d'abord sur eux plus que sur la portion artérielle des capillaires.

B. Par lésion de l'appareil respiratoire.

B. *Maladies de l'appareil respiratoire.* On sait que pendant l'inspiration le cours du sang est un peu accéléré dans les grosses branches, ralenti pendant l'expiration et l'effort. Toutes les causes qui rendront le premier mouvement plus difficile et le second plus intense, plus prolongé, favoriseront l'hyperémie mécanique et veineuse. Ainsi agissent l'emphysème, la bronchite et les congestions des grosses et des petites bronches, le catarrhe suffocant, la toux, les dyspnées nerveuses, l'artérite pulmonaire dont nous avons vu plusieurs exemples, enfin, toutes les altérations de l'hématose qui provoquent l'asphyxie. Les hyperémies que présentent différents viscères pendant le cours de ces maladies, dépendent du ralentissement du sang dans les cavités droites du cœur, et de proche en proche dans les grosses veines et les branches qui entrent dans la composition des capillaires.

C. Par d'autres causes qui gênent le cours du sang.

C. Toutes les maladies qui ont pour effet de gêner le cours du sang, soit dans le système vasculaire, soit dans les poumons, soit ailleurs, peuvent amener des congestions. Les tumeurs cancéreuses ou tuberculeuses, la grossesse, les affections de l'utérus, de l'ovaire, du foie, déterminent l'hyperémie d'une manière mécanique. Est-ce ainsi que naissent les congestions et l'ascite consécutive à la cirrhose? On a assimilé l'organe induré et imperméable à une tumeur située sur le trajet de la veine porte ventrale; il y aurait beaucoup à dire à ce sujet (voyez *Hydropisie*).

Caractères des hyperémies mécaniques.

Les hyperémies mécaniques ou par cause hydrodynamique constituent une classe bien tranchée de maladies. Elles se développent ordinairement d'abord dans la portion veineuse des capillaires, dans les parties déclives et les plus éloignées du cœur; elles sont souvent précédées de la dilatation de la veine principale qui fait suite aux capillaires; elles aboutissent à la stase incomplète du sang, et spécialement à l'extravasation des ses parties aqueuses : aussi la sérosité est-elle presque entièrement formée d'eau, et n'entraîne-t-elle qu'une minime quantité d'albumine et aucune trace de fibrine. Elles ont donc pour caractère spécial d'engendrer l'hydropisie, c'est-à-dire de jeter la sérosité du sang soit dans la matière des flux, soit à la surface des membranes muqueuses et séreuses, comme dans les congestions bronchiques, pulmonaires et pleurales des affections du cœur (bronchorrée, œdème pulmonaire, hydro-thorax). Il est rare qu'elles altèrent autrement les sécrétions, et surtout qu'elles se transforment en hyperémie phlegmasique ; elles sont plus rapprochées de la congestion hémorrhagique (voir ce mot).

2° Hyperémie irritative.

2° *Hyperémie irritative.* 1° *Phlegmasique.* Lorsqu'un irritant est appliqué à la surface ou dans le voisinage des capillaires, il se forme une hyperémie qui a reçu le nom de phlegmasique. Elle constitue la seconde période d'un état morbide appelé inflammation, et se reconnaît aux caractères suivants : hyperémie, puis stase du sang, déformation ou oblitération des vaisseaux, circulation supplémentaire, extravasation de plasma et de pus (voir *Inflammation*). La grande différence qui existe entre l'hyperémie phlegmasique et mécanique consiste en ce que, dans la première, le sang s'arrête, s'altère et fournit un produit morbide nouveau, tandis que dans la seconde il ne fait que se ralentir et donner sa partie aqueuse.

3° Hyperémie hémorrhagique.

3° *Hyperémie irritative hémorrhagique par maladie du solide.* Les phénomènes se passent de la même manière que dans l'inflammation ; seulement, et c'est là la différence capitale, elle aboutit à l'extravasation de tous les éléments du sang, ou seulement de l'un d'entre eux, la matière globulaire et colorante (voir *Hémorrhagie*).

4° *Hyperémie ulcéreuse* (voir *Ulcération*).

5° *Hyperémie gangréneuse* (voir *Ramollissement inflammatoire*).

2° HYPERÉMIE PAR ALTÉRATION DU SANG (hyperémie consécutive ou symptomatique). II. Hyperémie par altération du sang.

Il n'existe jusqu'à présent que deux altérations connues des éléments du sang, qui fassent naître des hyperémies multiples : l'augmentation des globules dans la pléthore, la diminution de la fibrine; cependant nous rattacherons à ces hyperémies celles qui tiennent à une altération du sang, sinon démontrée par l'analyse chimique, du moins rendue problable par l'observation et l'analogie; telles sont les congestions des fièvres, des maladies virulentes et toxiques.

A. *Hyperémie pléthorique* (sthénique, active). L'altération du sang, principale cause de l'hyperémie, ne peut cependant la développer à elle seule; il faut qu'une autre condition pathologique intervienne : tantôt c'est l'excitation insolite ou habituelle d'un viscère, du cerveau, du foie, de l'estomac, de l'utérus, par exemple, qui appelle l'hyperémie dans ces organes; tantôt une maladie qui a laissé un certain degré de faiblesse ou une cause cosmique accidentelle (insolation, écarts de régime), la fonction momentanément accrue d'un organe (menstruation, puberté, grossesse), la convalescence, la ménopause, etc., qui déterminent le lieu d'élection de la congestion pléthorique. A. Hyperémie pléthorique.

En voici les caractères locaux et généraux : fluxion active semblable à celle de l'hyperémie phlegmasique; douleur, exercice de la fonction pénible ou impossible, tuméfaction, accroissement de la température, sécheresse des tissus et arrêt des sécrétions, fièvre, chaleur générale et tous les signes du molimen hemorrhagicum. Ses symptômes.

La congestion peut en rester à ce point ou aller jusqu'à produire l'hémorrhagie, ce qui est fréquent (voyez *Hémorrhagie*). Le meilleur caractère de cette hyperémie se tire de la composition chimique et des propriétés physiques du sang. Le caillot du sang tiré par les veines est volumineux, sans couenne et séparé du sérum qu'il surnage. Elle a pour siége ordinaire les fosses nasales, l'utérus, le poumon, le cerveau, la membrane muqueuse gastro-intestinale. (Voyez *Pléthore*, t. I, p. 566).

B. Hyperémie des fièvres.

1° continues.

B. *Hyperémie des fièvres* (hyperémie passive, asthénique). Elles renferment un grand nombre de congestions décrites sous le nom de congestions asthéniques, passives. On trouve dans cette classe d'hyperémies celles qui ne donnent lieu qu'à une simple accumulation du sang et celles qui sont suivies de l'extravasation de ce liquide. Parmi les premières figurent l'exanthème et l'enanthème de la scarlatine et de la rougeole, de la fièvre typhoïde; et parmi les secondes, les hyperémies hémorrhagiques de la fièvre jaune, du typhus. Du reste, presque toujours l'hémorrhagie et la congestion marchent ensemble, quoiqu'elles occupent des organes différents. Dans la fièvre typhoïde, la rate, les bronches, les poumons s'hyperémient, et cette congestion dans la membrane muqueuse nasale est portée jusqu'à l'hémorrhagie. Il en est de même dans le scorbut et la fièvre jaune.

2° Des fièvres intermittentes et continues paludéennes.

Une rigoureuse analogie nous force à inscrire, au nombre de ces hyperémies, la congestion splénique de la fièvre intermittente simple et ces terribles hyperémies qui tuent souvent en quelques heures par la violence et le rapidité avec laquelle elles s'effectuent dans la rate, dans le cerveau, la moelle, leurs membranes et dans l'intestin (fièvre pernicieuse splénique, délirante, convulsive, comateuse, dysentérique, etc.). Une cause spécifique rapproche ces hyperémies de celles qu'on observe dans les fièvres continues. Il est naturel de croire que le trouble de l'innervation joue un rôle essentiel dans la production de semblables hyperémies ; mais l'empoisonnement du sang lui est antérieur et paraît en être la cause.

Caractères des hyperémies des fièvres.

Les hyperémies des fièvres ont pour caractère : 1° un certain degré de dissolution du sang dont l'élément fibrineux paraît altéré, sinon toujours dans sa quantité, du moins dans sa qualité ; 2° la friabilité et le ramollissement des tissus, ce qui paraît indiquer une altération parallèle du solide ; 3° la dissémination des hyperémies en un très-grand nombre de points, toutefois avec élection de siége tout à fait caractéristique dans certains tissus (hyperémie splénique et hépatique dans les fièvres intermittentes, typhoïdes, etc.) ; 4° développement simultané des hémorrhagies et du ramollissement dans les tissus ; 5° caillot mou, absence de couenne, ou état de dissolution du sang ; 6° diminution dans quelques cas de l'élément plastique (fièvre typhoïde), mais non d'une manière constante.

Les symptômes locaux sont en général peu marqués, si ce n'est la tuméfaction des organes qui est toujours très-grande ; la chaleur et la douleur sont nulles ou obscures, les troubles fonctionnels causés par l'état général toujours graves (ataxo-adynamie); l'appareil fébrile est intense et la marche de ces congestions insidieuse, et démontrée seulement après la mort quand on n'y porte pas une sérieuse attention.

C. Hyperémie scorbutique.

C. *Hyperémie scorbutique par diminution de l'élément plastique* (*état de dissolution du sang*). On sait qu'en injectant dans les vaisseaux du sang défibriné, on amène, dans un très-grand nombre de points, l'hyperémie et l'hémorrhagie. C'est précisément à cette diminution de l'élément plastique qu'on doit rapporter les congestions hémorrhagipares du scorbut, du purpura, du morbus maculosus et peut-être du typhus. Elle marche avec le ramollissement et l'ulcération des tissus.

D. Hyperémie dans la pyémie.

D. *Hyperémie par altération purulente du sang.* La pénétration du pus dans le sang, comme dans la pyémie traumatique ou puerpérale, détermine très-rapidement des hyperémies simples, phlegmasiques et hémorrhagiques. Cette triple modalité de la congestion est un fait bien digne de méditation ; il montre les rapports intimes qui existent entre ces trois formes de la congestion.

E. Hyperémie par virus.

E. *Hyperémie par altération virulente du sang.* Nous trouvons ici les maladies produites par un virus de nature animale tel que celui de la morve, du farcin, de la pustule maligne, le venin du crotale et même de la vipère. La congestion se montre dans un grand nombre de tissus et aboutit à l'hémorrhagie ou au ramollissement et à la gangrène. Le virus rabique n'est point suivi des mêmes effets. Le virus syphilitique lui-même se traduit quelquefois par des congestions cutanées, oculaires, cérébrales.

F. Hyperémie par empoisonnement.

F. *Hyperémie par empoisonnement septique.* La pénétration dans le sang de liqueurs altérées au sein de l'organisme ou absorbées par les veines à la surface des organes suppurés, cause une maladie générale dont les congestions multiples avec hémorrhagie et gangrène sont le résultat presque constant.

G. *Hyperémie par altération toxique du sang.* Un grand nombre d'agents vénéneux ont le funeste privilége, quand ils sont introduits dans le sang, d'aller provoquer des congestions dans plusieurs tissus. L'empoisonnement par l'acide arsénieux, par l'acide prussique, par l'ergot de seigle, par les solanées vireuses, est suivi de la congestion des membranes, des parenchymes ou des membres.

3° HYPERÉMIE DYNAMIQUE OU PAR SIMPLE TROUBLE DE L'INNERVATION DANS LES CAPILLAIRES. *Hyperémie idiopathique, nerveuse, active, dynamique.*) Le sang, tout en obéissant dans les capillaires à l'impulsion cardiaque, y reçoit également une modification non moins puissante de l'innervation, par les nerfs trophiques qui accompagnent les artères. Les hyperémies dont nous allons parler prouvent d'une manière irrécusable que le sang, soustrait momentanément à la propulsion cardiaque, peut s'accumuler par le seul fait des troubles de l'innervation. Hyperémie dynamique.

A. *Hyperémie trophique* ou *nutritive.* Elle doit servir de type aux hyperémies de notre troisième classe; nous en trouvons des exemples bien tranchés dans la rougeur faciale causée par une vive émotion, dans la congestion des ovaires pendant les règles, des seins après l'accouchement, des gencives pendant la dentition, et des os du front à l'époque de la pousse du bois, chez les cerfs. Hyperémie trophique ou nutritive.

A côté de cette hyperémie normale, nous trouvons d'autres espèces de congestions qui ne sont morbides que parce qu'elles se rattachent à la fonction exagérée de l'organe ou parce que celle-ci est insolite dans le lieu où on l'observe. Nous citerons comme exemple du premier genre la congestion du foie dans le diabète (1), des Hyperémie sécrétoire.

(1) M. Andral a constaté la congestion hépatique avec hypertrophie dans plusieurs cas de diabète : *Sur quelques faits pathologiques propres à éclairer la question de la production du sucre dans l'économie animale*, Académie des sciences, 23 juillet 1855.

reins dans la même maladie, du cœur dans l'hypertrophie, etc. Comme exemple d'hyperémie trophique de la seconde espèce, nous signalerons les phénomènes congestifs de la goutte, qui sont suivis de la sécrétion de sels alcalins autour des jointures, la formation de certains tissus homologues, tels que les tissus érectile, fibreux et cicatriciel; enfin tous les flux critiques qui s'effectuent par les voies ordinaires des sécrétions ou ailleurs. Ils sont tous précédés par la rougeur, la tuméfaction des parties, par un sentiment pénible, en un mot par des signes locaux de l'hyperémie. On croyait, à une certaine époque, que le tubercule, le cancer, ne pouvaient se développer sans une hyperémie préalable; cette opinion n'est plus soutenable aujourd'hui.

2° Hyperémie sympathique.

B. *Hyperémie sympathique.* On a beaucoup exagéré la fréquence de ces sortes d'hyperémie. Il faut d'abord en retrancher celles qui se rattachent à une cause commune, telle qu'un obstacle à la circulation, une altération du sang, un empoisonnement, et les hyperémies phlegmasiques multiples du rhumatisme, de la variole et des exanthèmes. La répétition sympathique d'une congestion sanguine se fait quelquefois chez l'enfant pendant la dentition : une hyperémie gastro-intestinale, cutanée, cérébrale ou méningée, se déclare alors pendant ce travail. La congestion utérine est suivie quelquefois de congestion céphalique, pulmonaire, rénale, hémorrhoïdale. Dans le cours d'une maladie aiguë ou chronique on voit la congestion envahir des organes débilités ou encore malades. Qui ne sait, par exemple, que dans la convalescence imparfaite ou pénible d'une fièvre typhoïde, les congestions vont et viennent à la peau, sur les bronches, l'intestin, la vessie? On observe de pareils effets chez les sujets débilités par des pertes de sang ou en proie à des émotions morales profondes et dépressives.

3° Hyperémie adynamique.

3° *Hyperémie par débilité locale.* Les capillaires sanguins peuvent être frappés d'atonie et se laisser distendre d'une manière toute passive. Ce cas se présente lorsque les vaisseaux ont été soumis à l'action directe et prolongée du froid, ou longtemps dilatés par le travail phlegmasique ; ils ne peuvent se débarrasser alors du sang qui les remplit : de là ces dilatations variqueuses des petits vaisseaux et la coloration ardoisée que l'on observe dans les lieux qui ont été le siége de phlegmasies chroniques (conjonctive, péritoine, membrane muqueuse des bronches, de l'intestin).

Un même rapprochement doit être opéré entre les hyperémies précédentes et celles qui se montrent à la partie déclive du corps, à la base du poumon, dans la convalescence et dans les derniers instants de la vie. La débilité locale sert à expliquer les congestions de l'utérus, des veines hémorrhoïdales, la formation des varices, de l'érythème des membres inférieurs chez les personnes qui restent debout et qui ont été affaiblies par le travail ou par des maladies. Il est vrai que dans ce cas la débilité générale concourt à la production des hyperémies.

Hyperémie cadavérique.

Hyperémie cadavérique. Les congestions trouvées sur les cadavres tiennent à plusieurs ordres de causes que nous ne ferons que mentionner : 1° à la persistance des hyperémies développées pendant l'existence et dans la période ultime des maladies ; 2° aux actions physiques et chimiques qui ne sont plus contre-balancées par les lois vitales. Il faut rapporter à ce dernier ordre de causes : 1° la pesanteur, l'hypostase des liquides sanguins que l'on rencontre vers les parties inférieures du cadavre ; 2° l'endosmose ou la pénétration du sang dans des tissus même assez éloignés des vaisseaux ; 3° la perméabilité plus ou moins grande des tissus qui favorise également la production de l'hyperémie cadavérique ; 4° enfin la décomposition du sang qui en est la cause principale. Les globules se dissolvent dans le sérum, et alors le liquide qui en résulte peut aller très-loin colorer les tissus en rouge. Donner le nom d'hyperémie à de pareilles colorations serait abuser de ce mot, car le liquide en question n'est plus que le cadavre du sang, ou plutôt ses débris. Les lois connues de l'endosmose peuvent servir exclusivement à les expliquer.

Indications thérapeutiques.

Indications thérapeutiques. Sans les divisions capitales que nous avons établies dans notre histoire de l'hyperémie, il serait impossible de traiter méthodiquement et avec quelques succès, les maladies dont la congestion sanguine est l'élément primaire ou consécutif.

Combattre la cause de l'hyperémie mécanique.

1° L'hyperémie qui tient à une lésion des organes circulatoires ou respiratoires ne peut évidemment céder qu'à un traitement qui aura pour effet de lever, sinon en totalité du moins en partie, les obstacles qui s'opposent à la libre circulation du sang. L'indication thérapeutique se confond en pareil cas avec celle qui est tirée de la nature et du siége de la lésion cardiaque et pulmonaire. Malheureusement autant l'indication est facile à poser, autant elle est difficile à remplir, et la thérapeutique échoue bien souvent en présence d'une maladie chronique du cœur et des gros vaisseaux.

L'irritation.

2° L'hyperémie irritative ne cédera qu'au traitement local contro-stimulant, et il sera de même dans les congestions qui précèdent les hémorrhagies, l'ulcération ou le ramollissement, puisque l'irritation en est le point de départ.

L'altération du sang.

3° Dans les hyperémies par altération du sang l'indication variera; si elle est sthénique et par pléthore on s'attaquera au sang lui-même, dont on modifiera la composition à l'aide de la saignée, tandis qu'on agira sur l'organisme par un régime atténuant et antiphlogistique, afin de modifier la crase du sang et de prévenir le retour de la congestion.

Une altération opposée du sang, suivie de congestions passives, adynamiques, réclamera une médication tout opposée. On respectera le fluide sanguin, et on cherchera à corroborer tous les tissus par des toniques, des stimulants et des analeptiques. Les congestions de fièvres, du scorbut et des maladies chroniques ne peuvent céder qu'à un traitement de ce genre.

Agir localement sur les congestions.

En même temps qu'on instituera une médication générale, il faudra agir sur les organes congestionnés par des toniques spéciaux ou par un traitement local; les astringents, l'eau froide, la compression, l'irritation substitutive, etc., seront appelés à rendre de grands services pourvu qu'on les emploie avec une certaine hardiesse et en temps opportun.

Traitement spécifique suivant la cause.

Chaque hyperémie qui aura pour cause quelque agent spécifique ne pourra céder qu'à l'administration des médicaments qui jouissent aussi de propriétés spéciales. La congestion de la rate d'origine paludéenne cédera au sulfate de quinine; celle du foie à des déplétions de sang locales ou générales, à l'hydrothérapie, etc., etc.

Traitement des congestions sécrétoires.

4° C'est encore par une connaissance approfondie de la cause des *congestions dynamiques* qu'on parviendra à les traiter avec succès. Une congestion sécrétoire déjà ancienne ne peut céder : 1° qu'au repos de l'organe, 2° ou à une congestion irritative qu'on provoque artificiellement dans le but de mettre un terme à celle qui existe depuis longtemps; 3° ou si l'on parvient à empêcher ou à modérer l'afflux sanguin. On obtient ce dernier effet en comprimant l'organe, en y gênant la circulation sanguine, en diminuant ou en tarissant la sécrétion, enfin en appelant le sang dans un autre organe qui sympathise avec lui. Ainsi doivent être combattues les hyperémies sécrétoires, hypertrophiques et sympathiques dont nous avons parlé.

Traitement des hyperémies asthéniques.

Si l'asthénie locale était la cause de la congestion, il serait facile, en suivant des indications toutes contraires à celles qui viennent d'être posées, de mettre un terme à ces congestions passives. Souvent un traitement général tonique est nécessaire, parce que la congestion locale est l'expression d'un état adynamique ou d'une altération du sang.

Nosologie.

Nosologie. On peut étudier les congestions sanguines d'après leur siége ou les causes qui les produisent; cette dernière méthode de classification, qui nous fait saisir les analogies et les différences qui existent entre elles, n'est praticable que dans une histoire générale de l'hyperémie. Il est préférable de les décrire suivant le siége qu'elles affectent, et d'introduire dans la description particulière de la congestion de chaque organe les divisions que nous avons établies. La congestion pulmonaire, par exemple, doit comprendre les subdivisions suivantes : 1° congestion par lésion de l'organe lui-même, par maladie de ses vaisseaux sanguins ou du cœur, etc.; 2° congestion par altération du sang : hyperémie pléthorique, des fièvres et par pénétration du pus ou d'un agent virulent, vénéneux, etc.; 3° congestion dynamique liée à la faiblesse générale, à l'action sympathique exercée par un autre organe, etc. Ces subdivisions sont applicables à la congestion de tous les viscères.

Les principales congestions dont l'étude appartient à la pathologie interne sont celles, 1° des parenchymes : (A) foie, (B) rate, (C) poumon, (D) utérus, (E) cerveau, (F) moelle; 2° des membranes : (A) méningées, (B) cérébrales, (C) rachidiennes, (D) de l'intestin et du rectum plus particulièrement.

2. — De l'anémie.

De *α privatif*, et de αἷμα, *sang*.

Définition. On donne le nom d'anémie partielle à la diminution de la quantité du sang dans les capillaires d'une partie du corps. Cet état morbide, opposé à celui que nous venons de décrire, se présente rarement. **Définition.** **Causes.**

1° Il se rattache ordinairement à la lésion de quelque partie du système vasculaire, qui est moins perméable au sang (ligature, oblitération d'une artère), ou qui a été le siége d'une hyperémie chronique à laquelle succède un état contraire. Il n'est point rare de rencontrer dans le voisinage des phlegmasies des portions de tissus pâles, exsangues, anémiées. Ce désordre tient à ce que la circulation supplémentaire, qui se développe autour des vaisseaux oblitérés par l'inflammation, n'a pas eu lieu ou bien est demeurée incomplète. On doit également rapporter à l'oblitération des vaisseaux qui s'encroûtent de sels calcaires par les progrès de l'âge, et à l'ossification sénile, la pâleur des tissus et quelques autres anémies du même genre. **1° Lésion du système capillaire.**

2° Une simple altération de nutrition, dont la cause nous échappe, amène l'anémie dans des organes très-vasculaires. Le poumon raréfié par l'emphysème sénile, **2° Altération de nutrition.**

le foie cirrhosé ou commençant à subir la dégénérescence grasse, nous présentent des exemples d'anémie qu'on ne peut attribuer qu'au trouble de la nutrition. Presque tous les produits morbides, et surtout le tubercule, le cancer, les dégénérescences fibreuses, le dépôt de matières calcaires, frappent d'anémie quelques portions des tissus circonvoisins; parfois même les gangrènes circonscrites et certaines formes d'ulcérations et de ramollissements complétement étrangers à la phlogose sont précédés d'anémie. L'atrophie, quelle qu'en soit la cause, s'accompagne d'anémie, comme on le voit dans l'atrophie des muscles, de la glande mammaire, des testicules, et de tous les organes qui subissent ce genre d'altération.

3° Lésion d'innervation. 3° Un simple trouble d'innervation dont les capillaires sont le siége peut seul expliquer l'anémie du visage et de la peau, causée par une émotion morale, par la vue d'un objet repoussant, par le frisson d'une fièvre intermittente.

4° Altération du sang. 4° L'anémie se montre aussi dans des cas où l'on peut supposer que l'altération locale ou générale du sang joue un certain rôle. Sans parler de l'anémie générale dont nous n'avons pas à nous occuper ici, nous rappellerons qu'on trouve quelquefois une anémie prononcée chez les sujets qui succombent après avoir offert les signes de l'épilepsie saturnine, du délire ou des convulsions de même nature.

Par sympathie. 5° On voit la forte congestion d'un ou de plusieurs viscères provoquer l'anémie dans d'autres. Quand une forte hyperémie hémorrhagique ou simple s'effectue dans le poumon, l'utérus, le cerveau, la peau pâlit, parce que le sang abandonne les vaisseaux capillaires de la périphérie.

Il est d'autres espèces d'anémie dont la cause reste ignorée, celle du cerveau, par exemple.

3. — De l'inflammation.

Définition.

L'inflammation est une maladie caractérisée par deux lésions : l'une, locale, a son siége dans les vaisseaux capillaires et consiste dans l'hyperémie, la stase du sang, l'extravasation de plasma ou de pus ; l'autre, générale, dans l'accroissement de la fibrine du sang, de la température du corps, et l'accélération de la circulation.

Des éléments fondamentaux de l'inflammation.

§ Ier. **Idées générales sur l'inflammation.** Il faut se représenter l'inflammation comme une maladie composée de plusieurs actes successifs qui se passent dans le système capillaire et les tissus ambiants ; ces actes sont : 1° la dilatation des vaisseaux ; 2° l'hyperémie et la stase du sang ; 3° l'extravasation de sa sérosité chargée de fibrine ou d'un globule sans analogue appelé pus ; 4° la lésion de nutrition des tissus qui se ramollissent, s'ulcèrent ou s'indurent. Les phénomènes morbides locaux qui correspondent à ces lésions de texture sont la rougeur, la douleur, la chaleur et la tuméfaction.

Pendant qu'un ou plusieurs de ces actes phlegmasiques se passent, un changement chimique non moins important s'effectue dans le sang : sa fibrine augmente, la température du corps s'élève, le pouls s'accélère, il survient, en un mot, de la fièvre.

Quand ces trois éléments fondamentaux de la phlegmasie, à savoir, la lésion des capillaires sanguins, l'altération du sang et le trouble de la circulation et de la calorification se trouvent réunis, on possède les caractères irréfragables de l'inflammation qui doit servir de type à toutes les autres espèces, et que Hunter appelle *légitime*, *commune*, *vraie*, *régulière*.

L'entité inflammation doit être maintenue.

On a voulu dans ces derniers temps effacer l'inflammation et la destituer de son rang nosologique, en la décomposant en plusieurs actes morbides dont on a fait autant de maladies distinctes, sous les noms d'hyperémie, de suppuration, de plasticémie, d'ulcération, etc. Anatomiquement ce morcellement est possible; au point de vue clinique il est faux, stérile et doit être repoussé. Il n'existe pas dans la nosologie une maladie mieux caractérisée, et dont toutes les parties soient liées par des affinités plus étroites et plus naturelles que l'inflammation. Sous tous les rapports, elle ne le cède ni aux névroses, ni aux hémorrhagies, ni aux hydropisies, et doit être religieusement conservée comme elles. Un des éléments de l'inflammation peut faire défaut : les autres serviront toujours à la caractériser. L'hyperémie avec extravasation de fibrine ou de pus n'appartient qu'à la phlogose. Il en est de même de l'augmentation absolue de la fibrine du sang. Elle fait partie de cette classe de maladies générales que les anciens appelaient *affection*. En effet, avant même que nous apercevions la lésion locale (la maladie), le frisson, la fièvre, l'affaiblissement, l'altération du sang indiquent déjà un état morbide général, ou bien ces deux éléments se montrent en même temps; dans tous les cas ils marchent, d'une manière parallèle, pendant toute la durée de l'inflammation. Ainsi la coexistence d'une *maladie* avec une *affection* caractérise la phlogose.

Elle est maladie générale.

Elle est aussi maladie locale.

En second lieu, le travail morbide local révèle l'existence d'une lésion des vaisseaux et du sang qui y est contenu; à la première appartiennent la dilatation vasculaire, la circulation supplémentaire, les sécrétions morbides de plasma, de pus, l'ulcération et le ramollissement; à la seconde, se rattachent la stase du sang, la mort des globules, la coagulation de la fibrine.

Ainsi à tous les titres, par le sang et par le solide, par la détermination morbide locale et par les troubles fonctionnels généraux, l'inflammation est tout à la fois maladie locale et maladie générale, maladie du solide et maladie du sang.

Naturo des phénomènes.

Maintenant, si nous examinons de plus près ce qui se passe dans le lieu enflammé, pour prendre une idée de la nature des phénomènes, nous trouvons que le premier effet de l'inflammation est de retenir, de faire stagner le sang dans les capillaires dilatés et déformés, de le soustraire à la propulsion cardiaque, d'interrompre ses libres communications avec le système circulatoire général, et de le livrer à l'action propre des capillaires. Le sang, mis ainsi hors la loi physiologique, ne tarde pas à s'altérer et à oblitérer les vaisseaux. L'acte le plus important de tous est l'émission de plasma ou de pus. Meckel a parfaitement saisi et exprimé ce fait le plus général et le plus constant de l'inflammation quand il a défini celle-ci : *une congestion sanguine avec tendance à une production nouvelle*. On peut aujourd'hui, grâce aux études microscopiques, donner plus de précision encore à sa définition en disant que la phlogose consiste dans une hémostase avec oblitération vasculaire et mort du sang en un point. On voit qu'il y a loin de cette idée à celle qui représentait l'inflammation comme excitant la circulation et tous les actes vitaux, physiques et chimiques. Cette opinion n'est exacte qu'en ce qui touche la circulation supplémentaire établie autour des vaisseaux oblitérés.

Hémostase avec production morbide nouvelle.

On peut aussi saisir dans le travail local de l'inflam-

Tendance des phénomènes propres vers la réparation et la destruction.

mation deux tendances opposées : l'une, heureuse, vers l'état sain ; l'autre, funeste, vers la destruction des tissus. La première est préparée et obtenue par une circulation supplémentaire, par l'exsudation plastique et la cicatrisation ; la seconde par l'oblitération, la présence du pus, le ramollissement et l'ulcération. L'étude du pus et de la liqueur plastique fournie par les tissus enflammés, achève de donne une idée générale du grand acte que nous étudions.

Les destinées fort différentes du plasma et du pus, ainsi que la nature de certaines lésions montrent dans le travail local de l'inflammation deux tendances opposées : l'une, heureuse, vers la réparation et l'état sain ; l'autre, funeste, vers la désorganisation des tissus. Le premier résultat est préparé et obtenu par la formation de nouveaux vaisseaux, par une circulation supplémentaire, par l'exsudation plastique, la cicatrisation, l'induration ; la seconde est amenée par l'oblitération vasculaire, par la présence du pus, par le ramollissement, l'ulcération, la gangrène. Toute la thérapeutique doit tendre à prévoir ces deux tendances afin de favoriser l'une et d'empêcher l'autre.

Dans l'inflammation tous les actes vitaux ne sont pas seulement exaltés, ils sont pervertis.

Les changements qu'éprouvent les propriétés vitales dans l'inflammation sont encore plus importants à considérer. Les uns ne sont autres que des troubles fonctionnels, mais excités, activés par l'irritation morbide, d'où les flux, les sécrétions, les modifications de la sensibilité, la douleur et la convulsion ; les autres sont des phénomènes nouveaux, insolites, qui s'écartent entièrement de l'état normal. Il faudrait être bien aveuglé par l'esprit de système pour ne voir qu'une simple exaltation de la vie dans la suppuration, le ramollissement, les convulsions, l'adynamie. On a donc mis une hypothèse à la place des faits quand on a voulu rattacher les phénomènes inflammatoires, à l'exaltation de la vie, à l'excitement (Brown), à l'accroissement de l'irritation physiologique (Broussais). C'est avec raison que Muller signale comme différence essentielle entre ces deux actes, l'un normal, l'autre pathologique, la nature même du résultat auquel l'un et l'autre aboutissent. Tandis que le premier a pour effet de provoquer un changement salutaire et la formation d'un tissu homologue, d'accroître l'énergie de la fonction, le second, au contraire, parvient à peine à réparer le mal qu'il a fait, et dans tous les cas, loin d'améliorer la structure ou la fonction, il la gêne et l'altère souvent, pour le reste de la vie. L'accroissement de la quantité de fibrine, les usages réparateurs du plasma dans le cal et le travail de cicatrisation en ont imposé et fait croire à tort qu'il y avait exaltation de la vie.

Remarques de Muller à ce sujet.

Bordeu avait cette opinion sur l'inflammation. « Il semble que lorsqu'une partie s'enflamme, dit-il, elle devienne un organe particulier qui a son action, sa circulation et toutes ses fonctions indépendantes à certains égards de ce qu'elle reçoit de la circulation générale (1) ». Et ces idées fausses se sont tellement emparées des esprits que l'on a souvent appelé produits organisables, réparateurs des liqueurs qui n'ont rien moins que ces qualités. A entendre un grand nombre d'auteurs, l'inflammation est une opération qui se rapproche tellement de la nature qu'elle finit par la suppléer. Il n'en est rien, et l'on verra que si d'utiles changements surviennent dans les tissus, si des vaisseaux nouveaux se creusent dans le plasma ou

Opinion de Bordeu.

(1) Bordeu, *OEvres complètes*, p. 192, t. I, in-8°. Paris. 1818.

le tissu normal, c'est la vie qui répare ainsi le mal qui a été fait. Il faut donc rendre des actions de grâce, non à l'inflammation transformée par les systématiques, en exaltation de la vie, mais aux vaisseaux propres des tissus et aux actes vitaux.

Différences et analogies entre l'inflammation et les actes physiologiques.

Toutefois, on doit reconnaître que l'état physiologique nous offre des phénomènes que nous retrouvons dans l'inflammation. Ainsi, la formation des vaisseaux nouveaux se voit dans le fœtus, dans le poulet, dans les branchies du triton cristatus, dans la queue de la salamandre. Le développement de ceux qui existent, mais qui prennent une extension extrême, s'observe aussi dans les os du crâne, chez les cerfs, au moment de la pousse du bois; dans la congestion ovarienne et utérine à l'époque de la menstruation, et surtout dans le cours de la grossesse. La production d'une liqueur plastique par l'utérus, après la chute de l'œuf dans sa cavité, est un fait qui rapprocherait encore la phlegmasie de l'état physiologique, s'il n'était démontré aujourd'hui que la membrane caduque n'est pas une fausse membrane plastique comme le voulait Hunter.

La circulation peut s'activer par le seul fait de l'intensité d'une fonction.

Dans un autre ordre de faits physiologiques, nous trouvons encore que les vaisseaux utérins s'agrandissent, qu'il s'en forme dans les villosités du chorion, que les fibres musculaires et le tissu fibro-plastique de l'utérus s'hypertrophient pendant la grossesse.

Il existe encore un autre point de contact entre les états physiologique et phlegmasique du système vasculaire. Sous l'empire d'une émotion morale, ou d'une fonction physiologique telles que la lactation, la menstruation, la sudation, les vaisseaux capillaires des joues, des mamelles, de l'utérus, de la peau se congestionnent, se dilatent, et entrent ainsi en fonction, indépendamment de la circulation cardiaque qui n'en est pas troublée. Il se fait donc temporairement une circulation spéciale dans les capillaires qui s'isolent ainsi de la grande circulation. Il en est de même dans l'hypostase inflammatoire ; les vaisseaux capillaires se dilatent par une action vitale, et restent ainsi séparés, pour quelques instants, du reste de la circulation.

Terminons ces généralités en indiquant quelques actes qui accompagnent fréquemment l'inflammation sans être cependant produits toujours et nécessairement par elle ; ces actes sont l'hydropisie séreuse, l'hémorrhagie, les sécrétions morbides et le trouble de la contractilité.

Plusieurs actes morbides accompagnent l'inflammation.

1° L'inflammation détermine dans les tissus ambiants l'extravasation de la sérosité du sang, presque réduite à sa partie séreuse comme dans l'hydropisie simple. Il faut s'en prendre à la gêne mécanique de la circulation, à l'irritation sécrétoire ou à toute autre cause, mais non à l'inflammation. Celle-ci, au contraire, peut seule expliquer la présence de la fibrine et des exsudations plastiques dans la sérosité libre ou épanchée autour du foyer inflammatoire.

Épanchement séreux.

2° Dans d'autres cas l'intensité de l'hyperémie, la fragilité des tissus comme dans le cerveau, le poumon, le tissu cellulaire et l'altération concomitante du sang, comme dans la pléthore, le scorbut, expliquent l'apparition des hémorrhagies dans les lieux phlogosés (pneumonie, encéphalite avec apoplexie capillaire). L'inflammation est étrangère à ces altérations, car il est dans sa nature de fixer le sang dans les vaisseaux, d'en faire sortir la fibrine, mais non les globules ni la matière colorante. Quand on est témoin d'une pareille complication, c'est

Hémorrhagie.

qu'il existe une condition morbide, soit locale, soit générale, étrangère à l'inflammation, qui peut en rendre compte.

Flux et hétérocrinies.

3° Les sécrétions sont tellement influencées par la phlegmasie qu'il est rare que les produits naturels des organes altérés, dans leurs quantités ou leurs qualités, ne viennent pas se mêler à ceux de l'inflammation. De là proviennent les flux séreux, purulents et muqueux, si constants dans les organes sécréteurs enflammés.

Névroses de la sensibilité.

4° Nous n'avons qu'à mentionner la névrose des filets nerveux qui se distribuent aux parties irritées. Les douleurs en sont le signe constant.

De la motilité.

5° La *convulsion*, à différents degrés, des tissus situés dans le voisinage des lieux phlogosés marque l'affinité de l'inflammation avec les névroses. D'ailleurs, la convulsion des capillaires qui en constitue la première période prouve jusqu'à quel point l'inflammation agit sur la contractilité et sur les actes vitaux qui en dépendent.

DES DIFFÉRENTS ACTES MORBIDES CONSTITUTIFS DE L'INFLAMMATION.

1er acte morbide. Période de convulsion, de spasme; contraction irritative des vaisseaux.

Des différents actes constitutifs de l'inflammation. 1re période de convulsion.

Un stimulus appliqué sur un tissu y provoque à l'instant même la douleur, la convulsion, le rétrécissement des parois vasculaires, et l'expulsion du sang hors de la sphère d'irritation. Si des phénomènes différents ont été observés après l'application des caustiques et de certains agents physiques, chimiques, c'est que ceux-ci provoquent d'autres actes pathologiques que l'inflammation. (Voyez *Cause.*)

2e acte morbide commun à toutes les modalités de l'inflammation ; hyperémie phlegmasique, congestion, stase du sang.

Études microscopiques. Après la convulsion vasculaire, dont la durée est excessivement courte, survient un état tout opposé, le relâchement, la dilatation et l'agrandissement des parois des vaisseaux, plus tard leur déformation. En même temps la circulation subit des désordres très-marqués ; le sang circule plus lentement, il s'arrête, puis reprend son cours et s'avance par secousses. Ces mouvements saccadés tiennent à la contraction cardiaque qui se fait encore obéir dans les capillaires. Bientôt le sang avance et recule alternativement en gagnant plus de terrain qu'il n'en perd. Ces oscillations, ces mouvements de va-et-vient, de flux et de reflux cessent enfin, et le sang reste immobile. La *stase* ou l'arrêt du sang est alors constitué, et forme le caractère essentiel de l'hyperémie phlegmasique.

2e période : hyperémie inflammatoire.

Flux et reflux du sang.

Le sang n'étant plus soumis au mouvement circulatoire qui l'entraîne sans cesse, ne tarde pas à s'altérer, à se séparer en ses divers éléments. Les globules rouges s'arrêtent, la fibrine se solidifie, et alors un caillot sanguin obture un certain nombre de capillaires sanguins.

On ne sait pas encore très-positivement ce qui se passe dans la congestion. Ainsi, la stase du sang est loin d'être démontrée. M. Lebert, qui l'a tout récemment mise en doute, dit qu'on a peine à comprendre l'exsudation et la suppuration avec un tel état pathologique ; il conduirait

La stase du san est contestable.

plutôt à la mortification (1). Nous ne saurions partager cette opinion.

Revenons maintenant avec plus de détails sur chacune de ces altérations, et examinons tour à tour : 1° l'état des vaisseaux; 2° du sang.

Altération des vaisseaux capillaires.

Dilatation des vaisseaux les plus ténus.

1° *Lésion des vaisseaux.* A. La *dilatation* souvent très-considérable de vaisseaux imperceptibles est démontrée par la mensuration directe à l'aide du microscope, et par la coloration rouge que prennent les tissus blancs ou incolores, telles que la cornée, les membranes séreuses. Les globules sanguins pénètrent alors en grand nombre dans des vaisseaux où ils n'étaient reçus qu'avec peine et par séries linéaires (2). La science moderne n'a fait que corroborer cette opinion ancienne en la rendant plus exacte. Érasistrate (3), Galien et Boerhaave supposaient que le sang pénètre et s'accumule dans des vaisseaux où ils n'ont pas physiologiquement le droit d'entrer (4).

(1) *Traité d'anatomie pathologique générale et spéciale*, p. 34, 1re et 2e livraison, in-fol. Paris, 1855.

(2) On a admis l'existence de vaisseaux séreux qui ne se laissent pénétrer par le globule sanguin que dans le cas de phlegmasie. Celle-ci y amènerait une dilatation active indépendante de l'action du cœur (?). On peut lire sur ce point litigieux les développements fournis par Muller : *Physiologie*, t. I, p. 167 ; — par Lebert : *Physiologie pathologique*, t. I, p. 20 ; — Graves : *Clinical lectures of the practice of medicine*, t. I, p. 59, in-8°. London, 1848. — Voyez aussi un travail important dans lequel M. Lebert a analysé très-clairement tous les mémoires qui ont paru en Angleterre et en Allemagne sur l'altération des vaisseaux capillaires; — in *Gazette médicale*, 1852.

(3) Celse, *Medicinæ præfatio.*

(4) Il y a donc un fait exact dans cette belle définition de Boerhaave : « L'inflammation est l'accumulation, la stase et l'altération du sang artériel dans les capillaires où il est poussé avec force par le mouvement du sang et de la fièvre. » (*Comment. in aphor.*, aph. 371, t. I.) On ne saurait mieux dire aujourd'hui. L'erreur de lieu exagérée par lui a aussi un côté vrai.

La distension des vaisseaux est portée au point d'amener parfois leur rupture et l'extravasation du sang dans les tissus enflammés. Hunter et d'autres auteurs ont signalé l'ampliation des artères et de leurs branches dans les parties qui ont été le siége de la phlogose.

Déformation des vaisseaux.

B. *Déformation des vaisseaux.* Les études microscopiques les plus récentes ne laissent aucun doute sur la déformation des capillaires. Ils deviennent bosselés, variqueux, renflés en quelques points, rétrécis dans d'autres, et cette altération durable n'est pas moins caractéristique que l'ampliation.

Oblitération des capillaires.

C. L'*oblitération momentanée* ou *persistante* d'un très-grand nombre de vaisseaux est une lésion non moins constante que les précédentes, et mise hors de doute par les micrographes (1), mais qui n'appartient pas exclusivement à l'inflammation.

Il est certain que la paralysie et la déformation des parois vasculaires est un acte morbide primitif qui contribue plus que tout autre à l'hyperémie et à la stase. Une expérience de M. Cl. Bernard nous paraît confirmer cette opinion. On sait, en effet, que cet habile expérimentateur a produit la rougeur, la dilatation des vaisseaux, l'accroissement de la température dans les tissus animés par les filets nerveux du grand sympathique, dont il avait pratiqué la section. Le système nerveux trophique qui accompagne les capillaires reçoit le premier l'action des irritants, et c'est par le trouble de l'excitabilité, de la contractilité, et même de la sensibilité, que commence l'hyperémie phlegmasique. La propulsion cardiaque et l'altération du sang, ne font que concourir à la formation

(1) Voyez sur ce sujet les études de M. Lebert : *Physiologie pathologique*, t. I, p. 15 et suiv. Paris, 1845.

de la stase. Quant à la dilatation active des capillaires, que l'on a admise par hypothèse et assimilée à l'érection des tissus de la verge, de la mamelle, à la congestion menstruelle, elle nous paraît en opposition avec la nature des phénomènes locaux (1).

Altération locale du sang.

2° *Lésion du sang.* La quantité de sang contenu dans les parties enflammées est plus grande parce que les vaisseaux sont agrandis, déformés, et que les capillaires ambiants deviennent aussi le siége d'une circulation supplémentaire; enfin, parce que la propulsion cardiaque cessant de s'y faire sentir, le sang s'arrête et s'altère. On voit d'abord les globules rouges qui nagent au centre de la couche de sérum contenu dans les capillaires, se rapprocher de leurs parois, envahir la couche incolore que le sérum y forme dans l'état normal, s'y arrêter, adhérer enfin aux parois des vaisseaux. On remarque aussi une quantité insolite de globules blancs du sang auxquels on a fait jouer un rôle important dans la production de la stase. Il paraît que le sérum du sang devient plus dense, plus visqueux, à cause de l'accroissement des quantités de fibrine (2), et que l'affinité de ce liquide pour la paroi vasculaire augmente et concourt à la stase du sang. Bientôt les globules cessent de circuler, s'altèrent dans leur forme, laissent transsuder leur matière colorante, et forment, avec la fibrine qui se coagule, en même temps, un caillot, d'abord fluide, puis solide, adhérant aux vaisseaux.

(1) Voyez Graves, *Clinical lectures of the practice of medicine*, t. I.

(2) Voyez sur ce point un mémoire intéressant de M. Poiseuille : *Recherches expérimentales sur le mouvement des liquides dans des tubes de petit diamètre*, in *Mémoire des savants étrangers*, Acad. des sciences, t. IX, p. 433. Paris, 1846.

Causes de la stase.

Il est impossible de fournir, quant à présent, une explication satisfaisante de l'altération du sang. Dire avec l'école allemande que ce liquide a plus de tendance à entrer en conflit avec les parois des vaisseaux, ou qu'il existe une attraction morbide entre le contenant et le contenu, ce n'est qu'exprimer le fait même dont on cherche à se rendre compte. L'accroissement de la fibrine ne peut pas expliquer non plus la stase, puisque celle-ci est locale, et que l'altération du sang est générale. Tout porte à croire que l'essence du travail phlegmasique local est de modifier la contractilité des vaisseaux, la composition chimique du sang, et de préparer les combinaisons nouvelles que celui-ci ne tarde pas à effectuer. Voici quelques-unes des hypothèses qui ont été émises à ce sujet.

Tout en rendant hommage aux efforts tentés par des esprits éminents pour découvrir la cause des phénomènes, nous ne ferons qu'énumérer leurs opinions. Les prétendues causes qu'on a assignées à la stase du sang n'en sont le plus ordinairement que des effets.

Nombreuses hypothèses faites à ce sujet.

1° La congestion est due à une dilatation active ou primitive ou à une turgescence vasculaire semblable à celle que l'on voit dans l'utérus, dans les mamelles, dans le pénis, dans les hypertrophies nutritives, dans la pousse des cornes du cerf, dans le développement des vaisseaux du fœtus (1). *Différences*. Le caractère propre de la congestion phlegmasique est de gêner la circulation capillaire, de faire stagner le sang, et de produire du plasma et du pus. Le caractère de l'hyperémie vitale est d'accroître la circulation, la nutrition, et d'apporter dans les tissus

(1) Graves a longuement insisté sur cette théorie. (*Clinical lectures of the practice of medicine,* t. I, p. 52.)

un produit normal propre à la nutrition, au développement ultérieur, au perfectionnement ou à l'accomplissement d'une fonction ;

2° Elle tient à l'inertie, à la paralysie des vaisseaux ;

3° A l'attraction du sang pour leurs parois ;

4° A l'adhérence des globules blancs ;

5° A celle des globules rouges ;

6° A à la plasticité plus grande du sang ;

7° A l'obstacle mécanique apporté par la coagulation du sang dans les vaisseaux.

L'hyperémie se borne à ces altérations locales des capillaires. Elle confine aux deux autres actes qui ont reçu le nom d'exsudation plastique et de suppuration. Il est même rare qu'il ne se fasse pas en même temps des sécrétions séreuses, fibrineuses, purulentes ou hémorrhagiques.

De l'hyperémie inflammatoire.

Caractères anatomiques de l'hyperémie. A. *Rougeur.* Ni la forme, ni l'intensité, ni le siége des colorations rouges ne peuvent servir à caractériser l'hyperémie inflammatoire, à moins que, par des injections ou l'étude microscopique, on ne s'assure qu'elles ont leur siége dans des vaisseaux dilatés, déformés ou de nouvelle formation, et encore retrouve-t-on ces lésions dans des cas où le travail phlegmasique est loin d'être évident. On peut dire que les rougeurs les plus foncées, la brune, par exemple, se voient plus rarement dans les phlegmasies récentes que les rougeurs vermeilles. On sait que l'injection des trois ordres de vaisseaux d'un tissu se rencontre aussi dans les congestions par obstacle mécanique ou par débilité.

Congestion du sang.

B. *Pléthore locale.* Une quantité surabondante de sang s'écoule de l'organe divisé, et comme ce liquide, poussé dans les petits vaisseaux, y est retenu par un commencement de combinaison vitale et chimique, on a de la peine à en débarrasser les tissus par le lavage et la pression.

Accroissement de volume : ses causes.

C. *Accroissement de volume.* La pléthore locale et la turgescence même des vaisseaux appellent et retiennent le sang, donnent aux parties phlogosées un volume qui est toujours plus grand que dans l'état physiologique, et qui peut même devenir considérable lorsque l'organe peut se développer, comme le poumon, le foie, la rate. L'ampliation est faible, au contraire, si l'organe est peu vasculaire comme les membranes fibreuse et séreuse, peu fourni de tissu cellulaire, ou enfin emprisonné dans une enveloppe membraneuse ou osseuse, très-résistante.

Augmentation de la consistance

D. *Consistance accrue.* De nombreux dissentiments existent au sujet de la consistance des parties enflammées. Si l'on suppose que l'hyperémie n'est pas encore accompagnée d'exsudation plastique et surtout de suppuration en quelques points, si le tissu est très-vasculaire, on y constate une augmentation très-positive de la consistance normale, comme dans le poumon, le foie, le cerveau; mais il est rare que l'épanchement de sérosité, pure ou déjà mêlée à du plasma, à du pus, n'altère pas la consistance des organes et ne les rende pas plus faciles à déchirer. Les liquides suraboudants et incompressibles contenus dans les vaisseaux produisent un autre effet sur lequel on n'est point d'accord; les tissus deviennent plus cassants, tout en augmentant de consistance, de poids et de volume; on les dit plus friables; la rate hypertrophiée présente cette altération de consistance sans être enflammée.

Friabilité.

E. On trouve aussi une quantité plus grande de liquides séreux qui ont transsudé par suite de la gêne qu'éprouve la circulation ou par l'effet d'un travail actif de sécrétion.

Les *symptômes locaux* qui correspondent à l'hyperémie se composent de la douleur, de la rougeur, de la tuméfaction et de l'accroissement de température que nous étudierons plus loin.

3e acte morbide. Extravasation ou exsudation plastique; pseudo-membraneuse; inflammation adhésive de Hunter; hydropisie fibrineuse.

L'exsudation plastique t la suppuration sont deux actes distincts, quoique souvent réunis.

Une fois l'hyperémie constituée et après un temps fort court, qui varie depuis quelques minutes jusqu'à quelques heures, il se développe deux autres actes morbides qui ont reçu, l'un le nom d'exsudation plastique, parce qu'il donne naissance à un produit fibrineux organisable; l'autre de suppuration, parce qu'un liquide hétérogène, appelé pus, en est le résultat immédiat (1). Il est rare que ces deux actes ne se trouvent pas réunis, ne se succèdent pas avec une grande rapidité, et ne confondent pas leurs produits morbides, qu'on retrouve aisément avec le microscope. Cependant, comme en médecine clinique, et au point de vue de la nature même des actes, rien n'est plus différent que l'exsudation plastique et la suppura-

(1) Depuis huit années environ, nous nous occupons de toutes les questions afférentes à l'inflammation. Nous avons repris toutes les expériences faites par les micrographes; nous les avons contrôlées et vérifiées un grand nombre de fois; nous avons suivi surtout dans toutes ses phases l'évolution du plasma, étudié les fausses membranes et toutes les formes de concrétions; en un mot, nous avons recueilli et élaboré tous les matériaux d'une histoire de l'inflammation.

tion, il importe de les distinguer dans la description, ainsi qu'ils le sont d'ailleurs dans un très-grand nombre d'inflammations.

Pendant l'hyperémie, les phénomènes morbides se passaient dans les vaisseaux et le sang; pendant l'acte d'exsudation, une fois le conflit entre le liquide et le solide opéré, il sort des vaisseaux et s'épanche dans les tissus ambiants un liquide qui n'est autre que le sérum du sang entraînant avec lui la fibrine en dissolution.

Leur siége anatomique.

Il faut étudier successivement: 1° l'*acte*, 2° le *produit*, 3° les *métamorphoses ultérieures du plasma, les fausses membranes, le tissu cicatriciel.*

1° *De l'exsudation plastique.* On ignore entièrement la nature de l'acte par lequel la fibrine du sang est jetée hors des vaisseaux, plus ou moins modifiée dans ses propriétés physiques et chimiques. Tout ce que l'on peut dire, c'est que l'exosmose seul ne pourrait rendre compte des phénomènes. Suivant la remarque de Hunter, « si le plasma était semblable à celui qui circule dans les vaisseaux, tout le phénomène se trouverait réduit à une sécrétion plus abondante de fibrine, ajoutée à celle qui circule normalement, et par conséquent elle serait emportée avec le sang vers le cœur comme une partie de la masse commune (1). » Cette raison est plus péremptoire encore depuis que nous savons que la fibrine est augmentée dans tout le sang. Il faut donc que la paroi vasculaire soit le siége d'un acte par lequel cette fibrine est élaborée, modifiée et convertie en lymphe coagulable, en globule granuleux et en granules.

De l'exsudation plastique.

Lorsque les vaisseaux ont été distendus par le sang et

De la liqueur plastique.

(1) Œuvres complètes, édit. de M. Richelot, t. III, p. 395.

que celui-ci est arrêté, ils commencent à laisser passer un liquide transparent visqueux, formé par le sérum tenant en dissolution la fibrine. Ce liquide a reçu les noms de *liqueur du sang*, de *plasma*, de *lymphe plastique*, *organisable*. Il reste pur ou se mêle à des globules de pus, de sang, d'épithélium, ou à des produits normaux fournis par les tissus enflammés (matière colorante de la bile, phosphate calcaire, noyaux cartilagineux, fibres musculaires, tubes nerveux, etc.).

Le plasma est en dissolution parfaite dans le sérum.

Le plasma, ou le cytoblastème à l'état de pureté, se présente d'abord sous la forme d'un liquide presque entièrement constitué par le sérum du sang et par la fibrine. Lorsqu'il est contenu dans une cavité naturelle ou dans les mailles du tissu cellulaire, à l'abri du contact de l'air, il peut rester longtemps fluide, comme nous nous en sommes assuré dans huit cas de thoracentèse pratiquée pour des pleurésies aiguës. Toutefois, il partage avec la fibrine du sang la propriété spéciale de se solidifier dès qu'il n'est plus en contact avec les parties vivantes ou avec les autres éléments du sang, ni soumis au mouvement circulatoire. Il est probable que les sérosités fibrineuses de la plèvre enflammée laissent déposer, sous forme de fausses membranes, la fibrine du plasma exsudé; cependant il n'en est pas toujours ainsi, et la prompte résorption de l'épanchement pleural en est la preuve.

Il se solidifie lorsqu'il n'est plus soumis aux actions vitales.

Propriétés du plasma.

Le plasma renferme des sels alcalins, de la cholestérine, des graisses, de l'albumine, des globules sanguins; mais ces divers éléments ne concourent jamais à la production des tissus organisés homologues qui proviennent du plasma. Lui seul possède cette propriété générale, qu'il apporte avec lui partout où une de ses molécules est jetée hors des vaisseaux par le travail phlegmasique. Il ne faut pas perdre un seul instant de vue ce fait fondamental, car il nous servira à expliquer une grande partie des phénomènes qu'on observe dans le cours des inflammations.

Séparation en sérum et en caillot.

En passant à l'état solide, le plasma se trouve séparé en deux portions, une liquide ou sérum, l'autre solide, qui est le caillot fibrineux. Celui-ci, soit qu'il s'applique sur un tissu pour y constituer plus tard une membrane pathologique, soit qu'il s'infiltre entre les divers éléments des tissus, se montre sous la forme, 1° de granulations; 2° de fibres; 3° de globules.

Partie solide. 1° Granulations.

A. *Granulations.* Elles existent seules ou mêlées aux deux autres formes de la fibrine, ce qui est le cas le plus ordinaire. Ces granules se trouvent toujours réunies en grand nombre et constituent la plus grande partie du caillot, et par conséquent des fausses membranes molles et récentes : elles s'y trouvent constamment associées à l'état fibrillaire.

2° Fibres et fibrilles.

B. *Fibres du plasma.* Souvent quelques secondes après la coagulation de la fibrine d'un sérum extrait de la plèvre enflammée pendant la vie, on trouve un caillot argenté, brillant, presque diffluent, et entièrement composé de fibrilles aussi ténues qu'il est possible de l'imaginer. Tantôt elles sont réunies en faisceaux parallèles, tantôt entre-croisées en différents sens et feutrées; elles retiennent les granulations et les globules fibrineux dans une sorte de réseau aréolaire (1).

(1) Voyez, sur ce sujet, un chapitre remarquable de Vogel: *Traité d'anatomie pathologique générale*, p. 41 et 89, in-8°. Paris, 1847. — Nous avons examiné un nombre considérable de ces plasma avant d'arriver à quelques résultats positifs: *Mémoire sur les formes qu'affecte la fibrine dans l'inflammation et l'hémorrhagie*, Académie des sciences, 19 juillet 1852; Gazette médicale, même année.

3° Globules granuleux dits d'exsudation plastique.

C. *Globules granuleux d'inflammation ou d'exsudation plastique.* Ils ont ordinairement une forme sphérique ou ovalaire et une couleur noirâtre. On y voit un nombre assez grand de corpuscules qui donnent à la cellule un aspect inégal et chagriné. Ses dimensions varient entre $0^m,015$ et $0^m,25$. On trouve quelquefois à l'intérieur un ou deux noyaux dont le volume est entre $0^m,005$ et $0^m,01$ (1); on suppose que la cellule est constituée par des granules graisseuses et de la fibrine.

Des différentes formes du plasma.

Des différentes formes qu'affecte le plasma. Pour prendre une idée tout à la fois exacte et générale des formes variées que peut prendre le plasma, il faut se rappeler qu'elles dépendent des conditions locales de structure, de connexion et des fonctions des parties qui fournissent la liqueur phlegmasique. On peut dire seulement, d'une manière générale, que le plasma tend à combler les vacuoles microscopiques ou plus vastes qui existent dans les tissus, par conséquent à oblitérer les cavités ; d'où le nom assez exact d'*inflammation adhésive* que lui a donnée Hunter, mais qui a l'inconvénient de ne pas s'appliquer à tous les cas particuliers d'exsudation plastique, excepté toutefois lorsqu'on lui donne le sens très-général et très-vrai d'exsudation oblitérante.

Infiltration du plasma et altérations qui en résultent.

A. Infiltrée entre les divers éléments d'un tissu, la liqueur du sang peut rester fluide parce que la fibrine y est en minime proportion, ou par d'autres causes; il en résulte alors une tumeur œdémateuse dans le lieu enflammé. Si le plasma se concrète, les espaces intrafibrilleux se trouvent comblés, et l'on voit paraître des altérations matérielles qui varient suivant les tissus : tels

(1) Lebert, *Physiologie pathologique*, p. 31 et suiv.

sont, par exemple, l'hépatisation rouge dans la pneumonie, la seconde et la troisième forme de la maladie de Bright (?), quelques indurations et ramollissements du cerveau dans l'encéphalite. La compression exercée par l'épanchement de matières plastiques peut produire l'oblitération d'un grand nombre de vaisseaux, et par suite l'ulcération, le ramollissement et la gangrène. (Voyez ces mots.) Broussais avait ramené presque toutes les altérations, l'hypertrophie, le ramollissement, les indurations, à cette cause unique. Il faut dire qu'une foule d'observateurs modernes reviennent, sans s'en douter, à cette doctrine pour quelques maladies, celle de Bright et la cirrhose plus spécialement. Il est difficile de se prononcer à cet égard, parce que, une fois que le plasma s'est incorporé, combiné molécule à molécule avec les éléments propres d'un organe enflammé, il y subit une assimilation telle qu'il n'est plus possible d'y retrouver les caractères de la fibrine. Nous dirons même que ce n'est plus de la fibrine ni du plasma ; l'assimilation est complétement opérée. Il n'existe pas une maladie aiguë ou chronique, pas un produit homologue ou hétérologue qui ne puisse, à une de ses périodes quelconque, faire naître une hyperémie exsudative, et par conséquent une inflammation.

Elle produit l'oblitération de espaces intra-fibrillaires.

B. *Exsudation plastique sur des surfaces libres.* Hunter a eu plus spécialement en vue ce cas particulier de morphologie pathologique, quand il a appelé adhésives les phlegmasies qui donnent lieu à l'extravasation plastique. Nous allons en examiner rapidement les principales formes. Toutes les fois qu'un point quelconque d'un tissu offre normalement une surface libre, ou, ce qui revient au même, quand ce tissu est divisé par une opération ou

Exsudation du plasma sur les surfaces libres des tissus enflammés.

L'adhésion d'un tissu à surface libre n'est qu'un cas particulier de la loi générale de l'oblitération plastique.

par une cause accidentelle, l'exsudation plastique peut s'y opérer, et l'adhérence complète ou incomplète des deux parties avoir lieu. Les phlegmasies de la peau, des membranes muqueuses et séreuses, des canaux, des réservoirs, des vaisseaux, en un mot d'une cavité quelle qu'elle soit, produisent des oblitérations de ce genre. Le mécanisme de l'adhésion est identiquement le même entre les deux bords d'une plaie faite à la peau, entre les bouts d'un muscle divisé, ou les extrémités d'un os fracturé.

Dans tous ces cas, la liqueur du sang extravasé d'abord à l'état d'un liquide onctueux et transparent se solidifie, et s'appliquant sur le tissu y prend des formes un peu différentes suivant la disposition anatomique des organes.

Exsudation sur les membranes séreuses.

Sur les membranes séreuses qui couvrent les cavités splanchniques, le plasma s'étale en couches minces superposées, développées en plusieurs fois, et connues sous le nom de fausses membranes. Tantôt elles amènent des adhérences partielles entre les parois opposées; tantôt elles obturent tout à fait la cavité, comme dans la pleurésie et la péritonite. Les membranes gastro-pulmonaires et celles des conduits sécréteurs et excréteurs ne s'oblitèrent jamais; leur cavité diminue seulement de grandeur comme dans la broncho-laryngite pseudo-membraneuse, la diphthérite urétrale et vésicale.

Quand il se forme une cavité pathologique dans un tissu par l'effet de l'inflammation ou de toute autre cause (blessure, rupture, ramollissement, ulcération et décollement non inflammatoires), la guérison s'effectue au moyen de l'inflammation plastique. Voici encore d'autres cas particuliers. La peau et les muscles sont divisés par le couteau du chirurgien ou par une arme de guerre; comme

Exsudation entre les lèvres d'une plaie; réunion par première intention.

on a toujours intérêt à guérir promptement la plaie, on en rapproche les deux lèvres, de manière à ce qu'elles se touchent, et l'exsudation plastique ne tarde pas à oblitérer cette cavité linéaire. On dit alors, en employant un langage barbare qui mérite de tomber dans l'oubli, que la réunion a lieu par *première intention* ou immédiatement. Si la plaie suppure, un pareil résultat n'est obtenu qu'après que l'inflammation d'abord suppurative est revenue à la forme adhésive ou plastique. La réunion s'est faite alors par *seconde intention*, par bourgeonnement ou médiatement. Cependant ces *deux intentions* ou plutôt ces deux actes n'en font qu'un, c'est-à-dire qu'il a fallu toujours une phlegmasie plastique pour amener la cicatrisation; seulement, dans le premier cas, l'exsudation s'est établie d'emblée, primitivement; tandis que dans le second elle a été précédée d'un autre acte, que nous étudierons plus loin. (Voyez *Suppuration.*)

Réunion par seconde intention.

Le praticien doit s'habituer à ne voir, au milieu de tant de conditions morbides, diverses en apparence, qu'un seul acte qui se passe toujours de la même manière, l'exsudation de plasma. Une plèvre s'enflamme; elle sécrète du plasma, et la guérison a lieu par adhésion; elle suppure, et ce n'est qu'après que la suppuration a été remplacée par l'exsudation que la guérison s'effectue (première et seconde intention). Dans la pustule varioleuse, le derme enflammé jette entre lui et l'épiderme de la sérosité et du pus, et, plus tard (du 9e au 12e jour), une petite fausse membrane de cicatrisation. On a en raccourci sous les yeux les phénomènes de la réunion des plaies par première et seconde intention.

Il n'existe qu'un seul et unique moyen d'adhésion ou d'oblitération, à savoir l'exsudation du plasma.

Le cal, ainsi qu'on l'a surabondamment prouvé, n'est autre chose que du plasma fourni par les vaisseaux en-

Le cal n'est pas autre chose que le résultat d'un travail du même genre.

flammés des os, de la membrane médullaire, du périoste, des muscles, etc. Il faut seulement remarquer qu'un produit normal de sécrétion vient s'ajouter au plasma pour la réparation complète de l'os (phosphate calcaire). La même chose a lieu dans un muscle, dans un nerf, dans le tissu fibreux ou cellulaire, c'est-à-dire qu'au plasma fourni par l'inflammation se mêle un produit de nutrition normal, dans un cas c'est de la fibre musculaire, et dans l'autre des tubes nerveux, ou du tissu fibreux ou fibrillaire, etc. Cette double provenance existe dans le tissu cicatriciel dont il nous reste à parler.

De la cicatrisation.

De la cicatrisation. La pathologie générale vient de nous montrer que dans les différents produits auxquels donne naissance l'inflammation, l'exsudation de plasma reste partout identique à elle-même, et prend la plus grande part à la cicatrisation. Celle-ci peut être primitive, s'établir d'emblée ou consécutivement à la suppuration. Dans le premier cas, l'exsudation plastique seule a existé; dans le second, la sécrétion purulente a précédé l'autre. Il ne faut pas perdre de vue ce fait très-général, à savoir que la cicatrisation est le simple effet de la prédominance plus ou moins grande du travail plastique, ou si l'on aime mieux de l'inflammation adhésive sur la phlegmasie suppurative. Si la première l'emporte, la guérison a lieu par adhérence, oblitération, induration, séquestration ou résolution; si, au contraire, le pus est fourni en plus grande proportion et prédomine sur le plasma, la cicatrisation ne se fera que par la substitution du mode adhésif au mode suppuratif. C'est donc, en dernière analyse, au premier qu'appartient, en quelque sorte, le droit de cicatrisation aidé, en outre, par quelques opérations vitales propres à chaque tissu.

Primitive ou consécutive à la suppuration.

Le cytoblastème, ou la liqueur de l'inflammation, est le seul produit morbide qui puisse, après être sorti des vaisseaux hyperémiés, s'organiser et devenir le moyen de réparation des parties solides. Il n'existe également qu'un seul acte morbide capable de jeter hors de la circulation cette fibrine, et de lui donner le pouvoir de subir par son contact avec les tissus de nombreuses transformations homéomorphes ; cet acte est l'inflammation dans son mode exsudatif. C'est alors qu'une troisième puissance intervient ; le tissu avec ses vaisseaux propres, sa structure et ses fonctions spéciales de muscle, d'os, de nerf fait éprouver des modifications importantes au cytoblastème (1). Ni le sang, ni l'albumine, ni le pus, ni aucune autre liqueur animale ne peuvent fournir le plasma cicatriciel.

L'inflammation exsudative seule peut opérer la cicatrisation.

D'abord liquide, plein de granulations, de globules, d'exsudation, et souvent mêlé à des globules pyoïdes, de pus, à des cellules d'épithélium, la liqueur plastique agglutine, réunit les diverses portions du tissu enflammé et passe à l'état solide. On y voit, en un ou deux jours, se développer des vaisseaux capillaires sur le mode de formation desquels les auteurs restent encore partagés. Les uns pensent qu'ils se développent par l'effet de la propulsion cardiaque et centrifuge qui agit sur les vaisseaux anciens, et les pousse en avant dans la liqueur plastique ; d'autres, que des globules sanguins s'y produisent de toute pièce, s'entourent d'une membrane vasculaire comme dans l'embryon du poulet, et que ce nouveau système vasculaire finit par se mettre en com-

Propriétés et manière d'agir du plasma.

Formation de vaisseaux dans le plasma.

Deux hypothèses : 1° ils proviennen des vaisseaux propres ; 2° ils se forment de toutes pièces

(1) Voyez un travail où j'ai cherché à établir l'enchaînement de tous les phénomènes propres à l'exsudation : *Des phlegmasies exsudatives et spécifiques*, in *Revue médico-chirurgicale*. Paris, année 1855.

munication, par s'aboucher avec les vaisseaux propres de l'organe enflammé (1).

Du tissu cicatriciel.

Le tissu cicatriciel se trouve d'abord composé de fibrine granuleuse et fibrillaire, emprisonnant des globules granuleux, des globules de sang et de pus, ainsi qu'on le voit dans les bourgeons charnus des plaies en voie de réparation. Cette substance molle, rougeâtre, imprégnée de liquide et parcourue par de nombreux vaisseaux, devient celluleuse d'abord, puis dense et résistante; les vaisseaux formés s'oblitèrent, et un tissu fibreux finit par constituer la cicatrice. Souvent en se rétractant elle donne aux parties une position vicieuse et cause des difformités.

Régénération parfaite du tissu enflammé.

Elle est possible dans tous les tissus à peu d'exceptions près.

C'est à l'aide du plasma solidifié et assimilé au tissu normal par les vaisseaux de celui-ci, que s'effectue la cicatrisation par régénération parfaite de l'organe enflammé. La reproduction du tissu cellulaire, séreux, fibreux, muqueux, fibro-cartilagineux et osseux, des épithélium, de l'épiderme, n'est niée par personne; mais quelques auteurs contestent la régénération des tissus musculaire et nerveux; cependant, un trop grand nombre de faits la mettent hors de doute pour qu'on puisse hésiter maintenant à l'admettre. Il faut cependant reconnaître que les substances nerveuse, musculaire et osseuse ne peuvent se développer que dans la cicatrice de ces mêmes tissus, tandis que les tissus cellulaire, fibreux, vasculaire se montrent partout. En un mot, la vie propre du tissu et les attributions spéciales de ses vais-

Elle paraît dépendre des propriétés vitales de chaque tissu et de sa nutrition spéciale.

(1) Voyez sur ce point: Vogel, *Traité d'anatomie pathologique générale*, p. 159; — Lebert, *Physiologie pathologique*, t. I, p. 16; — Cruveilhier, *Traité d'anatomie pathologique générale*, t. I, p. 274, in-8°. Paris, 1849.

seaux et de sa nutrition commandent les changements qu'on observe dans l'exsudat fibrineux. S'il était possible, par exemple, de transporter le plasma du cal entre les deux bouts divisés d'un muscle, au lieu de tissu osseux on verrait naître des fibres musculaires. Nous croyons donc que c'est le système vasculaire et les propriétés vitales de chaque tissu qui apportent dans le plasma les éléments primordiaux d'un tissu semblable à lui-même. Il faut bien que ce soit la partie ambiante et restée saine qui fournisse les matériaux normaux, puisque la cicatrisation n'a pas lieu quand l'organisme est profondément altéré par quelques maladies générales, comme par une cachexie, une altération du sang ou par une lésion locale autre que l'inflammation, qui, comme le tubercule, le cancer, la mélanose, s'opposent au travail de cicatrisation.

Loi générale qui préside à la cicatrisation des tissus.

La loi qui préside au développement du produit cicatriciel est celle-ci : plus l'organe enflammé qui donne le plasma est simple, plus rapide, plus complète est la transformation de celui-ci en un tissu semblable. Ainsi la production celluleuse, séreuse, muqueuse est facile et commune dans tous les lieux enflammés ; au contraire, les tissus plus complexes, le musculaire, le nerveux ne se reforment qu'avec peine, et les tissus composés comme le cerveau, le poumon, le foie, jamais.

Il n'y a pas transformation mais addition de tissu.

Nous nous sommes servi du mot transformation du plasma pour exprimer la régénération des tissus ; mais il n'existe pas de transformation réelle. Le plasma, comme l'a si bien dit l'illustre Hunter, est un *médium unissant*, c'est-à-dire un support dans lequel les vaisseaux et la vie propre de l'organe vont jeter la substance musculaire si c'est un muscle, des phosphates calcaires si c'est un os, etc., jusqu'à ce que le plasma ou la cicatrice ait disparu; il y a donc addition et non transformation. Si le tissu cicatriciel disparaît, la substitution est complète; dans le cas contraire, le plasma reste du tissu fibrillaire, fibreux, et la substitution, ou si l'on aime mieux la cicatrisation, est imparfaite.

De la cicatrisation temporaire et persistante.

La cicatrice est tantôt *temporaire*, et alors elle représente une série de métamorphoses qui commence au plasma et finit par la transformation de celui-ci en un tissu qui ne peut être distingué du tissu normal; tantôt elle est *persistante*, et alors un tissu inférieur en structure et en fonction remplace l'autre. Souvent les nerfs, les muscles, les glandes ne se reproduisent pas, et l'on trouve une production celluleuse ou fibreuse qui gêne la fonction. Les kystes, les membranes pyogéniques situés autour du pus, d'un corps solide, du sang ou sur le trajet d'une fistule, ou d'un ulcère, ne sont autre chose que des tissus cicatriciel, séreux, muqueux, fibreux qui jouissent de la propriété de sécréter des liquides séreux, muqueux, etc. Ils peuvent, comme les tissus normaux, s'enflammer, fournir, à leur tour, du plasma ou du pus. On conçoit qu'il découle de ces notions générales des conséquences d'une grande portée pour la thérapeutique.

L'rritation phlegmasique est le point de départ des actes pathologiques auxquels viennent s'en substituer d'autres qui rentrent dans l'ordre physiologique.

Nous voici bien loin du point de départ où nous avons pris l'inflammation. Elle était d'abord à l'état de simple hyperémie lorsque les vaisseaux ont commencé à fournir la liqueur plastique, puis celle-ci s'est solidifiée, des vaisseaux s'y sont développés, et le produit morbide nouveau qu'on appelle fausses membranes, adhérences, induration, bourgeons charnus, ou tissu cicatriciel, peu importe, s'est organisé, et vit dorénavant comme le tissu propre de l'organe jadis enflammé avec lequel il se confond ou dont il reste distinct. On ne peut plus considérer ces changements comme appartenant à l'inflammation, puisqu'ils sont amenés par un travail de vascularisation tout à fait opposé à l'oblitération phlogistique ; et cependant sans l'inflammation il n'y aurait point de liqueur plastique sécrétée, ni par conséquent toutes les productions morbides qui s'ensuivent. Broussais est donc resté dans le vrai quand il les considérait tout à la fois comme la preuve et le reliquat de l'inflammation ; seulement il s'est trompé quand il a cru que d'autres productions pouvaient en naître (tubercule, cancer). Qu'on place dans une période distincte de l'hyperémie celle d'organisation de la lymphe plastique, rien de mieux ; mais alors qu'on reconnaisse que l'inflammation seule en est le point de départ. On pourrait, pour rendre plus exactement ce qui s'est passé, dire que l'irritation phlegmasique a commencé une série d'actes dont les premiers seuls sont pathologiques, et auxquels finissent par se substituer les actes vitaux qui se rapprochent de plus en plus du type physiologique à mesure que la guérison devient plus parfaite.

4e acte pathologique de l'inflammation ; extravasation du pus ; inflammation suppurative, phlegmoneuse ; suppuration.

Nous ne savons pas pourquoi la stase sanguine une fois opérée, c'est tantôt l'exsudation plastique qui se fait, tantôt la suppuration, et plus souvent encore une extravasation mixte formée par le pus et le plasma. Souvent même il s'y joint des produits de la sécrétion normale qui se mêlent accidentellement à ceux de l'inflammation (épithélium, épiderme, bile, mucus, urine, etc.). De la suppuration.

Nous donnons le nom d'inflammation suppurative ou de suppuration au travail morbide qui suit l'hyperémie et qui a pour effet immédiat la formation d'un liquide sans analogue dans l'organisme et incapable de servir à la réparation des tissus; ce liquide est le pus.

Nature de l'acte qui amène la suppuration.

Hunter regarde la suppuration comme un mode spécial de l'inflammation. On peut assigner à cet acte morbide un sens plus précis en le regardant comme un résultat spécial de l'hyperémie, tout à fait distinct quoique très-rapproché de l'exsudation plastique. En effet, quoi de plus différent que deux produits morbides dont l'un, le plasma, tend à la réparation du tissu enflammé, et l'autre, le pus, sans exercer par lui-même, comme on l'a cru pendant longtemps, aucune action nuisible sur les organes, constitue cependant un produit morbide qui en disjoint les éléments anatomiques, en s'infiltrant molécule à molécule, ou en se réunissant en un ou plusieurs foyers, de petites ou de grandes dimensions? Le pus doit être nécessairement éliminé de l'organisme, soit qu'il s'opère un ramollissement successif qui le conduit au dehors, soit qu'il se partage dans le lieu même où il s'est formé en une partie séreuse et une globulaire qui finissent par disparaître à l'aide d'un travail salutaire de destruction et de résorption, soit enfin qu'il reste isolé des tissus ambiants par une membrane qui le rend incapable de nuire (abcès enkystés). Dans tous ces cas, le pus joue le rôle d'un véritable corps étranger qui ne peut subir aucune assimilation, bien différent en cela de la liqueur plastique. On a considéré le pus comme le plasma du sang modifié (1), parce qu'on y rencontre de

Action du pus.

C'est un produit morbide qui doit être éliminé et détruit.

(1) Vogel et d'autres : *Traité d'anatomie pathologique générale*, p. 129.

la sérosité et des granulations fibrineuses ; mais la différence capitale qui sépare le pus du plasma repose sur un fait clinique général : il consiste en ce que dans l'inflammation adhésive le plasma prédomine et tend à des combinaisons organiques réparatrices, tandis que le pus ne peut être employé à un travail de cette nature.

Propriétés physiques du pus.

Pus. Le pus est un liquide blanc, jaunâtre ou verdâtre, épais et crémeux, aqueux ou séreux, très-fluide, avec ou sans flocons fibrineux, d'une odeur nauséeuse et désagréable, fade ou sucré, plus pesant que l'eau (1,030 à 1,033), essentiellement composé de deux parties ; l'une liquide, en proportion variable, semblable au sérum du sang, et tenant en dissolution de l'albumine et des sels, en suspension une cellule caractéristique, visible au microscope, même à un faible grossissement.

Examen microscopique ; globules du pus.

La cellule est sphérique, régulière. Elle a un diamètre qui varie entre $0^m,0075$ et $0^m,0025$, en moyenne $0^m,01$ (1). Son enveloppe granuleuse et opaque devient transparente par l'acide acétique, et alors on découvre à l'intérieur de la cellule trois à quatre noyaux distincts ou un seul. Ils varient en dimension de $0^m,0028$ à $0^m,0033$. Il existe probablement un contenu liquide albumineux, dans lequel sont suspendus les noyaux. L'apparition des noyaux après l'action de l'acide acétique caractérise les globules de pus, ce réactif ne dissout que très-lentement la partie nucléaire.

Globules pyoïdes.

On a décrit à part une variété de globules auxquels on a donné le nom de pyoïdes. Ils sont sphériques, à peu près de même dimension que les autres, mais ils ne montrent pas de noyaux quand on les traite par l'acide

(1) Lebert, *Physiologie pathologique*, p. 41.

acétique, et ne renferment que des granulations, en nombre variable.

Action chimique exercée par différents réactifs sur les globules.

Les acides, en général, rendent les cellules de pus transparentes et y font paraître les noyaux. Les chlorures sodique, ammoniacal, le nitrate de potasse opèrent la dissolution de l'enveloppe, mais non des noyaux. Les alcalis caustiques, les carbonates alcalins, le borate de soude en solution, l'ammoniaque, convertissent le pus en une masse gélatineuse, transparente, et finissent par le dissoudre entièrement ainsi que les noyaux.

Les substances qui coagulent l'albumine, telles que le tannin, l'alcool, l'iode, troublent la transparence des globules (1). Nous avons essayé souvent l'action de la bile, et nous avons vu qu'elle dissolvait rapidement les globules. L'acide choléique pur et isolé ne produit pas le même effet : ce qui est important à savoir pour l'étude des hémorrhagies de provenance hépathique.

Étude chimique du pus.

Composition chimique. Le pus est un liquide alcalin composé sur 1000 parties : d'eau, 769 à 906 ; d'albumine coagulée et de fibrine, 19 à 160 ; de sels, 8 à 13 (chlorure de sodium, sulfate, carbonate, phosphate, lactate de soude, de potasse et de chaux, carbonate de chaux, de peroxyde de fer et de soufre) ; de matières grasses (cholestérine, oléate, margarate de soude, séroline, de pyine (2), 3 à 24 et plus ; de matières extractives, de 3 à 19.

(1) Vogel, p. 124 et suiv.

(2) Voyez Vogel, p. 128, où ce sujet est traité avec un remarquable talent. — Gueterbock y a trouvé un principe qu'il appelle la *pyine*, et qui a pour propriéte d'être précipité par l'acide acétique et l'alun ; ce principe, dont la nature, l'existence même sont très-problématiques, est une modification de l'albumine ou du mucus, ou plutôt le résultat de quelque altération accidentelle.

On voit que les variations que présentent les analyses chimiques sont tellement grandes, qu'on ne peut rien en conclure, si ce n'est que le pus renferme tous les éléments du sang, moins les globules sanguins; que la fibrine n'y est que d'une manière fortuite et par l'effet de l'extravasation plastique concomitante; l'albumine ordinairement en plus petite proportion; les matières grasses plus abondantes. On explique d'ailleurs les résultats si différents de l'analyse par la différence même des organes qui ont fourni le pus.

Le pus renferme presque tous les éléments du sang.

Accidentellement, le pus renferme des grandes cellules granulées d'exsudation plastique, des granules, des cellules épithéliales, épidermiques (dits globules muqueux), des globules de sang, des granulations de graisse, les corps granuleux du colostrum, ou enfin des cellules de produits pathologiques tels que le tubercule, le cancer, le tissu fibro-plastique, l'enchondrôme, etc. Toutes ces cellules microscopiques ont des caractères propres qui empêchent qu'on les confonde avec les globules de pus. Aussi peut-on dire aujourd'hui, d'une manière générale, que l'examen microscopique seul peut faire reconnaître le pus. L'étude la plus minutieuse des propriétés physiques et chimiques de ce liquide ne pourrait conduire à un pareil résultat. Tous les moyens d'investigation préconisés tour à tour pour arriver à ce but ont été entièrement abandonnés depuis qu'on se livre aux études microscopiques.

Des produits morbides accidentellement mêlés au pus.

La différence entre la suppuration de bonne et de mauvaise nature, qui a une si grande importance en médecine clinique, tient à des causes locales et générales. Parmi les premières, on doit citer la nature même du travail phlegmasique qui fait prédominer l'exsudation

Suppuration de bonne et de mauvaise nature.

Causes locales.

purulente sur l'exsudation plastique, et donnant à la première une durée interminable, empêche la cicatrisation de s'effectuer. La formation d'une quantité considérable de pus, la distension, le ramollissement, la mortification des tissus, la compression exercée sur les vaisseaux, la faible vitalité des parties, sont autant de causes locales qui occasionnent une mauvaise suppuration. On trouve encore parmi ces causes la présence du tubercule, du cancer, d'un fongus, d'un corps étranger, qui entretiennent la suppuration et la font prédominer sur la réparation. Des conditions contraires engendrent une suppuration franche, nous devrions dire une exsudation plastique, qui marche rapidement vers l'élimination, la résorption du pus ou la cicatrisation des tissus. Il faut donc s'en prendre presque exclusivement à ce que le travail particulier qui développe l'exsudation plastique l'emporte sur la suppuration. Telle est la formule qui résume l'idée qu'on doit attacher à ces mots *bonne et mauvaise suppuration.*

Causes générales.

La mauvaise suppuration prend ordinairement sa source dans un état général tel que la scrofule, la syphilis, toutes les cachexies, les altérations du sang, ou dans quelques maladies qui modifient d'une manière funeste tous les mouvements organiques, telles que les cachexies paludéennes, scorbutiques, les fièvres, les exanthèmes, etc. Le praticien, prévenu de l'existence de ces causes, saura toujours les retrouver quand il verra paraître un pus séreux, sanieux, floconneux, rougeâtre, abondant; en un mot de mauvaise nature.

De la génération spontanée du pus.

Il est le produit constant de l'inflammation.

De la génération spontanée du pus. Le pus est le produit d'un seul acte morbide connu sous le nom d'inflammation. Il ne peut se former dans aucune autre condition morbide, de sorte que si l'on trouve une quantité même très-minime de pus dans un point de l'économie, on ne doit pas hésiter, dans l'état actuel de la science, à déclarer qu'il existe quelque part une inflammation. Tantôt ce pus se rencontre dans le lieu même où se passe la phlegmasie, tantôt dans un organe plus éloigné où il a été transporté par le sang, comme dans certaines formes de phlébite et de résorption purulente. Nous ne pouvons agiter ici longuement la question tant controversée de la génération spontanée du pus dans le sang (voyez *Pyémie*); mais nous devons dire qu'après avoir médité tout ce qui a été écrit sur ce sujet, et avoir réuni toutes les observations qui nous appartiennent, et qui sont sous nos yeux, il ne nous reste aucun doute sur l'indispensable nécessité d'un travail phlegmasique pour qu'il y ait génération de pus. Ce serait prendre une idée inexacte de l'inflammation que de se la représenter comme une maladie toujours accompagnée d'une fièvre intense et de symptômes locaux et généraux. S'il en était ainsi, le pus pourrait exister sans inflammation; mais si l'on veut bien se rappeler qu'il y a des phlegmasies insidieuses, latentes, apyrétiques, circonscrites à une petite portion de tissus, qui n'en produisent pas moins du pus avec tous ses caractères, ou qui se développent souvent en quelques heures, sous l'empire d'une cause locale très-minime, ou d'une cause générale et spécifique, on comprendra dès lors que le pus peut se montrer dans des cas où l'on serait disposé à méconnaître l'existence d'une phlegmasie si l'on exigeait un appareil marqué de symptômes phlogistiques. Qu'on songe qu'il suffit, ainsi que nous nous en sommes assuré plusieurs fois, d'irriter pendant quelques minutes, à peine, une membrane muqueuse ou séreuse ou la peau, pour y faire naître du pus, et l'on ne sera plus étonné de voir que dans certaines formes de fièvre puerpérale, de phlébite, d'abcès disséminés, la phlegmasie se développe dans tant de points divers et arrive en quelques heures à la suppuration. A-t-on besoin de recourir à la résorption du pus? La génération simultanée et rapide de l'inflammation en un grand nombre de points, sous l'empire d'une cause générale, suffit pour tout expliquer. (Voyez *Pyémie.*)

5e acte morbide de l'inflammation; induration phlegmasique.

De l'induration phlegmasique des tissus.

Plusieurs espèces d'induration.

Infiltration plastique.

Les tissus qui s'indurent dans le lieu enflammé et à son pourtour présentent plusieurs espèces d'altérations qu'il faut distinguer. L'induration, qui est récente et consécutive à l'hyperémie, tient à l'infiltration d'une sérosité fibrineuse qui se concrète dans les mailles des tissus. Cette sérosité ne tarde pas à disparaître par voie d'absorption, excepté dans les cas où la vitalité des tissus est affaiblie par le travail morbide local ou par quelque affection générale. On voit tous les jours cette induration persister dans des organes peu vasculaires, chargés de lymphe, dans lesquels le mouvement de résorption a de la peine à se faire, ou qui restent exposés à une cause permanente d'irritation. (Voyez *Inflammation chronique.*)

Dans d'autres tissus, et surtout dans le poumon qui nous offre un type si remarquable de ce mode d'induration lorsqu'il est hépatisé en rouge, on ne trouve que la sérosité du sang avec les globules granuleux et les granulations fibrineuses. Dans l'hépatisation grise, autre forme d'induration, une grande quantité de pus est mêlée aux éléments morbides précédents. Nous verrons que par l'effet de la résolution ces liqueurs étrangères repassent dans le torrent circulatoire, et que les tissus reprennent alors leur texture et leurs fonctions.

L'autre cause d'induration consiste dans l'organisation même des produits plastiques qui, au lieu de rester fluides et d'être repris par les vaisseaux, s'organisent sur place et s'incorporent molécule à molécule avec le tissu dont ils finissent par faire partie. Il en résulte un mode particulier de l'hypertrophie sans changement de fonction; le volume et la consistance de l'organe sont seuls augmentés. Induration hypertrophique.

Cet état ne diffère d'une autre induration, dans laquelle se forme un tissu cicatriciel distinct, soit temporaire, soit définitif, que parce que la liqueur d'exsudation subit une transformation plus durable en tissu homologue, fibreux, fibro-plastique, musculaire, etc.

Presque toujours dans les lieux enflammés ou à leur pourtour la sérosité du sang s'épanche, et un certain degré d'œdème accompagne les autres altérations phlegmasiques. Les tissus sont alors tuméfiés, pâles ou colorés, infiltrés d'une sérosité qu'on déplace par la pression, où à laquelle on donne issue avec le scalpel quand on examine, sur le cadavre, les organes qui ont été le siége de l'inflammation. Induration œdémateuse.

6e acte pathologique de l'inflammation. Ramollissement inflammatoire.

La plus grande obscurité couvre encore le mode de formation des ramollissements. On suppose que deux conditions principales président à cet acte morbide: Ramollissement inflammatoire. Ses causes.

Influence des liquides.

d'une part, la présence d'un liquide extravasé, soustrait à la nutrition et agissant comme corps étranger; d'une autre part, la nature même du liquide qui exerce une action moléculaire nuisible. Il suffit, en effet, qu'un liquide séro-purulent écarte les divers éléments d'un organe, les distende outre mesure, y séjourne quelque temps sans être repris par l'absorption, qu'il les pénètre par une sorte d'imbibition ou d'endosmose, que la circulation soit gênée ou s'arrête dans un certain nombre de capillaires, pour que la cohésion naturelle soit vaincue et qu'un ramollissement s'y opère.

Quelquefois du sang.

Les tissus ainsi altérés sont d'un rouge clair ou brunâtre, laissent écouler une grande quantité de sang encore contenu dans les vaisseaux, quelquefois aussi extravasé; car l'hémorrhagie confine de très-près à l'inflammation, surtout dans les tissus délicats et fragiles. On peut citer comme exemple de cette double lésion l'encéphalite avec apoplexie capillaire, l'hépatisation rouge et l'apoplexie pulmonaire. Il faut bien que la surabondance du sang, la distension des vaisseaux et l'imbibition des espaces intravasculaires jouent un rôle essentiel dans le ramollissement pour qu'il se développe si fréquemment dans le poumon, la rate, le foie et les membranes muqueuses, tandis qu'il est plus rare dans les tissus serrés, plus vasculaires, et partant moins abreuvés de liquides.

Très-souvent du pus.

L'extravasation de pus détermine plus souvent encore que la sérosité et le sang le ramollissement inflammatoire; il agit à peu près de la même manière. On est fondé à croire que l'action exercée sur le solide par le pus, dont on a exagéré toutefois les propriétés dissolvantes et corrosives, est nuisible, et qu'il prend une grande part à

Action de ce dernier liquide.

la perte de cohésion des parties. Celles-ci acquièrent alors une teinte pâle, blanchâtre, ou une coloration rouge, comme on le voit dans l'encéphalite, la myélite, et surtout dans l'hépatisation grise du poumon qui nous offre un type remarquable de cette lésion.

Du ramollissement blanc ; sa cause.

On donne le nom de *ramollissement blanc* à celui qui se présente avec la décoloration et la teinte blanche du tissu. Il vaut mieux le désigner par l'expression de suppuration avec ramollissement, car il existe toujours une hyperémie notable et une rougeur qui attestent son origine inflammatoire. Peut-être même que le ramollissement de l'inflammation n'est pas autre chose qu'une suppuration diffuse, interstitielle, moléculaire, avec très-faible hyperémie. Du moins c'est ainsi qu'il se présente dans les phlegmasies externes dont nous avons pu suivre jour par jour le développement, par exemple, dans les tissus de la peau, où les phénomènes peuvent être aisément aperçus à toutes leurs phases.

Sans qu'on puisse dire au juste la cause du ramollissement phlegmasique, on peut assurer qu'il résulte avant tout d'un travail vital spécifique tout à fait différent de l'exsudation plastique, et qui se rapproche, par un grand nombre de points, de la suppuration. La quantité, la nature du liquide extravasé, la disposition des vaisseaux et la texture des organes constituent d'autres conditions morbides locales qui interviennent, mais d'une manière secondaire, dans le ramollissement.

Du ramollissement rouge.

Le *ramollissement rouge* se présente plus souvent que celui que nous venons de décrire. Il tient non-seulement à la présence d'une certaine quantité de sang infiltré en nature dans les mailles des tissus, à la distension extrême et à la rupture des vaisseaux capillaires, mais aussi à la suppuration moléculaire et interstitielle qui s'empare de tous les éléments de l'organe ramolli. Aussi ce travail morbide est-il fréquent dans les organes riches en tissu cellulaire, en vaisseaux, et dont la trame délicate est facilement déchirée par les liquides purulents ou sanguins qui s'y épanchent. On sait que le ramollissement rouge est très-commun dans l'encéphalite, la myélite, la pneumonie et toutes les phlegmasies des membranes muqueuses.

Ajoutons qu'il ressort des études cliniques un fait capital essentiel, à savoir que l'exsudation plastique, l'hémorrhagie, l'ulcération et le ramollissement se trouvent à chaque instant réunis, ou se succèdent l'un à l'autre dans les lieux enflammés. Ces divers états se montrent souvent dans l'angine scarlatineuse pseudo-membraneuse, dans la dysenterie, dans les grandes pyrexies; d'où l'on peut conclure que ces actes morbides ont une existence tout à fait distincte, mais qu'ils se touchent de très-près, et que des troubles vitaux de nature entièrement inconnue peuvent seuls en rendre compte.

7e acte pathologique de l'inflammation. Ulcération; inflammation ulcérative de Hunter.

Ulcération inflammatoire.

On donne le nom d'ulcération inflammatoire à toute perte de substance qui a été précédée d'hyperémie, de rougeur, de chaleur, de douleur et souvent de tuméfaction.

Elle est distincte de l'érosion des tissus.

Il ne faut pas confondre avec elle l'érosion, ou ulcération superficielle, que l'on observe souvent sur la cornée, la peau ou les os comprimés par un corps étranger, par une tumeur ou un anévrisme; l'altération de nutrition qui la détermine n'est ni précédée ni accompagnée d'hyperémie ou de suppuration. On l'a comparée à une sorte d'usure superficielle amenée par l'atrophie vasculaire. On aurait peine à concilier ce fait avec l'opinion de ceux qui veulent que l'absorption moléculaire soit activée. Il est plus probable que le travail d'assimilation est diminué ou suspendu.

Quelle que soit l'idée qu'on se forme de la nature intime de l'inflammation ulcérative, il faut la considérer, avec Hunter, comme un mode spécial d'inflammation qui a pour effet d'altérer la nutrition moléculaire, et dont nous ignorons encore aujourd'hui complétement la nature. Nous pouvons cependant saisir quelques phénomènes essentiels qui paraissent y avoir une grande part.

Expériences faites dans le but d'éclairer la nature de l'ulcération phlegmasique.

Nous avons institué un grand nombre d'expériences pour arriver à les mieux connaître. Nous avons, dans ce but, provoqué à la surface de la peau, à l'aide d'irritants physiques et chimiques des phlegmasies ulcératives. Dans les unes, la suppuration est le phénomène qui précède évidemment l'ulcération; dans d'autres, c'est la formation d'une escarre. Dans le premier cas, l'épiderme est soulevée par du pus, et l'on voit se développer des vésicules, des pustules ou des phlyctènes. On trouve au-dessous le derme hyperémié, en pleine suppuration et ramolli, en d'autres termes, déjà ulcéré. Dans la seconde catégorie de cas nous avons produit, à l'aide soit de l'acétate de cuivre, soit du tartre stibié, des petites hémorrhagies intradermiques, et une exhalation de sang sous-épidermique. L'escarre qui en résulte est bientôt cernée par une suppuration franche, qui s'établit à la ligne de jonction du vif et du mort, c'est-à-dire dans les points où les vaisseaux oblitérés confinent aux vaisseaux per-

L'oblitération des vaisseaux capillaires peut être considérée comme une de ses causes.

méables. Il nous semble donc que l'oblitération vasculaire peut seule expliquer en pareil cas l'ulcération, et permet de saisir l'analogie qui existe entre la gangrène moléculaire et l'ulcération inflammatoire; cependant cette cause n'est pas celle qui agit dans le plus grand nombre des cas (1).

La suppuration et le ramollissement peuvent aussi produire l'ulcération.

On serait aussi tenté de croire que l'ulcération peut être ramenée aux deux actes connus sous le nom de suppuration et de ramollissement; mais s'il en était ainsi, on verrait se développer l'un ou l'autre, et non l'ulcération; il faut donc qu'une autre condition morbide qui nous échappe intervienne.

En s'en prenant à un trouble de la nutrition, à l'absorption moléculaire provoquée par l'irritation, on ne pénètre pas beaucoup plus loin dans la nature des choses. Si l'ucération n'est qu'un mode spécial de ramollissement avec suppuration, il faut alors admettre que le produit morbide est absorbé, et disparaît complétement dans quelques cas où l'on n'observe aucune suppuration.

La gêne de la circulation, la stase complète et l'oblitération des capillaires nous paraissent en être la cause plus générale. A l'appui de cette opinion nous citerons l'ulcération par ligature, la perte de substance de la peau autour des veines variqueuses (ulcère variqueux), dans les lieux de pression chez les sujets atteints de la fièvre typhoïde ou d'une affection générale, au pourtour des pseudo-membranes en voie de desquamation.

Hâtons-nous d'ajouter à ces conditions morbides toutes locales des causes générales qui donnent naissance à

(1) Nous ne faisons ici que résumer les résultats d'un très-long travail et de nombreuses expériences faites sur ce sujet; peut-être pourrons-nous les faire servir plus tard à l'histoire de l'ulcération en général.

des ulcérations phlegmasiques semblables à celles qu'on observe si fréquemment dans la syphilis, la scrofule, le scorbut et dans les maladies par cause spécifique.

L'ulcération phlegmasique donne lieu à une coloration rouge des tissus, à une tuméfaction variable en intensité, et bientôt suivie d'une perte de substance superficielle qui s'étend circulairement en surface et en profondeur. On rencontre souvent dans les tissus qui en sont le siége une sensibilité exagérée, l'exhalation d'un pus séreux ou de mauvaise nature, quelquefois une sécheresse complète lorsque l'irritation est grande ou l'inflammation parvenue à la période d'hypérémie. Il faut bien que le travail morbide qui cause la perte de substance soit d'une nature spéciale, et, dans tous les cas, différente de l'exsudation et de la suppuration, puisque l'ulcération ne s'arrête qu'au moment où l'un ou l'autre de ces deux actes de l'inflammation vient à se développer dans les tissus malades.

Plus ordinairement ils la font cesser.

L'ulcération phlegmasique se montre : 1° d'emblée après l'hyperémie par conséquent comme *acte primitif de l'inflammation;* 2° *consécutivement* à un autre acte morbide, soit inflammatoire, comme le ramollissement, soit d'une autre nature, comme la gangrène, l'hémorrhagie, le tubercule, le cancer.

8e acte morbide de l'inflammation. Inflammation gangréneuse.

De la gangrène inflammatoire.

La mortification d'un tissu enflammé arrive rarement par une cause locale propre à l'inflammation ; presque toujours celle-ci est dominée par une cause plus générale à laquelle il faut s'en prendre pour expliquer les

Elle est due à l'oblitération des vaisseaux.

lésions partielles. La stase complète du sang, suivie plus tard de l'oblitération des vaisseaux capillaires par ce liquide, est un fait qui a été établi par les travaux de Kaltenbrunner. On conçoit que s'il ne se fait pas une circulation supplémentaire nouvelle autour des points oblitérés, il en résulte une gangrène des parties. Cette terminaison de l'inflammation est assez rare, parce que si le travail pathologique détermine constamment l'oblitération d'un certain nombre de vaisseaux, un de ses autres effets est de développer une nouvelle circulation, autour des vaisseaux oblitérés; la mortification s'empare des tissus dans lesquels ce travail ne s'est point établi. L'oblitération des artères et des veines principales d'un membre produit la gangrène sèche ou humide. La gangrène phlegmasique est une lésion du même genre, seulement plus limitée. Les parties qui ne sont pourvues que d'un très-petit nombre de vaisseaux sembleraient être, au premier abord, plus exposées que d'autres à la mortification; il en serait de même, et pour la même raison, des tissus peu excitables et éloignés du centre circulatoire, et où, par conséquent, le sang a de la tendance à stagner; cependant, si l'on songe que les organes les plus vasculaires, comme le poumon, la peau, les membranes muqueuses gastro-intestinales, en sont souvent affectées, on sera disposé à croire qu'il faut s'en prendre surtout à la nature du travail morbide qui oblitère les vaisseaux, à la diminution de l'influx nerveuse et à la stupeur dont se trouvent frappées les branches nerveuses vasculaires, en vertu de causes locales ou générales.

D'autres causes concourent à la produire.

On trouve les tissus frappés de gangrène, tantôt desséchés, tantôt imprégnés de liquide, exhalant une odeur fétide, pénétrés de gaz, même pendant la vie, renfermant du sang infiltré ou en petit foyer. Quelquefois on n'y rencontre que les éléments de ce liquide qui a filtré à travers les parois des vaisseaux ; la cholestérine, la graisse, les phosphates triples, la sérosité en forte proportion, existent dans les parties gangrénées. Les vaisseaux sont simplement congestionnés et plus souvent oblitérés par des petits caillots, dont la partie liquide s'est extravasée. On peut croire que la décomposition de ces liquides, devenus de véritables corps étrangers à l'organisme, jouent un rôle important dans la gangrène phlegmasique.

SYMPTÔMES DE L'INFLAMMATION.

Aux modifications de texture qui viennent d'être étudiées correspondent des phénomènes *morbides locaux*, qui sont les symptômes de l'inflammation. En même temps d'autres troubles fonctionnels, qui ont reçu le nom de *symptômes généraux*, se produisent et exigent aussi une description séparée. Des symptômes de l'inflammation.

1° Symptômes locaux. Ils consistent dans des altérations : 1° de *circulation*, 2° de *sensibilité*, 3° de *contractilité*, 4° de *température*, 5° de *sécrétion*. Symptômes locaux.

1° *Lésions de circulation*. En général, les parties enflammées présentent à toutes leurs périodes une rougeur d'intensité variable et due : 1° à la dilatation des vaisseaux ; 2° à la quantité plus grande du sang qui y est contenu ; 3° à sa circulation moins rapide ; 4° à l'agrandissement de vaisseaux anciens et collatéraux ; 5° à l'extravasation du sang ; 5° et surtout à l'acte vital qui retient ce fluide pour en extraire des produits morbides phlegmasiques. 1° Rougeur : ses causes.

La rougeur affecte des formes très-différentes. Elle est Formes diverses.

constituée par des taches, par des plaques plus ou moins larges, diffuses, par des bandes, des stries, des étoiles, des points, des houppes, des arborisations, qui correspondent à la distribution anatomique différente des capillaires ou à des degrés différents d'injection, sans qu'on puisse toutefois ajouter une grande confiance aux caractères que l'on a voulu en tirer. L'étude microscopique peut seule les utiliser, parce qu'elle montre le vrai siége de l'hyperémie.

Tuméfaction : ses causes.

Tuméfaction inflammatoire. On l'a comparée à la turgescence d'un tissu érectile, parce qu'en effet la présence d'une quantité insolite de sang, qui est retenu dans les vaisseaux, en est la principale cause. Le gonflement tient aux mêmes lésions que la rougeur, et de plus à l'épanchement de sérosité simple ou fibrineuse, quelquefois à de petites hémorrhagies concomitantes et à l'épanchement de produits morbides homologues.

L'intensité et la rapidité du gonflement sont proportionnelles à la quantité des vaisseaux, au degré de l'hyperémie, à la violence de l'inflammation, et surtout à la nature plus ou moins vasculaire des organes. On sait quel volume considérable peuvent atteindre le poumon, le foie et le tissu cellulaire enflammés. Le périoste, les membranes séreuses, les cartilages et les os ne prennent qu'un très-petit volume. L'étranglement et la gangrène suivent souvent la tuméfaction extrême des tissus enflammés et emprisonnés par des aponévroses.

En général, l'hyperémie a pour effet une tuméfaction rapide et croissante qui continue ou s'arrête quand l'exsudation plastique et la suppuration commencent à s'effectuer. Elle diminue à mesure que les sécrétions morbides de pus ou de sérosité plastique deviennent plus abondantes.

Pulsations artérielles. La contraction synergique des artères qui se distribuent aux parties phlogosées est sensiblement accrue. De là les battements isochrones à ceux du cœur, mais plus violents, et perçus par le médecin et surtout par le malade, qui sent à chaque pulsation un élancement pénible, très-douloureux, et que l'on a considérés à tort comme un signe de la suppuration. Pulsation violente des artères.

2° *Lésion de la sensibilité; douleur.* Un des effets les plus constants de l'inflammation est d'accroître la sensibilité des tissus et de la faire naître lorsqu'elle est obscure et même nulle dans l'état normal (tissus fibreux, cartilagineux, osseux). On sait aujourd'hui que le grand sympathique reçoit du cerveau et de la moelle des nerfs sensitifs et moteurs; par conséquent la sensibilité peut se développer par action réflexe dans tous les lieux où existent des filets émanés de ce nerf (1). La phlegmasie peut désorganiser un organe d'une manière sourde et sans provoquer de douleur; mais ce cas est rare. Le médecin est toujours prévenu, par le trouble de la sensibilité, de l'invasion d'une phlegmasie. Son siége, son intensité, sa durée, sa marche, subissent des modifications qu'il est inutile de faire connaître d'une manière générale. Qu'on se rappelle seulement qu'elle se montre presque toujours au début pour cesser ou diminuer ensuite, qu'elle reparaît quand la suppuration s'établit. On ne peut rien conclure de la forme ni de l'intensité de la douleur, soit pour diagnostiquer la nature de l'acte morbide, soit pour mesurer son étendue et sa gravité. Elle dépend surtout de la structure et des fonctions des parties lésées. 2° Douleur.

(1) Voyez sur ce sujet le beau travail de M. Longet : *Traité de physiologie*, t. II, p. 122 et 373; — Muller, *Physiologie*, t. I, p. 119.

On l'a attribuée à la compression des nerfs.

On attribue la douleur à la compression exercée par les tissus hyperémiés sur les nerfs qui suivent le trajet des petits vaisseaux. Cependant il est difficile de ne pas admettre que l'irritant porte son action première sur le système nerveux, puisqu'on voit figurer la douleur comme phénomène morbide initial. Plus tard elle doit augmenter par l'effet du travail morbide énergique, qui s'empare de tout le tissu enflammé.

Plusieurs causes concourent à la produire.

La douleur reconnaît plusieurs causes : tantôt une irritation directe portée sur les filets périphériques des nerfs, comme dans toutes les inflammations traumatiques, physiques ou chimiques qui offensent les tissus; tantôt une irritation transmise par sympathie ou par action réflexe, comme dans toutes les phlegmasies de cause interne, la pneumonie, la pleurésie. Dans ce cas elle est encore un phénomène initial primaire (Hunter) qui ne peut être attribué ni à la constriction exercée par le sang et les fluides, ni à la chaleur, puisqu'elle précède ces symptômes, ou tout au moins marche du même pas. Une autre espèce de douleur se développe plus tard quand le travail de réparation commence autour du lieu enflammé. L'accroissement de tous les phénomènes vitaux, et partant de la sensibilité, explique cette douleur lorsqu'elle est consécutive à la suppuration, au ramollissement, à l'ulcération.

3° Lésion de contractilité.

3° *Lésion du mouvement.* La phlegmasie trouble toujours, à différents degrés, la faculté contractile des organes enflammés. L'inflammation ne peut se développer dans un tissu contractile ou dans son voisinage sans qu'il entre aussitôt en convulsion. La moindre contraction y provoque de la douleur : il en résulte que les malades tiennent instinctivement, au repos, les parties enflammées. Rien n'est si commun que de rencontrer le spasme dans les organes desservis par les muscles à fibres lisses ainsi que dans ceux qui sont entourés de muscles à fibres rouges et striées. Souvent la phlegmasie envoie cette influence sympathique non-seulement dans les muscles congénères et antagonistes, mais encore plus loin. Plus tard il survient un état opposé, c'est-à-dire de la paralysie, et alors les mouvments naturels sont abolis ou difficiles. On explique ainsi grand nombre de symptômes opposés, tels que la rétention ou l'expulsion des liquides, des gaz, des matières solides contenus dans des cavités dont les parois sont enflammées. Les spasmes et les paralysies qui mettent la vie en danger ou qui troublent si profondément les fonctions, n'ont pas d'autre origine. La phlogose des organes essentiels, tels que les enveloppes du cœur, le larynx, les bronches, déterminent souvent aussi des accidents funestes.

Spasmes et paralysies phlegmasiques.

Il ne faut pas confondre avec l'irritation spasmodique primitive une altération d'un tout autre genre : nous voulons parler des rétractions et des raccourcissements dont les tendons, les tissus fibreux, les muscles et les membranes sont affectés dans le cours ou après la disparition des phlegmasies. Ces altérations, qu'on trouve si souvent dans l'urètre, le vagin, le rectum, tiennent à ce que les tissus enflammés se resserrent, se raccourcissent, s'indurent, ou à ce qu'il s'y est formé un véritable tissu cicatriciel. Le tissu inodulaire, comme l'appelait Delpech, est la cause d'un grand nombre de déviations, de raccourcissements et de rétrécissements des canaux naturels (1).

Rétractions spasmodiques consécutives.

(1) Voyez sur ce sujet intéressant Delpech, *OEuvres chirurgicales*, et surtout les travaux de M. Gerdy: *Chirurgie pratique*, t. II, p. 62. In-8°. Paris, 1852.

Lésion de calorification ; chaleur phlegmasique.

Lésion de calorification; chaleur locale. Hunter avait remarqué que les tissus enflammés résistent mieux que les autres à la congélation artificielle. Depuis cette époque, on a prouvé d'une manière péremptoire que l'inflammation avait pour principal effet d'accroître réellement la température. Seulement il s'agit de savoir si la chaleur est réellement plus grande dans le lieu enflammé qu'ailleurs ; en un mot, si la température locale dépasse la température du corps mesurée dans le creux axillaire. De sérieuses difficultés, qu'il serait trop long d'énumérer, rendent l'observation difficile ; cependant on s'est assuré très-positivement que la chaleur des tissus enflammés, tout en s'élevant au-dessus de celle qui est normale dans les mêmes parties et dans les parties similaires du côté opposé, ne dépasse pas la température du corps prise à l'aisselle : celle-ci, il est vrai, excède de 2 à 3 degrés la température naturelle lorsque l'inflammation est vive et accompagnée des symptômes propres à la fièvre. On peut formuler de la manière suivante cette loi générale, en disant que l'inflammation tend à donner à la partie enflammée le maximum de température qui existe actuellement dans les parties les plus chaudes du corps. Hunter savait très-bien que la température des lieux enflammés ne peut excéder celle du sang. A l'aide des aiguilles thermo-électriques, M. Becquerel a trouvé dans les lieux enflammés une élévation de 1 à 3 degrés.

La température des tissus enflammés est réellement accrue.

Elle n'est point supérieure à celle du corps.

De la fièvre.

La chaleur perçue par le malade dans les tissus affectés, l'accroissement des battements artériels et la douleur constituent les symptômes d'une espèce de *fièvre locale*, qui est due à l'activité de la circulation, à l'afflux du sang et aux mouvements organiques de composition et de décomposition. On a cru y voir un travail salutaire, intelligent et critique; mais cette interprétation des phénomènes n'est conforme ni aux principes d'une saine physiologie ni aux lois qui régissent les actes morbides. On peut seulement établir un point de contact entre certains états morbides où l'on trouve la circulation gênée et l'inflammation. L'anévrisme artérioso-veineux, l'oblitération de la veine principale d'un membre, et le développement supplémentaire des veines ambiantes, sont suivis d'un accroissement local de température.

5° *Lésion de sécrétion.* Le trouble de la circulation capillaire, qui caractérise si bien l'inflammation, ne peut avoir lieu sans qu'aussitôt les sécrétions soient elles-mêmes troublées. Ordinairement elles diminuent et tarissent pendant l'hyperémie, qui constitue la période de crudité, de spasme. Pendant la seconde période dite de coction, l'émission des liqueurs plastiques, de pus, s'accompagne de la sécrétion plus abondante de tous les liquides fournis habituellement par l'organe. On voit alors la sérosité, le mucus, la bile, la salive, se mêler, en forte proportion, au pus, au plasma, à la sérosité, quelquefois au sang. En même temps, la composition chimique des liquides sécrétés s'altère, et de cette altération résultent les formes si variées des hyperémies avec flux. Ajoutons que souvent le développement d'un produit morbide sans analogue, tel que le cancer, le tubercule, étant la cause de l'irritation phlegmasique, on trouve, outre les liqueurs propres à l'inflammation (plasma et pus), celles qui viennent du produit morbide lui-même. Il est utile d'être prévenu de ce fait pour ne pas prendre le change sur leur véritable origine. (Voyez *Hétérocrinies.*)

Lésion de sécrétion.

Crudité et coction.

Nous ne dirons rien du prétendu développement de

l'électricité dans l'inflammation. Malgré toutes les théories électriques inventées presque toutes en dehors des notions scientifiques les plus vulgaires, on n'est pas encore parvenu à démontrer l'existence de l'électricité dynamique dans les phlegmasies.

Symptômes généraux de l'inflammation.

2° SYMPTÔMES GÉNÉRAUX. 1° L'altération du sang, 2° l'accroissement de la température, 3° l'accélération du pouls, 4° les troubles de l'innervation, 5° de la motilité, constituent les phénomènes morbides généraux de l'inflammation, sur lesquels nous devons porter notre attention.

Altération du sang.

1° *Altération du sang.* Dans toutes les inflammations internes et externes, caractérisées par l'hyperémie exsudative et suppurative, la fibrine, représentée dans l'état normal par le chiffre 3, s'élève à 4, 6, et même à 10/1000.

Augmentation de la quantité normale de la fibrine du sang.

Cette augmentation de l'élément plastique du sang, reconnue implicitement par les médecins, à différentes époques, dans la couenne du sang de la saignée, a été surtout étudiée, dans ces derniers temps, par MM. Andral et Gavarret (1).

Elle n'existe pas dans les phlegmasies très-circonscrites et exemptes de symptômes généraux.

L'augmentation de la fibrine peut manquer dans des phlegmasies très-limitées, et qui restent, en quelque sorte, des maladies locales, quoiqu'il y ait formation de plasma ou de pus dans les tissus ; il en est ainsi dans certaines phlegmasies spécifiques, subordonnées à un élément plus général et plus essentiel (comme dans la pustule de la variole), et tout à fait au début des phlegmasies. Les affections scorbutiques empêchent aussi, mais non d'une manière absolue, l'élévation de la fibrine. C'est ce qui explique l'accroissement des chiffres de la

(1) Voyez Andral : *Essai d'hématologie pathologique.* In-8°. Paris, 1842.

fibrine dans quelques analyses du sang chez les scorbutiques.

Ces cas exceptés, on voit ordinairement la lésion du sang et celle du solide marcher parallèlement. Ce sont là deux éléments fondamentaux de toute inflammation vraie, légitime, comme le dit Hunter. Tantôt le travail morbide local ouvre la scène et se manifeste avant toute espèce de trouble, comme dans le panaris, la brûlure et les lésions traumatiques : la fièvre et la lésion du sang suivent. Tantôt celle-ci se montre avant toute espèce de détermination morbide locale comme dans le rhumatisme articulaire fébrile, l'érysipèle. Dans une troisième catégorie de cas les plus fréquents de tous, l'altération du sang et la fièvre marchent du même pas que la lésion locale, de telle sorte qu'il est difficile de dire si la maladie est d'abord locale ou générale; la pneumonie, l'hépatite et la plupart des phlegmasies internes sont dans ce cas. On a donc pu soutenir tour à tour, et avec des raisons également plausibles, tantôt que les phlegmasies sont des maladies générales et tantôt qu'elles sont locales; malgré les études nombreuses dont les altérations du sang ont été le sujet, on ne peut encore résoudre cette question ; cependant tout porte à croire que dans un très-grand nombre de cas la lésion locale précède et détermine l'altération du sang.

Elle est tantôt consécutive à la lésion du solide, et tantôt se montre en même temps qu'elle.

Au début d'une inflammation, l'élévation de la fibrine est nulle, ainsi que Hunter en avait fait la remarque chez un blessé (1), ou très-faible; puis elle s'accroît à mesure que l'hyperémie augmente : elle atteint son maximum pendant la période d'exsudation plastique et

L'augmentation de la fibrine marque assez bien l'intensité croissante de la lésion.

(1) *Traité de l'inflammation*, loc. cit., p. 397.

de suppuration ; elle diminue pendant la résolution de la maladie ; en un mot elle représente assez bien l'intensité et la marche des accidents locaux. L'étendue de la lésion locale, et plus encore la richesse du système vasculaire, l'activité et l'importance de la fonction, élèvent le chiffre de la fibrine et portent l'altération du sang à son maximum. Aussi le rhumatisme articulaire et la pneumonie se trouvent-ils, sous ce rapport, sur la même ligne (8 à 10 en fibrine sur 1,000).

Elle est tout aussi considérable dans l'hyperémie que dans l'exsudation plastique et la suppuration.

On ne peut pas admettre que la forme exsudative ou suppurative soit la seule cause de l'altération du sang, puisque dans le rhumatisme articulaire, où nous ne trouvons qu'une simple hyperémie des membranes, cet accroissement de la fibrine est aussi considérable que dans la pneumonie, où nous constatons la suppuration et l'exsudation parenchymateuse. Par contre, cette altération de la fibrine n'existe pas dans la variole, où des centaines de petites phlegmasies suppuratives et exsudatives couvrent toute la surface cutanée. On peut donc se demander si, en pareils cas, la lésion du sang est consécutive à la lésion du solide, comme tout semble le faire croire. Dans quel appareil s'opère cette modification imprimée par le solide au liquide sanguin ? Ce n'est pas sans doute dans le lieu enflammé ; car cette lésion locale est souvent trop minime. Son siége est-il dans l'hématose pulmonaire, dans un trouble sympathique de quelque autre fonction ou dans une lésion primitive de calorification ? On ne saurait répondre à toutes ces questions (1).

(1) M. Robert-Latour attribue au trouble primitif de la calorification toutes les altérations phlegmasiques : il a développé cette idée avec une conviction très-grande : *De la chaleur animale comme principe de l'inflammation*. In-8°. Paris, 1853.

De la couenne inflammatoire.

L'augmentation de la fibrine se reconnaît à l'aide de l'analyse quantitative des éléments du sang, ou, ce qui est plus facile et suffisant en clinique, par l'inspection du sang de la saignée. On sait que le liquide se sépare alors en caillot et en sérum ; que le caillot est petit, revenu sur lui-même, dense, nageant dans le liquide, à bords retroussés ; que la fibrine couvre sa surface d'une couche continue et souvent fort épaisse que l'on appelle *croûte ou couenne inflammatoire.* Ces données caractérisent très-nettement l'inflammation ; seulement, il faut se rappeler que la chloro-anémie peut aussi donner lieu à la formation d'une couenne pareille. (Voyez *Altérations du sang*, t. I.)

Fièvre symtomatique de l'inflammation.

Accroissement réel de la température générale.

Fièvre. Elle est marquée par l'accroissement de la température générale et l'accélération du pouls. Ordinairement elle débute par un frisson intense qui peut être perçu ou non par le malade, en raison des troubles de la sensibilité. A ce frisson succède une chaleur cutanée générale, qui s'élève de 37° à plus de 40° cent., dans les cas les plus intenses, mais qui reste quelquefois normale dans les phlegmasies dites apyrétiques, constituées entièrement par la lésion partielle. Ce cas excepté, on peut établir en proposition générale : 1° que l'inflammation a pour effet d'accroître la calorification, non-seulement dans la résidence même de la phlogose, mais dans tout le corps ; 2° que l'élévation de la température a lieu pendant le frisson et la chaleur ; 3° qu'elle représente assez bien l'intensité et l'étendue du travail morbide partiel ; 4° mais surtout et plus exactement encore l'altération du sang, en sorte que les inflammations dans lesquelles l'accroissement de fibrine est le plus considérable sont précisément celles où la température atteint

Causes de l'élévation de la température.

La chaleur fébrile indique l'intensité de l'inflammation.

son maximum (pneumonie, rhumatisme (1); 5° que la chaleur fébrile est plus élevée pendant l'exsudation plastique et la suppuration, ou, en d'autres termes, durant la période de coction, qu'elle peut donc servir cliniquement à indiquer la marche et l'intensité croissante du travail morbide local et à asseoir le pronostic et le traitement. Pour apprécier avec quelque rigueur la marche et les degrés de la chaleur fébrile, il ne faut pas se contenter d'explorer la peau avec la main, il faut appliquer un thermomètre dans le creux de l'aisselle.

On ne peut l'attribuer ni à la lésion locale ni à l'altération du sang.

Quelle est la cause de cette altération de calorification? On serait tenté d'abord de l'attribuer à l'accroissement de la fibrine du sang; mais comme la température du corps s'élève jusqu'à 40° cent. dans des fièvres où la fibrine reste normale et même est diminuée, on ne peut s'en prendre à cette cause. Faut-il la placer sous la dépendance de la lésion locale? On est porté à faire jouer un rôle important à cet élément de la maladie, et cependant on retombe dans le doute quand on voit que les pyrexies sans lésion sont celles qui élèvent le plus la température (typhus, fièvre intermittente). On ne peut pas non plus en accuser l'activité de l'hématose pulmonaire, puisque l'oxygénation du sang doit être singulièrement altérée et restreinte dans la pneumonie: ce qui n'empêche pas la température du corps d'être très-élevée.

On a considéré enfin l'augmentation de la calorification comme le phénomène initial et la cause de la phleg-

(1) Pneumonie, 73 cas: 2 cas, 38° cent.; 28 cas, 39°; 36 cas, 40°; 7 cas, 41°; — rhumatisme articulaire aigu, 38 cas: 9 cas, 38°; 20 cas, 39°; 9 cas, 40°; 7 cas, 41°. Ce résultat curieux est tiré du cours de pathologie générale de M. Andral. (1841-1842.)

masie et de la fièvre (1). Les travaux les plus récents prouvent que l'altération de la nutrition, c'est-à-dire des combinaisons physico-chimiques, peut seule expliquer le développement de chaleur, que, par conséquent, les maladies qui en changent l'intensité doivent porter primitivement sur les solides et les liquides.

Accélération de la circulation.

Accélération du pouls. Malgré les efforts de Bordeu, de Hunter et de bien d'autres, on ne peut pas assigner de caractère propre au pouls de l'inflammation. Il est plein, large, vibrant, dur dans quelque cas, et offre des qualités opposées dans d'autres. La fréquence des pulsations ne marque pas toujours le degré de la maladie; cependant si, après avoir observé chaque jour le nombre des pulsations, on le voit s'accroître ou diminuer, on peut cliniquement penser que la phlogose est dans sa période de croissance ou de déclin. L'irritation sympathique du cœur se traduit en même temps par des battements plus forts, plus énergiques, plus précipités et quelquefois par un timbre plus clair des bruits, surtout du second.

Il ne peut pas y avoir d'inflammation générale.

De la forme inflammatoire. Qu'est-ce que la forme inflammatoire dans une maladie? Il suffit d'ouvrir le livre le plus récent de pathologie, la première monographie venue, pour se convaincre qu'on erre encore à l'aventure avec ces dénominations. La fièvre typhoïde, le typhus, la fièvre puerpérale, la fièvre intermittente, la suette, le scorbut, l'exanthème et peut-être toutes les maladies ont leur forme inflammatoire. On est fort étonné de l'application abusive que l'on a faite de ce mot à différentes maladies. En effet, veut-on dire qu'il y existe une inflammation? Ce serait une assertion erronée, au

(1) Robert-Latour : *Du mécanisme de l'inflammation et du traitement qui en procède*, Revue médicale, 1851 à 1852.

On a appelé forme inflammatoire l'excitation fébrile.

moins pour toutes les maladies précédentes. Veut-on dire que si elles ne sont pas des inflammations, elles en ont du moins la forme, l'apparence? Cette opinion serait aussi fausse que la première, car la fièvre, l'accroissement de la température, l'excitation cardiaco-vasculaire, se rencontrent dans des fièvres où il n'est pas permis de soupçonner le plus mince travail phlogistique, et peuvent manquer précisément dans une foule de phlegmasies locales des mieux caractérisées. D'ailleurs, la forme inflammatoire se montre dans des maladies qui ne sont pas des inflammations, dans les hémorrhagies, dans quelques hydropisies, à l'époque menstruelle, et dans toutes les pyrexies essentielles. D'où vient donc que l'on a désigné sous ce nom une certaine collection de symptômes? Uniquement de ce que l'état fébrile a été pris pour la représentation de la phlegmasie; ou plutôt de ce que cet état est plus nettement accusé par la pléthore, et par tout ce qui rend le système vasculaire prompt, énergique, dans sa réaction. C'est alors qu'on observe la chaleur, la rougeur, la turgescence générale des tissus, l'excitation cérébrale, portées à leur plus haut degré.

Exposition des faits.

Tâchons d'exposer clairement les faits. Une inflammation simple, dégagée de complications, et ce point est essentiel à noter, peut à elle seule, en réagissant différemment suivant les sujets, produire trois espèces de troubles dans les systèmes sensitifs et moteurs : l'excitation, l'asthénie et l'ataxie.

Trois états morbides généraux résultent de l'excitation sympathique.

Tantôt la fièvre est intense, la chaleur de la peau accrue, le pouls large, vibrant, accéléré, la faiblesse extrême, la couche fibrineuse du caillot épaisse; le sujet résiste bien à la saignée répétée. On trouve là nettement dessinée la réaction inflammatoire, c'est-à-dire

L'état sthénique.

l'excitation sympathique envoyée au système cardiaco-vasculaire et au sang. On a appelé cet état sthénique la diathèse de stimulus, on a fait la singulière hypothèse que la fibre vivante, celle du cerveau, des muscles, etc., jouit alors d'une vigueur excessive et fonctionne plus fort, quoique plus mal qu'à l'ordinaire.

Diathèse de stimulus.

Nous avons dit que l'augmentation de la fibrine du sang représentait presque à lui seul cet état, qui est loin, même dans les cas les plus simples de sthénie pure, classique, d'offrir une hypersthénie de toutes fonctions, car souvent l'intelligence, la motilité, sont languissantes et déprimées.

État asthénique et ataxique.

A côté de cette forme sthénique, on en a placé une autre qui est son antithèse, son contraste, dans laquelle le pouls est faible, la chaleur abaissée, la sensibilité et la motilité diminuées, qu'on appelle l'asthénie. L'inflammation prendrait le nom d'inflammation asthénique; sa cause serait une diathèse asthénique. Disons qu'on y fait rentrer les désordres, l'ataxie des fonctions du cerveau, des muscles, des sécrétions, et que le délire, les convulsions, les fuliginosités, les hémorrhagies même, ne déparent pas, en s'y ajoutant, le tableau hétérogène des phlegmasies asthéniques. Franchement, nous comprenons le dégoût de Broussais pour ces hypothèses, et nous espérons qu'elles ne reparaîtront pas d'ici à longtemps; lors même qu'après s'être appelé méthodisme, brownisme, contro-stimulisme, elles trouveraient encore moyen de s'approprier un autre nom.

Les réactions produites par la phlogose sont variables, tantôt sthéniques, tantôt asthéniques.

Répétons-le au praticien qui veut lire dans le livre de la nature ouvert sous ses yeux, et qui ne s'inquiète pas de toutes ces divisions arbitraires; il trouvera dans les inflammations, quelles qu'elles soient, les symptômes locaux et généraux que nous lui avons retracés; il observera toujours parmi ces derniers l'accélération du pouls à différents degrés, la chaleur partielle et générale accrues, la fibrine du sang augmentée, les forces affaiblies, l'intelligence déprimée, les sécrétions altérées de diverses manières, et il lui sera impossible de dire si tout cela appartient à une diathèse de stimulus ou de contro-stimulus. Il y reconnaîtra les symptômes généraux de l'inflammation, et voilà tout. Maintenant il lui arrivera très-souvent de trouver des différences tranchées dans la les formes, la marche, le pronostic, le traitement de la phlegmasie : il en placera la cause dans le support ou dans le milieu ambiant.

est impossible de rapporter es symptômes observés à l'irritation u à l'asthénie seulement.

L'inflammation exerce donc, à titre de maladie locale d'abord et à plus forte raison de maladie générale, comme toutes les autres affections internes, trois sortes de sympathies sur le système nerveux : 1° la réaction cardiaco-vasculaire, et de plus une excitation du système nerveux marquée par du délire, de l'agitation, des convulsions toniques ou cloniques, de la prostration, des douleurs très-vives, une intensité variable tantôt forte, tantôt faible dans les symptômes locaux; 2° l'*asthénie*, c'est-à-dire l'affaiblissement des réactions cardiaco-vasculaires et du système excito-moteur, le délire, la prostration et le trouble des sécrétions; 3° l'*ataxie*, qui est beaucoup plus fréquente que les deux formes précédentes, à ce point qu'il est difficile de dire si les symptômes que l'on observe appartiennent au premier ou au second type. Il est très-ordinaire de voir l'inflammation déterminer chez le même sujet, au début, des symptômes sthéniques ou de force, et plus tard l'adynamie et l'ataxie quand le malade a été abattu par un traitement spoliateur ou par la désorganisation progressive d'un viscére. Que pensera le praticien lorsque nous lui aurons dit que les maladies les plus différentes, les fièvres, les exanthèmes, les poisons, les névroses, peuvent produire la sthénie, l'adynamie, l'ataxie? Il en conclura sagement qu'elles n'ont rien de spécial à la phlogose, et que celle-ci, comme toutes les maladies en général, peut déterminer des effets très-différents sur les systèmes généraux.

De quelques troubles nerveux.

On doit encore ranger parmi les troubles nerveux, communs à toutes les inflammations, la céphalalgie, l'insomnie, le subdélirum ou tout au moins l'excitation cérébrale, et plus tard la somnolence, les rêvasseries, le coma.

Adynamie.

Les forces sont brisées de bonne heure et pendant tout le cours de la maladie; la courbature, les douleurs musculaires sourdes ou très-vives, les mouvements convulsifs, quelquefois la contracture, les convulsions éclamptiques, comme chez les enfants et les femmes, les soubresauts de tendons, l'ataxie la plus marquée avec délire, la carphologie, sont des symptômes que l'irritation phlegmasique développe à différentes périodes, et qui, en se combinant entre eux et aux troubles de la sensibilité, créent toutes ces formes pathologiques, qui constituent le tableau mobile et changeant des phénomènes sympathiques de l'inflammation.

Troubles des fonctions digestives.

Nous signalerons enfin les troubles des fonctions digestives et des organes sécréteurs : la sécheresse de la langue et de la bouche, les enduits blancs et muqueux, les fuliginosités linguales, dentaires et labiales, l'herpès labialis, l'anorexie, la soif intense, quelquefois les nausées et le vomissement; tous ces symptômes ont été pris à tort pour des signes d'inflammation gastro-intestinale. L'urine devient plus acide, rare, dense, plus chargée de sels et sédimenteuse ; les évacuations alvines sont variables ; il existe tantôt de la diarrhée, tantôt de la constipation ; on observe aussi la suppression, le simple retard ou la diminution des menstrues ; plus rarement l'intégrité des fonctions utérines.

Marche de l'inflammation.

Marche de l'inflammation ; évolution des symptômes. L'inflammation se compose d'actes morbides distincts qui se succèdent dans un ordre bien déterminé.

1re période convulsive.

On distingue d'abord une période irritative très-courte marquée par la contraction des vaisseaux.

2e période. Hyperémie.

La seconde, qui constitue l'acte morbide fondamental de toute inflammation, est l'hyperémie avec ses symptômes propres, la rougeur, la chaleur, le gonflement, la douleur. Il s'y ajoute des symptômes qui varient un peu selon les organes, et consistent dans le trouble de leurs fonctions. Le mouvement, la sensibilité et les sécrétions sont toujours lésées à différents degrés. La fièvre, avec son cortége de symptômes généraux, précède, suit ou accompagne les accidents locaux.

3e période. Exsudation plastique ou suppuration.

Viennent en troisième lieu l'exsudation plastique et la suppuration qui doivent être considérées comme des actes distincts de l'inflammation et non comme des périodes. Elles peuvent, il est vrai, coïncider, succéder l'une à l'autre ou à d'autres actes morbides, tels que le ramollissement, l'ulcération, la gangrène ; mais elles n'en forment pas moins, avec l'hyperémie, les trois actes essentiels de toute inflammation. L'hyperémie ne manque jamais ; elle précède et accompagne, à toutes leurs phases, les actes phlogistiques. On peut dire qu'elle est l'acte fondamental, *sine quâ non* de l'inflammation ; la suppuration et l'exsudation ne peuvent exister sans elle, tandis qu'elle peut à elle seule constituer tout le travail phlegmasique. Elle commence avec l'inflammation et ne cesse qu'avec elle.

L'exsudation et la suppuration sont deux actes différents qui peuvent constituer chacun une période distincte et exister seuls, indépendamment l'un de l'autre. L'inflammation peut se composer de l'hyperémie, de l'exsudation plastique et se terminer ainsi ; tandis que si elle donne lieu à l'hyperémie et à la suppuration, il faut, pour qu'elle se termine, que l'exsudation paraisse comme troisième acte, et alors chacun d'eux constitue une période de l'inflammation qui sera formée ainsi de trois périodes. Dans d'autres cas, après l'hyperémie, on verra se développer le ramollissement, l'ulcération, ou la gangrène, qui constitueront alors trois périodes de l'inflammation.

Les symptômes se manifestent dans un ordre assez variable, et qu'il faut distinguer en trois groupes distincts suivant la prédominance des symptômes locaux ou généraux.

Prédominance des symptômes locaux sur les généraux, et réciproquement.

A. Dans un premier groupe se trouvent les inflammations qui consistent, depuis le début jusqu'à la fin, dans une altération toute locale; exemples : lésions chirurgicales, panaris, phlegmasies internes limitées, pharyngite, laryngite, mono-arthrite, ophthalmies, etc. Les symptômes locaux les plus tranchés de l'inflammation existent; la fièvre et la lésion du sang font défaut.

B. On doit ranger dans un second groupe les phlegmasies dans lesquelles la lésion locale n'est suivie, que plus tard, des symptômes généraux. La *fièvre traumatique* nous offre un type de ce genre, et à côté d'elle figurent un certain nombre de phlegmasies viscérales caractérisées par les symptômes locaux auxquels succèdent plus tard les troubles fonctionnels généraux. On observe la même marche, lorsque la phlogose entre en voie de résolution; les symptômes généraux se dissipent, et les troubles locaux persistent encore pendant un certain temps (exemple : bronchite, pneumonie, rhumatisme).

Développement des accidents généraux avant les accidents locaux.

C. L'inflammation, dans cette troisième catégorie, marche dès le principe avec son cortége complet de symptômes locaux et généraux; mais ceux-ci se manifestent bien avant que nous puissions localiser le travail morbide. Nous retrouvons ici la plupart des grandes inflammations du poumon, du foie, des membranes, du cerveau, le rhumatisme, l'érysipèle, la dysenterie. Ordinairement le frisson, une fièvre intense, la surexcitation générale, l'adynamie et d'autres phénomènes sympathiques indiquent, de bonne heure, la phlogose sans qu'on puisse, malgré une investigation minutieuse, parvenir à en déterminer le siége. Dans ce cas, la fièvre constitue par rapport à la phlegmasie une véritable période d'incubation.

Modes de propagation de l'inflammation.

Propagation de l'inflammation. Il est très-rare que l'inflammation reste limitée au point primitivement affecté. Elle gagne de proche en proche, par continuité, les autres portions du système capillaire, et arrive ainsi jusque dans des lieux assez éloignés du point qui a été d'abord enflammé. On ne sait pas comment procède la phlogose. Est-ce de la circonférence au centre, ou, au contraire, la gêne de la circulation commence-t-elle par les capillaires artériels et du côté du cœur pour s'étendre ensuite vers les extrémités veineuses, en suivant le cours du sang? Ce qu'il y a de sûr, c'est que la déclivité et toutes les causes qui gênent la circulation du sang, comme la débilité, la compression, favorisent la propagation de la phlegmasie. Tantôt elle envahit de proche en proche un organe ou une membrane en totalité, sans quitter pour cela son premier siége; telle est sa marche sur la peau, dans la plèvre, dans le poumon et dans d'autres organes. Tantôt elle s'étend très-loin, à tout un tissu, mais successivement, abandonnant les points primitivement occupés, à mesure qu'elle s'étend à d'autres. On l'appelle phlegmasie *diffuse*, *progressive*, *érysipélateuse;* l'érysipèle ambulant nous en offre un type bien marqué. On la retrouve dans les phlegmasies de la peau, de la bouche, du pharynx, des bronches et des séreuses. La division des inflammations en *partielle* et en *général* par rapport à l'organe en totalité, repose sur cette marche de la maladie.

Inflammation progressive, partielle ou générale.

En raison même de la facile et rapide extension de la phlogose, il est rare qu'elle soit, au même degré, dans toutes les régions et tous les tissus d'un même organe. Cependant, si elle reste locale, limitée à une région, elle parcourt, sur place, ses différentes périodes. L'hyperémie, la suppuration ou l'exsudation se succèdent avec régularité et accomplissent leurs phases dans leur siége primitif; les lésions et les symptômes se correspondent très-exactement. Ordinairement tout le poumon est engoué ou hépatisé en rouge pendant la pneumonie : mais dans d'autres cas, on trouve un mélange d'hyperémie, de suppuration et d'exsudation plastique ; chaque acte alors est annoncé par son symptôme caractéristique. Dans la pneumonie, on entend la crépitation au pourtour; on retrouve au milieu les signes de l'hépatisation rouge. Lors qu'il existe plusieurs actes phlegmasiques, l'un d'eux prédomine presque toujours sur les autres; dans la pneu-

Différentes formes et différents actes de l'inflammation dans le même point.

monie, c'est tantôt l'engouement ou l'exsudation plastique, tantôt la suppuration.

A mesure que l'inflammation se propage dans un ou dans plusieurs tissus de nature différente, elle subit des modifications qu'il importe de bien connaître. 1° La phlogose marche du même pas dans toutes les parties; elle est adhésive, suppurative ou ulcéreuse partout.

1° L'acte phlegmasique ne change pas.

2° Il change lorsque la phlogose passe dans un autre tissu.

Son intensité varie.

2° Elle affecte une manière d'être différente, suivant les tissus ou les organes qu'elle envahit. Un ulcère de la jambe excite une périostite, une médullite. En émigrant d'un lieu dans un autre, l'acte pathologique peut changer; l'hyperémie seule existait, et en se propageant dans le tissu voisin, la phlogose détermine l'exsudation plastique, la suppuration ou même le ramollissement. Il faut s'habituer à ces changements d'actes qui rendent un compte suffisant de la diversité des symptômes et des terminaisons.

3° La phlogose, en se transmettant à différents tissus, est tantôt plus violente, tantôt plus légère, suivant que les tissus sont plus ou moins vasculaires, plus ou moins sensibles (phlegmasie du tissu cellulaire comparée à celle des tendons, des aponévroses, des ligaments). La phlegmasie chronique n'est souvent qu'une phlogose aiguë qui, en changeant de lieu, c'est-à-dire de tissu, change aussi de mode : ici suppuration exsudative, là ulcéreuse avec ramollissement ou gangrène.

Elle se répète par sympathie dans des tissus semblables.

4° La reproduction sympathique d'une phlegmasie dans des tissus semblables tient ou à l'identité de structure et de fonction des organes affectés, ou à la cause morbifique qui jette ses déterminations morbides sur des tissus de même nature, telles sont les phlegmasies disséminées du rhumatisme, de la phlébite puerpérale, la propagation de la phlogose de séreuse à séreuse, de membrane muqueuse à membrane muqueuse:

Des causes de la propagation phlegmasique.

On a cherché à découvrir la cause de la transmission si facile de l'inflammation. On a soutenu tour à tour qu'elle a lieu : 1° par le tissu cellulaire; 2° par les lymphatiques; 3° par le système nerveux; 4° par le système vasculaire. Cette dernière opinion est aujourd'hui la seule acceptable. On a peine à comprendre qu'un autre tissu que celui des vaisseaux puisse se prêter aussi facilement à la propagation du travail phlegmasique. Nous ajouterons que l'altération du sang concourt certainement à la transmission phlogistique, et qu'elle représente le processus inflammatoire, la diathèse de stimulus dont parlent les auteurs; cependant elle ne pourrait pas à elle seule expliquer la propagation de la phlogose au loin car elle a lieu dans des cas où le sang n'est nullement altéré.

Siége anatomique de l'inflammation.

Les tissus qui paraissent le plus disposés à recevoir et à développer l'inflammation sont : 1° le tissu cellulaire; 2° les membranes internes, muqueuses, séreuses et synoviales; 3° les organes parenchymateux, le poumon, les reins, le foie, les glandes, le cerveau et la moelle. Le tissu osseux, musculaire, les ligaments, les tendons, les aponévroses, occupent le dernier rang.

Marche exacerbante de l'inflammation.

La phlegmasie affecte une marche continue et exacerbante. Ordinairement dans la seconde partie du jour, et surtout vers le soir, tous les symptômes généraux et locaux s'exaspèrent de la façon la plus tranchée. La fièvre, la rougeur du visage, le délire, le malaise, l'anxiété, les douleurs redoublent le soir et pendant la nuit; la chaleur cutanée augmente; la peau est sèche; vers le matin elle s'humecte, quand les symptômes s'atténuent.

La marche franchement intermittente est-elle possible ?

On a beaucoup agité la question de savoir si la phlogose peut affecter la marche intermittente. Nous l'avions résolue, d'une manière négative, avec beaucoup d'auteurs à une époque où nous n'avions pas suffisamment étudié ce sujet ; aujourd'hui notre opinion s'est modifiée, après de nouvelles recherches. Il nous a semblé que l'hyperémie dans sa forme la plus intense pouvait aller en s'accroissant et cesser presque entièrement, comme une fièvre intermittente, une névralgie ou tel autre accident périodique qui revêt la forme quotidienne, tierce ou double tierce. Cependant nous n'oserions pas affirmer que cette hyperémie, lorsqu'elle est réellement phlegmasique, disparaît entièrement en vingt-quatre heures ; elle nous a toujours paru revêtir une marche rémittente plutôt qu'affecter le type franchement intermittent. Des pneumonies tout à fait étrangères à l'intoxication paludéenne se sont montrées à nous sous cette forme rémittente. Quant à la suppuration et à l'exsudation plastique, nous ne saurions dire si elles peuvent affecter une pareille marche ; toutefois nous sommes peu disposés à les croire intermittentes, quoique nous sachions que la génération plastique et purulente s'effectue avec une promptitude extrême, en quelques heures, par exemple.

Marche sourde et latente des inflammations.

L'inflammation franche, légitime, échappe rarement à l'attention d'un bon observateur ; cependant la phlogose peut revêtir une forme latente, sourde, insidieuse : ce qui tient, à ce que les symptômes locaux ne peuvent être aisément retrouvés dans les organes profonds dont la sensibilité est obscure, à ce que la fonction de l'organe n'est pas troublée sensiblement, ou enfin à l'état de prostration et d'insensibilité des malades. Cette forme est très-commune chez les enfants et les vieillards, par des raisons qu'il est facile d'imaginer.

Terminaisons.

Terminaisons. Il nous semble naturel d'admettre avec Hunter que l'inflammation est caractérisée par les actes morbides qui suivent l'hyperémie et dont nous avons présenté la description : tels sont l'exsudation, la suppuration, le ramollissement, l'ulcération et la gangrène. Doit être réputé terminaison de l'inflammation tout acte qui succède à un des précédents et qui ramène à l'état normal les tissus et leurs fonctions altérées. Ces actes sont : 1° la résolution, 2° la cicatrisation, 3° la métastase, 4° le passage à l'état chronique.

L'acte constitutionnel et fondamental de l'inflammation est l'hyperémie.

Sans entrer dans des détails qui nous entraîneraient trop loin, il est indispensable de rappeler quelques faits fondamentaux qui caractérisent l'inflammation. Son acte constitutionnel, qu'on nous passe cette expression, est l'hyperémie, puisqu'elle suffit à elle seule pour caractériser l'inflammation ; mais cette hyperémie, lorsqu'elle se constitue, a en puissance, comme le disent les médecins allemands, la faculté d'engendrer du pus ou de conduire à l'exsudation de la fibrine. Elle doit être et elle est, en effet, d'une autre nature, suivant qu'elle détermine la formation du pus ou de plasma organisable, ou qu'elle provoque l'ulcération, le ramollissement. Nous concluons à la différence de nature parce que nous voyons des effets différents; jusqu'ici les phénomènes intimes microscopiques n'ont pu nous y faire découvrir rien de special. Elle s'accompagne tantôt d'extravasation plastique : la guérison a lieu par oblitération, par résolution, et tout s'arrête là ; tantôt la suppuration s'établit, et alors il faut un troisième acte, qui est encore l'exsudation plastique, pour que la guérison puisse s'effectuer. Il peut se faire aussi qu'à l'hyperémie succède le ramollissement, ou l'ulcération; et dans ce cas l'exsudation plastique, la suppuration ou un travail moléculaire qui se rapproche beaucoup de la nutrition normale, mettent fin à la destruction opérée par le travail phlegmasique. On voit donc que l'inflammation constitue en quelque sorte un cercle qui commence par l'hyperémie et que ferme nécessairement l'exsudation plastique. L'étude des terminaisons ne fait que confirmer cette manière de voir.

Résolution.

1° *Résolution.* Elle constitue l'acte par lequel les tissus enflammés, nous devrions dire hyperémiés, reprennent leur contexture et leur fonction normale sans qu'il y ait de lésion matérielle appréciable, ni d'évacuation sensible par les capillaires. Cette terminaison est constante quand la phlegmasie s'est arrêtée à l'hyperémie; quelquefois elle s'effectue avec une promptitude extrême, comme dans la *délitescence*, qui n'est autre chose que la disparition rapide de l'hyperémie. La résolution, dans l'acception stricte et vraie de ce mot, ne saurait avoir lieu s'il s'est épanché une seule goutte de plasma ou formé un seul globule de pus.

Il n'y a réellement que trois terminaisons possibles de l'inflammation.

Sans doute quand l'infiltration séro-fibrineuse ou séro-purulente est très-minime, quand ces liqueurs sont reprises par absorption et sans que la texture du solide soit modifiée, d'une façon appréciable pour l'œil, on peut dire qu'il y a résolution; mais en réalité la suppuration et l'exsudation existent; il y a eu émission d'une liqueur pathologique, et, si elle avait été assez abondante pour devenir appréciable et surtout pour oblitérer une cavité close, ou y jeter une grande quantité de pus, on aurait dit que l'inflammation s'était terminée par suppuration ou par épanchement. On voit donc qu'en allant au fond des choses il n'y a que trois terminaisons possibles de l'inflammation, la résolution, l'exsudation, la suppuration.

Résorption du produit fibrineux.

Dans la phlegmasie exsudative, le produit fibrineux liquide est repris par les vaisseaux et fluidifié, s'il est déjà solide, par la sérosité que fournissent les vaisseaux d'ancienne et de nouvelle formation. Quand un pareil travail s'effectue, les surfaces de rapport reprennent leur position naturelle sans qu'il reste d'adhérence ni de tissu cicatriciel. Les fausses membranes molles et récentes disparaissent de cette façon à la surface des membranes séreuses, sans que les cavités naturelles s'oblitèrent. Dans les parenchymes, les mêmes phénomènes se produisent; seulement le travail morbide se passe dans les espaces interstitiels microscopiques et sans que l'œil puisse les saisir ; mais il est identique à celui qui se fait, en grand, dans une cavité séreuse.

Terminaison par suppuration.

Suppuration. La suppuration entraîne avec elle des désordres qui pourraient faire croire que les tissus ne reprendront pas leur texture normale. Cependant l'étude clinique nous enseigne que des organes qui ont offert tous les signes d'une suppuration diffuse ou collectée en très-petits foyers, ont récupéré leur structure et leurs fonctions. Dans ce cas, les produits morbides (pus et plasma), préalablement soumis à un travail d'élaboration, sont repris par l'absorption ou détruits sur place et assimilés aux tissus. Les détritus représentés par les globules fibrineux et purulents disparaissent souvent avec une promptitude extrême, sans aucune espèce d'accident de résorption. Le retour des parties à leur état normal est toujours plus difficile dans la suppuration que dans l'exsudation parce que le globule du pus n'est pas assimilable à la substance du tissu, tandis que la fibrine l'est sous toutes ses formes. L'épanchement du pus en petits foyers apporte des obstacles sérieux à la résolution; souvent il en est de même de l'infiltration purulente. La pneumonie au troisième degré nous offre un exemple de cette infiltration peut-être constamment mortelle.

Terminaison par cicatrisation.

2° *Cicatrisation.* L'acte réparateur très-général qui met fin aux désordres causés par l'inflammation ou par des lésions d'une autre nature, et qui s'effectue au moyen de l'exsudation du plasma, doit prendre le nom de cicatrisation. Ce mode de terminaison de l'inflammation a été étudié dans tous ses détails quand nous avons tracé l'histoire de l'inflammation exsudative ou plastique.

Terminaison par métastase.

3° *Métastase.* L'inflammation peut-elle cesser subitement dans le lieu où elle a pris naissance pour se développer dans un autre lieu plus ou moins distant du premier? Les faits de ce genre étaient consacrés par les théories humorales de l'ancienne médecine; mais nous avons plus de peine à les admettre aujourd'hui. La plupart des exemples de phlegmasies métastasiques appartiennent à l'ordre des phlegmasies disséminées sous l'empire d'une cause spéciale. Dans le rhumatisme, la goutte, la scrofule, le travail phlogistique, peut rapidement se jeter sur un organe important, et alors, pour peu que la phlegmasie diminue ou disparaisse de son premier siége, on dit que c'est par métastase. Il faut s'entendre à ce sujet : quand une méningite se déclare chez un rhumatisant, nous ne devons y voir qu'une phlegmasie développée sous le coup de la cause ignorée qui porte son action tantôt sur la séreuse des jointures, tantôt sur le cœur, la plèvre, ou sur toute autre membrane pour laquelle l'agent morbifique a une affinité pathologique toute spéciale et où elle va provoquer l'irritation inflammatoire. Nous ne savons à quoi attribuer cette élection de siége de l'irritation, pas plus que nous ne pouvons expliquer la préférence de la phlegmasie scrofuleuse pour l'œil, les membranes muqueuses, cutanées, les glandes et les os. D'ailleurs, qu'on remarque bien que dans tous ces cas, lorsque la phlegmasie disparaît en un point pour se montrer en un autre, ce n'est pas la phlegmasie primitive qui se métastase; c'est la cause spécifique qui multiplie ses déterminations morbides ou qui fait irruption sur un tissu respecté jusqu'alors. Il n'y a pas d'autre manière de comprendre la métastase; cette opinion paraîtra trop humorale aux uns, pas assez aux autres.

On ne doit pas dire qu'il y a métastase quand l'inflammation se transmet rapidement par voie de continuité ou de contiguité, même loin de son siége primitif.

4° *Terminaison par le passage de l'état aigu à l'état chronique.* (Voyez *Phlegmasie chronique.*)

DES INFLAMMATIONS SPÉCIALES.

Des inflammations spécifiques.

L'histoire de l'inflammation resterait incomplète et dépourvue de ses documents les plus précieux et les plus pratiques, si nous ne décrivions pas, en traits généraux, les caractères des inflammations spéciales, imitant en cela l'exemple qui nous est donné par l'illustre historien de l'inflammation.

Manière d'entendre la spécificité dans les inflammations.

« Ce n'est pas, dit Hunter, l'inflammation spécifique qui est d'espèce particulière, c'est seulement sa cause;

l'effet spécifique est quelque chose de surajouté (1) ; » telle est la manière exacte et lucide de considérer les inflammations spécifiques. Partout où nous trouverons une modalité différente de celle qui appartient à l'inflammation commune, nous admettrons une espèce particulière, due à une cause spéciale ; nous multiplierons ainsi, à dessein, le nombre de ces spécificités, afin de n'en omettre aucune. Qu'on remarque, d'ailleurs, que l'inflammation dans toutes les maladies que nous allons énumérer va jouer le rôle d'un élément morbide qui sera associé à un ou plusieurs autres éléments morbides. Il faut que le praticien s'apprenne à réunir et à décomposer ainsi les éléments des maladies ; toute la pathologie générale et spéciale se trouve dans cette manière de voir.

Causes des spécificités.

Les effets de la spécificité se manifesteront par des changements : 1° dans les symptômes locaux et la nature des lésions locales ; 2° dans les symptômes généraux.

La cause de ces effets spéciaux doit être cherchée : 1° *dans le support de la maladie, dans l'organisme* (A) *sain*, (B) *malade antérieurement à la phlegmasie ;* 2° *dans un agent spécifique d'irritation qui réside dans le cosmos ou ailleurs.*

1° États généraux de l'organisme ou diathèses.

1° *Modifications apportées à l'inflammation par certains états de l'organisme sain.* Hippocrate et Galien avaient remarqué que l'inflammation acquiert une plus grande violence chez certains peuples, sous l'empire des causes nombreuses qui agitent les sociétés.

1° Tempérament. A. Sanguin.

A. *Tempérament.* Tous les praticiens savent que la maladie a des allures très-différentes chez les sanguins, les nerveux, les lymphatiques. Chez le premier, réaction générale forte, état sthénique, intensité de l'hyperémie,

(1) *Traité de l'inflammation*, p. 349. Édition de Richelot.

suppuration prompte, altération du sang propre à la pléthore, etc.

Chez le second, réaction imparfaite, irrégularité dans les symptômes causée par la violence des douleurs et des troubles nerveux : adynamie, oppression des forces, sympathies nombreuses, inusitées et vives, éloignées du foyer inflammatoire; le travail morbide local marche péniblement vers la suppuration ou l'exsudation; la résolution est moins franche et moins rapide. B. Nerveux.

Lorsque enfin la phlogose se développe chez un sujet lymphatique, elle tend à revêtir une forme lente, chronique; la suppuration est longue, intarissable; les tissus sont disposés à s'ulcérer, à se ramollir; l'inflammation est plus rarement adhésive, etc. C. Lymphatique.

B. *La constitution* robuste donne au travail local et général toute son intensité, tout son développement. L'état valétudinaire, la convalescence en rend la marche sourde, latente, insidieuse.

C. *Age.* Que de différences apportées par l'âge dans les symptômes et la marche de l'inflammation! Chez les très-jeunes sujets, les symptômes généraux priment tellement les phénomènes locaux qu'ils en imposent et rendent le diagnostic obscur et difficile. Les convulsions, le coma, le délire, y sont fréquents. Chez le vieillard, le système vasculaire réagit peu; la fièvre est moindre; au contraire, l'adynamie, le délire, accompagnent et masquent la maladie, durant tout son cours. Les réactions sympathiques s'y traduisent aussi par la soif, le vomissement, la diarrhée, et le travail morbide local par une suppuration lente, par l'ulcération, le ramollissement, la gangrène. Influence des âges sur l'inflammation.

D. *Sexe.* On remarque surtout dans les inflammations Influence du sexe.

qui frappent la femme les symptômes qui révèlent une surexcitation nerveuse locale et générale, une marche irrégulière et un mouvement moins facile vers la résolution. Il faut s'en prendre à la prédominance du système nerveux et à la faiblesse de la constitution, ou à des états morbides généraux tels que l'anémie et la névropathie.

Menstruation. Elle diminue l'intensité de l'inflammation quand elle continue à se faire régulièrement.

État puerpéral.

E. *Puerpéralité.* L'influence considérable que le travail morbide local et général reçoit de la grossesse et de la parturition méritent une étude à part. Hunter, si grand par l'observation, avait reconnu « qu'il se fait alors une augmentation de puissance (1) ; » tous les auteurs ont rapporté les effets observés à l'état puerpéral, qu'ils ont regardé avec juste raison comme une cause spécifique. On sait aujourd'hui que la fibrine s'accroît dans les derniers temps de la grossesse, que les globules s'abaissent, que la quantité d'eau augmente, qu'ainsi le travail phlegmasique a plus de tendance à se produire et à se multiplier. La lésion traumatique utérine qui s'établit après la parturition, l'excitation vasculaire générale, l'hyperémie qui accompagnent le flux lacté, concourent à donner une physionomie propre aux inflammations. L'intensité de la fièvre, de la chaleur cutanée, l'exacerbation quotidienne ou double-tierce, la sudation intense nocturne ou continue, au début la forme sthénique des symptômes, et plus tard la prompte adynamie, l'ataxie, les phénomènes d'empoisonnement septique, caractérisent l'inflammation puerpérale. Il faut encore noter la rapidité avec laquelle s'établissent la sup-

(1) *Lot. cit.*, p. 399.

puration, le ramollissement, l'ulcération et la gangrène des tissus phlogosés. (Voyez *État puerpéral.*)

Influence exercée par la structure et les fonctions des tissus phlogosés.

E. *Texture normale des tissus et nature de leur fonction.* Nous voulons seulement marquer ici la place d'une cause qui modifie profondément la marche des symptômes phlogistiques locaux et généraux ; elle consiste dans la structure et la fonction propres à chaque tissu. Il suffit de comparer les phlegmasies de la peau, des membranes muqueuses et séreuses à celles des os et des tissus blancs, pour que l'on comprenne les différences qui doivent résulter de la contexture et des fonctions.

Il est à peine nécessaire de faire remarquer que les dispositions anatomiques d'un organe enflammé introduisent des changements essentiels dans la gravité des symptômes, dans leur marche et leurs modes de terminaison. On peut comparer, à tous ces points de vue, la laryngite pseudo-membraneuse à la pleurésie, celle-ci à l'entérocolite ou à l'érysipèle. (Voyez *Classification des inflammations.*)

2° Modifications imprimées à l'inflammation par l'organisme malade.

2° *Modifications apportées à l'inflammation par l'organisme malade.* Tantôt la maladie antérieure à l'inflammation est générale, tantôt elle est locale. Au nombre des premières, il faut placer les altérations du sang, telles que la pléthore, l'anémie, la perte d'albumine, la dissolution du sang, le rhumatisme, la goutte, la syphilis; parmi les secondes figurent le tubercule, le cancer. Soyons bref sur ce sujet, qui pourrait conduire à de longs développements.

Pléthore.

A. La *pléthore* ne fait pas l'inflammation comme on l'a cru pendant longtemps, mais elle lui imprime des caractères propres que l'on trouve dans les réactions énergiques du système vasculaire, dans l'intensité de la fièvre et de la chaleur, et dans l'ensemble des symptômes qu'on a compris sous le nom d'état inflammatoire général ou sthénique. La manifestation des hémorrhagies, la rapidité avec laquelle s'effectuent la suppuration et l'exsudation plastique, la terminaison prompte par résolution, par crise ou d'une manière fatale, constituent les principaux traits de cette espèce d'inflammation.

Chloro-anémie.

B. *Chloro-anémie.* On trouve par opposition chez les jeunes sujets dont le sang est appauvri par la diminution des globules et le système nerveux plus excitable, l'adynamie, le délire des douleurs intenses et névralgiques dans différents tissus, et un appareil fébrile très-développé. Localement la phlegmasie marche souvent avec une grande célérité vers la suppuration et la désorganisation. Le sang offre un caillot petit, rétracté, fortement couenneux; souvent le travail phlegmasique fait des progrès sourds, et l'on ne s'aperçoit que très-tard des altérations graves qu'il a provoquées dans les viscères.

Diminution de l'albumine.

C. *La diminution de la quantité normale d'albumine* ajoute à l'inflammation un élément morbide de plus, l'épanchement séreux général et l'état cachectique qui en résulte. Le travail local est plus grave, tend à désorganiser les tissus, d'une façon sourde et latente, et des symptômes ataxo-adynamiques hâtent la terminaison fatale.

État de dissolution du sang.

D. La *dissolution du sang* qui existe chez un scorbutique, par exemple, n'empêche pas le développement d'une phlegmasie et lui imprime des changements essentiels. L'exsudation plastique est rare; plus souvent on y observe la suppuration, le ramollissement et la gangrène, auxquels s'ajoutent des hémorrhagies interstielles ou par exhalation. On trouve alors dans les lieux enflammés les tissus ramollis et leur détritus mêlé à des fausses membranes, à des caillots sanguins, comme dans la pneumonie, l'angine pharyngée et la dysenterie des scorbutiques. Les symptômes généraux ne sont point aussi marqués : affaissement, hémorrhagies par différentes voies, vomissements, diarrhées, cicatrisation des plaies lente ou impossible, etc. (Voyez *Altérations du sang : défibrination.*)

États morbides généraux associés à l'inflammation.

E. *D'autres états morbides généraux* jouent le rôle d'éléments morbides, en s'associant aux inflammations intercurrentes. Que celles-ci, par exemple, se montrent chez un syphilitique, un scrofuleux, un goutteux, un rhumatisant, on peut dire à l'avance qu'elles se comporteront autrement que si elles se développaient chez un homme sain. Chez le syphilitique, elles revêtiront la forme lente, ulcéreuse, s'accompagneront de douleurs vives nocturnes, de peu de fièvre et d'une faible réaction. Chez le scrofuleux, elles traîneront en longueur et seront suppuratives et ulcéreuses; les tissus offriront une couleur particulière; enfin, les symptômes généraux de la scrofule révéleront bientôt la présence du second élément morbide, etc.

3° Modifications imprimées à l'inflammation par l'irritation spécifique locale.

3° *Modifications imprimées à l'inflammation par des causes locales qui déterminent une irritation spécifique.* Quelquefois c'est une lésion locale qui existe antérieurement, et auprès de laquelle l'inflammation vient prendre naissance. La pneumonie, la pleurésie, se montrent ainsi sous la dépendance des tubercules, du cancer, des hydatides, etc. Voici les principaux caractères de ces *phlegmasies consécutives* ou *secondaires* : marche moins régulière, phases moins distinctes; début latent ou caractérisé par une fièvre continue et exacerbante; chaleur de la peau et soif vive; chute des forces; signes physiques lo-

Caractères des phlegmasies consécutives ou secondaires.

locaux incertains et masqués par les symptômes de la maladie primitive. Cependant les troubles fonctionnels ne tardent pas à se montrer ; il est rare que, par une recherche attentive, on ne parvienne pas à rapporter aux deux maladies ou à deux siéges différents, si les organes malades sont situés loin l'un de l'autre, les symptômes locaux et généraux de l'inflammation. Quelquefois l'apparition de ces phlegmasies donne, pour quelque temps, une intensité nouvelle à l'affection primaire à laquelle on est d'abord disposé à rapporter tous les symptômes observés.

Dans d'autres cas, la phlegmasie étant produite par un agent spécifique, l'irritation locale offre sur-le-champ des caractères également spécifiques qui en font reconnaître la nature. Telle est la manière d'agir des agents que nous allons passer rapidement en revue.

Agents spécifiques.

Le calorique, par exemple, provoque l'hyperémie ou la suppuration, suivant l'intensité de son action ; l'application du tartre stibié, du sulfate de cuivre, de l'huile de croton, est suivie d'une dermite pustuleuse, vésiculeuse, érythémateuse ; la vapeur irritante de chlore amène une laryngo-bronchite souvent pseudo-membraneuse, la pénétration du mercure une stomatite ulcéreuse ou pseudo-membraneuse. Il nous suffira encore de placer la pneumonie et la pleurésie traumatique en regard des mêmes affections lorsqu'elles sont dues à une cause interne pour que l'on saisisse immédiatement les différences radicales qui résultent dans les symptômes, la gravité, la durée et le traitement, de l'intervention de causes si différentes.

D'autres irritants spécifiques déterminent toujours la même forme et la même nature d'inflammation. Le muco-pus de la blennorrhagie contagieuse reproduit presque toujours la même phlegmasie spécifique; le pus du chancre, la vésico-pustule d'inoculation; celui de la variole, de la vaccine, donnent lieu à une petite phlegmasie dermique toujours exactement la même; nous en dirons autant du muco-pus de l'ophthalmie contagieuse. Peut-être aussi parviendra-t-on à démontrer qu'un agent semblable existe dans la liqueur plastique du croup, dans l'angine pharyngée couenneuse ou gangréneuse, dans les humeurs fournies par différents tissus frappés d'inflammation auxquels une cause générale inconnue vient ajouter accidentellement des propriétés contagieuses qui manquent ordinairement.

4° Modifications imprimées à l'inflammation par les causes cosmiques. Influences épidémiques.

4° Modifications imprimées à l'inflammation par des causes cosmiques; causes cosmiques. Il arrive souvent que les inflammations revêtent, sous l'empire d'influence cosmique inconnue, des caractères spéciaux qui les différencient de l'inflammation commune. Il faut admettre ce fait irrécusable et légué par l'antiquité, à savoir que l'inflammation d'un organe qui se développe dans le même lieu, chez le même homme, dans la même saison, sera tout autre s'il vient à régner une constitution épidémique ou saisonnière; voici les principaux caractères de ces phlegmasies spécifiques.

Formes catarrhale, croupale, etc.

Dans telle épidémie, la phlogose s'arrête constamment à l'hyperémie; dans une autre elle arrive promptement à la suppuration, à la gangrène; tantôt elle se borne à des accidents locaux bénins; tantôt elle provoque des accidents graves, des hémorrhagies, la sécrétion de pseudo-membranes, l'ulcération ou la gangrène, comme on le voit dans les épidémies d'angines gutturales, de pneumonie, de bronchite, etc. Le mal revêt constamment dans d'autres circonstances la forme catarrhale ou bilieuse, et ne se termine qu'après un flux considérable de mucus, de pus ou de bile ; ou bien, au contraire, la phlegmasie est sèche sans évacuation sensible.

On observe, dans d'autres cas, des accidents étrangers a l'inflammation et qui ne peuvent lui avoir été *surajoutés* que par la spécificité, quelle qu'en soit la cause. Ici c'est une hémorrhagie insolite pour le tissu enflammé; là un ramollissement qui marche avec une promptitude désespérante; tantôt une complication qui consiste dans une maladie locale, et tantôt dans une affection générale, telle que la fièvre bilieuse, la gastricité, le vomissement opiniâtre, la dysenterie. Souvent les produits liquides fournis par les sécrétions de l'organe enflammé acquièrent la funeste propriété de reproduire la même maladie, ou plutôt la même complication par voie de contagion. Que le praticien ne perde jamais de vue ces conditions morbides variées; qu'il s'attache à les découvrir chaque fois qu'elles existent, parce qu'il y trouvera la cause des différences importantes qu'il remarque dans la marche, dans la forme de l'inflammation, dans son mode de terminaison et dans l'efficacité des médications qui échouent ordinairement.

Forme bilieuse, gastrique, adynamique, etc.

Forme sthénique.

Dans d'autres cas, la réaction inflammatoire et l'état sthénique le plus prononcé marchent avec la phlogose; dans d'autres cas, l'ataxo-adynamie ou les convulsions en marquent toute la durée, et souvent obscurcissent les symptômes locaux, au point de dissimuler le siége et même la nature de la maladie.

L'influence de la cause cosmique se traduit encore par d'autres modifications non moins importantes. Vous voyez, par exemple, la méningite épidémique tuer en quinze ou vingt heures ; tandis que la méningite commune met douze ou quinze jours pour déterminer la mort. La pneumonie, l'angine, la bronchite, offriront une marche tantôt aiguë, tantôt chronique, suivant les épidémies. Dans d'autres cas, la saignée échoue, tandis que le tartre stibié guérit presque constamment, etc.

La gravité et le traitement des inflammations spécifiques sont surtout influencés par les causes épidémiques.

La plus importante de toutes les modifications imprimées par la cause spécifique à l'inflammation consiste dans la bénignité ou la gravité de la terminaison. Tout médecin qui observe dans les hôpitaux d'une grande ville sait que la mortalité de la pneumonie, de la pleurésie ou de l'érysipèle, varie à un degré extrême, suivant les épidémies, sans que les signes locaux de la phlegmasie aient changé en apparence. Avis à ceux qui vantent les heureux succès obtenus à l'aide d'un traitement dont ils sont les promoteurs. Ils doivent, avant de conclure, rechercher si les autres médecins qui observent dans le même lieu, sur les mêmes sujets et pendant la même épidémie, ont guéri leurs malades, avec le même succès, et par des médications toutes différentes.

On voit, en résumé, que l'inflammation, plus que toute autre maladie, est influencée par toutes les causes morbifiques qui peuvent avoir prise sur elle. Comment pourrait-il en être autrement, lorsqu'on se rappelle que l'inflammation se compose à la fois d'un état morbide local et d'un état morbide général ? Tout ce qui agit sur l'un et sur l'autre, et à plus forte raison sur tous les deux, ne peut manquer de donner une *spécificité tantôt faible, tantôt intense* à l'inflammation : grande épidémie, épidémie stationnaire, c'est-à-dire permanente chez un peuple et pendant un certain temps (Schnurrer), épidémie saisonnière : telles sont les causes qui engendrent ce pouvoir spécifique dont nous venons d'esquisser les principaux effets.

Caractères communs à toutes les inflammations spécifiques.

Caractères des inflammations spécifiques. Nous avons dit que toutes les fois qu'à côté des caractères communs à toutes les inflammations, il s'en trouvait d'autres particuliers, on devait admettre la spécificité dans le sens le plus large de ce mot. Appliquons ces généralités à quelques maladies. La laryngite, l'angine et la bronchite pseudo-membraneuses sont-elles des inflammations spécifiques? Les actes morbides communs aux phlegmasies des membranes muqueuses sont l'hyperémie et l'exhalation mucoso-purulente; au contraire, la forme exsudative et gangréneuse se présentent rarement. Dès lors, est-on en droit d'affirmer qu'elles ont quelque chose de spécifique quand elles se développent? Tâchons d'exposer clairement ce qui est passablement obscur dans l'esprit d'un grand nombre de pathologistes. La forme habituelle de la phlegmasie du pharynx et du larynx est l'hyperémie et la suppuration, plus rarement l'exsudation plastique; si cette dernière se manifeste à l'état sporadique chez un jeune sujet robuste, en dehors de toute maladie générale, de la rougeole, de la scarlatine et sans avoir été contractée par voie de contagion, nous dirons que ce croup est une laryngite exsudative, parfaitement simple, et que nous n'y trouvons rien de spécifique, lors même que la mort du malade en serait la conséquence. Il n'en sera plus de même si le mal s'est développé par contagion ou sous l'empire d'une épidémie, et à plus forte raison s'il se rattache à une maladie générale, telle que la rougeole, la scarlatine, la variole, une altération du sang ou à un état cachectique de la constitution. Personne ne refusera d'admettre qu'un

Comment doit-on comprendre la spécificité dans certaines inflammations.

élément morbide général, qui siége dans le sang ou dans le solide, est la cause spécifique qui donne à l'inflammation du larynx ou du pharynx la funeste puissance de provoquer l'exsudation plastique au lieu de produire une simple hyperémie ou un flux catarrhal; quelquefois le développement d'une hémorrhagie ou d'une gangrène concomitante démontrent encore mieux l'intervention d'une cause spécifique qui agit sur tout l'organisme, et par conséquent sur la nature même de l'acte phlegmasique. Nous n'avons cessé de le redire un grand nombre de fois : l'inflammation a un élément morbide local qui consiste dans les lésions phlegmasiques et un élément morbide général qui est dans le sang et dans le système nerveux; toute cause qui agira sur l'un ou l'autre, et à plus forte raison sur tous les deux, donnera naissance à la spécificité dans l'inflammation. Nous avons assez multiplié la spécificité pour ne pas reculer devant celle-là.

Les causes spécifiques agissent sur l'élément morbide local et général.

Nous reconnaissons une inflammation à la formation du pus, du plasma, d'une ulcération ou d'un ramollissement. A l'aide de ce critérium, nous trouvons qu'un certain nombre de maladies générales ont pour élément morbide une inflammation spécifique. La dermite suppurative et exsudative de la variole est une phlegmasie spécifique, ce qui ne veut pas dire que la variole soit une inflammation spécifique. De même, nous ne disons pas que la scarlatine et la rougeole sont des inflammations spécifiques, parce que nous y observons une angine ou une congestion bronchique. L'ulcération des plaques de Peyer dans la fièvre typhoïde, l'adénite dans la peste, les abcès farcineux dans le farcin, les pustules cutanées dans la morve, les inflammations des divers systèmes dans la scrofule, appartiennent évidemment à l'ordre des

Maladies qui ont pour détermination morbide une phlegmasie spécifique.

phlegmasies spécifiques, mais ces maladies ne sont pas pour cela des inflammations spécifiques. Nous en dirons autant des phlegmasies du rhumatisme, de la goutte, du muguet, et de celles qui sont dues à un agent virulent spécial, tel que le vaccin, la blennorrhagie, le chancre syphilitique, ou à un poison minéral comme la stomatite mercurielle.

Voici comment peuvent être résumés les caractères généraux de ces inflammations spécifiques :

Caractères généraux des inflammations spécifiques.

1° *Siége spécial et toujours identique pour la même maladie :* la peau dans la variole; la membrane bucco-pharyngienne dans la scarlatine; les glandes dans la peste; les follicules isolés et agminés dans la fièvre typhoïde, etc., etc.

2° *Altération spéciale, et qui est constante pour chaque maladie :* (A) hyperémie des membranes muqueuse et cutanée dans la rougeole, la scarlatine; des séreuses dans le rhumatisme; (B) suppuration, puis exsudation plastique du derme dans la variole; (C) ulcération des follicules agminés dans la fièvre typhoïde; de la peau dans la syphilis; (D) adénite dans la peste; marche uniforme et régulière des altérations locales caractéristiques.

3° *Symptômes généraux précédant toujours les symptômes locaux :* incubation de plusieurs jours, trouble intense de la circulation, de la calorification, adynamie, ataxie fréquente.

4° *Cause spécifique* tantôt contagieuse et transmissible par inoculation (variole, scarlatine, morve, farcin, syphilis), tantôt non transmissible par cette voie (scrofule, goutte, fièvre typhoïde).

5° *Aucune altération du sang constante;* le caractère commun aux phlegmasies non spéciales, à savoir, l'accroissement de la fibrine, manque entièrement. On ne saurait refuser une grande valeur à ce caractère négatif.

6° Traitement antiphlogistique complétement inefficace sur la marche et la guérison des inflammations spécifiques.

DE L'INFLAMMATION CHRONIQUE.

De l'inflammation chronique.

Qu'est-ce que l'inflammation chronique?

On a désigné sous le nom de phlegmasie chronique tant de maladies différentes qu'on est arrivé à ne plus savoir à quel état morbide il faut réserver ce nom. Les auteurs en parlent à chaque instant sans prendre la peine d'en déterminer le sens. Nous devons nous demander d'abord si la phlegmasie chronique existe, et en quoi elle consiste.

C'est une inflammation suppurative ulcéreuse prolongée.

L'existence de l'inflammation chronique est démontrée par un ensemble de symptômes locaux et généraux. Elle ne diffère de l'inflammation aiguë que par la longueur et la nature des lésions locales qui, loin de tendre à la cicatrisation, au moyen de l'exsudation plastique, déterminent une suppuration continuelle ou le ramollissement et l'ulcération des tissus. Ces trois actes morbides qui, dans l'état aigu, s'accomplissent rapidement et sont remplacés par l'exsudation et l'organisation plastique, se prolongent beaucoup dans la forme chronique. On peut assimiler celle-ci à une plaie qui suppure longtemps et qui ne guérit que très-tard, par un travail qu'on peut comparer à celui qui a reçu du chirurgien le nom de réunion par seconde intention. On pourrait dire que l'inflammation chronique est une inflammation qui ne se termine pas. Le départ incessant de la matière purulente ou des molécules solides ulcérés et ramollis rapproche la phlegmasie chronique des maladies caractérisées par une altération de sécrétion et de nutrition. On pourrait encore, pour exprimer sa véritable nature, dire qu'elle consiste dans une inflammation aiguë arrêtée à sa période de destruction, ou mieux encore restée dans un *statu quo* d'où elle ne sortira qu'en repassant à l'état aigu.

L'inflammation chronique est en quelque sorte une maladie locale, tandis que l'aiguë est tout à la fois maladie et affection.

Le trait qui nous semble caractériser le mieux l'inflammation chronique est tiré de la localisation plus complète et plus restreinte de ses symptômes. En effet, soit qu'elle commence comme une phlegmasie aiguë, soit qu'elle se montre sur-le-champ avec ses caractères propres, elle se comporte plutôt comme une maladie locale que comme une affection générale. Le sang conserve ou reprend sa composition normale; la fièvre est peu intense, lente, rémittente ou intermittente. Là s'arrêtent les différences; car la consomption qui finit par entraîner la mort du sujet prouve combien est grande l'influence sympathique envoyée à tous les systèmes par le travail morbide local.

Elle appartient aux inflammations spécifiques.

Des causes locales et générales que nous indiquerons plus loin interviennent pour constituer la phlegmasie dans sa modalité chronique. On pourrait donc la ranger parmi les inflammations spécifiques par la cause, puisque c'est à une influence de ce genre que sont dus les lésions locales et les symptômes généraux.

Caractères de l'hyperémie chronique.

L'hyperémie se manifeste par une rougeur peut-être moins intense, moins limitée que dans la forme aiguë; elle reste stationnaire, ou bien elle augmente et diminue plusieurs fois jusqu'à ce qu'elle arrive à produire la suppuration. Tant qu'on n'observe pas ce dernier acte, on ne peut assurer que l'hyperémie est de nature phlegmasique. Les colorations rouges, brunâtres et foncées, quels que soient leurs formes et leur siége, ne peuvent servir à caractériser l'état chronique. La teinte ardoisée ou noire que prennent les tissus enflammés chroniquement lui appartient plus particulièrement et dépend ou de l'altération du sang dans les vaisseaux dilatés ou oblitérés, ou de celui qui s'est extravasé, ou, ce qui est plus ordinaire encore, de la sécrétion de matière pigmentaire opérée par les tissus.

De la suppuration.

La formation du pus est un des actes les plus constants de la phlegmasie lente. Cette suppuration accompagnée de symptômes latents, ou du moins d'une faible intensité, donne naissance à un pus séreux, fluide, dénué de toute liqueur plastique, ou dans lequel nagent quelques rares flocons fibrineux. La quantité de ce liquide est tantôt minime, tantôt considérable. Dans tous les cas, il ne renferme pas l'élément plastique et réparateur par excellence, à moins que l'inflammation ne change de nature, auquel cas le pus devient crémeux, épais, fibrineux, de bonne nature, c'est-à-dire capable d'opérer la coaptation des tissus. La suppuration interminable des phlegmasies chroniques s'explique aussi par le trouble de la sécrétion des tissus qui mêlent leur produit à ceux de l'inflammation. Ainsi le mucus, l'urine, la bile, s'écoulent sans cesse avec le pus dans les phlegmasies des bronches, des reins, du tube digestif.

Propriétés du pus.

Induration chronique.

L'induration, effet ordinaire de la phlegmasie lente, tient à l'épanchement de plasma qui n'est point repris par l'absorption, soit à cause de la nature des tissus peu vasculaires et peu excitables (peau, glandes, tissu fibreux), soit à cause de l'état général des liquides ou du solide (scrofule, scorbut, rachitisme). On trouve aussi presque constamment une assez grande quantité de sérosité infiltrée dans les tissus. Cet œdème contribue à augmenter le volume de parties enflammées, à diminuer la coloration rouge produite par l'hyperémie et à leur donner une mollesse plus grande que dans la forme aiguë. Telle est l'origine de ces engorgements blancs, indolents, que présentent les inflammations du sein, des testicules, des ganglions lymphatiques et des parenchymes.

Ulcération et ramollissement chroniques. *L'ulcération et le ramollissement chronique* ne sont si fréquents dans la forme lente de l'inflammation, que parce que la suppuration moléculaire et l'altération de la nutrition qui la suit, détruisent graduellement les tissus, par un travail sourd accompagné de phénomènes locaux peu marqués.

Symptômes. Les symptômes ne sont pas moins tranchés que les altérations. Les phénomènes locaux n'ont point la marche rapide ni l'intensité qu'ils offrent habituellement. Aussi le mal fait-il souvent des ravages étendus et profonds avant de s'annoncer par des symptômes évidents. La douleur, ce signe premier de la phlogose manque, reste obscure, faible, ou ne se montre que pendant que l'organe enflammé est en fonction, ou pendant qu'on l'explore au moyen du toucher.

Douleur.

Gonflement. La tuméfaction et la chaleur peuvent manquer entièrement; ce qui tient à ce que l'hyperémie est moins intense, plus graduelle, plus circonscrite, ainsi que la suppuration.

Marche lente de la désorganisation. Il est rare que la phlegmasie chronique ne se limite pas à un point, ou bien si elle en occupe plusieurs, elle ne se développe que successivement et par foyers distincts. Cette répétition du travail phlogistique rend compte de la dissémination des symptômes et de leur faible intensité. Les troubles fonctionnels sont loin d'être aussi manifestes que dans la forme aiguë; on voit souvent la fonction à peine altérée se continuer jusqu'à la fin, malgré les progrès incessants de la phlogose. Combien de malades enlevés de cette manière, chez lesquels on n'a soupçonné l'existence du travail phlegmasique que peu de temps avant leur mort! L'organe et la fonction s'habituent en quelque sorte au progrès de l'inflammation chronique, tandis que dans l'aiguë la perturbation est trop grande, trop rapide pour qu'elle ne se manifeste pas, dès le début, par des symptômes évidents.

Fièvre lente chronique, dite fièvre hectique.

La fièvre revêt des caractères spéciaux et surtout la forme que les anciens ont désignée sous le nom de fièvre hectique. Le mouvement fébrile manque quelquefois, pendant un certain temps, dans la phlegmasie chronique qui affecte primitivement cette forme et dans celle qui succède à l'aiguë; mais bientôt la fièvre s'établit d'une manière évidente, s'accompagne de malaise, de courbature; elle finit par offrir un redoublement très-marqué chaque soir ou pendant la nuit, plus rarement à d'autres heures de la journée. Elle est précédée d'un frisson léger ou intense, d'un sentiment de froid aux extrémités, remplacés bientôt par une chaleur générale suivie de moiteur, d'une sueur abondante ou petite, visqueuse, de mauvaise nature, incapable de soulager le malade. Cette fièvre symptomatique de la phlegmasie chronique affecte une marche continue, rémittente et même intermittente.

Température du corps.

La chaleur cutanée est nulle et l'accélération du pouls peu marquée, surtout dans les cas suivants : 1° lorsque la phlogose aiguë s'est dissipée; 2° lorsque la lésion occupe une très-petite étendue ; 3° un tissu peu vasculaire, d'une importance secondaire et d'une sensibilité obscure.

Autres symptômes généraux.

Les autres symptômes généraux qui accompagnent la fièvre deviennent, de jour en jour, plus tranchés. C'est alors qu'on voit paraître la décoloration anémique de la peau, l'amaigrissement, la faiblesse musculaire, les troubles digestifs graves, tels que la soif, les vomissements, la diarrhée intense et colliquative. On a attribué ces symptômes à la résorption de la matière purulente, mais cette opinion est généralement abandonnée. On est porté plutôt à croire qu'elle tient à la résorption de liqueurs septiques ou de la partie séreuse du pus qui s'altère dans les tissus, et passe ensuite dans le torrent circulatoire; il en résulte un empoisonnement qui donne lieu à l'ensemble des phénomènes colliquatifs. Il faut aussi s'en prendre à l'influence sympathique que la lésion ne manque jamais d'exercer sur tout l'organisme. L'appauvrissement du sang ne saurait expliquer la fièvre, mais il concourt à l'état cachectique qui est constant dans l'état morbide que nous décrivons.

Amaigrissement, état cachectique : ses causes.

Le dernier caractère, sur lequel il convient d'insister, est fourni par l'étude du sang qui n'offre plus cet accroissement de la fibrine si constant dans les inflammations aiguës et intenses. Le sang d'un malade atteint de péritonite aiguë donne 5,4 et 5,8 en fibrine; la phlegmasie passe à l'état chronique, et le sang reprend sa composition normale, quoique l'accélération du pouls et l'élévation de la température puissent persister. On voit donc que le caractère négatif que nous venons de tirer de l'intégrité du sang, a une importance plus grande que les autres signes positifs. Il prouve aussi que l'inflammation chronique tend à devenir une maladie purement locale, à l'inverse des phlegmasies aiguës un peu intenses qui sont des maladies générales, à tous les titres. Lorsque la phlegmasie chronique se prolonge longtemps et qu'il s'y joint de la douleur et de la fièvre, le sang peut perdre

Il n'existe aucune altération du sang.

Chloro-anémie et hydropisies consécutives.

aussi de ses globules et de son albumine, et alors tous les symptômes de la chloro-anémie et les hydropisies se montrent vers la fin de la vie des sujets.

Siége anatomique de l'inflammation.

Siége anatomique de l'inflammation. Les tissus qui reçoivent des vaisseaux capillaires sanguins sont seuls capables de s'enflammer. L'épiderme, l'épithélium, les cheveux, les ongles et les liquides ne peuvent être le siége de l'inflammation. Le sang est soumis, comme les autres liquides, à cette loi générale. Tous les animaux pourvus d'un système vasculaire sanguin et d'une circulation indépendante sont aptes à contracter l'inflammation. Les reptiles et surtout les batraciens et les salamandres nous en offrent les symptômes, et doivent continuer à servir pour l'expérimentation. Il faut seulement reconnaître que si l'hyperémie se développe aisément chez ces animaux, il n'en est pas de même de la suppuration; elle a peine à s'établir.

Degré de fréquence de l'inflammation suivant les tissus.

Les tissus qui possèdent la sensibilité au plus haut degré ne sont pas les plus inflammables. Les organes très-vasculaires, comme le poumon, les membranes, sont plus particulièrement disposés à la phlogose; cependant il est à remarquer que le foie, la rate et les reins, si riches en vaisseaux, et dans lesquels se fait une circulation si active, s'enflamment moins fréquemment que d'autres organes. On pourrait même croire que les tissus les plus excitables sont précisément ceux qui s'enflamment le plus facilement; les membranes cutanées, muqueuses et séreuses doivent être placées en première ligne; les parenchymes après, et, en dernier lieu le tissu nerveux, les os, le périoste, les ligaments, les cartilages et les muscles.

DES CAUSES DE L'INFLAMMATION.

Des causes de l'inflammation.

Les causes de l'inflammation agissent en mettant en jeu l'excitabilité des vaisseaux sanguins d'une partie et en transformant l'excitation en irritation. La phlogose est donc, à vrai dire, un mode d'irritation des capillaires sanguins ; ses causes sont les irritants. Brown, Broussais et bien d'autres veulent que l'inflammation ne puisse être produite que par des irritants ; mais cette idée théorique est renversée par les expériences plus récentes qui prouvent que des caustiques, des substances altérantes, certains agents spécifiques, produisent l'inflammation par un mécanisme que nous ne connaissons pas encore très-bien, mais qui s'écarte très-certainement de l'irritation. N'insistons pas plus longtemps sur cette cause première qui a tant occupé les systématiques ; tenons-nous-en à ce qui est plus palpable. (Voyez le chapitre consacré à l'*Irritation*, t. I.)

Elles agissent en produisant l'irritation vasculaire.

Les causes de l'inflammation résident : 1° dans le cosmos ; 2° dans les stimulations internes ; 3° dans les maladies ; 4° dans des agents spécifiques.

Des causes cosmiques.

1° *Causes cosmiques*. A cette catégorie appartiennent tous les excitants naturels qui entourent l'homme, entretiennent la vie et ne deviennent cause de phlegmasie qu'à la condition d'agir à trop haute dose, trop longtemps, ou sur des tissus déjà excités ou mal disposés à les recevoir.

Action des agents physiques.

La pesanteur, en agissant fortement sur les tissus affaiblis, peut produire l'inflammation dans les membres, dans l'œil, dans les parties inférieures du poumon. L'action de la lumière sur l'œil, de la chaleur solaire ou artificielle sur la peau, des vibrations sonores sur la membrane du tympan, peut être suivie de l'inflammation des tissus auxquels s'appliquent ces agents naturels ainsi transformés en irritants.

On ne peut s'en prendre qu'aux changements des qualités physiques de l'air, lorsqu'on voit la bronchite, la pleurésie, la pneumonie, l'angine, la laryngite, le rhumatisme articulaire, prendre naissance chez un homme exposé à un refroidissement subit. Quant à la manière d'agir de la cause, elle nous est entièrement inconnue, et c'est par pure hypothèse qu'on a fait intervenir l'irritation. Anciennement on accusait la répercussion de la sueur ou de telle autre matière morbifique; plus tard, on a invoqué un travail de congestion sanguine qui s'effectue sur l'organe vicaire de celui dont la fonction est suspendue ou fortement troublée par la cause morbifique. L'influence sympathique est ainsi renvoyée par l'action réflexe de la moelle d'un organe sur un autre ; par exemple, de la peau refroidie sur le poumon, les bronches ou les jointures. Mais pourquoi sur ces organes plutôt que sur d'autres ?

Irritation produite par excès ou défaut de stimulant.

Les substances introduites dans le tube digestif, telles que les aliments et les boissons, peuvent, en raison de leur quantité et de l'altération de leur composition normale, agir comme irritants sur toute la longueur de l'intestin ou seulement sur une de ses parties. Le défaut ou la diminution d'action de ces modificateurs peuvent-ils être suivis d'inflammation? Au premier abord, on a peine à l'admettre; cependant on ne peut nier que la diète prolongée et l'inanition ne puissent enflammer l'estomac.

Causes organico-dynamiques.

Causes organico-dynamiques physiologiques. Il faut appliquer cette dénomination aux excitations internes, c'est-à-dire à l'exercice anormal de certaines fonctions qui, venant à dépasser la limite physiologique, s'élèvent au rang de stimulants ou d'irritants. L'âge, le sexe, la puberté, la puerpéralité, sont des causes de ce genre. En allant au fond des choses, on s'aperçoit que ces prédispositions tiennent à la prédominance de développement ou à la suractivité fonctionnelle de certains organes, de certains appareils.

Influence de la race.

Peut-être les races du Nord sont-elles plus exposées aux phlegmasies, en vertu de l'activité de l'hématose et du système vasculaire. Les influences hygiéniques et le régime de vie doivent être considérés comme la cause de ces prédispositions.

Du tempérament.

Le tempérament sanguin est un état physiologique que l'on a rangé, pendant longtemps, parmi les causes prédisposantes de l'inflammation. Contestée dans ces derniers temps, cette influence mérite d'être étudiée de nouveau. La composition propre du sang chez les hommes sanguins peut produire une assez grande somme d'excitabilité; celle-ci pourrait donc engendrer l'irritation inflammatoire.

De l'hérédité.

On a dit que la prédisposition aux inflammations pouvait être apportée en naissant et dépendre de l'hérédité; que c'était ainsi qu'on voyait se transmettre des pères aux enfants certaine aptitude à contracter plus particulièrement des angines, des pneumonies, des ophthalmies.

C'est encore en vertu de la suractivité de certains appareils que l'on voit l'inflammation choisir pour siége certains viscères, suivant les âges et le sexe.

De l'état puerpéral.

L'état puerpéral constitue une prédisposition très-marquée à la phlogose. La surexcitation d'un appareil aussi influent que l'utérus, le développement d'une circulation nouvelle et puissante, l'accroissement de la fibrine du sang, l'énergie de toutes les propriétés vitales, expliquent l'aptitude de l'organisme à produire l'inflammation.

De la diathèse inflammatoire : seule manière de la comprendre.

Existe-t-il une diathèse inflammatoire, c'est-à-dire un état particulier qui crée une opportunité à l'inflammation? Quand on met, à part, l'état général qui suit ou accompagne le travail phlegmasique, et que l'on a désigné sous le nom de diathèse de stimulus, on demeure convaincu que toute autre diathèse est une création chimérique, si on ne la place pas dans les conditions physiologiques bien déterminées, telles que le tempérament, la phlétore, la puberté, l'âge critique, la race et certaines prédispositions héréditaires.

Des irritations internes comme cause de l'inflammation.

Des maladies considérées comme irritations internes et partant comme causes de l'inflammation. Nous désignons ainsi toutes les maladies internes ou externes qui jouent le rôle d'agents d'irritation et provoquent l'inflammation, tantôt directement, tantôt par voie de sympathie. Dans tous les cas, le foyer d'irritation doit être cherché avec le plus grand soin, parce que souvent on ne peut guérir la phlegmasie qu'en combattant l'irritation dans son premier siége. Broussais a excellé dans la recherche de cette cause morbifique dont il a exagéré toutefois le degré de fréquence (1). On trouve, dans cette classe, toutes les maladies internes ou externes, aiguës ou chroniques, homologues ou hétérologues, qui peuvent devenir un foyer d'irritation dans lequel des phlegmasies, souvent très-éloignées, prennent naissance. Ordinairement certaines

(1) *Traité de l'irritation et de la folie*, t. I. 2e édit. in-8°. Paris, 1839.

lois président au rayonnement de l'irritation sympathique dans un sens déterminé. (Voyez *Sympathie.*)

Des altérations de sang qui favorisent le développement de l'inflammation.

Les altérations du sang, la pléthore surtout, ont été considérées comme prédisposant à l'inflammation. Quoiqu'on ait prouvé que l'altération du sang qui fait la pléthore est toute différente de celle qui fait l'inflammation, cependant la stimulation générale imprimée à tous les tissus par un sang riche en globules peut favoriser l'irritation inflammatoire. Il ne faut pas confondre avec cette diathèse celle qui éclate en même temps que la phlogose, comme dans le rhumatisme et la pneumonie. Cette diathèse est due à l'accroissement de la fibrine du sang et fait partie du travail phlogistique local; elle ne lui est pas antérieure; en un mot, elle n'en est pas la cause. Nous pouvons mettre encore, sur la même ligne que la pléthore, l'anémie et l'appauvrissement du sang par diminution de l'albumine du sérum qui sont loin d'empêcher le travail phlegmasique.

Le mouvement fébrile peut-il produire l'inflammation?

Le mouvement fébrile, en tant surtout qu'il consiste dans l'accélération du pouls et l'excitation sympathique du cœur, peut-il causer l'inflammation ou du moins en favoriser le développement? Nous ne rappellerons que pour mémoire la doctrine vitaliste dans laquelle on se plaît à regarder la fièvre comme un moyen de dépuration et de résolution; nous ne nous arrêterons que sur des faits plus péremptoires. La fièvre persiste pendant vingt à quarante jours, dans la fièvre typhoïde, et cependant rien de plus rare que les inflammations intercurrentes. Les fièvres intermittentes de tous les types peuvent exister pendant plusieurs années sans occasionner une seule phlegmasie; peut-être même en préservent-elles. L'altération tuberculeuse du poumon, qui est la cause d'un mouvement fébrile qui dure plusieurs mois et même plusieurs années, est très-rarement accompagnée d'inflammation simple, soit aiguë, soit chronique. La conclusion rigoureuse de ces faits et d'autres encore, est que le mouvement fébrile ne peut pas engendrer l'inflammation.

Des irritants physico-chimiques.

Des causes qui développent l'inflammation par une action physico-chimique. Les agents physiques et chimiques qui enflamment les tissus en raison de leur action physique, sont ceux qui produisent la contusion, la rupture, la piqûre, la déchirure et la division des tissus. Ils changent violemment et en un temps très-court l'état moléculaire des organes, dissocient, écartent les parties solides et liquides, causent un trouble extrême dans la circulation capillaire et dans les propriétés physiques, chimiques et vitales des tissus. Il est facile de se faire une idée de ces actions complexes, en songeant aux inflammations traumatiques déterminées par une opération chirurgicale. D'autres stimulants directs ont pour effet d'exciter l'inflammation par leurs propriétés chimiques, tels sont : l'ammoniaque, la potasse, le chlorure de soude, l'alcool, la cantharide, le piment, la moutarde. (Voyez, comme complément de l'étiologie, tout ce qui concerne l'*Irritation*, t. I.)

Leur manière d'agir.

Des irritants spécifiques.

Des agents spécifiques qui produisent l'irritation inflammatoire. On doit donner ce nom à tout modificateur qui reproduit toujours le même acte phlegmasique. Cet acte sera tantôt l'hyperémie ou l'exsudation séro-fibrineuse, tantôt la suppuration, l'ulcération ou le ramollissement. Le nombre de ces causes spécifiques est fort restreint. Nous ne connaissons que les virus qui agissent de cette manière : tels sont le vaccin et les virus varioleux, syphilitiques, blennorrhagiques. Leur contact immédiat est in-

Ils déterminent un état général et une phlegmasie locale spécifique.

dispensable à la production de la phlegmasie spécifique; mais l'élaboration que leur font subir les tissus l'est encore davantage, puisqu'il existe un temps marqué d'incubation entre l'action et l'effet produit. Il y a plus, l'agent spécifique peut, en pénétrant dans l'économie par d'autres voies, produire ailleurs la pustule, l'ulcération, en un mot l'inflammation spéciale qui la caractérise. On a beaucoup disserté sur la manière d'agir des irritants spécifiques sans pouvoir s'en former une juste idée. Disons seulement que les phlegmasies qui se développent sous l'empire de ces agents virulents font partie de maladies générales qui sont loin d'être des inflammations. Quand on a conclu de la nature phlegmasique de la pustule de la peau dans la variole à la nature phlegmasique de celle-ci, on a commis une erreur qui a pu égarer un instant les fondateurs des systèmes médicaux. Aujourd'hui l'on sait que les phlegmasies spécifiques, qui se développent dans des affections de nature très-différente, ne sont qu'un des éléments de la maladie, et rien de plus.

La maladie générale n'est point une inflammation.

Agents miasmatiques répandus dans l'air.

D'autres agents spécifiques non moins mystérieux que les précédents sont répandus dans l'air et donnent naissance à des inflammations. Tout d'un coup, sans qu'on puisse en expliquer le développement, on voit paraître une épidémie de croup, de bronchite catarrhale, de pneumonie bilieuse, de méningite, de dysenterie, de parotide; ni la température, ni l'humidité, ni la saison, ne peuvent en rendre compte, et alors on s'en prend à un miasme, à un agent spécifique répandus dans l'air.

Des produits morbides considérés comme agents spécifiques.

Des produits morbides engendrés dans les tissus y jouent le rôle d'irritants spécifiques. Il nous suffira de rappeler que la présence de liquides normaux dans des tissus où ils ne doivent pas séjourner y cause de l'inflammation; le sang, la bile, l'urine, les matières sorties de leurs canaux naturels, produisent constamment des effets de ce genre. Il en est de même du pus, du tubercule, du cancer, de parasites animaux qui se développent dans l'intestin et les parenchymes. Il en résulte des inflammations secondaires dont nous avons déjà parlé.

TRAITEMENT DE L'INFLAMMATION.

Indications thérapeutiques.

Indications thérapeutiques. Les divisions qui nous ont servi dans notre histoire de l'inflammation doivent aussi nous guider dans le traitement. Nous avons vu que l'inflammation simple, a des caractères communs qui sont la source d'indications qu'on peut résumer d'une manière générale.

Au contraire, les inflammations spéciales, parmi lesquelles nous rangeons l'inflammation chronique, exigent un traitement varié. Nous parlerons successivement : 1° du traitement de l'inflammation vraie, commune, simple; 2° du traitement des inflammations spécifiques; 3° de l'inflammation chronique.

Traitement de l'inflammation commune; indications : 1° traitement local; 2° général.

1° *Traitement de l'inflammation commune simple. Source des indications.* L'inflammation se présente au médecin sous deux formes principales : 1° comme maladie locale avec ses symptômes vasculaires, prédominant sur l'état fébrile et sur les symptômes généraux; 2° comme maladie générale : ce dernier élément l'emporte sur le premier. Telles sont, dans le premier cas, les phlegmasies traumatiques et de cause externe, et celles qui sont circonscrites ou n'occupent que des tissus peu capables de réagir fortement. Dans le second se trouvent la plupart des phlegmasies de cause interne.

Le traitement topique local est presque le seul qui soit nécessaire dans le premier cas. Il doit être général et fondé sur l'état fébrile et sur l'intensité des forces quand la phlogose est rapidement ou de prime abord maladie générale (rhumatisme, pneumonie, dysenterie) ; c'est au praticien à décider quand il doit faire prédominer le traitement local sur le général, ou celui-ci sur le premier, ou enfin les combiner ensemble, dans de justes proportions.

1° Tenir compte de l'etat du malade ou support.

1re *Indication.* Il est impossible de considérer la maladie indépendamment du malade ou support : l'âge, le sexe, le tempérament, la race, etc. ; exigent de nombreuses modifications dans le traitement de l'inflammation et lui donnent quelque chose de spécifique qui sera examiné plus loin.

2° Enlever le stimulant.

2e *Indication.* Faire cesser l'action des stimulants ou la réduire à très-peu de chose, quand on ne peut pas mettre l'organe au repos absolu.

3° Faire avorter la phlogose.

3e *Indication.* Lorsque le travail phlegmasique est tout à fait au début, à sa période d'hyperémie, doit-on le faire avorter? Il est permis de répondre de la manière la plus explicite par l'affirmative pour les inflammations simples, les seules qui nous occupent en ce moment, surtout pour celles qui sont de cause externe, chirurgicale, ou de cause interne et bornées à une partie limitée.

4° Substituer un mode d'inflammation à un autre.

4e *Indication.* Arrêter le travail phlegmasique à sa période d'hyperémie, s'il en est encore temps, afin de prévenir la suppuration, l'ulcération, la gangrène des tissus ; et si l'on n'a pu en arrêter le développement, le remplacer par une autre modalité de l'inflammation plus favorable à la cicatrisation.

5° Traiter les symptômes pénibles.

5e *Indication.* Combattre à l'aide d'un traitement, soit

local, soit général, le symptôme; la douleur par les narcotiques, la chaleur par les réfrigérants, l'œdème par la compression, etc.

A. Les *agents* de la médication antiphlogistiques sont locaux et généraux.

A. *Médication antiphlogistique locale.* On peut résumer la manière d'agir de ces agents en disant qu'ils ont pour effet : 1° de prévenir, de modérer ou d'empêcher l'irritation et l'afflux sanguin; 2° d'expulser le sang des vaisseaux; 3° de provoquer une des modalités de l'inflammation autre que celle qui existe, afin d'amener une terminaison rapide et heureuse.

Médication antiphlogistique locale.

Les agents capables de diminuer l'irritation dans une partie sont, avant tout, le repos, l'immobilité et l'éloignement de toutes les puissances stimulantes, quelles qu'elles soient, qui ont pour effet d'exciter l'organe et sa fonction.

La médication antiphlogistique locale se compose de tous agents capables de diminuer ou d'empêcher l'irritation et l'hyperémie phlegmasique : tels sont la situation, la compression, la réfrigération, l'astriction, les narcotiques, les émollients, la soustraction directe du sang.

B. *Médication abortive locale.* On n'a pas craint, dans ces dernières années, d'ériger en principe et de tâcher de faire passer dans la pratique, une médication hardie qui consiste à attaquer sur place et à faire avorter l'inflammation. On lui a donné le nom de médication *abortive*.

Médication abortive.

Nous devons d'abord poser la question suivante : doit-on chercher à arrêter brusquement l'évolution d'une phlegmasie? Et si on peut instituer ce traitement, à quels cas est-il applicable? Nous rappellerons qu'il ne s'agit, en ce moment, que de l'inflammation simple, car nous n'oserions même pas poser une semblable question pour les inflammations spéciales, telles que les exanthème, la variole, le rhumatisme.

A quels cas cette médication est-elle applicable?

Le traitement abortif local non spécifique ne peut s'appliquer qu'aux phlegmasies cutanées et à celles de la membrane muqueuse qui tapisse les yeux, les fosses nasales, le pharynx, le larynx, l'urètre, la partie inférieure de l'intestin et les organes génito-urinaires. Les phlegmasies que l'on a proposé de traiter de la sorte sont l'ophthalmie, l'aphthe, la pharyngite et l'amygdalite érythémateuse et plastique, la laryngite pseudo-membraneuse, l'urétrite, la colite, l'orchite, l'adénite simple. Or ces phlegmasies constituent des affections toute locales qui retentissent peu sur les autres systèmes, sur la circulation du sang principalement; dès lors il est sans inconvénient de tenter cette médication.

Médication substitutive.

C. *Médication irritante et substitutive.* On peut se proposer de produire, à l'aide des agents irritants, une ou plusieurs des modalités de l'inflammation, tantôt dans le voisinage de l'inflammation, tantôt à une distance plus ou moins éloignée d'elle. On cherche ainsi à enrayer la marche de la maladie, ou simplement à l'atténuer et à en modérer l'intensité. Tantôt on ne fait que provoquer une révulsion forte mais passagère en excitant la congestion, en fluxionnant les parties voisines ou celles qui se rattachent à l'organe enflammé par une étroite sympathie ; tantôt on détermine en même temps l'hyperémie, l'exsudation plastique, la suppuration et la sécrétion du sérum du sang, comme on le fait à l'aide du vésicatoire. Ces actes multiples de l'inflammation ne sont provoqués que d'une manière courte et passagère; la révulsion est elle-même courte et passagère. On opère au contraire une révulsion durable au moyen d'une plaie dont on entretient la suppuration.

Médication antiphlogistique générale.

D. *Médication antiphlogistique constitutionnelle.* L'inflammation n'est pas une maladie seulement locale; elle devient une affection de tout l'organisme. Nous désignerons, avec Hunter, sous le nom de remèdes constitutionnels antiphlogistiques les agents qui ont pour effet de s'adresser à l'état général marqué par la chaleur, la fièvre, l'altération du sang et du système nerveux, la sthénie et l'asthénie. L'état phlegmasique local est lui-même modifié, mais d'une manière médiate, par l'intermédiaire du sang et des troubles divers qui surviennent dans l'hématose, la circulation et la sécrétion. On pourra considérer comme antiphlogistique l'agent qui remplira cette double indication et qui guérira la lésion locale sans être appliqué sur elle.

Des contro-stimulants.

Les antiphlogistiques constitutionnels par excellence sont la diète, le régime délayant, les boissons, la soustraction de tout stimulant, les saignées générales et certains agents réputés contro-stimulants.

Traitement de l'inflammation chronique.

Traitement de l'inflammation chronique. Pour lui donner une base rationnelle et expérimentale en même temps, il faut se rappeler que la lésion locale et les symptômes généraux ne sont plus les mêmes que dans l'inflammation aiguë. Des indications thérapeutiques toutes différentes découlent de ces caractères spéciaux :

1° Enlever, si faire se peut, l'irritation qui, agissant à un degré peu intense, ou sur des tissus d'une vitalité faible, ou sur un sujet qui n'est pas en état de réagir, y entretient la phlegmasie dans une forme chronique.

2° Recourir de nouveau aux antiphlogistiques locaux

et à la saignée si la phlegmasie retient encore les caractères de la forme aiguë, ou bien si elle est repassée à cette dernière modalité.

3° Persister un certain temps encore dans l'emploi des antiphlogistiques locaux, en renonçant à la saignée générale.

4° S'attacher au traitement local, qui peut amener la cessation des lésions phlegmasiques et en préparer la résolution.

Le traitement local consiste : 1° à substituer une inflammation aiguë à celle qui existe; 2° à exciter dans le voisinage du foyer phlegmasique une autre inflammation; 3° à l'allumer dans un lieu plus éloigné encore, en produisant une irritation A. nerveuse, B. sécrétoire, C. nutritive.

5° Au traitement local il faut toujours ajouter le traitement général, qui doit être dirigé contre la cause soit organique, soit cosmique, soit spécifique, qui influence et souvent domine le travail local.

Traitement des inflammations spécifiques.

Inflammations spécifiques. La distinction des phlegmasies en commune et spéciale est tellement importante, qu'elle conduit souvent à traiter cette dernière par une médication entièrement opposée à celle qu'on emploie ordinairement dans l'inflammation commune. Il faut donc s'attacher à spécifier les cas.

Indications tirées de l'état spécial du support.

1re *Indication.* Chercher dans l'organisme sain ou malade les indications qui doivent modifier le traitement.

Les peuples du Midi supportent moins bien les pertes du sang que les peuples du Nord; elles doivent être moins abondantes et moins rapprochées.

Le tempérament sanguin se prête aisément au traitement antiphlogistique. Il faut, au contraire, le limiter aux émissions locales de sang, chez les lymphatiques, et les remplacer par un traitement révulsif, cutané ou intestinal. On associe à ce dernier les stimulants, les antispasmodiques, les toniques même lorsque l'état ataxo-adynamique se déclare. Que de modifications apportées à la thérapeutique par l'âge! Avec combien de ménagement il convient d'user de la diète et de la saignée chez les enfants, les vieillards et les femmes en couche, etc.? Cependant il faut écarter un préjugé trop général, qui veut qu'on repousse de la thérapeutique les émissions générales de sang chez les vieillards; seulement nous ferons remarquer qu'on leur associe toujours avec succès les révulsifs et les évacuants.

2° *Indication.* Chercher l'indication thérapeutique dans la cause cosmique qui provoque l'inflammation. **Indications tirées de la cause cosmique.**

Les constitutions médicales impriment une modification tellement profonde à l'inflammation, qu'elles nécessitent parfois des médications toutes différentes. L'émétique, qui réussit ordinairement, à merveille, dans la pneumonie, peut, dans le même hôpital et administré par la même main, échouer l'année suivante, quoique les circonstances individuelles paraissent identiques. Souvent c'est une complication évidente de gastricité et d'état bilieux qui exige l'emploi des éméto-cathartiques. Il est impossible de dire, à l'avance, quelle sera la meilleure thérapeutique; quoique les systématiques aient reproché à Sydenham sa perplexité thérapeutique, en présence de chaque nouvelle épidémie, on ne peut la faire cesser parce qu'elle est dans la nature même des choses. Un traitement absolu, toujours identique, est plus redoutable que cette sage hésitation. **Le traitement doit varier.**

Lorsque l'influence épidémique provoque le développement des phlegmasies, presque toujours elle détermine en même temps l'adjonction de quelque élément morbide bilieux, catarrhal ou grippeux, rémittent, dysentérique, etc. Il est facile d'y trouver la source d'indications précieuses et décisives pour le traitement.

Nosologie.

CLASSIFICATION DES INFLAMMATIONS.

Les inflammations peuvent être réunies plus facilement encore que les autres maladies en classe, ordre, genre et espèces. Des affinités très-étroites fournies par les lésions, les symptômes et le siége, permettent de les rapprocher et d'en former des groupes généralement admis par tous les nosographes qui en ont présenté l'histoire méthodique.

Bases de la classification. 1° Siége.

La première considération qui doit prévaloir sur toutes les autres est tirée du siége même de l'inflammation. La structure anatomique des tissus, et surtout leur fonction, donnent à la nature et à la forme des actes phlegmasiques des caractères spéciaux qui servent à les grouper et à les réunir.

2° Formes des symptômes ou plutôt des actes.

La modalité, ou la forme même de la lésion et des symptômes locaux, occupe la seconde place et sert à rapprocher un certain nombre de phlegmasies.

3° Causes.

Enfin leurs causes spécifiques peuvent également conduire à opérer une synthèse toute naturelle. Nous séparerons l'inflammation simple des inflammations spécifiques.

En tenant compte de ces trois ordres d'affinités, on arrive à une classification des inflammations qui, du reste, est assez généralement acceptée aujourd'hui. Nous ne ferons qu'en indiquer succinctement les différentes espèces. Il nous serait impossible de les caractériser toutes, à moins de faire irruption dans le domaine de la pathologie spéciale.

1re CLASSE. — INFLAMMATION SIMPLE, COMMUNE.

Caractères communs : 1° Hyperémie des vaisseaux capillaires, marquée par la dilatation, la déformation des vaisseaux, la stase du sang, et plus tard le développement d'une circulation supplémentaire; 2° extravasation d'un liquide séro-fibrineux organisable; 3° suppuration; 4° ulcération; 5° ramollissement. — *Symptômes locaux :* douleur, rougeur, gonflement, chaleur. — *Symptômes généraux :* accroissement de la température générale, accélération de la circulation, accroissement de la quantité normale de la fibrine du sang, sthénie ou asthénie générale.

Ier ORDRE. PHLEGMASIES DES MEMBRANES. *Caractères :* hyperémie : forme érythémateuse très-commune; l'exsudation plastique, la suppuration, l'ulcération, s'y montrent fréquemment; la sécrétion propre à chacune des membranes verse son produit qui se mêle alors aux liquides séro-fibrineux et au pus; aussi le caractère le plus constant des inflammations de ce genre est-il un flux séreux et puriforme très-abondant.

Ier SOUS-ORDRE. *Inflammations de la peau.* Toutes les lésions communes à l'inflammation et des lésions spéciales dues à la structure des tissus constituants.

Ier GENRE. Inflammations exanthémateuses. Hyperémie marquée par une rougeur partielle limitée, diffuse et presque générale; aucune sécrétion pathologique.

1. ESP. Érythème.
2. ESP. Roséole.
3. ESP. Urticaire.

IIe GENRE. Inflammations vésiculeuses. Soulèvement de l'épiderme par une sérosité limpide.

1. ESP. Eczéma.
2. ESP. Miliaire.
3. ESP. Herpès.

IIIe GENRE. Inflammations bulleuses. Épanchement sous l'épiderme, dans une étendue assez grande, de sérosité mêlée à une certaine quantité de pus.

1. ESP. Pemphygus.
2. ESP. Rupia.

IVe GENRE. Inflammations pustuleuses. Développement à la surface du derme de petites tumeurs subarrondies formées par le pus qui soulève l'épiderme; le derme est enflammé, rouge, induré, parfois ulcéré.

1. ESP. Acné.
2. ESP. Mentagre.
3. ESP. Impétigo.
4. ESP. Ecthyma.
5. ESP. Porrigo.
6. ESP. Favus.

Ve GENRE. Inflammations de l'appareil pileux.

1. ESP. Des bulbes, des follicules.

IIe SOUS-ORDRE. *Inflammations des membranes muqueuses*. L'hyperémie s'y montre souvent sans être suivie des autres actes phlegmasiques; le plus fréquent de tous est la sécrétion abondante de muco-pus : d'où la forme catarrhale et les flux chroniques qu'on y observe si souvent; l'exsudation plastique y est rare.

GENRES. Chaque genre est constitué par la résidence même de l'inflammation. On a ainsi les inflammations : **Ier GENRE**, de la conjonctive; **IIe**, des points lacrymaux; **IIIe**, des fosses nasales (coryza); **IVe**, de l'oreille; **Ve**, de la bouche; **VIe**, du pharynx; **VIIe**, de l'œsophage; **VIIIe**, de l'estomac; **IXe**, de l'intestin; **Xe**, de la membrane qui tapisse l'appareil respiratoire; **XIe**, des organes génito-urinaires; **XIIe** de l'appareil biliaire.

ESPÈCES. Elles doivent être établies dans chaque genre d'après la lésion; on a ainsi des phlegmasies : 1° hyperémiques ou érythémateuses; 2° catarrhales ou suppuratives; 3° plastiques ou pseudo-membraneuses; 4° ulcéreuses; 5° gangréneuses.

IIIe SOUS-ORDRE. *Inflammations des membranes séreuses.* Hyperémie promptement suivie de l'épanchement d'une sérosité plus ou moins chargée de fibrine qui se concrète sous forme de granulations, de flocons, de fausses membranes, ou bien oblitère la cavité, partiellement ou en totalité; suppuration beaucoup plus rare (Hydro-phlegmasies).

GENRES fondés sur le siége de l'inflammation : **Ier GENRE**, de la plèvre; **IIe**, du péricarde; **IIIe**, du péritoine; **IVe**, de l'arachnoïde cérébrale et rachidienne; **Ve**, des synoviales articulaires; **VIe**, des bourses muqueuses; **VIIe**, de l'endocarde; **VIIIe**, des artères; **IXe**, des veines; **Xe**, des vaisseaux lymphatiques.

ESPÈCES. Mêmes divisions que pour les espèces du IIe sous-ordre. A. inflammation érythémateuses ; B. catarrhale, etc.

IIe ORDRE. INFLAMMATIONS DES PARENCHYMES. *Caractères :* toutes les modalités possibles ; hyperémie ; exsudation de fibrine sous forme de granulations fines, de globules d'exsudation : d'où l'induration, l'hypertrophie, la suppuration, qui sont très-communes ; ramollissement simple ou gangréneux plus rare ; altération du sang ; appareil fébrile intense et troubles généraux.

GENRES. Inflammations : **Ier GENRE**, du poumon ; **IIe**, du foie ; **IIIe**, de la rate ; **IVe**, des reins.

IIIe ORDRE. INFLAMMATIONS DU TISSU CELLULAIRE. Congestion rapide et très intense ; suppuration avec mortification des tissus infiltrés souvent de plasma, symptômes locaux violents ; résolution très-rare ; induration et cicatrice indélébile.

GENRE. Phlegmon.

ESPÈCES fondées sur le siége qui est très-variable.

IVe ORDRE. INFLAMMATIONS DES TISSUS GLANDULAIRES. Travail phlegmasique plus lent ; hyperémie ; suppuration rare ; infiltration plastique, induration et hypertrophie ; sécrétion du liquide propre à l'organe, mais altéré en quantité et en qualité.

GENRES : **Ier**, inflammation des glandes lymphatiques externes et internes ; **IIe**, du thymus ; **IIIe**, du corps thyroïde ; **IVe**, du pancréas ; **Ve**, des capsules surrénales ; **VIe**, des ovaires ; **VIIe**, des testicules et des vésicules séminales ; **VIIIe**, de la prostate ; **IXe**, de la mamelle ; **Xe**, de la glande lacrymale ; **XIe**, de la parotide.

Ve ORDRE. INFLAMMATIONS DU TISSU NERVEUX. Congestion facile, allant et venant avec une assez grande promptitude ; ramollissement avec hémorrhagie, très-commun ; suppuration très-rare ; exsudation plastique plus rare encore.

GENRES : Ier, du cerveau ; IIe, de la moelle ; IIIe, des nerfs.

VIe ORDRE. INFLAMMATIONS DU TISSU MUSCULAIRE.

VIIe ORDRE. INFLAMMATIONS DU TISSU OSSEUX.

VIIIe ORDRE. INFLAMMATIONS DES TISSUS FIBREUX ET APONÉVROTIQUE.

2e CLASSE. — INFLAMMATIONS SPÉCIFIQUES.

Ces inflammations, dans lesquelles on retrouve encore les caractères généraux de l'inflammation commune, s'en distinguent surtout, en ce qu'elles ne sont qu'un élément d'une maladie générale qui leur impose des caractères spécifiques. Chacune de ces inflammations se comporte toujours de la même manière, c'est-à-dire que l'acte phlegmasique est toujours identique à lui-même pour chaque phlegmasie et dans chaque cas particulier ; seulement la nature de ces actes varie suivant la maladie à laquelle ils sont entièrement subordonnés. Tantôt l'acte phlegmasique consiste dans une simple hyperémie, tantôt dans une suppuration ou une exsudation plastique, tantôt dans une ulcération ou un ramollissement. C'est d'après le siége de la lésion qu'il convient de classer ces phlegmasies spécifiques qui sont sous l'entière dépendance de la maladie générale.

Ier ORDRE. L'inflammation occupe spécialement la peau.

Ier GENRE. La phlegmasie est une simple hyperémie.

1. ESP. Rougeole.
2. ESP. Scarlatine.

IIe GENRE. La phlegmasie est suppurative et plastique.

1. ESP. Variole.
2. ESP. Vaccine.

IIe ORDRE. L'inflammation a son siége dans la membrane muqueuse gastro-intestinale.

Ier GENRE. Diphthérite. Sous l'empire de causes épidémiques et dans le cours d'affections diverses, ou même sans autre maladie antécédente, les membranes muqueuses de la bouche et des voies respiratoires plus spécialement deviennent le siége d'une phlegmasie exsudative; celle-ci n'est qu'un élément de la maladie plus générale, qui s'accompagne souvent de gangrène et d'hémorrhagie.

IIe GENRE. L'inflammation produit le ramollissement et l'ulcération de l'appareil glandulaire de l'intestin.

1. ESP. Fièvre typhoïde.
2. ESP. Dysenterie.

IIIe ORDRE. L'inflammation frappe les ganglions extérieurs et y provoque la suppuration et la gangrène.

Ier GENRE. Peste.

On peut encore placer dans des ordres distincts les inflammations spécifiques : IVe ordre, de la scrofule; V^e ordre, de la goutte; VIe ordre, du rhumatisme articulaire; VIIe ordre, et des maladies virulentes, telles que la syphilis, le charbon, la morve, le farcin.

Enfin, pour compléter le tableau de toutes les inflammations, nous devons mentionner celles qui dépendent de l'action directe et spécifique d'agents physiques et chimiques. Ici se placent les *inflammations traumatiques* ou *chirurgicales*, et celles qui, comme la brûlure ou la vésication, sont déterminées presque à coup sûr par des substances qui irritent directement les tissus et y font naître une inflammation qui est, en général, presque identique à elle-même chaque fois qu'on a fait agir la substance de la même manière, pendant le même temps et sur les mêmes tissus.

4. — De l'hémorrhagie.

On se sert du mot hémorrhagie pour désigner une maladie caractérisée par l'extravasation de tous les éléments qui entrent dans la composition du sang ou seulement de ses globules rouges, ou même de sa matière colorante, accidentellement mêlée au sérum. Définition.

Depuis Érasistrate, on s'est demandé bien souvent si les vaisseaux étaient toujours rompus ou s'ils pouvaient laisser passer le sang à travers leurs parois intactes, par le simple effet de la transsudation. Aujourd'hui que la composition de ce liquide est mieux connue, et que l'étude microscopique nous a révélé les différentes propriétés de ses éléments globulaires, nous pouvons répondre à quelques-unes des questions qui avaient embarrassé les médecins des siècles derniers.

Le système vasculaire forme un ensemble de canaux fermés complétement de toutes parts et d'où le sang ne

Le sang peut sortir par l'effet de la rupture des vaisseaux,

ou sans que leurs parois soient altérées.

peut sortir qu'à deux conditions : 1° lorsque leurs parois sont lésées dans leur continuité, soit par l'effet d'une violence extérieure, soit par une maladie qui s'y est développée primitivement ou qui les a envahies après avoir frappé d'abord le solide qui leur sert de support; 2° lorsque le sang s'est altéré dans sa composition et que ses globules rouges se dissolvent dans le sérum ou lui cèdent leur matière colorante. Ce sérum peut alors s'extravaser de la même manière qu'il sort des vaisseaux, pour produire certaines hydropisies quand son albumine a diminué de quantité. Ainsi tombe devant l'observation des faits la théorie mécanique qui défendait au globule de sortir autrement que par rupture, ou plutôt cette théorie, tout en restant vraie pour un certain nombre d'hémorrhagies, doit être modifiée quand il est question de celles qui résultent d'une altération spontanée de l'élément globulaire. Nous reviendrons avec détail sur ce point essentiel lorsque nous parlerons des hémorrhagies par altération du solide et du sang. Il importait seulement d'établir ces deux faits, qui dominent toute la pathogénie de ces affections.

Division des hémorrhagies.

Divisions. La division des hémorrhagies repose sur la considération des causes qui les produisent. Les unes sont dues à la maladie du solide, les autres à l'altération des liquides. Il faut que cette division soit fondée sur la nature même, pour qu'on la retrouve dans les écrits d'Érasistrate, des disciples de l'école d'Alexandrie et de Galien. Une des gloires les plus réelles de ces auteurs, est d'avoir compris que les altérations du sang et du solide sont les deux grandes sources de toutes les hémorrhagies. Cependant il a fallu l'intervention des études physico-chimiques de ce siècle, auxquelles on trouve associés les noms de MM. Andral, Gavarret, pour que les vérités, déjà proclamées par les anciens, reprissent l'autorité qu'elles avaient momentanément perdue.

Nous ne ferons donc que nous conformer aux doctrines anciennes en adoptant les divisions précédemment indiquées en hémorrhagies : 1° *par altération du solide*; 2° *par altération du sang; 3° par simple trouble dynamique.* Les deux premières sont les hémorrhagies symptomatiques de la maladie du solide et des liquides ; la troisième doit prendre le nom d'idiopathique ou d'essentiel. Le nombre de celles-ci a diminué à mesure qu'on a fait plus de progrès dans la localisation des maladies ; cependant leur existence est trop bien démontrée, pour qu'on puisse y porter atteinte, dans un grand nombre de cas.

Nous traiterons successivement : 1° des hémorrhagies en général ; 2° de différentes espèces d'hémorrhagies : 2° par lésion du solide ; 2° par lésion du sang ; 3° par lésion dynamique.

Des hémorrhagies en général.

§ I. **De l'hémorrhagie en général.** *Altérations anatomiques.* La sortie du sang hors des vaisseaux entraîne des changements variés dans la contexture des tissus ambiants. Le travail morbide qui en résulte est le résultat immédiat de l'hémorrhagie, ou ne se manifeste qu'un certain temps après ; il convient de l'étudier à ces deux époques différentes de la maladie.

Lésions consécutives immédiates de l'hémorrhagie. Épanchement du sang.

Lésions consécutives, immédiates de l'hémorrhagie. 1° Si le sang s'épanche à la surface libre d'un tissu qui tapisse une cavité, il peut remplir celle-ci en totalité ou s'y mêler, en proportion variable, aux liquides, aux gaz ou aux matières qui y sont contenues (bronches, plèvre, estomac, intestins).

Infiltration apoplexie.

2° En s'infiltrant entre les divers éléments anatomiques de l'organe, il y détermine deux lésions différentes: 1° il se combine molécule à molécule avec les tissus, les colore en un rouge variable par son intensité, souvent les indure et les convertit en masses, noirâtres ou rouges, résistantes (apoplexie, noyaux apoplectiques); 2° ou au contraire les brise, les rend plus friables, ou les réduit en bouillie (cerveau, moelle, rate).

Cavernes hémorrhagiques.

3° En s'infiltrant, en plus forte proportion, il écarte violemment les tissus et s'y creuse une ou plusieurs excavations de dimensions variables. Entre la cavité qui reçoit quelques globules sanguins (ecchymose, pétéchie) et celle qui loge un caillot du volume du poing, on trouve toutes les dimensions intermédiaires. La seule différence consiste en ce que, dans l'infiltration le sang, est uni molécule à molécule avec les tissus, en ce que les cavités qu'il occupe sont infiniment petites et séparées les unes des autres par le tissu resté sain, tandis que dans les cavernes hémorrhagiques le sang a distendu outre mesure les éléments propres de l'organe, et s'y est creusé une vaste excavation. La lésion est donc en réalité identique: seulement elle est moléculaire dans le premier cas, considérable dans le second.

Ainsi le seul fait d'une hémorrhagie interstitielle entraîne l'idée d'une solution de continuité, d'une déchirure, et par conséquent d'une cavité propre à recevoir le sang extravasé. Voici les conditions qui influent sur l'étendue et la forme de l'épanchement sanguin.

Conditions organiques qui diminuent ou augmentent la résistance des tissus.

A. *La texture propre du tissu*; s'il est mou, friable, comme dans le cerveau et la moelle, ou cassant, comme dans la rate et le foie, le sang s'y creuse aisément des cavités; s'il est serré, résistant, comme la peau et les tuniques séreuses ou fibreuses, le tissu osseux, le sang ne parvient qu'à s'y déposer en très-minimes proportions ; il y forme alors des pétéchies, des ecchymoses, des suffusions sanguines.

Lésions antérieures du solide.

B. *Les lésions antérieures* à l'hémorrhagie ont surtout une grande influence sur la quantité de sang épanché et sur la forme des foyers. L'intégrité de l'organe envahi par le sang lui permet-il de résister à l'effort que fait le liquide, l'épanchement est alors plus limité ; au contraire, l'inflammation, la gangrène, le ramollissement, l'attrition des parties, en altérant la consistance des tissus les disposent-ils à céder au flot sanguin : il en résulte ces foyers étendus qu'on trouve dans l'apoplexie cérébrale, dans le ramollissement inflammatoire, dans la gangrène pulmonaire et dans le voisinage ou au milieu des produits morbides hétérologues, tels que le cancer et le tubercule.

Qualités physico-chimiques du fluide sanguin épanché.

C. *La qualité du sang* est la condition morbide qui influe le plus sur la forme et l'étendue de l'épanchement. S'il est altéré, fluide, comme dans le scorbut, les grandes pyrexies, le typhus, la fièvre jaune, il se répand au loin et infiltre tout un membre, tout un viscère. Dans le cas, au contraire, où le sang possède ses qualités normales, à plus forte raison quand il est plastique, comme dans l'inflammation, il se coagule promptement et peut ainsi constituer un obstacle qui arrête l'hémorrhagie ou en prévient le retour. Une fois le sang sorti des vaisseaux il survient dans le tissu et dans le sang lui-même des changements qu'il faut étudier.

Lésions consécutives immédiates du solide.

Excavations hémorrhagiques.

Excavation hémorrhagique. Elle est l'effet de la déchirure opérée par le sang, tantôt d'un seul coup, tantôt à plusieurs reprises. La grandeur du foyer varie depuis le simple écartement des aréoles, par quelques globules sanguins, jusqu'à l'excavation qui contient cinq à six cents grammes et plus. On trouve tantôt un foyer unique, tantôt plusieurs cavités, de dimension variable, isolées ou communiquant entre elles, et alors presque toujours anfractueuses, inégales. Les unes sont arrondies, circulaires; les autres linéaires, sinueuses, formant de longues galeries qui font communiquer entre eux deux organes ou deux cavités plus ou moins distants.

Forme et grandeur.

État des parois du foyer.

Les parois des cavernes sont constituées d'abord par les éléments propres du tissu déchiré, incrustés de caillots, infiltrés ou baignés seulement par le sang. Bientôt le tissu cellulaire refoulé par le sang se condense, et forme plus particulièrement les parois du foyer.

Trois lésions principales se retrouvent ordinairement dans le tissu qui environne le caillot sanguin, l'hyperémie avec ses différents degrés, l'hémorrhagie interstitielle et le ramollissement.

Ils sont le siége d'une hyperémie.

L'hyperémie peut être le vestige persistant de la congestion qui a préparé et amené l'hémorrhagie; elle revêt alors, suivant les cas, les caractères de l'hyperémie simple, phlegmasique, dynamique ou pléthorique, et doit faire craindre le retour prochain de l'hémorrhagie, sous l'empire de la cause qui l'a provoquée une première fois. Si l'hyperémie est inflammatoire, elle s'accompagne d'un ramollissement qui occupe une étendue variable des parois hémorrhagiques; malgré ces caractères différentiels, on a peine à distinguer l'hyperémie simple de l'inflammatoire et même de la gangrène.

2° d'une infiltration sanglante.

On observe aussi dans la paroi de la caverne hémorrhagique l'infiltration du sang ou même de petits foyers apoplectiques, plus ou moins nombreux, qui ne communiquent pas avec la cavité principale. Ces lésions s'effectuent ordinairement durant l'hémorrhagie elle-même, quelquefois après elle et indiquent alors que l'action de la cause morbifique n'était pas entièrement épuisée.

3° d'un ramollissement inflammatoire.

Quant au ramollissement de la paroi des cavernes, il peut dépendre de la déchirure des tissus opérée par la sortie violente du sang, et doit être distingué d'un autre ramollissement antérieur à l'hémorragie qui est inflammatoire, gangreneux ou d'une autre nature. Chacune de ces altérations emporte avec elle des caractères spéciaux qu'il est inutile d'indiquer ici. Faisons remarquer seulement qu'elles jettent le médecin dans une perplexité extrême; qu'il est exposé à prendre pour un ramollissement hémorrhagipare une lésion qui est au contraire l'effet de l'hémorrhagie, comme dans l'apoplexie cérébrale et pulmonaire, ou d'une inflammation déterminée par la présence du sang et par la déchirure des tissus.

En résumé : 1° lésion de texture antérieure à l'écoulement sanguin (inflammation, ramollissement et hyperémie hémorrhagipares, gangrène, ulcération et toutes les altérations possibles des vaisseaux); 2° lésion de texture causée par la sortie du sang; 3° lésion produite par la présence de ce liquide. Voilà les trois espèces de désordres que l'on trouve séparés ou réunis autour de l'excavation hémorrhagique.

Du caillot hémorrhagique.

Caillot. Le sang épanché est artériel, veineux ou mixte, suivant qu'il a été fourni par les gros vaisseaux ou par les capillaires. Il peut rester liquide s'il n'a pas le contact de l'air; dans la plupart des cas il se coagule, soit en partie, soit en totalité, et retient le sérum, les globules et la matière colorante. Ces divers éléments réunis forment le caillot hémorrhagique. Dans le cas où le sang est dissous, privé en partie de sa fibrine, il reste à l'état liquide, comme dans les fièvres et le scorbut, la pyémie, la septicémie. Il en est de même lorsqu'il se mêle à des matières alcalines, à la bile, à l'urine, à la salive, aux liqueurs de l'estomac, du gros intestin, à plus forte raison à des produits morbides, tels que le pus, la matière cancéreuse en détritus, la sérosité d'une cavité splanchnique, etc.

Le volume du caillot est en rapport avec la grandeur de l'excavation; il en est de même de sa forme; il est arrondi, unique ou à plusieurs branches, fibrillaire, ponctiforme, suivant les cas.

Propriétés physiques du sang épanché. Le sang qui s'épanche ainsi dans une cavité anormale offre un grand nombre d'altérations physico-chimiques dont les diverses conditions pathologiques que nous venons de passer en revue nous donnent une explication toute naturelle. Le sang se comporte presque comme celui qui est extrait de la veine; toutefois, comme il n'a pas reçu le contact de l'air, il peut rester longtemps fluide et sans subir aucune altération appréciable, pourvu qu'il ne soit pas mêlé à des substances liquides ou solides capables d'exercer sur lui une action physico-chimique. On trouve quelquefois, après plusieurs semaines et même plusieurs années, le sang fluide et semblable à celui qu'on viendrait de tirer d'une veine.

Il reste fluide,

Ou se coagule. Il se sépare en sérum et en caillot, du moins dans les hémorrhagies dynamiques, pléthoriques, ou bien, si la partie liquide reste comprise dans le coagulum, elle finit par s'en séparer à l'aide de la rétraction spontanée de la fibrine. Il existe des variétés infinies sous ce rapport; en général, le caillot est constitué par des couches fibrineuses d'épaisseur et de densité variables, se recouvrant les unes les autres; les plus anciennes, résistantes et décolorées, occupent le centre; celles qui constituent les couches extérieures retiennent une grande quantité d'hématine, et sont plus molles, plus foncées que les couches internes; quelquefois le caillot est jaunâtre, ambré, mou, exclusivement composé de fibrine d'un blanc grisâtre ou très-sec et résistant, comme nous l'avons vu dans le cerveau et dans le poumon d'un tuberculeux. Il se décolore ordinairement assez vite lorsqu'il y a un travail actif d'absorption et de dissolution de la matière colorante.

Mélange du sang avec d'autres liquides.

Le mélange du sang avec le pus, le tubercule, la matière cancéreuse, les concrétions calcaires, les tissus fibreux, le produit des sécrétions normales, donne un caillot sanguin de qualités physiques très-différents. Tantôt le pus, le cancer, le tubercule, forment le noyau central du coagulum; tantôt ils se trouvent disséminés irrégulièrement dans son épaisseur, au milieu des couches concentriques où il est difficile de le retrouver, même avec le microscope. Les caillots ainsi altérés restent ordinairement mous, le sang étant peu disposé à la coagulation.

Dissolution du caillot.

Au bout d'un temps variable et souvent très-court, les petits caillots disparaissent du foyer hémorrhagique parce qu'ils sont dissous par la sérosité qu'exhale la paroi et résorbés ensuite; ou bien ils se rapetissent et ce n'est que longtemps après qu'on n'en trouve plus trace; mais il faut pour cela que l'excavation soit tapissée par une membrane séreuse de nouvelle formation et pourvue de vaisseaux capables d'exhaler et d'absorber. Quelquefois le coagulum s'infiltre de matière calcaire, mélanique, ou persiste à l'état de coagulum dur, résistant, jaunâtre, indélébile, comme dans le poumon des tuberculeux et dans le cerveau où tant d'auteurs en ont signalé l'existence.

Formation d'une fausse membrane cicatricielle.

Le caillot hémorrhagique peut-il se transformer en un tissu homologue ou hétérologue? Cette question sera traitée ailleurs avec tout le développement nécessaire (produits homologues et hétérologues). Disons seulement que, dans aucun cas, ni à aucune époque, cette transformation n'a lieu. Devenus d'abord entièrement étrangers à l'organisme, le coagulum ou plutôt la fibrine, les globules et l'hématine, qui représentent ce caillot, n'ont aucune connexion avec le solide environnant, jusqu'à ce qu'une fausse membrane les entoure de toutes parts; il ne s'établit pas pour cela de communication vasculaire avec le caillot. Il se laisse pénétrer par la sérosité, par le plasma ou par la matière calcaire que sécrète le kyste cicatriciel, mais il ne prend aucune espèce de part à la réparation des tissus; c'est un produit morbide séparé, un corps étranger, qu'aucune relation vasculaire avec l'organisme ne peut faire vivre. A plus forte raison le coagulum fibrineux ne peut-il jamais devenir fongus hématode, cancer, tubercule, ni produit homologue, tel que tissu cellulaire, cartilage, substance calcaire. Il peut recevoir en dépôt toutes ces substances, mais il ne peut et ne pourra jamais les former de toutes pièces. Les vaisseaux qui le traversent y sont jetés par le travail phlegmasique et proviennent des tissus ambiants.

Sécrétion de diverses espèces de produits morbides à l'intérieur.

Changements qui se passent dans la fibrine du caillot.

Nous avons souvent étudié au microscope et dessiné les caillots de tous âges trouvés après les hémorrhagies du cerveau, du poumon et du foie; voici le résultat de ces recherches. Au commencement, leur structure ne s'éloigne pas de celle qui appartient au caillot de la saignée; plus tard, le coagulum se décolore, acquiert une consistance plus grande et ressemble à de la fibrine lavée ; après un temps variable, presque toujours après plusieurs mois, la fibrine retient encore une couleur d'un jaune d'ocre ou de nankin, et conserve la disposition fibrillaire ou granuleuse que nous avons signalée dans notre mémoire. On découvre, à un grossissement de 600 fois : 1° des fibrilles réunies en faisceaux qui se croisent dans différentes directions et forment un réseau très fin ; 2° des granulations excessivement petites, égales entre elles, très-nombreuses, remplissant les intervalles des fibrilles. « Cette fibrine hémorrhagique est inassimilable à l'organisme, disions-nous dans ce travail ; jamais elle n'est mêlée aux globules d'exsudation, c'est-à-dire à la troisième forme de la fibrine, que l'on retrouve si constamment dans l'inflammation. Enfin, elle n'appelle point le travail de vascularisation qui opère la cicatrisation des tissus. Que de différence entre ces deux fibrines venues de sources si opposées ! (1) »

Sur quelques formes de la fibrine dans le caillot.

Kystes et cicatrices hémorrhagiques. L'étude microscopique du sang extravasé révèle, dans les tissus qui en sont infiltrés, l'existence 1° d'un grand nombre de globules sanguins ; 2° de fibrine amorphe ou granuleuse qui constitue, avec les précédents la plus grande partie du caillot ; 3° de cristaux d'hématine ou d'hématoïdine sous forme de prismes à base rhomboïdale, ou d'aiguilles, de croix de Malte, etc.

Kystes et cicatrices.

On doit se représenter l'hémorrhagie comme une solution de continuité, comme une plaie par rupture, qui détermine des altérations de plusieurs genres. Pour peu que l'excavation soit un peu grande et le tissu qui en

(1) Compte rendu de l'Académie des sciences, juillet 1852.

est le siége excitable, une phlegmasie ne tarde pas à y prendre naissance, au contact même du coagulum, à moins que la désorganisation ne soit si étendue, la fonction des tissus tellement lésée, que la vie ne puisse continuer, comme dans le cerveau et la moelle. Cette phlemasie s'accompagne de ses actes habituels : 1° l'hyperémie; 2° l'exsudation plastique ; 3° la suppuration ; 4° le ramollissement ; 5° la gangrène.

Leur mode de formation ; exsudation plastique.

Lorsque le travail fluxionnaire s'est circonscrit, deux effets peuvent se produire. Les tissus se mettent à sécréter du pus ou du plasma. Si la suppuration l'emporte, le pus est jeté dans le tissu qui éprouve toutes les variétés du ramollissement rouge, blanc, gangréneux, suivant le siége et la nature des organes. Dans le cas où la suppuration cesse, elle est remplacée par une exsudation plastique qui s'établit souvent d'emblée autour du caillot; c'est alors qu'on voit se développer toutes les phases du travail de cicatrisation. Du plasma se dépose à la surface des tissus déchirés et enflammés ; au bout de quelques jours, quelquefois même très-rapidement, il se forme une fausse membrane continue qui environne de toutes parts le caillot.

La partie extérieure du caillot peut-être prise pour la membrane du kyste.

La solution de continuité peut guérir par première ou par seconde intention, absolument comme la plaie faite par le chirurgien. Dans le premier cas, les tissus hyperémiés fournissent immédiatement la liqueur plastique et le sang se trouve alors entouré de toutes parts par une fausse membrane fibrineuse, mince qui ne tarde pas à s'organiser. On a pris quelquefois pour une membrane de cette nature la partie extérieure du caillot sanguin lui-même, qui est plus lisse et plus consistante que les parties centrales. Cette erreur a été commise pour les hémorrhagies qui ont lieu dans la grande cavité cérébrale. Le caillot sanguin aplati, qui s'étale à la surface des circonvolutions cérébrales, présente une pellicule fibrineuse extérieure qu'il est impossible de confondre avec le kyste séreux organisé autour des caillots hémorrhagiques. En effet, la membrane du kyste est un véritable tissu cicatriciel qui adhère par sa face externe à la solution de continuité et contient un appareil vasculaire très-abondant; sa face interne, inégale, finit par offrir tous les caractères de tuniques séreuses : elle sécrète un liquide qui s'endosmose dans le caillot, le dissout par une action chimique, et en prépare ainsi la résoption, après un temps toujours fort long, si le caillot est considérable. Ce travail peut rester stationnaire pendant longtemps; on rencontre, chez les vieillards apoplectiques des poches séreuses dans lesquelles la fibrine est emprisonnée depuis bien des années. Ces kystes, comme les séreuses normales, peuvent se remplir de sérosité, s'enflammer d'une manière accidentelle et ramener de graves accidents.

Caractères propres à la membrane d'enkystement.

Quelquefois, ainsi que nous en avons vu plusieurs exemples, le caillot reste à nu dans le parenchyme de l'organe; il est seulement juxtaposé ou incrusté dans sa trame. On peut croire que la sécrétion du plasma a eu lieu à une certaine période, et que les fausses membranes ont été ensuite résorbées.

Hémorrhagies dans les cavités naturelles.

Epanchement de sang dans les cavités naturelles. Les altérations sont autres quand le sang est fourni par des vaisseaux qui se rendent à des organes membraneux dont une des surfaces est libre. A mesure que le sang s'écoule, il tombe dans la cavité plus ou moins spacieuse qui entoure les viscères. Il reste liquide ou se coagule comme s'il était reçu dans une palette, à moins que la cavité ne renferme des liquides ou des gaz qui exercent sur le sang une action physique ou chimique.

Le sang s'altère de différentes manières lorsqu'il est mêlé aux liquides naturels.

Lorsqu'il est contenu dans les bronches et mêlé à l'air, il est rutilant, spumeux (sang de l'hémoptysie) ; il contracte la même couleur quand il est combiné au mucus bronchique, comme dans les crachats rouillés de la pneumonie ; noirâtre, à demi-fluide, dans l'estomac, l'intestin, les voies d'excrétion urinaire. Il peut être altéré de manière à devenir méconnaissable ; c'est ce qui arrive au sang exhalé dans le tube digestif, parce qu'il y subit des réactions chimiques très-diverses. La matière noire, semblable à du marc de café, à de la suie, à de la chair lavée, qui est rejetée dans le cancer gastrique, dans les gastrorrhagies idiopathiques, dans la fièvre jaune, n'est autre chose que du sang altéré par son séjour dans l'intestin et qui a reçu l'action du suc gastrique, de la salive, de la bile, du suc pancréatique. Dans le gros intesin, le sang se mêle aux gaz acides sulfydrique, hydrogène deuto-carboné, et aux matières fécales. On conçoit toutes les modifications qui doivent en résulter dans l'aspect physique du sang.

Épanchement sanguin dans les cavités séreuses.

Le sang, en tombant dans une cavité séreuse, est loin d'y exciter toujours l'inflammation. On voit des épanchements considérables de sang produits par la rupture de la rate, d'un vaisseau, du mésentère, ne donner lieu à aucune péritonite. Il en est de même des épanchements sanguins de la plèvre, du péricarde et même de l'arachnoïde. Cependant, il arrive presque toujours qu'après un certain temps une phlegmasie se développe et qu'il s'effectue alors une exhalation d'un liquide séro-fibrineux ou de pus. Ordinairement le sang se sépare en sérum plus ou moins coloré en rouge, tandis que la fibrine se précipite ; il en résulte un caillot dont la forme est variable comme la cavité même qui le reçoit. On peut prendre pour type de ce genre les caillots des hémorrhagies, qui se font dans la grande cavité cérébrale, entre les deux feuillets de l'arachnoïde. Le coagulum aplati se moule sur les circonvolutions cérébrales par sa face inférieure, et sur la voûte crânienne par la supérieure. Ses couches les plus externes sont constituées par des lamelles fibrineuses plus consistantes, lisses, et que l'on a décrites à tort comme de fausses membranes sécrétées par les tuniques séreuses ou comme ces séreuses elles-mêmes. Nous n'avons pas besoin de dire que ces idées n'ont plus cours dans la science, mais elles servent à montrer combien sont variées la disposition et la texture du sang épanché entre les membranes séreuses.

Le sang par son contact avec les membranes environnantes peut les enflammer. La guérison a lieu par l'enkystement du sang, ou, ce qui est bien plus ordinaire, par la dissolution des caillots fibrineux et la résorption.

Séparation du sang en caillot et en sérum.

Infiltration du sang; hémorrhagie interstitielle. L'apoplexie, en jetant le sang entre les divers tissus constitutifs d'un organe, y détermine d'abord une coloration d'un rouge plus ou moins foncé, suivant la quantité de sang et la coloration propre au tissu. De la combinaison du sang avec la pulpe cérébrale résultent les couleurs rose clair, rouge hortensia, vermeille, brune que présente le cerveau atteint d'hémorrhagie. La forme de la rougeur morbide n'est pas moins variée que ses teintes diverses. Tantôt le sang infiltré offre l'aspect d'une tache rouge, circulaire, comme dans les pétéchies, les ecchymoses; tantôt allongée, linéaire comme dans les vibices, les vergetures, tantôt irrégulière.

Hémorrhagies interstitielles.

Si les tissus infiltrés sont sains ils acquièrent une consistance très-grande, parce que le sang vient remplir les interstices intrà-fibrillaires et y joue le rôle des liquides incompressibles; cette induration est encore plus marquée lorsqu'il prend la place d'un gaz, comme dans l'apoplexie pulmonaire. Il en résulte des masses apoplectiques noirâtres, dures, compactes, occupant une partie ou toute l'épaisseur de l'organe, et reconnaissables à des indurations que le doigt distingue au milieu des parties plus molles. En examinant les tissus frappés d'apoplexie, on trouve que la quantité de sang est parfois telle qu'elle étouffe et fait disparaître tout à fait les éléments propres de l'organe, que les vaisseaux sont oblitérés par les caillots ou le sang encore à demi fluide : ce qui explique la formation de certaines gangrènes. Parfois les tissus sont convertis en une masse d'un noir de jais ou comparables à des marbres de même couleur, à certains granits, etc. Dans d'autres cas les éléments propres de l'organe sont encore facilement reconnaissables.

Indurations apoplectiques.

Altérations de couleur produites par la résorption du sang.

Plusieurs espèces de changements surviennent dans les parties qui sont le siége de l'hémorrhagie interstitielle. 1° Si elle est peu considérable la résorption du sang infiltré a lieu; on voit alors la tache rouge perdre de son intensité chaque jour, s'agrandir, passer au violet, au jaune vert, au jaune clair, et s'effacer avec une promptitude proportionnée à l'activité même de la résorption (ecchymoses, pétéchies, vibices, taches scorbutiques). L'exhalation d'une sérosité qui dissout les éléments du sang infiltré, et l'absorption qui les enlève ensuite expliquent la disparition souvent rapide des hémorrhagies qui ont envahi une grande étendue des organes.

2° L'induration peut rester stationnaire pendant un temps assez long, sans changement de la contexture physiologique (apoplexie pulmonaire, splénique, hépatique, intra-musculaire). État stationnaire des indurations apoplectiques.

3° L'infiltration sanglante détermine la phlegmasie des tissus emprisonnés dans le caillot; les parties indurées suppurent, se ramollissent ou se gangrènent par suite de l'interruption de la circulation dans les vaisseaux comprimés et oblitérés. Un effet plus rare est la phlegmasie chronique; et alors il se forme une induration dans laquelle on retrouve, outre les éléments normaux, le plasma solidifié et des vaisseaux de nouvelle formation. L'inflammation aiguë ou chronique peut s'en emparer.

4° Enfin il s'y opère souvent des sécrétions de mélanose, de sels calcaires ou de produits morbides hétérologues, tels que le cancer et le tubercule. Il s'y opère aussi des sécrétions pathologiques.

On a admis l'enkystement des masses infiltrées. Mais cette lésion n'a lieu que quand les tissus infiltrés de sang se sont ramollis et ont été éliminés. C'est ce qui arrive surtout dans les hémorrhagies interstitielles qui se font au milieu des masses tuberculeuses, cancéreuses ou mélaniques.

Symptomatologie. Les phénomènes morbides que l'on observe dans le cours des hémorrhagies ont leur cause : 1° dans les maladies du solide ou du sang dont l'hémorrhagie est l'effet; 2° dans l'écoulement sanguin lui-même; 3° dans l'appauvrissement consécutif de l'organisme. Symptômes des hémorrhagies.

A. *Symptômes de la maladie du solide ou du sang qui a déterminé l'hémorrhagie.* Il faut toujours, en présence d'une hémorrhagie, rechercher, avec le plus grand soin, s'il n'existe pas une de ces nombreuses altérations de texture qui provoquent si fréquemment la sortie du sang. Symptômes de la maladie qui provoque l'hémorrhagie.

Quelquefois on a peine à les retrouver parce qu'elles sont encore latentes ; cependant il est rare qu'on ne puisse pas en soupçonner, sinon en démontrer l'existence, grâce aux précieuses ressources qu'offre l'art du diagnostic moderne. Il faut s'enquérir de l'état antérieur de la fonction, car elle est toujours troublée de quelque manière, et ces troubles indiquent que l'organe était malade avant la manifestation de l'hémorrhagie.

Les symptômes locaux, que nous appellerions volontiers extrinsèques, dépendent uniquement de la lésion locale qui a provoqué l'hémorrhagie et se mêlent aux symptômes de celle-ci. Dans une hémoptysie liée à des tubercules on considérera comme symptômes extrinsèques : la toux, la dyspnée, l'expectoration et les signes physiques fournis par l'auscultation. On rapportera aux symptômes intrinsèques, c'est-à-dire de l'hémorrhagie elle-même, les râles, l'expectoration sanglante, la matité, le souffle et la bronchophonie, s'il s'est formé des noyaux apoplectiques. Il n'est pas toujours facile de séparer les uns des autres les symptômes qui appartiennent à la maladie, et ceux qui dépendent de l'hémorrhagie actuelle.

Symptômes propres de l'hémorrhagie.

B. *Symptômes actuels locaux ou généraux.* Il faut distinguer dans les symptômes locaux : 1° ceux qui indiquent la congestion hémorrhagique, et qui diffèrent suivant qu'elle est dynamique ou liée à une altération générale du sang, à un obstacle mécanique, à une phlegmasie, etc. Ces symptômes sont trop différents pour qu'on puisse les énoncer d'une manière générale (Voyez *Hémorrhagies des trois classes*).

Symptômes locaux.

2° *Les symptômes locaux de l'écoulement sanguin* consistent dans la rougeur des parties accessibles à l'œil, l'augmentation de volume, la douleur, la sensation d'un liquide chaud, le chatouillement, la pesanteur, en un mot les sensations variées que provoque un corps étranger qui s'interpose aux tissus; le seul signe pathognomonique est la présence du sang qui s'écoule au dehors ou qui se mêle à des liquides que l'organisme rejette incessamment.

Colorations très-différentes des liquides sanguinolents.

Il n'est pas toujours facile de reconnaître le sang, lorsqu'il a subi de profondes altérations. L'examen microscopique est souvent utile en pareil cas. Personne n'ignore que la coloration rouge est loin d'être constante dans les liquides qui rapportent à l'extérieur une certaine quantité de sang; les crachats de la pneumonie ont souvent une teinte verte ou jaunâtre ocrée, dans laquelle on admet la présence du sang, parce que les autres symptômes ne laissent aucun doute sur l'existence de la phlegmasie. Les vomissements noirs, semblables à du marc de café, ne ressemblent pas aux liquides colorés par le sang, quoiqu'ils en renferment une grande quantité. En même temps la fonction de l'organe est troublée ou même anéantie, comme on le voit dans l'hémorrhagie cérébrale, la rupture d'un vaisseau ou du cœur.

Symptômes généraux.

Les symptômes généraux de l'hémorrhagie sont nuls quand la lésion est minime ou le tissu peu important; dans le cas contraire, on observe des troubles fonctionnels d'une grande intensité et qui peuvent être rapportés aux deux états que l'on a désignés sous le nom d'hypersthénie ou d'hyposthénie. En effet on voit paraître, sous l'empire de la lésion locale ou de la maladie du sang, tantôt les phénomènes d'excitation des systèmes vasculaire, nerveux, musculaire, de la calorification, tantôt des signes de dépression des forces. De là, deux groupes de symptômes aperçus de tout temps et désignés sous les

Symptômes d'hypersthénie et d'hyposthénie (actifs et passifs).

noms d'actif, de passif, d'aigu, de chronique, de sthénique et d'asthénique. Pour rendre à ces mots leur véritable signification, quand ils s'appliquent aux hémorrhagies, il faut se rappeler que la sthénie et l'asthénie peuvent être l'effet : 1° d'une maladie locale qui cause l'hémorrhagie et agit sympathiquement sur les autres systèmes (phlegmasie, gangrène, évolution d'un produit hétérologue, etc.) ; 2° d'une maladie générale dont la nature est aussi d'augmenter ou de diminuer l'excitabilité (exanthème, typhus, fièvre pernicieuse, jaune, etc.); 3° d'une maladie du sang bien déterminée qui peut produire ces deux états opposés (pléthore, scorbut) ; 4° d'une disposition générale diathésique causée par le tempérament sanguin, l'âge, la force ou la faiblesse de la constition ; l'activité et l'état passif peuvent se trouver ou manquer dans la même hémorrhagie. Il faut donc renoncer à ce caractère qui est incertain, commun d'ailleurs à des maladies qui pourraient être également qualifiées de sthénique et d'asthénique (phlegmasie, hydropisie, flux, hypertrophie, etc.).

De la fièvre. *La fièvre*, dans les hémorrhagies, se rattache ordinairement à la maladie du solide ou du liquide et non à l'écoulement sanguin lui-même. Il ne faut pas confondre l'accélération du pouls avec la fièvre ; cette accélération s'explique par la déperdition considérable de sang ou par l'émotion que celle-ci occasionne chez le malade. La fièvre a lieu dans l'hémorrhagie pléthorique, dynamique, supplémentaire, au moment où se font la congestion hémorrhagique et l'écoulement sanguin (Voyez *Hémorrhagie pléthorique*).

Il en sera de même si l'hémorrhagie se rattache à une phlegmasie commençante ou déjà constituée, à un trouble fonctionnel de la circulation et à l'acte dynamique, dont nous parlerons plus loin, qui prépare et amène les hémorrhagies supplémentaires. La chaleur de la peau, l'énergie de la contraction cardiaque, la force du pouls et l'excitation vasculaire générale, constituent les principaux signes de ces hémorrhagies actives, tandis que les symptômes contraires se montrent dans celles qui ont reçu le nom de passives, d'asthéniques (Voir plus loin).

C. *Les symptômes consécutifs* de l'hémorrhagie sont de deux sortes : les uns immédiats, les seconds médiats. On doit mettre parmi les premiers le froid des extrémités, la pâleur des tissus, la faiblesse, la dureté, la fréquence et l'irrégularité du pouls, la soif, les vomissements, les bourdonnements d'oreille, les bleuettes, la lypothymie et la syncope par inanition des vaisseaux. Ces accidents sont proportionnés à la quantité de sang perdu et à la frayeur ressentie par le malade. Symptômes consécutifs. Immédiats.

Les symptômes médiats qui se manifestent quelque temps après l'écoulement du sang, sont excessivement variés et dépendent : 1° de la lésion traumatique causée par l'effusion du sang ; 2° de la compression exercée par ce liquide ; 3° de la reproduction ou de la persistance de la congestion et de l'hémorrhagie ; 4° de l'inflammation consécutive. Lorsqu'un travail de réparation s'établit, à de graves accidents succèdent des symptômes qui annoncent une guérison plus ou moins complète. Il suffit de se rappeler la marche des hémorrhagies cérébrales pour se représenter exactement les nombreuses variations des symptômes consécutifs. Médiats.

Une fois ces phénomènes dissipés, tout rentre dans l'ordre si l'hémorrhagie est faible ; dans le cas contraire, on voit se développer des symptômes généraux médiats Symptômes de l'anémie.

qui dépendent de l'anémie et de l'affaiblissement de tout le solide. Ces symptômes continuent à tort à figurer, dans un grand nombre de livres, parmi les symptômes de l'hémorrhagie. Ils appartiennent à une maladie toute différente, à l'anémie, dont les effets sont proportionnés à la quantité de sang perdu et à la nature de la maladie qui est souvent une affection chronique.

La *marche* de l'hémorrhagie ne saurait être retracée d'une manière générale, non plus que sa terminaison et sa gravité, qui dépendent de causes trop différentes.

§ II. **Des diverses espèces d'hémorrhagies.**

Des diverses espèces d'hémorrhagies. 1° Hémorrhagies par lésion du solide.

1° HÉMORRHAGIES PAR LÉSION APPRÉCIABLE DU SOLIDE (1). Elles renferment deux groupes naturels : (A) les hémorrhagies déterminées par une maladie primitive du système vasculaire sanguin ; (B) celles qui tiennent à une altération du solide propagée jusqu'aux vaisseaux.

Leurs causes sont : 1° Les maladies des artères.

A. *Hémorrhagies par maladie primitive du système vasculaire sanguin; 1° maladies des artères.* Il suffit qu'une artère soit affectée de phlegmasie, d'ulcération, de ramollissement, d'ossification, pour qu'à un moment donné il se fasse une déchirure et que le sang s'épanche dans les tissus ambiants. Telle est l'origine d'un certain nombre d'hémorrhagies cérébrales, médullaires, arachnoïdiennes, ou de la rupture des anévrismes

(1) Ces divisions sont, à peu de chose près, celles que j'ai proposées et développées dans l'article HÉMORRHAGIE du *Compendium de médecine pratique;* depuis la publication de ce travail, qui m'appartient entièrement, on a reproduit, dans un grand nombre de mémoires et de dissertations, les idées principales que j'avais émises à cette époque. Je ne leur ai fait subir que de légères modifications commandées par les nouvelles recherches auxquelles je me suis livré, et par quelques publications plus récentes.

vrais et faux, des grosses artères. Dans le domaine de la chirurgie, la ligature et les autres opérations que l'on pratique sur les artères provoquent souvent des hémorrhagies.

Les maladies des gros vaisseaux, spécialement l'anévrisme faux et les lésions chroniques de l'aorte, ainsi que des artères qui en partent, donnent souvent lieu à des hémorrhagies qui produisent les morts subites. Ce sont même les seules qui méritent réellement le nom de morts foudroyantes.

2° Les maladies des veines.

Les obstacles à la circulation veineuse ne produisent jamais d'hémorrhagies.

2° *Maladies des veines*. Excepté la rupture des veines dilatées ou ulcérées, il existe peu de maladies de ces vaisseaux qui produisent l'hémorrhagie. On a cependant cité quelques cas d'oblitération veineuse qui ont été suivis d'un pareil effet. Personne n'ignore que la suite ordinaire de la phlébite est l'oblitération des vaisseaux, l'hydropisie et nullement l'hémorrhagie. Nous possédons quinze observations d'oblitération de la veine fémorale, et jamais il n'y a eu d'hémorrhagie. Il en est de même dans la phlegmatia dolens puerpéral (1).

On a cité des cas de phlegmasie de l'artère et des veines pulmonaires avec expectoration de crachats sanglants, de phlébite oblitérante des sinus de la dure-mère et des veines jugulaires, à la suite desquelles se sont manifestées des hémorrhagies pulmonaires et cérébrales; mais ces faits sont trop complexes pour servir à élucider en-

(1) Nous avons actuellement sous les yeux un phthisique dont le membre inférieur droit est le siége d'une phlébite chronique accompagnée d'œdème considérable. La peau, distendue par la sérosité après s'être rompue et avoir livré passage au liquide infiltré, est devenue, en quelques points, le siége d'une gangrène blanche superficielle, et, dans d'autres points, d'une hémorrhagie. Nous attribuons ces effets insolites à une véritable lésion traumatique de la peau et non à la gêne de la circulation veineuse.

tièrement l'étiologie des flux sanguins par obstacle à la circulation. Il est vrai que la distension et la rupture des veines du rectum donnent lieu à des hémorrhagies fréquentes; on serait donc porté à croire que la rétention du sang dans cet ordre de vaisseaux peut à elle seule causer l'hémorrhagie; mais les tiraillements et les violences continuelles auxquelles sont exposées les tumeurs hémorrhoïdales pendant la défécation, suffisent à eux seuls pour expliquer le développement des hémorrhagies anales. On ne peut pas comparer le trouble tout à fait partiel de la circulation causé par une maladie des veines à la gêne extrême qu'éprouve la circulation dans tous les points de son circuit, lorsque le cœur et les gros vaisseaux sont le siége d'une altération un peu grave.

Des maladies du cœur comme cause d'hémorrhagie.

3° *Maladies du cœur.* On dit généralement qu'elles s'accompagnent souvent d'hémorrhagies. Les plus fréquentes sont l'apoplexie pulmonaire, l'hémorrhagie bronchique, l'hémorrhagie cérébrale, l'hématémèse et l'épistaxis. Avant de rechercher jusqu'à quel point cette pathogénie est acceptable, voyons d'abord les faits. Nous avons sous les yeux plus de cent cinquante observations de maladies du cœur recueillies par nous-même, et en les analysant avec soin, nous y trouvons, en effet, un petit nombre d'exemples de congestions et d'apoplexies pulmonaires.

Plusieurs causes concourent à les produire.

Le trouble de la circulation capillaire doit être considérable lorsque l'organe locomoteur du fluide sanguin est malade; mais plusieurs causes concourent alors à l'extravasation du sang et au développement des congestions bronchiques, qui s'étendent ensuite au tissu pulmonaire et finissent par des flux séro-muqueux (œdème pulmonaire) ou par une expectoration sanguinolente, quelquefois par une véritable hémoptysie ou une apoplexie pulmonaire.

La production des flux sanguins est singulièrement favorisée par l'altération chimique que le sang subit lorsqu'il est gêné dans son cours à travers les capillaires du poumon et ceux des autres parties du corps. L'analyse chimique prouve que ce liquide s'appauvrit, qu'il perd de ses globules, et plus tard de son albumine et de sa fibrine par l'effet de l'hydropisie. On conçoit dès lors qu'il ne faut pas rattacher aux seules lésions matérielles des organes de la circulation les hémorrhagies qu'on observe; l'altération du sang en devient une cause essentielle; la maladie du cœur n'en est que la cause plus éloignée. Ces hémorrhagies mériteraient donc d'être placées parmi celles qui reconnaissent pour origine l'altétion du sang à d'aussi justes titres que parmi les hémorrhagies par lésion du solide.

L'altération du sang est une de ces causes.

Notre attention s'est portée sur ce sujet depuis quelque temps. Nous avons observé chez plusieurs malades atteints d'affection du cœur et qui ont succombé avec une gêne considérable de la circulation et de la respiration, de petites epistaxis et des hémorrhagies par les gencives; en même temps, les sclérotiques se sont teintes en jaune. A l'autopsie, nous avons trouvé le foie congestionné et altéré dans sa texture. L'hématose hépatique doit être certainement lésée à un degré extrême, ainsi que l'attestent aussi le trouble de la sécrétion biliaire marqué par une teinte sub-ictérique de la peau, et le passage dans l'urine de la matière colorante rouge et d'une grande quantité de sels. En présence de tant de causes capables d'expliquer le développement des hémorrhagies, on est forcé de n'accorder qu'une part secondaire à la gêne mé-

La lésion du foie en est une autre.

canique qu'éprouve la circulation du sang. Sans doute, les lois d'hydrodynamique qui règlent le cours de ce liquide ne peuvent être troublées sans qu'il en résulte un désordre extrême dans le mode de distribution du fluide sanguin; mais ce trouble se traduit par des hydropisies et des congestions mécaniques plutôt que par des hémorrhagies.

Les hémorrhagies observées dans les maladies du foie tiennent à l'altération du sang et non à la gêne de la circulation.

On peut en donner pour preuve les maladies du foie, qui apportent une gêne extrême dans la circulation de la veine-porte. La cirrhose, le cancer, les hydatides, produisent cet effet à un haut degré, et cependant on y voit rarement les hémorrhagies, tandis que l'ascite et l'œdème des membres inférieurs y sont très-communs. Lorsque les hémorrhagies intestinales se développent, il faut les rapporter à une altération du sang, qui s'explique par le trouble de l'hématose hépatique beaucoup plus que par la gêne de la circulation veineuse. Si on en voulait une preuve décisive, on la trouverait dans le siége même de ces hémorrhagies, qui se font par les fosses nasales, la peau, la membrane muqueuse de la bouche et les bronches. L'obstacle à la circulation n'y est pour rien.

On a aussi placé sous l'empire de la gêne de la circulation : 1° la pneumo-hémorrhagie consécutive à l'oblitération de l'artère pulmonaire; 2° celle qui suit la ligature de l'artère crurale ou des deux carotides primitives; 3° quant aux constrictions opérées par des ligatures et des vêtements trop étroits, elles ne jouent qu'un rôle secondaire, sur lequel nous reviendrons plus loin. (Voyez *Hémorrhagies dynamiques.*)

L'inflammation est une cause d'hémorrhagie.

L'*inflammation* a pour effet, comme nous l'avons déjà établi, de ralentir le cours du sang dans un grand nombre de vaisseaux, d'y gêner la circulation et de l'activer au pourtour des points qui sont le siége de l'hyperémie ; ajoutons que les tissus deviennent friables et se déchirent facilement. Cette triple altération peut servir à expliquer la fréquence des hémorrhagies pendant la durée du travail phlegmasique, dans un certain nombre d'organes, tels que le cerveau, la moelle, le poumon, les reins, l'utérus, et dans quelques autres tissus. L'encéphalite et la myélite produisent des ramollissements rouges dans lesquels l'apoplexie capillaire est si commune qu'on éprouve souvent quelque difficulté pour dire si la lésion est phlegmasique ou hémorrhagique.

dans certains tissus très-fragiles.

Cependant si l'on réfléchit au petit nombre d'hémorrhagies qui se produisent dans le cours des inflammations franches, on est forcé de reconnaître qu'il faut quelques conditions particulières pour qu'elles s'accompagnent d'extravasion du sang. On s'en rend compte par la fragilité des petits vaisseaux et des tissus qui leur servent de support, par la fonction sécrétoire qui rend la sortie du sang plus facile par les surfaces exhalantes.

Il faut des conditions spéciales de structure.

On trouve une ou plusieurs de ces conditions anatomiques et physiologiques réunies dans les phlegmasies du cerveau, de la moelle, des vésicules pulmonaire, de la peau, des tuniques muqueuses et séreuses. L'expectoration sanglante, dans la pneumonie, nous offre un exemple de phlegmasie amenant un flux sanguin ; la distension par le sang des vaisseaux qui se distribuent aux vésicules pulmonaires et la sortie facile de ce liquide par voie d'exhalation dans les petites bronches, expliquent aisément l'expectoration sanguinolente. Nous en dirons autant de l'hémorrhagie qui accompagne les dysenteries même les plus légères ; dans tous ces cas, il s'ajoute à l'inflammation une cause morbide spéciale.

Il doit exister quelque lésion de structure des capillaires.

La présence d'un calcul dans le rein, ou la vessie, donne lieu à une néphrorrhagie ou à une hématurie. Il faut remarquer, qu'en pareil cas, le corps étranger agit presque à la manière des causes traumatiques, en irritant et en blessant les vaisseaux.

Certaines congestions, probablement inflammatoires, sont parfois suivies de petites hémorrhagies locales. Telle est la nature des taches bleues qui succèdent à l'érythème noueux et à quelques lésions chroniques de la peau, qui sont suivies de petites ecchymoses.

Les lésions de continuité du solide sont des causes fréquentes d'hémorrhagies.

Altération de consistance et de continuité. Quand un tissu perd sa cohésion naturelle, se ramollit, se gangrène ; quand il subit un travail d'ulcération ou reçoit dans ses mailles du pus jeté par l'inflammation, les vaisseaux compris dans la portion altérée de l'organe laissent échapper une quantité variable de sang. Celui-ci, tantôt s'infiltre et se combine avec les tissus, tantôt s'épanche dans une cavité normale ou dans les conduits près desquels se trouvent les vaisseaux divisés. Presque tous les ramollissements un peu étendus et les gangrènes s'accompagnent d'hémorrhagie. Le sang colore alors les tissus et sa présence plonge souvent dans le doute le médecin qui ne peut décider si le ramollissement est antérieur ou consécutif à l'hémorrhagie (gangrène pulmonaire, ramollissement rouge du cerveau, etc.). Le ramollissement rouge gélatineux de l'estomac, de l'intestin, chez les enfants, la gangrène du pharynx, avec ou sans diphthérite, sont souvent compliqués d'hémorrhagie. Il faut s'habituer à faire la part de chacun de ces éléments dans la production des accidents morbides. Les hémorrhagies de ce groupe doivent être rapprochées des hémorrhagies traumatiques, puisqu'elles dépendent, comme ces dernières, d'une solution de continuité des vaisseaux; la seule différence est dans le développement spontané.

La néphrorrhagie, que l'on a décrite sous le nom d'hématurie endémique de l'île de France, est souvent compliquée de gravelle. Elle rentrerait naturellement dans la classe des hémorrhagies symptômatiques d'une lésion rénale. D'une autre part, la composition du sang est aussi altérée; on y trouve moins de fibrine, plus de graisse et d'albumine. On ne peut donc pas se prononcer définitivement sur la place que l'hématurie endémique doit occuper parmi les hémorrhagies (1). De la néphrorrhagie.

Les hémorrhagies par altération du solide peuvent dépendre du développement d'un tissu pathologique, de nouvelle formation, soit homologue, soit hétérologue. Le développement des tissus homologues et hétérologues est une cause d'hémorrhagies.

Tissus homologues. Les bourgeons charnus et les productions plastiques vasculaires qui constituent la cicatrice, laissent souvent couler du sang. On sait que le tissu érectile, les végétations, les corps fibreux, les polypes du vagin, de l'utérus, donnent lieu à de fréquentes hémorrhagies.

Tissus hétérologues. Le tubercule, le cancer, la mélanose, les entozoaires, en se développant au sein des viscères, ne tardent pas à manifester leur présence par des hémorrhagies plus ou moins répétées et abondantes. L'hémoptysie, la gastrorrhagie, révèlent sûrement l'existence du tubercule pulmonaire et du cancer gastrique. Deux époques doivent être soigneusement distinguées dans l'évolution de ces produits morbides par rapport à leur influence sur l'écoulement sanguin. Dans une pre- Tubercule et cancer.

(1) M. Rayer en a donné une excellente description : *De l'hématurie endémique à l'île de France; Traité des maladies des reins,* t. III, in-8°. Paris, 1841.

Période de crudité et de ramollissement.

mière, le mal excite une sécrétion sanglante sans qu'on puisse savoir au juste suivant quel mécanisme elle a lieu; les uns l'attribuent à l'irritation phlegmasique; les autres, avec plus de raison, à la congestion qui accompagne les productions homologues. Dans la seconde époque, le sang provient des vaisseaux compris dans le tissu ramolli, ulcéré ou détruit par le produit morbide. Quelquefois le point de départ doit être cherché dans un système vasculaire de nouvelle formation (cancer encéphaloïde, tumeurs érectiles), ou dans le tissu de l'organe qui leur sert de support.

Nouveaux vaisseaux qui fournissent le sang.

De cette double source dérivent la métrorrhagie, la gastrorrhagie, les hémorrhagies intestinales, rénales, vésicales, de nature cancéreuse. Nous ferons encore remarquer, à ce sujet, au praticien désireux de savoir sur quelle base il doit fonder sa thérapeutique, que la cause de l'hémorrhagie est souvent multiple. A la congestion sanguine se joignent le ramollissement, l'érosion des conduits vasculaires de nouvelle ou d'ancienne formation, et en dernier lieu, l'appauvrissement du sang qui devient, à son tour, cause d'hémorrhagie.

Celui qui essayerait de rapprocher par des caractères généraux les différentes hémorrhagies que nous venons de passer en revue, ne parviendrait qu'à composer un tableau, dont les couleurs fausses ne rappelleraient, en aucune façon, ce qui se passe dans la nature. Les symptômes des maladies des vaisseaux, du cœur et ceux des phlegmasies, des produits homologues et hétérologues, en un mot, des maladies les plus différentes y figureraient nécessairement.

Hémorrhagies traumatiques.

2° *Hémorrhagies par altération du solide, de cause externe ou traumatiques.* Nous devons marquer ici la place de ces hémorrhagies qui tiennent à une cause violente qui agit à la fois sur le solide et sur les vaisseaux. Les blessures, les plaies, les ligatures, la déchirure des vaisseaux et la contusion produisent les hémorrhagies de ce genre. Les chirurgiens ne saisissent pas toujours la véritable cause des hémorrhagies qui surviennent longtemps après les opérations qu'ils ont pratiquées. Ils les attribuent fréquemment à des lésions traumatiques ou à la maladie des vaisseaux, tandis que les altérations du sang y prennent souvent la plus grande part. Lorsque du pus ou des matières septiques ont pénétré dans le sang, ou bien, ce qui arrive plus souvent encore, lorsque ce liquide, après avoir perdu ses globules, s'altère plus profondément, lorsque son albumine et sa fibrine diminuent, des hémorrhagies répétées et souvent incoercibles, finissent par emporter les malades.

Leurs causes ne sont pas les mêmes.

Elles tiennent souvent à une altération du sang.

2° Des Hémorrhagies par altération du sang. L'altération du sang démontrée, soit par l'analyse chimique, soit par l'étude des symptômes et des causes, peut seule expliquer les hémorrhagies de cette classe. Tout porte à croire que la lésion du sang est consécutive à la maladie d'un organe ou d'un appareil, mais comme il a été, jusqu'à ce jour, impossible d'en découvrir la nature ni le siége, il faut s'en tenir à l'altération du sang.

Des hémorrhagies par alteration du sang.

Qu'on remarque bien que sans l'intervention du solide, il serait impossible d'expliquer les maladies du sang, même de celles qui sont dues à la pénétration d'un agent spécifique tel qu'un poison. En effet, à moins que celui-ci ne fasse périr presque aussitôt, on observe toujours un temps d'incubation, qui est mis à profit par le solide pour élaborer le poison, comme dans la morve, le farcin, les résorptions putrides. On peut donc faire

La lésion du solide en est la cause probable, mais elle échappe à notre investigation.

deux parts distinctes et inégales; la première revient de droit à la maladie du solide; la seconde, à l'altération du sang : c'est tantôt l'une et tantôt l'autre qui prédomine.

Les altérations du sang sont l'accroissement et la quantité des globules et la diminution de la fibrine.

Les altérations du sang qui produisent l'hémorrhagie sont : 1° la pléthore caractérisée par l'augmentation de la quantité des globules; 2° la diminution de quantité de la fibrine ou l'altération de ses qualités; 3° certains états mal déterminés et cependant fort nombreux dans lesquels l'altération du sang n'a encore été que soupçonnée.

Huxham les a connues et décrites.

Il faut rapporter à Huxham l'honneur d'avoir deviné, par un effort de son génie, les trois genres d'altération dont nous venons de parler, et qu'il désigne sous le titre d'*états constitutionnels du sang* (1), et à MM. Andral et Gavarret d'avoir démontré, par l'analyse, les changements de composition que ce liquide éprouve dans les maladies.

Un trouble dynamique ou vital prend toujours part à la production de ces hémorrhagies.

Avant de spécifier les caractères de ces hémorrhagies, remarquons d'abord que si l'altération du sang est la cause primitive, essentielle, de l'écoulement sanguin, il faut en même temps que des changements dynamiques de nature inconnue se passent dans les capillaires sanguins, qui sont le siége de l'hémorrhagie, sans quoi l'on ne pourrait expliquer comment elle se fait par un point plutôt que par un autre. Sous ce rapport, l'hémorrhagie est mixte, c'est-à-dire qu'une altération vitale du solide et générale du sang y concoure.

Cette idée se trouve implicitement exprimée par la dénomination d'hémorrhagies actives qu'on leur a si longtemps conservée. Il ne faut pas croire que dans celles qui ont reçu le nom de passives l'action des capil-

(1) Huxham, *Essai sur les fièvres*, chap. IV et V.

laires soit nulle; autrement on ne comprendrait pas pourquoi le sang étant altéré partout, l'écoulement sanguin s'effectuerait dans un tissu plutôt que dans un autre.

Hémorrhagie par pléthore.

A. *Hémorrhagie par pléthore.* L'accroissement de la quantité normale des globules devient la cause d'hémorrhagies. On voit le chiffre de ces globules monter à 130, 140 et même à 175 sur 1000 (1). Une opinion déjà ancienne et qui mérite d'être examinée de nouveau, attribue la pléthore à une augmentation de la quantité du sang ou de ses qualités stimulantes (*plethora*, 1° *ad vasa;* 2° *ad vires*). Les symptômes s'accordent avec cette doctrine développée par Galien.

En laissant de côté toute idée théorique, on voit d'abord que si l'on en excepte les hémorrhagies critiques et supplémentaires, celles par pléthore sont peu nombreuses. Celles qui méritent de conserver ce nom se manifestent chez des hommes d'un tempérament sanguin, de constitution forte, chez quelques adultes et des femmes menstruées ou parvenues à l'âge critique.

Les fosses nasales, l'estomac, l'intestin, le rectum principalement, les bronches, la muqueuse génito-urinaire, le cerveau et le poumon, sont les tissus qui en sont le siége ordinaire.

Symptômes des hémorrhagies pléthoriques.

Symptômes. Il faut distinguer soigneusement parmi les symptômes ceux qui tiennent : 1° à l'altération du sang antérieure à l'hémorrhagie, c'est-à-dire à la pléthore; 2° à l'hyperémie locale; 3° à l'hémorrhagie; 4° à la déperdition même du sang. Faute d'avoir fait cette distinction capitale les auteurs les plus modernes ont tout confondu dans une seule et même description.

(1) *Recherches sur les modifications de proportion de quelques principes du sang*, par Andral et Gavarret, p. 84, in-8°, Paris, 1840.

Ils dépendent : 1° de la constitution propre du sang.

1° *Symptômes de l'altération du sang.* Ils ne sont autres, en définitive, que ceux de la pléthore qui existe de longue date, et font partie des phénomènes propres à la constitution du sujet : rougeur faciale, activité du système vasculaire sanguin, température élevée de la peau, accroissement des globules, caillot de la saignée volumineux, etc. (Voyez *Altérations du sang*, *Pléthore*).

2° *Les symptômes de l'hyperémie* sont de deux espèces différentes : généraux et locaux.

2° de l'hyperémie. Symptômes généraux sympathiques.

A. *Symptômes généraux.* Ils tiennent tout à la fois à l'hyperémie hémorrhagipare et à l'excitation sympathique de tout le système vasculaire : frisson initial, léger ou intense, malaise, courbature, céphalalgie, vertiges, peau chaude, sèche, excitation des sens, délire léger, pouls large, plein, dur, vibrant, parfois redoublé (pouls hémorrhagique), palpitations, battements énergiques du cœur, température élevée de la peau, soif vive, anorexie, nausées, vomissements, souvent aussi refroidissement des extrémités; en un mot, tous les symptômes de l'hypersthénie des systèmes et spécialement du vasculaire sanguin et du nerveux. L'excitation générale va en augmentant jusqu'au moment où le sang commence à couler, et cesse ensuite par le fait même de l'hémorrhagie.

3° Symptômes locaux; molimen hemorrhagicum.

B. *Symptômes locaux ou de la congestion hémorrhagipare* (molimen hemorrhagicum). On observe plus ou moins de temps après la manifestation des symptômes précédents, dans l'organe qui va livrer passage au sang, un sentiment de plénitude, de cuisson, de chaleur, de poids, de douleur plus ou moins vive, une chaleur réelle au thermomètre, de la rougeur, un gonflement parfois considérable lorsque les tissus sont très-vasculaires (foie, poumon, rate), des battements dans les artères, un trouble toujours considérable des actes ou de la fonction du viscère qui est le siége de la congestion; souvent même ce trouble est le seul signe de la maladie.

L'*hyperémie hémorrhagipare pléthorique* est caractérisée en général : 1° par la promptitude avec laquelle elle s'effectue et disparaît lorsque l'écoulement sanguin a été suffisant pour opérer la déplétion du système vasculaire; 2° par le retour complet à l'état sain de l'organe et de sa fonction; 3° par sa tendance à reparaître lorsque le sang a repris sa composition normale.

Caractères de cette congestion.

3° *Symptômes de l'hémorrhagie.* Les symptômes locaux consistent dans le fait même de l'écoulement sanguin; ils diffèrent seulement suivant que le sang s'épanche librement au dehors, qu'il s'accumule dans une cavité naturelle, ou se creuse une cavité, suivant qu'il lèse à peine la texture du tissu ou qu'il y opère de graves désordres. Trop de différences sont apportées par ces conditions pathologiques pour que l'on puisse en retracer, d'une manière générale, les symptômes locaux. Il suffit, pour se former une idée de ces différences, de comparer ensemble l'hémorrhagie bronchique à celle du cerveau ou de la méninge cérébro-spinale. En même temps, les symptômes généraux que nous avons indiqués précédemment persistent ou même acquièrent une plus grande intensité; mais bientôt ils sont remplacés par ceux de la quatrième période, c'est-à-dire de l'affaiblissement qui suit la perte de sang.

Symptômes actuels de l'hémorrhagie.

4° *Symptômes causés par la déperdition du sang.* Si l'hémorrhagie est peu considérable la santé n'est nullement troublée; le sujet éprouve même un notable soulagement; si, au contraire, la perte de sang est grande

Symptômes consécutifs : ce sont ceux de l'anémie.

ou répétée on voit se manifester tous les symptômes de l'anémie, c'est-à-dire d'un état tout à fait opposé à celui qui a occasionné l'écoulement sanguin : tels sont la pâleur de la peau et des membranes muqueuses, le refroidissement des extrémités, l'hyposthénie générale du système sanguin et nerveux, l'altération du sang, la diminution des globules, l'accroissement des quantités de sérum, et, à un degré extrême, la diminution de l'albumine et la formation des hydropisies. Il importe de bien saisir l'enchaînement de ces deux altérations si différentes du sang, dont l'une est cause et l'autre effet de l'hémorrhagie, afin de ne pas considérer leurs symptômes comme appartenant à l'hémorrhagie elle-même. Cette confusion, funeste pour le traitement, se retrouve encore dans un grand nombre de livres.

Ils doivent être distingués de ceux qui appartiennent à la pléthore.

Causes. Le tempérament sanguin et la pléthore, soit innée, soit acquise, sont la cause unique de l'hémorrhagie pléthorique. Énumérer ici tous les agents qui la produisent serait retracer implicitement l'étiologie de la pléthore et du tempérament sanguin (voir *Altération du sang*; *Pléthore*). D'autres causes peuvent agir, mais seulement à titre de cause occasionnelle de ces hémorrhagies; tels sont, une émotion morale, un effort violent, une fatigue excessive, un froid vif, une chaleur intense, la raréfaction de l'air, l'ingestion de boissons spiritueuses, un repas copieux, la suppression des menstrues ou d'une hémorrhagie habituelle, etc.

2° Hémorrhagie par défibrination du sang.

B. *Hémorrhagie par diminution de l'élément plastique du sang; hémorrhagies scorbutiques, passives, asthéniques.* La diminution de la fibrine au-dessous de son chiffre normal (3 à 4/100) est jusqu'à présent la seule lésion du sang, démontrée par l'analyse chimique, qui puisse être considérée comme la cause des hémorrhagies rassemblées, avec juste raison, sous le nom d'hémorrhagies scorbutiques. Nous croyons qu'il est utile, en clinique surtout, de maintenir ce groupe d'hémorrhagies qui se présentent à peu près dans les mêmes conditions morbides et avec des symptômes communs, variables seulement par l'intensité. Nous avons décrit, avec soin, les caractères chimique, physique et clinique du sang ainsi altéré, nous n'y reviendrons pas (voyez *Altérations du sang. Défibrination*). Il importe que le lecteur en prenne connaissance, parce que le chapitre qui est consacré à cette étude est le préambule obligé de l'histoire des hémorrhagies dont nous traitons.

On s'est fait trop souvent une idée inexacte du mode suivant lequel se développent les hémorrhagies de ce genre. Rappelons d'abord qu'elles prennent naissance dans deux conditions différentes : 1° au milieu de la santé, sans maladie antérieure du solide ni des liquides, uniquement parce que le sujet est soumis à l'action d'une ou de plusieurs des causes suivantes ; 2° dans le cours d'autres maladies.

Cause de ces hémorrhagies.

Causes des hémorrhagies scorbutiques. Trouble primitif de l'innervation. Il suffit que les fonctions du système nerveux soient fortement troublées pour que le sang s'altère et qu'il en résulte un flux sanguin. On peut, en soumettant les animaux à une souffrance prolongée, diminuer les globules, l'albumine et la fibrine de leur sang.

Dépression du système nerveux.

La douleur morale, les chagrins, toutes les passions dépressives, sont suivis des mêmes effets. Nous avons vu, comme tant d'autres, le purpura, le scorbut le plus intense, provoqués par des influences de cette nature. Elles concourent à la production de ces accidents chez les prisonniers et tous les hommes qui ont été soumis à de longues misères, à une fatigue excessive, à la privation du sommeil. Ainsi s'explique la fréquence des hémorrhagies chez l'homme de guerre assiégé dans une ville, chez les matelots, pendant de longues campagnes de mer. Le typhus, les dysenteries, les lésions les plus minimes et les plus insignifiantes dans d'autres conditions hygiéniques, s'accompagnent alors d'hémorrhagies graves et rebelles qui deviennent ainsi de fréquentes et funestes complications.

Mauvaise alimentation.

Alimentation. Le scorbut de mer et des prisons, et les hémorrhagies multiples qu'on voit paraître chez les malheureux qui périssent après avoir été soumis à une alimentation malsaine et insuffisante, reconnaissent pour cause l'altération du sang et le mauvais état des organes chargés de l'assimilation. L'usage de viandes salées et la privation de légumes frais agissent surtout de cette manière.

Lorsque tous les systèmes sont frappés d'asthénie parce que leurs excitants habituels font défaut ou n'agissent plus avec leur intensité normale, la nutrition souffre, et le mode suivant lequel se traduit cette souffrance est l'altération du sang. Le défaut d'insolation, le renouvellement insuffisant de l'air, l'humidité continuelle, l'inactivité musculaire, ont pour effet très-ordinaire de déterminer des maladies hémorrhagiques.

Action des substances qui fluidifient le sang.

1° Des sels alcalins.

Quelques expériences importantes, faites par les physiologistes, jettent une vive clarté sur les causes de la défibrination. L'injection dans le sang d'une solution de sous-carbonate de potasse, ou d'ammoniaque, ou d'un sang que l'on a préalablement défibriné, provoque des congestions et des hémorrhagies (1). Il faut rapprocher de ces expériences l'analyse faite par MM. Andral et Gavarret, qui ont trouvé dans le sang d'un scorbutique plus d'alcali libre que dans tout autre (2). Huxham et d'autres croyaient que l'usage immodéré des substances alcalines pouvait occasionner des hémorrhagies ; rien ne prouve qu'il en soit ainsi chez les sujets saturés de bicarbonate de soude. On ne peut cependant se refuser à admettre que les viandes salées, qui servent parfois exclusivement à l'alimentation, exercent une influence nuisible sur la composition du sang. L'acide prussique, sulfhydrique, l'arsenic, fluidifient le liquide sanguin.

2° Des liqueurs septiques.

Un autre ordre d'agents spécifiques qui intéressent vivement les médecins se compose des liqueurs élaborées par l'organisme malade et jetées dans le torrent circulatoire. Les physiologistes ont remarqué depuis longtemps, que l'eau, chargée de matières animales en macération et injectée dans les veines des animaux, y détermine des congestions et des hémorrhagies mortelles. Les mêmes effets suivent l'introduction des matières septiques, qui s'écoulent des tissus gangrenés, ramollis et enflammés. Chez l'homme malade, l'absorption de cette matière détermine les accidents les plus redoutables et tous les symptômes de la défibrination du sang. Il en est de même lorsque le pus vient à se mêler au sang dans le cours des maladies. La fièvre puerpérale, la phlébite traumatique, les suppurations profondes des viscères, nous offrent malheureusement des exemples fréquents de cette altération. Le venin des animaux, tel que celui de la vi-

3° Des virus.

(1) Magendie, *Leçons sur les phénomènes physiques de la vie*, t. II, p. 316, 1837.

(2) Andral, *Essai d'hématologie pathologique*, p. 138.

père et de certains arachnides, fluidifient le sang avec une promptitude extrême : on voit alors ce liquide s'extravaser dans un grand nombre de tissus.

Des maladies hémorrhagiques.

Jusqu'à présent nous n'avons étudié que les causes morbifiques qui saisissent l'organisme sain ; un second ordre de causes doit maintenant nous occuper. Les hémorrhagies font partie, en quelque sorte, de plusieurs maladies dans le cours desquelles on les voit se développer ; elles en sont, sinon l'élément morbide primaire, du moins l'élément principal : il faut établir sous ce rapport une distinction importante parmi les affections générales hémorrhagiques.

Maladies dans lesquelles l'hémorrhagie est élément primaire.

1° *Maladies dans lesquelles l'hémorrhagie est l'élément essentiel et primaire.* Nous devons marquer ici la place du scorbut et de ses formes plus légères, du purpura, des hémorrhagies héréditaires ou congénitales, de tous les flux sangnins qui se développent dans les conditions étiologiques que nous avons indiquées précédemment sous l'empire, soit d'un trouble nerveux, soit des fonctions digestives, soit de la diminution des stimulants naturels (insolation, aération, humidité, etc.).

A côté de ces hémorrhagies, qui sont toute la maladie, et qu'on pourrait appeler *hémorrhagies idiopathiques*, s'en trouvent d'autres qui jouent le rôle d'élément principal de la maladie, mais qui sont associés à un ou plusieurs autres éléments morbides. Dans la fièvre jaune, le vomissement noir, les hémorrhagies et les congestions que l'on rencontre dans presque tous les organes, méritent certainement par leur gravité, par leur apparition constante dès le début, d'occuper la première place parmi les autres accidents ; cependant on ne peut en faire le seul élément de la maladie. Il en est un autre qui nous échappe entièrement et qui réside probablement dans le solide. On pourrait toutefois soutenir, avec d'excellentes raisons, que le sang est altéré primitivement soit par quelques miasmes analogues à celui des marais, soit par quelque autre agent né de l'infection ou de la contagion. On pourrait citer, à l'appui de cette théorie, l'intoxication paludéenne, qui donne lieu à des fièvres continues ou intermittentes, dans lesquelles les congestions et les hémorrhagies viscérales déterminent des accidents graves et souvent mortels, en quelques heures.

Un autre groupe de maladies dans lesquelles l'hémorrhagie est encore élément morbide essentiel, se compose des pyrexies, telles que le typhus, la fièvre typhoïde, les maladies gangréneuses. L'hémorrhagie nasale et cutanée, les congestions viscérales et l'ensemble des symptômes, indiquent que l'altération du sang, quoique effet d'une lésion ignorée, prend une grande part à la production des phénomènes hémorrhagiques.

Maladies dans lesquelles l'hémorrhagie est un élément morbide consécutif.

2° *Maladies dans lesquelles l'hémorrhagie est un élément secondaire et évidemment consécutif à l'altération du solide.* Nous mentionnerons la diathèse hémorrhagique qui s'établit chez les sujets qui ont perdu une quantité considérable de sang par l'effet, soit d'une blessure grave ou d'une opération chirurgicale, soit par l'effet d'une lésion organique, cancéreuse ou autre, qui a son siége dans l'utérus, l'intestin, la mamelle. Chez ces malades profondément anémiés, la fibrine et l'albumine du sang subissent, à leur tour, une diminution qui favorise le développement de l'hydropisie, plus rarement des hémorrhagies. Les faits de ce genre, quoique moins nombreux que les autres, doivent être acceptés sans restriction; cependant il ne faut pas attribuer l'écoulement sanguin à la seule altération du sang ; la lésion du solide prend, à la production de ces hémorrhagies, une part au moins égale.

On voit encore le sang perdre ses quantités normales dans certaines maladies du foie, de la rate, ou quand il a reçu des matières purulentes, septiques ou virulentes, comme dans la phlébite, la fièvre purulente et la morsure de certains animaux venimeux.

Dans les diverses affections que nous venons de passer en revue, on peut soutenir que l'altération du sang est consécutive à celle du solide, et qu'on devrait placer les hémorrhagies qui en sont le résultat, parmi celles de la première classe (hémorrhagies par altération du solide) ; cependant, si l'on réfléchit qu'elles ne sont pas l'effet direct de la maladie du solide, mais de la maladie du sang, qu'en outre il règne une grande obscurité sur leur mode de production, et spécialement sur la cause des hémorrhagies qui dépendent de la cachexie paludéenne et des maladies du foie, on continuera à les rattacher provisoirement à une altération du sang. Faisons remarquer, d'ailleurs, que les hémorrhagies des fièvres et des maladies générales, placées dans notre second groupe, précèdent souvent toute espèce d'altération d'organe. L'hématose, la digestion, la nutrition, tout est lésé en même temps ; souvent même des médications funestes ont contribué à affaiblir l'organisme.

Lésions anatomiques. Altération des propriétés physiques du sang.

Caractères anatomiques communs. La diffluence complète du caillot sanguin ou sa mollesse extrême, l'impossibilité où l'on est parfois de séparer la fibrine par le battage, la facile extravasion du sérum qui s'infiltre, au loin, dans les tissus, emportant avec lui l'hématine des globules rompus, démontrent que le sang est altéré dans sa composition chimique. Les changements qui surviennent dans les propriétés physiques du sang extrait par la saignée avaient attiré l'attention des plus anciens auteurs, qui avaient conclu, avec raison, que ce liquide s'altère dans un grand nombre de maladies. Ils avaient remarqué que le sang contracte alors une couleur noirâtre, lie de vin, rouge sale; qu'il ne se prend plus en caillot, qu'il reste fluide et avec une coloration vermeille semblable à celle qu'on trouve au sang artériel; quelquefois même il ressemble à une eau à peine rougie qui s'écoule sans cesse des tissus. La diminution de la quantité de fibrine, qui varie entre 4/1000 et moins d'une partie sur mille, est un fait prouvé par l'analyse et sur lequel nous avons insisté dans une autre partie de ce livre (Voyez pour plus de détails *Altération du sang, défibrination*).

Congestions et hémorrhagies multiples.

La plupart des organes sont le siége d'hémorrhagies et de congestions; le sang est extravasé sous forme d'ecchymoses sur les séreuses, la plèvre, le péricarde, le péritoine, sur les membranes muqueuses; les poumons sont congestionnés ou le siége d'apoplexie très-étendue, comme dans le typhus. Souvent les parenchymes, fortement hyperémiés, acquièrent un volume considérable; la rate et le foie, gorgés de sang, contiennent des foyers apoplectiques; on trouve dans les réservoirs du sang qui s'est écoulé soit avant, soit après la mort. Enfin une des lésions les plus constantes est la pénétration de ce liquide, par imbibition, dans presque tous les tissus auxquels il communique une couleur rouge, plus ou moins foncée. Il faut se garder de prendre ces colorations pour des rougeurs pathologiques; le sang plus ou moins défibriné s'infiltre avec une promptitude extrême, soit dans les derniers temps de la vie, soit après la mort. Les grosses veines sont remplies d'un sang fluide, noirâtre ou de consistance sirupeuse.

Caractères généraux des hémorrhagies asthéniques.

Symptômes et caractères généraux de ces hémorrhagies. La marche de ces hémorrhagies a quelque chose de spécial. On notera surtout : 1° leur dissémination en un grand nombre de points; 2° leur reproduction facile, soit dans le lieu où elles se sont d'abord manifestées, soit ailleurs; 3° le développement simultané des congestions asthéniques et des gangrènes; 4° par contre, la rareté des phlegmasies aiguës; 5° la forme diffuse et mal circonscrite des foyers hémorrhagiques; 6° la fluidité du sang ou la mollesse extrême des caillots contenus dans les foyers; 7° la concomitance de l'infiltration séreuse et de l'épanchement; 8° le siége des hémorrhagies qui ont une prédilection marquée pour les parties déclives, les membres inférieurs, la base du poumon, parce que la pesanteur concourt à la sortie du sang. Les membranes cutanées, muqueuses et séreuses y sont plus exposées que d'autres tissus.

Le sang infiltré s'étend au loin, il a de la peine à disparaître par résorption à cause de l'atonie des tissus qui en sont le siége, et surtout de l'état adynamique général si constant dans ces maladies.

L'altération du sang, qui existe nécessairement avant l'hémorrhagie, se manifeste par des symptômes obscurs qui se confondent avec ceux de la maladie générale. Rien ne peut indiquer au médecin qu'une hémorrhagie se fera par une voie plutôt que par une autre.

Symptômes locaux; absence de réaction; adynamie.

Les symptômes de la congestion hémorrhagique manquent presque toujours ou précèdent de si peu la sortie du sang qu'on les voit paraître presque en même temps. Point de molimen hemorrhagicum, peu de réaction dans les parties lésées ; souvent l'hémorrhagie a lieu sans chaleur ni douleur; il existe un sentiment de poids, de malaise. L'hémorrhagie s'effectue ordinairement d'une manière lente et progressive, et si le liquide sanguin s'écoule au dehors, on le voit sortir goutte à goutte par exhalation, par diapédèse. Il s'arrête souvent pour recommencer encore, et il finit par constituer une déperdition considérable. Il s'infiltre de la même manière, c'est-à-dire sourdement, sans symptômes d'excitation; c'est à l'aide de signes directs que le médecin peut découvrir le siége et l'étendue de l'hémorrhagie. Tel est son caractère spécial dans le scorbut, le purpura, le typhus, la fièvre jaune, les maladies virulentes; le nom d'hémorrhagies passives leur est venu de cet ensemble de symptômes lents et chroniques.

Sortie du sang par diathèse.

Les symptômes généraux se confondent avec ceux des maladies dont l'hémorrhagie est le symptôme. Ces maladies lèsent profondément l'irritabilité des tissus ; de là tous les signes de l'adynamie joints à ceux de l'altération du sang; de là cette collection de symptômes désignés par le nom de putrides, qui expriment une idée vraie pour le pathologiste.

De quelques hémorrhagies asthéniques ou passives.

Nous devons maintenant, pour compléter l'histoire des hémorrhagies par altération du sang, étudier chacune d'elles en particulier. Celles que nous examinerons sont les scorbutiques, les héréditaires et celles qui dépendent de maladies du foie, de la rate et de certaines cachexies.

Hémorrhagies scorbutiques.

(A.) *Hémorrhagie scorbutique.* Nous admettons que la fluidité du sang tient à la diminution de la fibrine; cependant nous ne repoussons pas l'idée de Huxham, qui croyait que dans certains cas la constitution propre des globules sanguins s'altère. La pénétration dans le sang de sels de soude, de l'urée et des urates, comme on a lieu de le supposer après les résorptions urineuses, peut-être aussi l'altération des qualités propres de la fibrine lorsqu'elle est de récente formation, sont autant de causes d'hémorrhagies qu'il ne faut ni admettre ni rejeter sans de nouvelles recherches.

Résultats contradictoires dans les analyses du sang.

La diminution de la fibrine est-elle constante dans la cachexie scorbutique? Il résulterait d'analyses assez contradictoires, faites depuis quelques années, que tantôt l'élément plastique dépasse son chiffre normal et s'élève comme dans l'inflammation, que tantôt, au contraire, il s'abaisse au-dessous de son chiffre normal (1) : d'où il faudrait conclure que le scorbut n'est pas une seule et même maladie, ou que, contrairement à toutes les autres maladies par altération du sang, il existe deux états opposés de la fibrine, absolument comme si l'on admettait une anémie avec augmentation et une autre avec diminution de la fibrine. Déplorons cet état d'incertitude, et attendons qu'on ait produit des analyses de scorbut nettement caractérisé, tel qu'on en voit sur les navires, au lieu de ces analyses faites sur des cas de purpura, que les uns veulent qu'on confonde avec le scorbut, et que d'autres prétendent en séparer. M. Andral ne veut pas qu'on fasse dépendre ni le scorbut ni l'hémorrhagie de la diminution de fibrine, mais de la maladie du solide. Nous y sommes tout

Quantité normale ou accrue de la fibrine.

(1) Dans l'analyse rapportée par M. Andral, on trouve : fibrine, 4,420; globules, 44,400; matériaux solides, 76,554; eau, 874,626; *Note sur l'état du sang dans un cas de scorbut* (Comptes rendus de l'académie des sciences, t. XXIV, p. 1135, 1847). Par contre nous trouvons l'analyse suivante citée par M. Hérard dans un cas de pourpre hémorrhagique fébrile : pas de trace de fibrine; pas de globules séparables; parties solides, 196,56; eau, 803,44; densité, 1053,56 (Comptes rendus de l'académie des sciences, 28 décembre 1852). D'autres ont été rapportées par MM. Becquerel et Rodier, Marchal de Calvi; Forget, *Gazette médicale*, p. 584, 1853.

disposé; mais alors pourquoi cette maladie du solide ne donnerait-elle pas lieu à une lésion identique du sang? Nous avons déjà fait remarquer dans une autre partie de ce livre (*Altérations du sang*) que la maladie du solide peut engendrer deux altérations du sang toutes différentes l'une de l'autre, et qui se remplacent souvent avec une grande rapidité. Qu'il survienne, par exemple, en un point de l'organisme un travail phlegmasique, et aussitôt la fibrine qui était au-dessous de son chiffre physiologique pourra s'élever au-dessus et l'on trouvera dans le sang le caractère de la phlogose. C'est probablement ce qui est arrivé dans le cas où l'on a rencontré une augmentation de la fibrine chez les scorbutiques.

Les hémorrhagies causées par l'altération du sang accompagnent souvent les phlegmasies.

Quoi qu'il en soit de cette diminution constante ou non de la fibrine, il est impossible de nier qu'il existe une maladie du solide et du sang dont le scorbut est un type tranché et dans laquelle l'étude des qualités physiques de ce liquide et tous les symptômes locaux nous portent à croire que l'élément plastique du sang est altéré dans ses quantités et dans ses qualités; nous n'avons pas besoin d'aller au delà de ce fait. Ajoutons que d'autres états morbides, locaux ou généraux, y compris l'inflammation, peuvent se montrer dans le cours des affections scorbutiques. Tous les médecins ont eu occasion depuis Huxham et avant lui d'observer des pneumonies, des angines simples ou pseudo-membraneuses compliquées de pétéchies, d'épistaxis et d'autres hémorrhagies. Nous avons besoin de redire que dans les scarlatines et les rougeoles malignes on voit l'angine pseudo-membraneuse se compliquer d'hémorrhagie. La défibrination, dans ce cas, cède la place à un état morbide contraire.

Purpura.

Purpura. Comment ne pas rapprocher de l'altération scorbutique du sang les hémorrhagies du purpura fébrile ou non fébrile que l'on a si souvent occasion de rencontrer : (A) chez des sujets affaiblis par les chagrins, des fatigues excessives, par la misère ; (B) dans les années de disette ou de cherté des subsistances, lorsque la constitution de l'homme s'altère sous l'empire d'aliments grossiers, insuffisants ou nuisibles; (C) dans les prisons et les habitations humides; (D) à la suite de marches forcées, soit chez l'homme, soit chez les animaux; (E) dans la dernière période des maladies chroniques qui finissent par s'attaquer au sang lui-même (cancer, diarrhées incoercibles, dysenteries).

Hémorrhagies dans les grandes pyrexies.

Pyrexies. Nous voyons dans toutes les grandes pyrexies le sang sortir de ses vaisseaux, tantôt par un seul tissu plus spécialement affecté, tantôt par un grand nombre de points à la fois; dans la rougeole, dans la fièvre typhoïde par les fosses nasales; dans le typhus par la peau, l'intestin, ou s'infiltrer dans le poumon; dans la fièvre jaune s'épancher par la membrane gastrique et intestinale; dans les fièvres paludiques continues et rémittentes graves dans presque tous les viscères.

Elles tiennent à la maladie du solide et à la lésion du sang.

Il importe d'établir d'abord une distinction entre les hémorrhagies légères et cependant si caractéristiques que l'on observe au début de ces maladies et les hémorrhagies considérables que l'on voit paraître dans leur cours. Elles procèdent toutes deux de la même source, d'une altération du sang; mais le solide doit avoir plus de part à la production des premières, puisqu'il est affecté toujours de la même manière et dans un point limité (fosses nasales, peau, membrane muqueuse, gastrique, etc.), tandis que les secondes sont générales, se manifestent soit simultanément, soit successivement dans tous les

Une de ces causes peut prédominer sur l'autre.

organes, souvent à une époque avancée du mal, et deviennent l'élément morbide prédominant et la cause de la terminaison funeste. Depuis quelques années, nous avons vu un assez grand nombre d'hémorrhagies formidables s'effectuer par différentes voies (peau, estomac, intestins, poumon), chez des sujets atteints de fièvre typhoïde de forte ou de moyenne intensité, en même temps qu'il entrait dans les hôpitaux civils et militaires un assez grand nombre de malades offrant tous les signes du scorbut (1852). On ne saurait donc méconnaître l'existence d'une condition morbide toute spéciale qui tendait à se généraliser.

Maladies du foie. Nous rapprochons des hémorrhagies précédentes celles que nous avons rencontrées dans le cours des maladies du foie. Nous avons développé dans deux mémoires les raisons qui nous portent à considérer le foie comme un organe d'hématose. Quand il vient à être lésé dans sa texture ou sa fonction, le sang s'écoule souvent par les fosses nasales, l'estomac, l'intestin ou la peau (hépatite subaiguë, phlegmoneuse, cirrhose, fièvre jaune endémique). Nous ignorons en quoi consiste l'altération du sang; nous ne pouvons pas dire si la quantité de fibrine est diminuée ou si cet élément est altéré dans sa constitution propre; mais à coup sûr les hémorrhagies qui proviennent de cette cause ne peuvent s'expliquer par un obstacle mécanique au cours du sang, puisqu'elles se montrent dans les lieux où la circulation n'est pas gênée, et dans des maladies où l'on ne peut admettre l'intervention d'une pareille cause. Nous avons fait un assez grand nombre d'expériences pour savoir si la matière colorante de la bile, en se mêlant au sang, n'exercerait pas sur ce liquide une action nuisible. Nous n'avons rien obtenu

Des maladies du foie comme causes d'hémorrhagies.

Ces maladies produisent-elles une altération du sang?

de positif, et d'ailleurs l'existence d'hémorrhagies sans ictère, comme dans la cirrhose, suffirait à elle seule pour renverser cette opinion. Nous avons mêlé au sang de l'acide choléique ou de la bile ; souvent, il est vrai, nous avons vu, au microscope, la dissolution des globules s'opérer rapidement ; mais dans d'autres cas nous n'avons aperçu aucune altération évidente.

Maladie hémorrhagique qui simule la fièvre jaune.

Nous devons insister sur les hémorrhagies qui se rattachent à une lésion du foie, parce qu'elles sont encore peu connues et qu'elles offrent une gravité extrême. Nous avons appelé l'attention des praticiens sur ces hémorrhagies dont nous avons fait une étude spéciale depuis quelques années. Nous en avions déjà indiqué la cause dans notre mémoire sur les hémorrhagies produites par les maladies du foie (1). Depuis nous avons eu l'occasion de réunir de nouveaux faits qui ne font que confirmer les opinions que nous avons émises. Ces hémorrhagies, qui paraissent tenir à une altération du sang par la bile se font par l'estomac, par les reins, par la vessie et par le derme. Les malheureux qui en sont atteints rappellent, par leur aspect et par les souffrances qu'ils éprouvent, la fièvre jaune d'Amérique. Ils vomissent parfois de grandes quantités de sang, ou le rendent en urinant. La peau se couvre d'ecchymoses petites, ou qui peuvent acquérir la largeur de la main ; en même temps elle se

On l'observe dans nos climats.

Ses symptômes.

(1) *Archives générales de médecine*, p. 641, Juin 1854. La plupart des idées que j'ai émises au sujet de ces hémorrhagies, et la comparaison que j'ai faite de la maladie avec la fièvre jaune, se trouvent reproduites dans la thèse d'un médecin grec, M. Sypnaios, qui avait été atteint lui-même de cette maladie, dont la nature avait été entièrement méconnue. Depuis cette époque, j'en ai observé encore deux cas aussi nettement caractérisés et terminés tous deux par la mort, après d'abondantes hémorrhagies. M. Garnier a observé des faits du même genre pendant la campagne de Rome (1849).

colore, en quelques heures, en un jaune d'ocre intense. Cet ictère général est dû à la présence de la bile, et non à la matière colorante du sang. Les membres se refroidissent, et un ou plusieurs accès de fièvre algide bien caractérisée se montrent, soit avant les hémorrhagies, soit en même temps qu'elles. Il se forme aussi, chez quelques malades, des congestions pulmonaires qui simulent la pneumonie. En général, à moins qu'on ne connaisse bien l'histoire de ces hémorrhagies, à moins que l'attention ne soit éveillée sur les symptômes qui les précèdent ou les accompagnent, on se trompe sur la nature de la maladie à laquelle elles servent de cortége. Quelquefois l'affection simule un ictère simple au début, ou une fièvre rémittente pernicieuse avec laquelle elle offre plus d'un trait de ressemblance. Le foie n'offre aucune lésion de structure constante appréciable, et tout ce qu'on a écrit de contraire à cette opinion est le résultat d'une observation incomplète, ou de suppositions microscopiques que nous n'avons pas à relever.

Le foie n'offre aucune lésion de structure.

Les hémorrhagies qui sont sous la dépendance d'une lésion de structure du foie évidente ne sont pas ordinairement portées à un degré aussi violent. Elles se font par les fosses nasales, les gencives, les gardes-robes ou par la peau sous forme d'ecchymoses; elles sont peu abondantes, et ne mettent point en danger la vie des malades. Nous appelons l'attention des médecins sur ces hémorrhagies dont l'existence et le mode de production avaient été entièrement méconnus, qui ont été d'ailleurs retrouvées depuis par un grand nombre de médecins français ou étrangers.

Des maladies de la rate comme causes d'hémorrhagies.

Maladies de la rate. Cette cause d'hémorrhagies, admise dans l'école grecque, est aujourd'hui plutôt soupçonnée que démontrée. Les hémorrhagies nasales (Hippocrate), l'hématémèse, les hémorrhoïdes (F. Hoffmann), les ulcères de mauvaise nature, ont été regardés comme des signes de maladies spléniques. M. le docteur Collin, à qui on doit une des meilleures monographies que nous possédions sur les maladies de la rate dans les fièvres d'Afrique, n'a constaté aucune de ces hémorrhagies sur 6,636 fébricitants, parmi lesquels 467 étaient atteints d'hypersplénie. Il est porté seulement à croire que cette dernière lésion, lorsqu'elle est accompagnée de ramollissement, est favorisée par la diminution de la fibrine du sang, constatée par MM. Léonard et Folley, dans les fièvres pernicieuses ou les récidives de l'état fébrile (1).

Les relevés faits par M. Collin prouvent que ces hémorrhagies sont rares.

La question est donc jugée par des faits positifs. L'hypersplénie ne fait pas les hémorrhagies ; la défibrination du sang serait plutôt la cause qui les produirait, et encore ne faut-il pas se hâter de conclure, car le sang est altéré dans tous ses éléments : les globules, l'albumine, sont diminués chez les cachectiques qui présentent ces hémorrhagies. Les hypertrophies hépatiques sont presque aussi fréquentes que celles de la rate dans les pyrexies paludéennes ; c'est là peut-être une nouvelle cause d'hémorrhagie.

L'hypersplénie ne les produit pas.

Depuis quelques années, l'attention des auteurs est fixée sur les causes d'une singulière cachexie qui a pour caractère spécial l'accroissement des globules blancs du sang. Leur quantité est tellement accrue, dans quelques

Des hémorrhagies dans la leucémie.

(1) *Recherches sur les altérations et le rôle pathogénique de la rate dans les fièvres paludéennes de l'Algérie*, 1838, par M. Collin, médecin adjoint de l'hôpital militaire de Philippeville ; — *Recueil des mémoires de médecine, de chirurgie et de pharmacie militaires.*

cas, qu'ils sont dans la proportion d'un ou de deux à quatre par rapport aux globules rouges du sang. Entre autres symptômes qui se déclarent dans cette maladie qui a reçu le nom de leucocythémie, on a remarqué le développement des hémorrhagies par différentes voies, surtout par les fosses nasales, par l'estomac et le gros intestin. Il faudrait donc mettre ces hémorrhagies au nombre de celles qui ont leur source dans une altération du sang. L'hypertrophie splénique, quoique très-fréquente dans la leucocythémie, n'en est pas l'unique cause. D'ailleurs nous venons de faire remarquer que les hémorrhagies étaient extrêmement rares dans l'hypertrophie splénique paludéenne; il faut donc s'en prendre à l'altération du sang et non à la maladie de la rate. (Voyez *Altérations du sang*, *Leucocythémie.*)

Hémorrhagies dans les maladies virulentes.

Intoxication du sang. Les virus de la morve, du farcin, du charbon, de la vipère, du crotale, lorsqu'ils pénètrent dans le sang, en altèrent la composition de telle manière, que ce liquide s'infiltre dans un grand nombre de tissus. Les hémorrhagies apparaissent donc comme un caractère commun à un certain nombre de maladies virulentes, tandis que d'autres, comme les affections rabiques, syphilitiques, la variole et la vaccine, ne produisent jamais cet effet.

La pénétration dans le sang de la partie séreuse et globulaire du pus, ou de la matière cancéreuse, altère ce liquide; ces agents spécifiques s'attaquent à la fibrine et aux globules rouges. Il ne faut pas rejeter sans un nouvel examen l'opinion de Huxham, qui veut que certains agents toxiques aient la propriété de dissoudre la partie globulaire du sang. Pourquoi échapperait-elle plus que les autres éléments à l'action des causes morbifiques? Cer-

Action dissolvante de quelques agents chimiques.

tains agents vénéneux, l'arsenic, le tartre stibié, les sels alcalins à doses élevées ou longtemps continuées, les préparations mercurielles, l'iodure de potassium, l'alcool (?), rendent le sang plus fluide, et en déterminent l'épanchement dans différentes parties du corps.

Hémorrhagies héréditaires.

Hémorrhaphylie. On a décrit avec soin dans ces dernières années des hémorrhagies dont la cause reste encore inconnue. Elles sont héréditaires dans certaines familles, s'effectuent par un grand nombre de tissus, par la peau, le nez, les voies respiratoires, le poumon, les intestins et les organes génito-urinaires ; elles se reproduisent souvent pour des causes très-légères et s'arrêtent avec peine. Tout fait croire qu'elles sont liées à une altération de composition du sang ; on n'a pu jusqu'à présent les rattacher à aucune maladie du solide.

3° Hémorrhagies par lésion du solide.

3° HÉMORRHAGIES PAR LÉSION DYNAMIQUE DU SOLIDE; ESSENTIELLES, ACTIVES DES AUTEURS. Le sang est retenu dans les capillaires, d'une part, en vertu de sa composition chimique et de ses propriétés physiques, et, de l'autre, en vertu des propriétés vitales dévolues aux capillaires.

Des hémorrhagies idiopathiques.

Si l'une ou l'autre de ces conditions normales vient à être troublée, le sang s'écoule hors des vaisseaux. L'hémorrhagie dynamique est celle qui se produit sans lésion du sang et sans changement appréciable dans la structure du solide. On peut citer comme exemple d'hémorrhagie de ce genre l'écoulement menstruel, quoiqu'il soit emprunté à l'ordre physiologique.

Les hémorrhagies qui méritent de retenir le nom d'hémorrhagies essentielles sont celles qui s'effectuent chez des jeunes sujets, ou qui remplaçent un autre flux sanguin, soit naturel, comme les menstrues, soit accidentel et établi depuis longtemps, comme le flux hémorrhoïdal. Parlons d'abord des premières dont la cause est restée jusqu'alors inconnue.

On les observe assez fréquemment sur des sujets âgés de dix à vingt ans. Elles ont lieu ordinairement par les fosses nasales, souvent à des intervalles assez rapprochés, tous les huit jours, pendant plusieurs mois. Dans quelques cas, elles sont assez abondantes ou assez répétées pour anémier les sujets et pour déterminer une faiblesse très-grande. On les rencontre plus particulièrement à l'époque ou aux approches de la puberté, soit chez l'homme, soit chez la femme. Nous les avons observées le plus souvent chez des jeunes filles lymphatiques et à tissus mous. Hémorrhagie de la puberté.

Cependant il n'est pas rare de les trouver dans des conditions physiologiques toutes différentes. Plusieurs de ces jeunes malades nous ont offert quelques symptômes de chloro-anémie, les bruits de souffle, le frémissement vasculaire, les palpitations. Ces hémorrhagies sont-elles le résultat de congestions vers l'extrémité céphalique, d'une altération du sang ou du travail physiologique qui tend à se faire vers les organes génitaux? c'est ce qu'il nous serait difficile de dire. L'ensemble des symptômes et des conditions au milieu desquels ces hémorrhagies prennent naissance rappelle les principaux traits de la chlorose; cependant, comme la diminution des globules ne donne jamais lieu à l'hémorrhagie, tout porte à croire qu'il existe ou une autre altération du sang que nous ne connaissons pas, ou, ce qui est plus probable, une simple congestion sanguine vers la membrane muqueuse des fosses nasales, qui est le siége habituel de l'écoulement sanguin. On n'en connaît pas la cause. On les a attribuées à la chloro-anémie. Elles pourraient tenir à de simples congestions locales.

Des hémorrhagies supplémentaires.

Hémorrhagies supplémentaires. On appelle ainsi les pertes de sang qui paraissent se lier à la suppression ou à la diminution d'un écoulement sanguin, soit naturel, soit morbide. Le nombre de ces hémorrhagies a singulièrement diminué depuis que le diagnostic et l'étude des lésions se sont perfectionnés. On ne peut guère citer aujourd'hui que les hémorragies qui suppléent les règles, les hémorrhoïdes et l'épistaxis, et encore ces faits doivent-ils être examinés de nouveau, en se plaçant au point de vue des altérations possibles du sang. Pour notre part, nous avons observé huit cas d'hémorrhagies succédanées des règles supprimées, chez des femmes en proie à tous les symptômes de l'hystérie et de la chlorose; les règles étaient complétement supprimées depuis plusieurs mois et la constitution profondément altérée. Le sang ne fut point étudié chimiquement, mais le changement de ses propriétés physiques ne nous permet pas de douter qu'il ne fût altéré. Quant aux tissus qui avaient fourni le sang, ils conservaient leur structure normale. L'hémorrhagie avait pour siége l'estomac, l'intestin, la membrane buccale et les voies urinaires. Les sujets étaient tombés dans un état cachectique qui augmentait chaque fois que l'écoulement sanguin se reproduisait.

Des menstrues.

Siége des hémorrhagies succédanées.

Les auteurs disent que les tissus qui sont le siége ordinaire des hémorrhagies succédanées sont : le mamelon, l'ombilic, la joue, les doigts, les fosses nasales, la bouche, les bronches, l'estomac, la vessie, le rectum, et enfin d'autres voies insolites, telles que la peau, la conjonctive, l'aisselle, l'urètre et même le tissu propre des viscères.

Symptômes d'hyperémie vitale.

Elles s'accompagnent d'une congestion active et de

tous les signes locaux du molimen hemorrhagicum (chaleur, douleur, rougeur, tuméfaction, etc.), et de symptômes généraux, tels que fièvre, excitation vasculaire, courbature, troubles de la fonction de l'organe qui fournit le sang. Une fois l'écoulement terminé tout rentre dans l'ordre, la congestion cesse et on ne retrouve plus le moindre vestige du travail morbide, lors même qu'il s'est reproduit, dans le même point, pendant un grand nombre d'années. On ne saurait donc révoquer en doute l'existence d'un simple trouble fonctionnel dans ces hémorrhagies succédanées.

Fièvre et réaction générale.

On les rencontre plus souvent chez les femmes que chez les hommes, à l'époque de la puberté, de l'âge critique ou quand les règles cessent accidentellement de couler, dans l'hystérie, la catalepsie, la suppression du flux hémorrhoïdal, d'une épistaxis, d'une saignée habituelle, et plus rarement d'un autre flux, tel que la diarrhée ou la sueur des pieds.

Hémorrhagies périodiques.

Hémorrhagies périodiques. On a cité des observations d'écoulements sanguins revenant tous les ans ou tous les mois, à des époques assez fixes. Les épistaxis et surtout le flux hémorrhoïdal affectent souvent une périodicité parfaite. Quand ils sont indépendants de toute lésion du sang ou d'une maladie palustre, ils rentrent de plein droit dans les hémorrhagies dynamiques. Chez les femmes, ces écoulements intermittents remplacent les menstrues et les suppléent, jusqu'à un certain point.

Hémorrhagies critiques.

Hémorrhagies critiques. Leur nombre est plus restreint encore que celui des hémorrhagies succédanées. Les recherches modernes ont servi à prouver qu'elles se rattachent souvent à la maladie du sang ou à une lésion fonctionnelle, et qu'elles n'amènent aucune solution heureuse dans les maladies. On ne peut plus considérer aujourd'hui comme critiques l'épistaxis du typhus, des affections du foie, non plus que les hémorrhagies qu'on observe dans les pyrexies exanthématiques, telles que la rougeole, la scarlatine, les maladies virulentes, ni celles qui se manifestent par le nez, la bouche et le rectum, chez les pléthoriques.

Hémorrhagie par émotion morale.

Une vive émotion morale peut être suivie très-rapidement d'ecchymose, de la transsudation du sang par la peau ou d'une épistaxis, d'une hématémèse. Les faits de ce genre sont déjà anciens. Dans les écrits modernes, on trouve cités des exemples d'hémorrhagies semblables; mais comme il s'est toujours écoulé un temps assez long entre l'intervention de la cause qui a pu altérer le sang et l'écoulement sanguin, on peut croire que celui-ci est l'effet d'une maladie du solide.

Cependant, à côté de ces faits s'en trouvent d'autres rapportés par les auteurs, et qui ne laissent aucun doute sur la part qu'un simple trouble de l'innervation peut prendre dans la production d'une hémorrhagie. On voit des sujets bien portants soumis à une émotion morale subite succomber à une hémorrhagie cérébrale ou rejeter du sang par le nez et par la bouche. Haller rapporte le fait curieux d'une femme qui fut prise d'hémorrhagie nasale et buccale, et chez laquelle survinrent des pétéchies nombreuses, après un violent accès de colère. Il n'est pas un praticien qui n'ait observé l'épistaxis chez des hommes soumis à une forte préoccupation d'esprit. Lorsque l'innervation d'un organe est fortement excitée, l'hyperémie qui en est l'effet ordinaire peut aboutir à l'hémorrhagie.

Des hémorrhagies sympathiques.

C'est encore par suite d'un trouble de l'innervation

qu'une hémorrhagie peut se manifester dans un organe sain qui est sympathiquement irrité par un autre organe malade. On voit chez des femmes atteintes de cancer gastrique ou de quelque autre maladie viscérale, les règles devenir de véritables métrorrhagies. Cependant il est rare que la lésion dynamique des capillaires sanguins fasse tous les frais de l'hémorrhagie; presque toujours d'autres causes soit prédisposantes, soit occasionnelles, agissent en même temps.

Hémorrhagies causées par un froid intense,

On pourrait ranger au nombre des hémorrhagies dynamiques celles qu'on a observées chez les hommes qui sont soumis à un froid excessif de — 12° à — 15° centigr. Les capillaires extérieurs, et spécialement ceux de la conjonctive et de la membrane nasale et buccale, sont frappés d'une atonie telle qu'ils laissent transsuder le sang. Le même effet est produit chez les hommes qui sont exposés pendant longtemps à l'action d'une température très-élevée, et chez les animaux qu'on place dans une étuve dont la chaleur est excessive.

ou par une température élevée.

Nous avons actuellement sous les yeux deux malades chez lesquels six bains de vapeurs ont suffi pour déterminer l'apparition d'un purpura général fort intense, et dont il serait impossible de trouver la cause ailleurs que dans l'action énergique d'une haute température.

Le sang sort-il par déchirure des vaisseaux ou par diapédèse?

Dans les hémorrhagies par simple trouble fonctionnel des capillaires, le sang sort-il par rupture ou par diapédèse, c'est-à-dire à l'aide d'un mécanisme semblable à celui qui a lieu dans les secrétions normales? Quoiqu'on ne trouve aucune lésion appréciable dans les tissus qui ont livré passage au sang, il n'est pas possible d'admettre que les globules sanguins puissent s'échapper, sans lésion, des vaisseaux capillaires, à moins que le sang ne soit altéré dans sa composition et que le sérum n'entraîne avec lui la matière colorante sortie des globules altérés et rompus, comme dans un certain nombre d'hémorrhagies de notre seconde classe. Dans l'hémorrhagie menstruelle la membrane interne de l'utérus est hyperémiée et le sang s'échappe des petits vaisseaux par des déchirures évidentes quoique microscopiques. En est-il de même dans toutes les hémorrhagies que nous venons de passer en revue?

Nous n'hésitons pas à répondre négativement à cette question. Les globules altérés peuvent céder au sérum leur matière colorante : ce sérum peut facilement transsuder à travers les vaisseaux capillaires; il en résulte alors des hémorrhagies souvent considérables qui s'accompagnent de symptômes adynamiques. On les rencontre dans un très-grand nombre de maladies générales.

Infiltration et épanchement de sang cadavériques.

3° *Hémorrhagies cadavériques*. Immédiatement après la mort, le sang s'altère comme tous les autres liquides, sa portion séreuse s'épanche hors des vaisseaux et entraîne avec elle une grande quantité de matière colorante rouge qui imbibe et teint les parois vasculaires et les tissus environnants : la pesanteur, n'étant plus contre-balancée par les lois vitales, fait affluer le sang vers les parties les plus déclives du cadavre. Une propriété physique commune à tous les tissus, l'endosmose et l'exosmose, concourt à faire passer très-promptement le liquide sanguin dans les tissus ambiants; on le retrouve aussi dans les cavités principales. Ces épanchements sanguins n'ont rien de commun avec les hémorhagies : nous n'en aurions point parlé, s'il n'était pas nécessaire de rappeler qu'on peut les confondre avec les hémorrhagies formées un temps plus ou moins long avant la mort. Il faut remarquer que les altérations du sang et du solide qui causent les hémorrhagies, favorisent également la diffusion du liquide sanguin après la mort, de sorte qu'on juge assez bien de l'intensité de la maladie par le nombre et l'étendue des suffusions sanguines cadavériques. Si le sang est très-fluide et les tissus également altérés, ramollis, infiltrés de sérosité, on trouve le liquide sanguin épanché et infiltré dans un grand nombre d'organes, et l'on a peine, quelquefois, à distinguer, la lésion cadavérique d'avec la congestion et l'hémorrhagie pathologique. Il suffit d'avoir ouvert le cadavre d'un malade qui a succombé à une pyrexie grave ou à une altération scorbutique du sang, pour comprendre tout ce qu'il faut d'habitude et d'attention pour parvenir à faire la part exacte du travail morbide et de la décomposition cadavérique.

Traitement général des hémorrhagies.

Traitement. Indications thérapeutiques. Les divisions que nous avons établies dans l'étude des hémorrhagies conduisent sûrement à une thérapeutique rationnelle, la seule efficace dans le traitement de ces maladies. Si on ne les avait point présentes à l'esprit on courrait risque de donner, au hasard, des médicaments qui seraient plus nuisibles qu'utiles. Les indications thérapeutiques reposent toutes, sans exception, sur la connaissance de la cause des hémorrhagies. Il faut donc, avant tout, que le médecin sache si l'écoulement sanguin dépend d'une maladie du solide, d'une altération du sang ou d'un simple trouble dynamique.

Indications tirées de la lésion du solide.

Hémorrhagie par lésion du solide. Les indications que fournissent les maladies par lésion du solide ne peuvent être posées d'une manière générale ; elles changent avec les causes, avec l'organe qui en est le siége. Tout au plus peut-on dire que la cause étant toujours locale, le traitement doit être également local et avoir pour but de réprimer l'écoulement sanguin à l'aide de tous les médicaments anti-hémorrhagiques utiles en pareil cas. L'indication essentielle à remplir est de remédier à la lésion qui produit l'hémorrhagie quand elle n'est pas au-dessus des ressources de l'art.

De l'altération du sang.

Hémorrhagie par altération du sang. Les syptômes de la pléthore et de l'appauvrissement du sang sont toujours assez manifestes pour qu'on ne doive pas hésiter sur le traitement qu'il convient de diriger contre les hémorrhagies qui en proviennent. Voici les indications principales qui se présentent dans l'un et l'autre cas.

Traitement des hémorrhagies pléthoriques.

Traitement de l'hémorrhagie pléthorique. Si nous supposons que le médecin ne s'est pas laissé abuser sur la vraie nature de l'hémorrhagie par pléthore, *la première indication* est de recourir à une ou plusieurs saignées générales.

C'est uniquement dans ce cas que l'on peut approuver la pratique, qui est trop générale, de saigner dans presque toutes les hémorrhagies. Comment ne pas s'élever contre la saignée quand on voit les médecins ouvrir immédiatement la veine, par cela seul qu'ils aperçoivent les signes d'une hémorrhagie, sans en rechercher la cause, sans même imaginer qu'ils peuvent achever de tuer le malade ? (Voyez pour plus de détails *Pléthore, indications thérapeutiques*, t. I, p. 577.)

La *seconde indication*, qui rentre dans la première, consiste à placer toutes les fonctions dans un demi-repos et à leur enlever leurs stimulants naturels (diète ou aliments légers, boissons aqueuses, acidulées, air frais). Ces deux indications se résument en une seule : modifier la composition du sang, en diminuant ses quantités et la proportion de l'élément excitateur, le globule.

La *troisième* consiste à combattre l'hyperémie hémorrhagique sur le point de s'effectuer ou déjà constituée; repos de l'organe et de la fonction, saignée dérivative par une veine plus ou moins éloignée, réfrigérants directs, topiques froids prolongés, glace, eau froide, topiques astringents, compression, élévation de la partie qui est le siége de l'écoulement; comme moyens auxiliaires, quelquefois dangereux à manier, révulsifs et excitants sur des points distants de l'hémorrhagie, ventouses ordinaires ou comprenant tout un membre, quelquefois dérivation spoliative opérée à l'aide de la saignée répétée et faite sur une veine éloignée du siége de l'hémorrhagie, etc.

Quatrième indication. Introduire dans le sang des liqueurs anti-hémorrhagiques, telles que les astringents minéraux ou végétaux, l'alun, l'acétate de plomb, le ratanhia, le quinquina, le tannin, l'ergotine, les résineux, et toutes les eaux réputées anti-hémorrhagiques auxquelles il ne faut avoir qu'une médiocre confiance.

Cinquième indication, commune à toutes les hémorrhagies. Agir immédiatement sur le siége même de l'écoulement sanguin, par tous les moyens utiles en pareille occurrence (froid, compression, situation, etc.).

Traitement des hémorrhagies par diminution de l'élément plastique.

Traitement des hémorrhagies asthéniques ou par diminution des quantités normales de fibrine. On n'a jamais varié sur l'indication générale qui doit dominer la thérapeutique de ces hémorrhagies. Il faut tonifier tous les systèmes, soit au moyen d'un régime diététique convenable, soit par une médication corroborante et même stimulante. Lorsque l'écoulement du sang se manifeste comme élément primaire ou secondaire dans le cours d'une maladie apyrétique ou fébrile, telle que la fièvre typhoïde, la fièvre jaune, ou une autre pyrexie, on s'accorde à donner le quinquina, le vin, les alcools, les ferrugineux, etc., etc., que l'on associe, suivant la nature et le siége de chaque maladie, à des substances dont l'action est un peu différente, suivant les effets qu'on veut obtenir.

L'autre indication, commune à toutes les hémorrhagies, est d'arrêter immédiatement l'écoulement sanguin par le froid, les astringents, la cautérisation, etc. Il importe de le faire cesser en un temps très-court, afin de remédier à la faiblesse générale qui accompagne toujours ces hémorrhagies et qui s'accroît encore par l'effet de la perte de sang. On a souvent beaucoup de peine à s'en rendre maître jusqu'à ce que le traitement général ait modifié la composition du sang.

Traitement des hémorrhagies dynamiques.

Traitement des hémorrhagies dynamiques. Première indication. Chercher si elle est salutaire, en rapport avec une nécessité de l'économie et indiquée par la pléthore, la force du sujet, la suppression d'un flux sanguin ou d'une autre nature. Dans ce cas, l'opportunité de cette évacuation étant bien établie, la respecter, la modérer, si elle dépasse de justes limites; l'arrêter si elle est trop répétée, trop abondante et s'effectue par une voie dangereuse (poumon, estomac, cerveau).

Deuxième indication. S'occuper, une fois que l'hémorrhagie a cessé, de la remplacer par un autre flux, que l'on provoque sur la surface gastro-intestinale ou cutanée (purgatifs, vésicatoires), ou par une autre hémorrhagie artificielle, établie loin du siége de l'hémorrhagie pathologique.

On emploie dans ce but tantôt la saignée dérivative, pratiquée, à l'aide de la lancette ou des sangsues, aux pieds, à l'anus, aux cuisses ou à la vulve ; tantôt les saignées du bras, à petites doses, mais répétées. En général, les médecins ont abusé de ces saignées générales qui n'arrêtent souvent les hémorrhagies qu'en altérant profondément la constitution.

Troisième indication. Chercher dans un traitement hygiénique le moyen de prévenir la reproduction de l'hémorrhagie.

Nosologie.

On peut décrire les hémorrhagies suivant leur siége, mais cette donnée systématique a l'inconvénient de réunir ensemble des hémorrhagies qui n'ont de commun que le siége, et de rompre les affinités naturelles qui dérivent de leur causalité. Une hémorrhagie pléthorique a des caractères qui ne changent pas, quelque soit l'organe par lequel elle s'effectue. Il en est de même de l'écoulement sanguin qui se rattache à la défibrination du sang ou à la diathèse hémorrhagique congénitale. Il serait même impossible d'étudier ces hémorrhagies d'après leur siége, puisqu'elles peuvent occuper presque tous les tissus et tous les organes. On se trouve donc arrêté par une difficulté insurmontable lorsqu'on se propose de classer les hémorrhagies suivant l'organe affecté. Il nous semble préférable de les classer d'après leur nature ou plutôt d'après la cause évidente qui les produit, et de ne faire servir les considérations tirées du siége que pour asseoir les subdivisions. De cette manière les affinités naturelles qui rattachent les hémorrhagies les unes aux autres, se trouvent respectées et conduisent à une thérapeutique rationnelle.

Classification.

Les hémorrhagies doivent être classées suivant leurs causes et leurs siéges.

Stahl a saisi des vérités de premier ordre.

Du reste on les retrouve implicitement indiquées dans les anciennes divisions des hémorrhagies, en actives et en passives, auxquelles correspondent les hémorrhagies par altération du solide et du sang. Stahl et son école ont certainement aperçu les principales conditions morbides qui président à leur développement lorsqu'ils ont distingué les hémorrhagies en actives et en passives, et indiqué les causes qui les font naître; toutefois ces dénominations ne sauraient être acceptées, à moins qu'on ne leur assigne la signification rigoureuse que les travaux modernes ont pu seuls leur donner; encore faut-il reconnaître qu'elles ne sauraient comprendre toutes les hémorrhagies.

Galien avant lui avait indiqué très-clairement toutes les causes possibles des hémorrhagies.

Bien avant Stahl, Galien avait très-nettement indiqué la cause et le mécanisme général des hémorrhagies. Avouons même que si nous connaissons mieux les faits particuliers, nous n'avons pas été au delà de ce que ce médecin avait découvert. Pour lui, les deux grands modes d'écoulement sanguin sont : l'anastomose et la diapédèse. L'hémorrhagie par anastomose est occasionnée par la faiblesse et l'atonie des vaisseaux, ou la trop grande quantité de sang qui se précipite vers l'ouverture des vaisseaux, ou par la qualité irritante qu'il possède. L'hémorrhagie par diapédèse dépend de la faiblesse des parois des vaisseaux et de la pauvreté du sang. Galien n'hésite pas à rapporter un grand nombre d'hémorrhagies aux altérations de quantité et de qualité du sang. Reconnaissonsque nous n'avons pas été au delà des divisions Galéniques, seulement les analyses chimiques et les recherches anatomo-pathologiques ont donné un point de vue solide aux prévisions du génie.

Nous réunirons dans notre tableau des hémorrhagies

non-seulement celles qui sont idiopathiques mais toutes les symptomatiques, afin que le praticien puisse saisir facilement l'ensemble des maladies dans le cours desquelles l'écoulement du sang peut se manifester.

Caractères communs à toutes les hémorrhagies : extravasation de tous les éléments du sang ou du sérum entraînant avec lui les globules rouges ou leur matière colorante seule.

Ier ORDRE. HÉMORRHAGIES SYMPTOMATIQUES D'UNE ALTÉRATION APPRÉCIABLE DU SOLIDE. Le sang s'écoule par les tissus altérés ou loin de l'organe dont la lésion est la cause de l'hémorrhagie. La maladie du solide suffit pour expliquer son développement.

Ier SOUS-ORDRE. *Hémorrhagies par maladie primitive des vaisseaux* (cœur, artères, veines, capillaires).

Ier GENRE. Hémorrhagies par maladie du cœur.

1. ESP. Hémorrhagie par rupture des ventricules.
2. ESP. — des oreillettes.
3. ESP. — de l'artère coronaire.
4. ESP. Hémorrhagies symptomatiques d'une lésion valvulaire : 1° hémoptysie ; — 2° apoplexie pulmonaire ; — 3° hémorrhagie par le nez et par plusieurs ouvertures naturelles telles que la bouche, l'estomac et différents viscères produites par la même cause. Les affections chroniques du péricarde sont suivies des mêmes accidents.

IIe GENRE. Hémorrhagies par maladie des artères.

1. ESP. Hémorrhagie par artérite.
2. ESP. — par gangrène.
3. ESP. — par anévrisme.
4. ESP. — par ossification (hémorrhagie cérébrale).

IIIe GENRE. Hémorrhagies par maladie des veines.

1. ESP. Hémorrhagie par rupture de varices.
2. ESP. — veineuse, dans différents organes.

IVe GENRE. Hémorrhagies par maladie des vaisseaux capillaires.

1. ESP. Hémorrhagie possible dans les phlegmasies de tous les tissus sans exception.
2. ESP. Hémorrhagie par gêne mécanique (plus rare).

IIe SOUS-ORDRE. *Hémorrhagies par lésion primitive de consistance et de continuité du solide qui se transmet jusqu'aux vaisseaux.*

Ier GENRE. Hémorrhagies par ramollissement simple.

Les espèces sont aussi nombreuses que les tissus qui peuvent être frappés de cette altération.

IIe GENRE. Hémorrhagies par ramollissement gangréneux.

Espèces aussi nombreuses que les tissus affectés ; (A) de la peau ; (B) des membranes muqueuses ; (C) du poumon ; (D) du cerveau, etc., etc.

IIIe GENRE. Hémorrhagies par ulcération primitive.

ESP. Hémorrhagies dysentériques et autres.

IIIe SOUS-ORDRE. *Hémorrhagies par développement d'un tissu homologue.*

GENRES : **Ier**, végétations ; **IIe**, tissu érectile ; **IIIe**, tumeur épithéliale ; etc.

IVe SOUS-ORDRE. *Hémorrhagies par développement d'un tissu hétérologue.*

GENRES. Hémorrhagies symptomatiques : (A) du tubercule ; (B) du cancer ; (C) de la mélanose ; (D) des entozoaires.

Les espèces sont très-nombreuses et prennent un nom particulier suivant l'organe affecté : hémoptysie, hématémèse, entérorrhagie, néphrorrhagie, etc.

IIe ORDRE. HÉMORRHAGIES TRAUMATIQUES OU CHIRURGICALES DE CAUSE EXTERNE.

Genres et espèces suivant leur siége : blessure du cœur, des artères, des veines, des capillaires.

IIIe ORDRE. HÉMORRHAGIES PAR ALTÉRATION DU SANG. La lésion du solide qui livre passage au sang est subordonnée à l'altération de ce liquide; cependant celle-ci doit aussi intervenir, pour une certaine part, dans la production de l'hémorrhagie, puisqu'elle affecte plus spécialement certains tissus. Ces hémorrhagies sont éléments essentiels de toutes les maladies dans le cours desquelles on les voit paraître.

Ier SOUS-ORDRE. Hémorrhagies pléthoriques : accroissement de la proportion des globules rouges, symptômes d'excitation vasculaire générale et partielle dans le lieu qui fournit le sang.

ESP. L'écoulement sanguin a lieu par le nez, le poumon, le cerveau, etc.

IIe SOUS-ORDRE. Hémorrhagies par dissolution du sang. La quantité de fibrine est diminuée; des symptômes adynamiques accompagnent les hémorrhagies souvent abondantes qui se font dans un grand nombre de tissus.

1. ESP. Scorbut : hémorrhagies multiples disséminées dans presque tous les organes. — VAR. (A) scorbut apyrétique; (B) fébrile; (C) sporadique; (D) endémique : 1° des gens de mer, 2° des prisons, 3° des villes assiégées.

2. ESP. Pourpre hémorrhagique: pétéchies à la surface du derme, en différents points du corps.

3. ESP. Hémorrhagies des fièvres continues typhiques. — VAR. (A) Fièvre typhoïde: épistaxis, hémorrhagie intestinale; (B) typhus: maladie tachetée, pétéchies; (C) fièvre jaune: vomissement noir, selles sanglantes.

4. ESP. Hémorrhagies des fièvres paludéennes: elles ont lieu par les différentes voies; par la face libre des membranes et dans les parenchymes, celui de la rate plus spécialement, qu'elles déchirent, ou dans lequel s'infiltre le liquide sanguin. On croit que la diminution de la fibrine en est, en partie, la cause.

5. ESP. Hémorrhagies symptomatiques d'une altération du sang par un agent spécifique. — VAR. (A) altération du sang par le pus: hémorrhagie dans la fièvre puerpérale, la pyémie; (B) par une liqueur septique, hémorrhagies septicémiques; (C) par le virus morveux, farcineux, charbonneux; (D) par le venin des serpents, de la vipère, etc.; (E) par un agent chimique tel que l'arsenic, l'acide prussique, etc.

6. ESP. Hémorrhaphylies ou hémorrhagies diathésiques congénitales. Tout porte à croire que leur cause réside dans une altération du sang; elles ont pour caractères de se montrer dans un grand nombre de tissus, à l'occasion de causes légères, et de s'arrêter difficilement.

7. ESP. Hémorrhagies symptomatiques d'une maladie du foie (?) Elles ont lieu par les fosses nasales, la peau, l'estomac et l'intestin; on ignore leur mode de production; c'est par hypothèse et par voie d'analogie que nous les plaçons dans le troisième ordre; nous en dirons autant des hémorrhagies suivantes.

8. ESP. Hémorrhagies symptomatiques d'une maladie de la rate.

L'état cachectique qui préside à leur développement est très-complexe. La leucémie en est une cause fréquente. On a attribué à cette lésion du sang les hémorrhagies qu'on observe dans le cours des maladies paludéennes. (Voyez *Leucémie*, t. I, p. 608.)

IVe ORDRE. HÉMORRHAGIES ESSENTIELLES OU PAR SIMPLE TROUBLE DYNAMIQUE. On ne trouve pas de lésion appréciable dans le solide ni dans le sang; ce liquide s'échappe des vaisseaux par un travail morbide qui s'écarte très-sensiblement des sécrétions pathologiques auxquelles on l'a comparé.

Ier **GENRE.** Hémorrhagies menstruelles. La muqueuse utérine s'hyperémie d'une manière active, ses vaisseaux s'injectent; elle se tuméfie, et il se produit de petites déchirures microscopiques. Quoique la chute de l'ovule soit la cause première de cette congestion hémorrhagique physiologique, on peut cependant la considérer comme un type sur lequel se modèlent assez bien les hémorrhagies essentielles ou dynamiques.

1. ESP. Métrorrhagie immodérée par surexcitation des organes génitaux.
2. ESP. Métrorrhagie de l'âge critique sans aucune lésion appréciable.
3. Métrorrhagie par simple trouble nerveux chez les hystériques, etc.

IIe **GENRE.** Hémorrhagie supplémentaire d'une autre hémorrhagie naturelle ou accidentelle supprimée.

IIIe **GENRE.** Hémorrhagie périodique, liée ou non à l'intermittence paludéenne.

IVe **GENRE.** Hémorrhagie critique.

Ve **GENRE.** Hémorrhagies par trouble de l'innervation

cérébrale. Elles sont provoquées par une émotion subite, par la frayeur, la colère ou toute autre passion.

CHAPITRE II.

MALADIES QUI CONSISTENT DANS UNE ALTÉRATION DES ORGANES ET DES FONCTIONS DE SÉCRÉTION OU HÉTÉROCRINIES.

Des sécrétions physiologiques. Elles dépendent de propriétés vitales différentes suivant l'organe de sécrétion.

La faculté de sécréter nous paraît être une propriété vitale aussi distincte de toutes les autres que la sensibilité ou la motilité : car on n'a pu, jusqu'à présent, ramener la sécrétion à n'être qu'une action physique telle que l'endosmose et l'exosmose, ou une action chimique telle que l'oxydation. Il existe pour chaque tissu autant de propriétés spéciales qu'il y a de produits spéciaux. Tant qu'on n'aura pas prouvé que d'autres organes que le foie, le rein, les testicules peuvent faire de la bile, de l'urine, du sperme, on devra admettre que des propriétés vitales particulières président à la formation de chaque produit spécial. La présence de la biliverdine, de l'urée, du phosphate calcique, ailleurs que dans le foie, le rein et les os, démontrent que certains produits peuvent être éliminés dans tous les tissus; mais on remarquera que ces matières ne représentent qu'un des éléments constituants des liquides de sécrétion, et non la bile, l'urine, ou la substance des os, qui sont des produits bien autrement complexes.

Outre les propriétés vitales dont il s'agit, deux autres conditions normales interviennent dans l'acte de la sécrétion, l'innervation d'une part et la composition du sang de l'autre. Le trouble d'une de ces trois conditions suffit pour altérer la sécrétion.

Deux doctrines en présence au sujet des sécrétions; l'une entièrement chimique, l'autre vitale.

Sans entrer dans l'examen des faits physiologiques, rappelons seulement que deux doctrines se trouvent en présence. L'une assimile les organes sécréteurs à des cribles qui ne font que séparer les principes immédiats tout formés dans le sang; l'autre veut que les tissus préparent de toutes pièces, avec les seuls éléments que leur fournit le sang, les principes immédiats et médiats que l'on rencontre dans les liquides sécrétés. A la première doctrine trop chimique, on peut objecter que le sperme, le venin, les virus varioleux, vaccinal, n'existent pas dans le sang; que si l'on constate la présence de l'urée, de la biliverdine, de la cholestérine dans des tissus très-différents, on ne peut y voir ni la bile ni l'urine; que d'ailleurs il faut toujours faire intervenir, dans les théories chimiques, le travail vital pour expliquer la séparation et le dédoublement des principes immédiats. Cependant il serait injuste de ne pas reconnaître l'influence considérable exercée par la composition chimique du sang sur la sécrétion.

Définition de la lésion de sécrétion.

On doit donner le nom de lésion de sécrétion à toute espèce de trouble qui porte sur la fonction d'un organe sécréteur et qui a pour effet d'augmenter, de diminuer ou de tarir l'écoulement des liquides qu'ils fournissent à l'état normal. Le nom de flux qu'on leur a donné ne convient qu'à l'accroissement de quantité des secreta, et nullement aux lésions de qualités de ces produits morbides.

Hétérocrinies : sens de ce mot.

Nous préférons les désigner par la dénomination d'*hétérocrinies*, qui comprend les hypercrinies et les acrinies (1).

(1) Hétérocrinie, mot formé de ἕτερος, *autre*, et κρίνειν, *séparer*, c'est-à-dire sécrétion d'un produit autre, en quantité et en qualité, que celui qui

Cette dénomination, composée régulièrement, n'est pas usitée, et cependant on ne peut s'en passer en pathologie générale, puisqu'elle doit servir à désigner des lésions distinctes les unes des autres, et auxquelles on ne peut appliquer l'ancienne dénomination de flux, qui est spéciale à certains troubles de sécrétions.

Nous nous proposons de traiter, d'une manière synthétique, de toutes les altérations de sécrétions, et d'étudier ensuite les principales formes de l'hétérocrinie, à savoir les flux. Ce travail n'a été fait dans aucun ouvrage récent; il nous paraît cependant indispensable d'en réunir les matériaux dans une pathologie générale.

DES HÉTÉROCRINIES.

Des hétérocrinies en général.

Si l'on veut retracer les caractères généraux des hétérocrinies, il faut d'abord les étudier quand elles sont idiopathiques, essentielles, c'est-à-dire quand l'organe sécréteur est exempt de toute altération appréciable de structure, et quand la maladie consiste tout entière dans la seule lésion de quantité ou de qualité des secreta.

Divisions à établir dans les hétérocrinies essentielles.

La lésion de sécrétion est caractérisée par quatre modifications différentes qu'il importe de distinguer soigneusement les unes des autres :

1° Hypercrinies.

1° *Modification.* La quantité du liquide de sécrétion est augmentée; ses éléments constituants varient seulement en proportion; telle est l'hypercrinie proprement dite. Les flux idiopathiques des membranes muqueuses et séreuses exemptes d'inflammation, et des glandes con-

est fourni dans l'état normal. Les mots *hétérologue, homologue, homœomorphe, hétéromorphe*, ne sont pas différemment composés et sont entrés dans le vocabulaire médical.

glomérées, les hydropisies essentielles, sont des hétérocrinies de cette espèce.

2° Acrinie.

2° *Modification.* La quantité de ce même liquide peut être diminuée ou la sécrétion complètement suspendue.

3° Hétérocrinie par altération du siége de la sécrétion.

3° *Modification.* Un organe sécréteur peut être troublé dans ses fonctions au point de donner naissance à un principe immédiat qu'il ne fournit pas ordinairement, mais qui ne diffère point par sa composition chimique de ceux qui existent dans l'organisme. En un mot, la sécrétion n'est pathologique qu'en raison de son siége et parce que l'organe laisse passer des substances qui ne sont ordinairement séparées que par un autre organe sécréteur. Nous citerons comme exemple de cette hétérocrinie par *erreur de lieu* la sécrétion de la matière colorante de la bile par tous les tissus, dans l'ictère, la formation d'urate de soude autour des jointures, dans la goutte, des concrétions de phosphate et de carbonate de chaux dans le poumon et les ganglions bronchiques, la sécrétion de la matière sucrée par tous les tissus de l'économie, chez les diabétiques.

4° Hétérocrinie par surabondance ou diminution d'un élément ou d'un principe immédiat.

4° *Modification.* L'altération fonctionnelle consiste surtout en ce qu'un des principes immédiats qui entrent dans la composition d'un liquide de sécrétion est sécrété en quantité anormale. Il peut se faire que le véhicule qui lui sert de dissolvant devienne moins abondant, et alors la substance en dissolution se précipite. C'est ce qui arrive dans la lithiase biliaire et urinaire, et dans d'autres cas encore.

Dans les quatre modifications pathologiques que nous venons de passer en revue, les quantités ou la qualité des secreta s'écartent de l'état normal, et ce changement suffit pour caractériser quatre groupes principaux d'hétérocrinies essentielles, c'est-à-dire dans lesquelles la lésion fonctionnelle est tout et la lésion de structure tout à fait nulle.

Caractères de la sécrétion morbide; son produit n'est pas organisable.

Quelles sont les maladies qu'il convient de retenir sous le titre d'hétérocrinies, et celles qu'il faut en séparer? Le caractère essentiel de toute sécrétion idiopathique consiste en ce qu'elle donne naissance à une matière liquide qui n'est point susceptible de s'organiser en tissu ni de vivre aux dépens des organes environnants. Il faut qu'elle disparaisse par voie d'absorption ou d'élimination. Elle peut aussi séjourner dans les tissus, pendant un temps plus ou moins long, s'accroître par la juxtaposition de nouvelles quantités de matières, comme dans les concrétions biliaire, rénale et vésicale; ou enfin rester séquestrée à la manière d'un corps étranger, dont elle finit presque toujours par remplir le rôle, en faisant courir au malade les dangers qui en sont inséparables.

Les hétérocrinies sont distinctes des phlegmorrhagies et des hydrophlegmasies.

Les caractères que nous venons d'assigner aux hétérocrinies ne permettent pas de les confondre avec les flux inflammatoires des membranes muqueuses et séreuses. Le plasma et le pus qu'on y retrouve doivent leur origine à une maladie toute spéciale qu'on appelle l'inflammation; or, jamais le travail sécrétoire ne donne naissance à une production hétérologue.

Il faut en outre que les substances sortent des vaisseaux par un travail à peu près identique à celui que nous constatons dans la sécrétion normale. Le sang, le pus, ne peuvent s'échapper des vaisseaux sans qu'on n'y découvre quelques-unes des altérations qu'on a rapportées aux actes pathologiques connus sous le nom d'hémorrhagie et d'inflammation. La sérosité, au contraire, sort des vaisseaux par un travail pathologique qui se rapproche

Les hémorrhagies ne sont pas des hétérocrinies.

beaucoup de la sécrétion. On doit donc continuer à mettre les hydropisies dans la classe des lésions de sécrétion, en notant toutefois des différences essentielles que nous indiquerons plus loin. (Voyez *Hydropisies.*)

Les hydropisies doivent être rangées au nombre de ces maladies.

Il résulte encore, de ce que nous venons de dire, que pour admettre l'existence d'une lésion de sécrétion, il faut que les tissus aient conservé leur contexture normale. Si cette condition n'est pas remplie strictement, il s'est développé à coup sûr une maladie autre qu'un trouble de sécrétion.

Nous ferons remarquer que les hétérocrinies touchent de très-près à des maladies fort diverses, et entrent comme élément morbide dans leur constitution propre. Ainsi dans l'inflammation, à un moment donné, le solide sécrète de la sérosité qui se mêle au pus et au plasma : même altération dans la phlegmasie des membranes muqueuse et séreuse. Le mucus et la sérosité des sécrétions se trouvent mêlés au pus, au plasma et au sang dans les inflammations et les hémorrhagies. (Voyez *Causes des hypercrinies.*)

La formation de gaz par les membranes muqueuses doit-elle être considérée comme un acte morbide qui doit rentrer dans l'histoire des hétérocrinies? Sans discuter ici les questions que soulève l'étude des pneumatoses, rappelons que plusieurs physiologistes soutiennent que les gaz ne se développent jamais par sécrétion dans le tube digestif; ils font intervenir les réactions chimiques des matières alimentaires pour en expliquer la production. Pour le pathologiste qui a observé, une fois seulement dans sa vie, un malade atteint de fièvre typhoïde, et chez lequel un météorisme intestinal, souvent énorme, dure plusieurs semaines, ou une fille hystérique, qui est prise de la

Il en est de même des pneumatoses.

même pneumatose, cette question ne saurait être un instant douteuse. Il admettra que des gaz peuvent être sécrétés dans l'état pathologique. Les pneumatoses nous paraissent donc appartenir à la classe des hétérocrinies.

Hétérocrinies symptomatiques.

Hétérocrinies symptomatiques. Elles sont sous la dépendance d'une maladie qui altère la contexture des organes sécréteurs. L'irritation sécrétoire est l'accompagnement obligé de toutes les maladies qui lèsent la circulation, l'innervation ou la nutrition des tissus. On peut même dire que l'hétérocrinie est un élément morbide aussi général que l'hyperémie et la névrose. Il suffit qu'un organe se congestionne, qu'il soit le siége d'un trouble de sensibilité ou de contractilité pour qu'aussitôt les sécrétions normales augmentent, diminuent ou se suppriment, et pour que le produit de sécrétion se modifie dans ses propriétés physiques et chimiques. Ces modifications pathologiques sont si constantes dans toutes les maladies, que le praticien doit songer sur le champ à une maladie de l'organe quand il voit une sécrétion s'altérer. Cependant, à côté de ce fait s'en présente un autre qui n'est pas moins général, et qui n'est d'ailleurs que la confirmation du premier : il consiste dans l'intégrité fréquente de l'appareil sécréteur. En effet, la sécrétion a des connexions trop étroites avec l'innervation pour que les moindres troubles fonctionnels du système nerveux ne se traduisent pas immédiatement par un changement morbide dans la sécrétion. Après les troubles de la contractilité et de la sensibilité, nous n'en connaissons pas qui soient plus communs et plus souvent étrangers à toute altération appréciable de contexture. Nous insisterons plus loin sur les sécrétions morbides

La lésion de sécrétion est un élément de maladie très-fréquent.

développées par voie de sympathie. (Voyez ce mot, t. I, p. 361.)

Lorsque nous traiterons de la classification des hétérocrinies, nous indiquerons les différentes maladies qu'il convient de rapporter aux troubles fonctionnels des appareils sécrétoires. Occupons-nous maintenant de décrire les trois genres d'altérations que nous avons admis : 1° l'hypercrinie ; 2° l'acrinie ; 3° le changement de lieu de certains produits de sécrétion.

§ I. **De l'hypercrinie** (1). L'accroissement de la quantité des secreta n'est souvent l'effet d'aucune altération appréciable de texture : on dit alors que l'hypercrinie est idiopathique; la polyurie, la galactorrhée, le ptyalisme, sont des exemples d'hypercrinie essentielle. De l'hypercrinie.

Une autre espèce d'hétérocrinie à laquelle il faut donner le nom de symptomatique, se compose des troubles de sécrétion qui dépendent de l'altération de structure des organes sécréteurs. Lorsque le travail phlegmasique s'en empare, il en résulte toujours ou la suppression ou l'accroissement des sécrétions. Bientôt les produits phlegmasiques, tels que la sérosité, le pus, le sang, se mêlent aux liquides normaux qui s'écoulent par les conduits excréteurs. Nous reviendrons avec plus de détails sur la cause et la nature de ce travail morbide complexe. Des hypercrinies symptomatiques, d'une phlegmasie,

Le développement d'un tissu homologue ou d'un autre produit morbide apporte toujours quelques modifications dans la nature et la quantité des liquides fournis par du développement d'un produit homologue et surtout hétérologue.

(1) On a donné le nom d'*hypercrinie* à l'augmentation de sécrétion idiopathique, c'est-à-dire sans lésion de texture, et celui de *flux* à le même augmentation de sécrétion symptomatique d'une maladie appréciable. Il vaut mieux désigner par un seul et même mot ces deux lésions de la sécrétion, en y ajoutant la qualification d'idiopathique et de symptomatique.

l'organe sécréteur altéré. Le tubercule, le cancer, agissent ainsi sur les tissus placés dans leur voisinage. On retrouve alors dans les liquides sécrétés les principes immédiats, caractéristiques de la sécrétion normale et le produit pathologique, tels que le pus, la sérosité, le sang, la matière tuberculeuse et cancéreuse.

Hypercrinies sympathiques.

Presque toutes les maladies soit aiguës, soit chroniques, ont pour effet de troubler la fonction d'un ou de plusieurs organes sécréteurs. On désigne sous le nom d'*hétérocrinies sympathiques* les lésions de sécrétion dont il faut chercher la cause dans l'altération d'un organe plus ou moins éloigné de celui qui est le siége du flux pathologique. On peut dire qu'il est peu d'organe dont les sympathies soient plus faciles à émouvoir que celles des appareils sécréteurs. La sécheresse de la peau et la sueur sont des phénomènes de ce genre dans les fièvres et dans presque toutes les maladies locales fébriles; dans d'autres maladies telles que le choléra ou les fièvres intermittentes algides, la cause du flux sympathique nous échappe entièrement. Il en est de même, à plus forte raison, de cette singulière sécrétion sympathique qu'on observe dans la suette et dans bien d'autres maladies. Même relation inexpliquée entre le développement du produit de la conception et le ptyalisme abondant qui s'établit chez un certain nombre de femmes enceintes. Bornons-nous donc à enregistrer le fait général des sécrétions sympathiques dans un très-grand nombre de maladies, et à déclarer que nous n'en connaissons pas la cause.

Leur cause est entièrement ignorée.

Hypercrinies supplémentaires.

D'autres hypercrinies qui se rapprochent complétement des précédentes sont celles qui ont reçu le nom de *supplémentaires* ou *succédanées*. Elles peuvent remplacer un flux physiologique qui est moins abondant qu'elles. Nous voyons tous les jours la quantité d'urine diminuer en raison directe de la quantité de sueur qui s'écoule par la surface cutanée. Cette même corrélation existe encore entre la sécrétion pulmonaire et la sécrétion sudorale. Dans l'ordre pathologique, nous trouvons un très-grand nombre de faits du même genre. Les sueurs excessives que provoquent parfois chez les femmes nouvellement accouchées des matrones ignorantes, peuvent tarir la sécrétion lactée ou les lochies. Une diarrhée copieuse détermine le même effet. Un flux sudoral très-abondant diminue l'intensité des sécrétions bronchiques. Une diarrhée violente tarit promptement la blennorrhagie.

Hypercrinie sympathique.

Quand il s'établit quelque part une hypercrinie qui coïncide avec une amélioration très-sensible dans les symptômes d'une maladie, ou avec sa guérison, on peut la considérer comme *critique*, pourvu toutefois qu'il soit bien démontré que le flux est la cause réelle du changement heureux qui s'est opéré dans la maladie. Les flux critiques, dont il faut reconnaître l'existence, sont de véritables hypercrinies sympathiques qui s'établissent sur des organes sécréteurs sains, sous l'empire d'une maladie développée, soit dans un autre organe sécréteur, soit dans tout autre appareil. Nous avons montré ailleurs le mécanisme de ces flux critiques (Voyez *Sympathie*, t. I). Des sueurs copieuses marquent souvent la fin des maladies fébriles, de la pneumonie, des fièvres typhoïdes, etc. Les paroxysmes de l'éléphantiasis aigu, fébrile des Arabes se terminent fréquemment par une sueur copieuse.

Cause des hypercrinies idiopathiques et symptomatiques.

Causes de l'hypercrinie. Etudions maintenant la cause des hypercrinies soit symptomatiques, soit idiopathiques. Elle doit être cherchée dans une altération : 1° du solide ; 2° des liquides ; 3° dans un trouble de l'innervation.

1° Maladie du solide. Inflammation.

1° *Lésion du solide. Inflammation.* La première et la plus fréquente de toutes les maladies qui produisent les flux est l'inflammation, lorsqu'elle s'exerce dans un certain degré et sur des tissus riches en vaisseaux sécréteurs. Broussais voulait à tort que tous les flux dépendissent de cette cause ; ce qui n'est point exact pour les hypercrinies idiopathiques. Cependant il a rendu un véritable service en insistant sur les rapports étroits qui existent entre l'irritation inflammatoire et l'irritation sécrétoire. L'étude microscopique est venue prêter un nouvel appui à sa doctrine en montrant avec quelle facilité l'irritation provoque sur les membranes l'exhalation des sérosités et du pus. L'hypercrinie et l'inflammation sont deux maladies distinctes, qui s'unissent fréquemment ensemble, parce que l'irritation sécrétoire s'élève facilement jusqu'à l'irritation inflammatoire ; réciproquement celle-ci en s'abaissant peut être remplacée par l'irritation sécrétoire, comme on le voit dans les affections catarrhales et les phlegmasies chroniques.

Irritation sécrétoire.

Hydro-phlegmasies et flux catarrhal.

Dans les hydro-phlegmasies, on trouve une quantité considérable de sérosité fournie par les membranes séreuses et quelques globules de pus et de fibrine. Dans les phlegmorrhagies ou phlegmasies catarrhales des muqueuses, la sérosité l'emporte encore, forme la majeure partie des matières sécrétées, mais il s'y mêle une quantité souvent très-grande de pus. Il faut, dans tous ces cas, que le stimulus inflammatoire n'ait pas une grande intensité. La phlegmasie chronique agit surtout en faisant prédominer l'irritation sécrétoire sur l'irritation phlegmasique, aussi doit-elle être considérée comme la cause ordinaire des hydro-phlegmasies et des catarrhes que l'on a rangés parmi les flux.

A. *Lésions diverses des organes sécréteurs.* Tout ce qui peut causer ou entretenir l'irritation dans les sécréteurs d'une partie, détermine les flux. Ainsi agissent les produits homologues qui se développent dans les organes de sécrétion ou dans leur voisinage : tels sont le tubercule, le cancer, la mélanose, les corps étrangers. Il suffit même que l'irritation ait son siége sur une membrane à laquelle aboutit un canal excréteur, pour qu'elle se transmette jusqu'à la glande et qu'il en résulte un flux anormal sans lésion de texture de celle-ci. Toutes les maladies des appareils sécréteurs, la congestion, l'ulcération, l'hypertrophie, peuvent occasionner des flux de ce genre. Telle est probablement la cause de certaines hypercrinies dont on ne connaît pas la nature, comme la sueur des pieds, le ptyalisme, etc.

Les produits morbides hétérologues déterminent les flux en irritant les organes sécréteurs.

B. *Maladies des organes circulatoires.* Les affections du cœur et des gros vaisseaux qui se rendent aux organes chargés de la sécrétion, ont pour effet presque constant de déterminer les flux. On peut citer les hypercrinies considérables que l'on rencontre dans le cours des maladies du cœur, l'exhalation catarrhale des bronches, l'hydropisie du tissu cellulaire et des grandes lacunes séreuses.

2° Maladies des organes de la circulation.

C. *Maladies générales.* Les maladies générales sont suivies plus souvent encore des mêmes effets ; le trouble porte alors tantôt sur un organe sécréteur spécialement, tantôt sur presque tous les sécréteurs ; dans tous les cas, l'hypercrinie est un élément essentiel de ces maladies. Telle est la nature des sueurs caractéristiques que l'on observe dans

3 Maladies générales qui lèsent la sécrétion pyrexies essentielles.

Elles troublent à différents degrés toutes les sécrétions.

la suette miliaire, dans le choléra-morbus, dans la fièvre intermittente, la fièvre algide et sudorale, et, en général, dans toutes les grandes pyrexies, les fièvres typhique, puerpérale, l'infection purulente et septique. Les sécréteurs de la peau ne sont pas seuls affectés dans les fièvres dont il s'agit, presque tous les autres participent à l'altération quoiqu'à des degrés différents : prenons pour exemple la fièvre typhoïde : la sueur, les fuliginosités buccales et dentaires, la diarrhée, le catarrhe bronchique, attestent les profondes modifications de tous les appareils sécréteurs.

Sécrétion d'une liqueur spécifique dans les maladies virulentes.

Une des propriétés les plus remarquables des maladies virulentes telles que la rage, la morve, le farcin, le charbon, et de quelques autres, comme la variole, la rougeole, la scarlatine, est de modifier les sécrétions à un si haut degré, que celles-ci, à leur tour, engendrent un principe morbifique dont nous ne connaissons pas la nature, que n'avons jamais vu, et qui possède la propriété de reproduire une affection semblable.

Dans d'autres maladies les sécrétions s'altèrent encore et fournissent, très-probablement, des liqueurs délétères qui, reprises par l'absorption, vont infecter l'organisme. On a lieu de croire que la gravité et la nature des accidents d'empoisonnement que l'on observe dans la fièvre typhoïde, puerpérale, les angines gangréneuses et pseudo-membraneuses, tiennent à une altération de ce genre. L'économie s'empoisonne ainsi elle-même d'une manière si lente, si insidieuse, qu'on ne s'en aperçoit qu'à une époque où le mal a fait des ravages irréparables.

On doit enfin remarquer que les maladies avec hypersthénie s'accompagnent plus rarement de flux que les affections où l'excitabilité est diminuée. On ne sait à quelle cause attribuer les lésions de sécrétion si communes dans les maladies générales. Le trouble primitif, du système nerveux et l'altération du sang doivent y avoir une grande part. Quelquefois une seule sécrétion est troublée, celle de la bile, dans la fièvre bilieuse ; celle de l'estomac, dans les fièvres gastriques ; de la peau, dans la suette. Il est assez remarquable de voir une lésion circonscrite modifier profondément, et par voie de sympathie, tout un vaste appareil sécréteur. C'est ce qui a lieu dans la phthisie pulmonaire ; la désorganisation tuberculeuse détermine presque constamment, à toutes ses périodes, des sueurs partielles ou générales, souvent très-abondantes. Il a été impossible, jusqu'à ce jour, de découvrir la cause de la corrélation qui existe entre le trouble de la sécrétion et la maladie pulmonaire. Du reste, on peut en dire autant de toutes les altérations de sécrétion qui surviennent dans le cours des maladies que nous avons passées en revue.

De l'hypercrinie dans quelques maladies locales.

Dans la phthisie pulmonaire.

2° *Altérations du sang.* Les connexions physiologiques qui existent entre la sécrétion et la composition du sang sont trop intimes, pour que les altérations de ce fluide n'exercent pas la plus grande influence sur les sécrétions, dans le cours des maladies.

Des altérations de composition du sang comme causes d'hétérocrinies.

Lorsque la quantité de ce liquide est accrue ou sa composition modifiée, comme dans la pléthore, les sécrétions sont plus actives, à la surface de la peau. De là une transpiration et une diurèse plus abondantes dans les maladies avec pléthore. On peut, en produisant une hyperémie générale et une forte réplétion, à l'aide d'une injection d'eau, amener une hydropisie, comme on le voit chez les animaux sur lesquels on fait cette expérience. Quand on détermine dans les veines une congestion san-

Pléthore.

guine à l'aide d'une ligature ou d'une autre manière, les sécrétions ne tardent pas à s'altérer.

Diminution de l'albumine du sang.

Le changement de composition du sang a pour résultat fréquent la diurèse. C'est ce qui a lieu à la suite de l'ingestion répétée des boissons dans la polydipsie simple et dans la glucosurie. Dans l'albuminurie, la diminution des quantités d'albumine du sang aboutit à la formation des hydropisies. Il est curieux de voir l'action de certains agents qui pénètrent dans le sang suivie de flux : les sels alcalins portent à la diurèse, le mercure à la salivation. Le virus rabique modifie les quantités et la qualité de la salive, et y développe son principe meurtrier. La pénétration dans le sang du pus et des liqueurs septiques donne lieu à des sueurs profuses.

Certains agents spécifiques modifient les sécrétions.

Troubles de l'innervation.

3° *Lésion de l'innervation.* On doit réserver le nom de flux essentiels aux hypercrinies, qu'on ne peut expliquer que par le trouble de l'innervation. On peut citer comme type des flux de cette espèce la salivation et la gastrorrhée que l'on observe pendant la grossesse et chez les chlorotiques, les hystériques; la sécrétion des larmes, de l'urine, le flux intestinal, sous l'empire d'une émotion morale; la sécrétion lactée pendant la conception et l'état puerpéral; de la salive à l'aspect d'un mets savoureux; de la liqueur prostatique et même séminale sous l'empire d'idées érotiques. Dans tous ces cas, il est impossible d'imaginer que l'organe sécréteur ou que le sang soit altéré.

Des flux symptomatiques des névroses.

Les flux des membranes muqueuses sont plus que tous les autres subordonnés à des troubles de l'innervation. La gastro-entéralgie dans toutes ses nuances modifie profondément la sécrétion gastro-intestinale; tantôt elle l'accroît comme dans la grossesse, dans la gastralgie chlorotique et hystérique : on voit alors les malades vomir fréquemment des matières muqueuses et souvent en grande quantité (gastrorrhée) ; tantôt la névrose supprime cette sécrétion, comme dans l'entéralgie saturnine, et surtout dans la colique des pays chauds, et dans le rhumatisme qui porte sur l'intestin.

Ils reconnaissent aussi pour cause l'adynamie.

La faiblesse générale causée par l'épuisement du système nerveux provoque souvent des flux abondants ; telle est la cause de la sueur et de la diarrhée chez les convalescents. Les pertes répétées de sang, l'inanition, les hémorrhagies, produisent le même résultat. Les pertes excessives ne tardent pas à amener une faiblesse générale, qui produit à son tour l'hétérocrinie. On ne saurait trop insister en pathologie spéciale sur ces influences réciproques, que l'on trouve à un haut degré dans la leucorrhée chlorotique, dans la diarrhée chronique et le diabète.

Division des flux.

L'étude des causes que nous venons de passer en revue conduit à distinguer : 1° des flux symptomatiques d'une lésion de l'organe sécréteur; 2° d'une altération du sang; 3° d'une lésion de l'innervation. Ceux-ci sont les *flux essentiels idiopathiques*, qui se subdivisent en sympathiques, en succédanés, critiques et métastatiques.

Matières des hypercrinies. Caractères qui leur sont communs.

De la matière des flux. Leurs propriétés chimiques et physiques. La liqueur animalisée qui forme les flux doit être représentée, d'une manière générale, comme un liquide constitué : 1° par de l'eau provenant du sérum du sang; 2° par des sels alcalins en solution, tels que les chlorures de soude, les sulfates, les phosphates principalement; 3° par un ou plusieurs principes immédiats spécifiques, dont la nature varie suivant les glandes, ce qui donne à chaque liquide sécrété son caractère propre. Dans le lait on trouve la caséine et le beurre; dans la sueur l'acide lactique et un acide particulier appelé sudorique par M. Favre qui l'y a constaté. Les acides acétique, lactique ou chlorhydrique dans le suc gastrique; la ptyaline dans la salive; la pancréatine dans le suc pancréatique; l'acide choléique, la biliverdine dans la bile; l'urée et l'acide urique dans l'urine; dans le sperme un corpuscule organisé et vivant, le zoosperme; dans la sécrétion de l'ovaire, l'ovule.

Cette matière se compose de produits immédiats caractéristiques.

Ainsi donc un liquide de sécrétion est la portion aqueuse du sang, qui renferme : 1° des sels solubles, qu'on retrouve en grande partie dans ce liquide; 2° des sels de formation nouvelle, le sudorate de soude, l'acide lactique, urique, l'urée; 3° un produit spécifique procréé de toute pièce par le solide. Il contient en outre, du moins, dans certaines sécrétions, des cellules que le microscope fait connaître et qui entrent, en très-forte proportion, dans les liquides secrets : ainsi, à la peau, l'épithélium pavimenteux ou nucléaire, et dans le mucus l'épithélium cylindrique ou pavimenteux; dans la bile, les cellules polygonales des conduits sécréteurs hépatiques. Les cellules épithéliales des membranes muqueuses, à leurs différentes périodes d'évolution, ont été souvent prises pour des globules de pus ou pyoïdes. Cette erreur ne saurait durer plus longtemps dans les livres de pathologie. Ce n'est qu'accidentellement que d'autres produits anormaux viennent s'y mêler, comme les globules sanguins, purulents, la fibrine, les cellules cancéreuses, tuberculeuses, etc.

Accroissement des quantités d'eau.

Dans l'état morbide, la composition chimique des liqueurs sécrétées présente des altérations qui sont encore peu connues : la plus commune consiste dans l'accroissement des quantités d'eau. Le mucus nasal si épais, si visqueux, est remplacé par une eau limpide comme de l'eau distillée, dont la quantité peut s'élever à 500 ou 1000 grammes dans la journée. Souvent des quantités énormes de liquide s'écoulent des glandes salivaires dans le ptyalisme. La peau fournit plusieurs litres de sueurs dans les accès de fièvre sudorale. On sait combien est grande la quantité de liquide perdu par les selles et les vomissements dans le choléra et dans certaines diarrhées séreuses; une urine abondante, et tout à fait semblable à de l'eau, est rendu dans la polyurie. Ainsi, le premier effet et le meilleur caractère des hypercrinies est l'accroissement parfois considérable de la quantité d'eau, et par conséquent des liqueurs excrétées chaque jour par les réservoirs.

Accroissement simultané de tous les éléments des secreta.

Une conséquence toute naturelle de cette première altération physico-chimique des liquides, c'est que ceux-ci ressemblent d'autant moins au produit normal qu'ils sont plus abondants. En effet, on ne trouve plus alors que des traces de l'élément spécifique, par exemple d'urée dans une urine copieuse et limpide, d'épithélium dans le mucus, de zoosperme dans la spermathorrée, etc. Cependant il faudrait des analyses comparatives rigoureuses pour établir que la liqueur d'un flux morbide est formée en grande partie par l'eau et que les matières animales et les sels ont beaucoup diminué. Dans la sueur provoquée et abondante, M. Favre a trouvé que le rapport de l'eau à la somme des matériaux solides ne change pas sensiblement, aux différentes époques de la transpiration forcée. Dans la polyurie, l'eau et les parties solides de l'urine sont accrues en même temps (1). Dans la polydipsie, au contraire, l'eau est augmentée, et les parties solides sont normales ou peu augmentées.

Trois lésions de composition possibles des liqueurs sécrétées.

Il peut donc exister dans les liquides des flux trois états différents : plus d'eau avec les mêmes principes immédiats et salins que dans l'état normal ; plus d'eau avec une proportion moindre de ces mêmes principes ; ou enfin une proportion plus grande d'eau et de la substance spécifique. Ainsi, la quantité d'urée s'accroît avec celle de l'eau ingérée et de l'urine rendue, quoique sur cent parties de ce liquide le chiffre de l'urée s'abaisse très-notablement (2). Les produits spécifiques de la sécrétion, tels que l'urine, la mucosine, la pepsine, augmentent fortement dans les flux constitués par l'urine, le mucus, le suc gastrique. Nous avons vu des quantités énormes d'épithélium complets ou nucléaires dans les mucus bronchiques, et au contraire ces mêmes produits disparaître dans d'autres cas.

Elles peuvent contenir un produit insolite pour la sécrétion.

Des substances insolites se retrouvent aussi dans les flux. L'urine contient de la glucose, de l'albumine ; la salive de l'albumine. On trouve dans la matière des vomissements et des flux cholériques une proportion notable de ce même principe.

De la pneumatose.

La sécrétion d'une grande quantité de gaz dans certains organes, où on ne les rencontre jamais ou seulement en petite quantité, est un fait général qui appartient à l'histoire des hétérocrinies, au même titre que les autres flux. Ces sécrétions gazeuses sont remplacées souvent par des sécrétions muqueuses, et alternent avec elles. Elles

1° Pneumatoses essentielles.

2° Symptomatiques.

(1) Becquerel et Rodier, *Traité de chimie*, p. 352.

(2) Bischoff der Harnstoff, etc., *De l'urée considérée comme mesure des transformations moléculaires*. In-8°, 1853.

méritent le nom de pneumatoses essentielles lorsqu'elles sont sous la dépendance des névroses gastro-intestinales. Elles doivent être distinguées de celles que produisent les entéro-colites simples ou ulcéreuses, le cancer, les obstacles à la circulation des matières alimentaires, quelles qu'en soient les causes. Ces hypercrinies gazeuses prennent alors le nom de symptomatiques; telle est aussi la nature de la pneumatose dans la fièvre typhoïde. Les gaz que l'on a rencontrés jusqu'à ce jour dans le tube digestif sont : 1° l'azote en très-grande proportion; 2° le gaz acide carbonique; 3° l'hydrogène pur; 4° l'oxygène; 5° l'hydrogène proto-carboné; 6° l'hydrogène sulfuré.

Les réactions chimiques peuvent aussi produire la formation de gaz.

Une autre cause qui concourt très-souvent avec la précédente à la formation des gaz intestinaux, est l'altération toute chimique que subissent les aliments ou les boissons contenus dans la cavité digestive. Une lésion matérielle, ou le seul trouble fonctionnel des organes chargés d'accomplir la digestion, peuvent également favoriser le développement des gaz en empêchant les actions chimiques habituelles de s'accomplir, soit parce que les liquides chargés d'agir chimiquement sur eux n'ont plus les qualités requises, soit pour d'autres motifs; il survient alors une sorte de fermentation dont les gaz sont un des produits. On sait aussi que certains aliments, tels que les légumes chargés de fécule, le choux et un grand nombre de crucifères, fournissent une assez grande quantité de gaz pendant le travail de la digestion. Il faut reconnaître, dans ce cas, l'intervention d'une espèce de fermentation chimique.

De la fermentation putride comme cause de pneumatose.

Telle est aussi la cause de la formation des gaz dans la plèvre enflammée, dans le péricarde, dans l'utérus, et peut-être dans les veines. La putréfaction qui s'empare des liquides, du sang et des matières solides renfermés dans les cavités ou les tissus, explique naturellement la présence des gaz. Cependant, nous ne repoussons pas d'une manière absolue la sécrétion des fluides aériformes par les membranes séreuses.

On ne peut confondre avec la pneumatose l'emphysème intra et extra-vésiculaire.

On voit que les causes des hétérocrinies gazeuses sont très-différentes les unes des autres, et qu'on ne peut rapporter à la seule sécrétion leur existence dans l'économie. Ajoutons qu'on rencontre encore des gaz, qui s'y introduisent de toute autre manière que par voie de sécrétion. L'emphysème pulmonaire intra et extra-vésiculaire, l'emphysème cellulaire, ne sauraient être rapprochés, à aucun titre, des sécrétions gazeuses. Ils appartiennent, soit à l'ordre des lésions traumatiques, soit à des maladies caractérisées par la dilatation mécanique des réservoirs dans lesquels circule l'air atmosphérique. Ce serait violer les affinités naturelles que de vouloir les faire rentrer dans la catégorie des lésions de sécrétion. On doit en dire autant des gaz qui proviennent de la fermentation chimique des aliments ou de la putréfaction.

Réactions chimiques des secreta.

La réaction chimique des liqueurs sécrétées exige une étude spéciale. On croit généralement et à tort, qu'elle peut changer, dans l'état de maladie; cette fausse opinion doit être entièrement abandonnée. On peut établir, en loi générale, que les liquides sécrétés, conservent toujours l'acidité ou l'alcalinité qu'ils possèdent, dans l'état normal; les maladies ne peuvent jamais changer une de ces réactions en une réaction tout opposée. Le degré d'acidité ou d'alcalinité, peut s'accroître ou diminuer; il peut même arriver qu'une quantité d'eau considérable jetée dans un liquide de sécrétion y détermine l'état neutre lorsque sa réaction normale est acide ou alcaline. Un examen rapide des principales sécrétions, permettra de saisir les divers changements qui peuvent s'opérer, sous ce rapport, dans la matière des flux.

Alcalinité du sang.

Le sang conserve sa réaction alcaline dans toutes les maladies sans exception; s'il cessait un seul instant d'être alcalin, la mort ne tarderait pas à survenir. Il ne peut pas y avoir de doute à cet égard, et tout ce qu'on a écrit sur l'acidité du sang est entaché d'erreur et ne saurait être soumis à la critique.

Acidité de la sueur.

Il résulte des travaux de MM. Andral et Favre, que la sueur, qui est acide à l'état normal, ne devient que très-rarement neutre et jamais alcaline; ni la fièvre typhoïde, ni la glucosurie, ne peuvent changer cette réaction normale (1). La liqueur qui s'épanche sous l'épiderme dans les sudamina est acide; elle est donc constituée par le liquide de la sueur; au contraire, la sérosité des bulles, des phlyctènes et des vésicatoires est alcaline; elle n'est plus comme la sueur, un produit d'élaboration sécrétoire, mais seulement la sérosité du sang sortie par les vaisseaux capillaires; elle contient comme celle-ci de l'albumine.

Acidité du mucus buccal.

Le mucus de la cavité buccale et de la surface de la langue est acide, et ce n'est que dans les cas où la salive vient à neutraliser le mucus ou à prédominer, que l'on rencontre alors l'alcalinité propre au liquide salivaire.

Du mucus gastrique.

Il en est de même de l'acidité normale du mucus de l'estomac. Elle ne change pas, soit que ce viscère ne

(1) Andral, *Recherches sur l'état d'acidité et d'alcalinité de quelques humeurs du corps humain dans l'état de santé et de maladie.*— Comptes rendus de l'Académie des sciences, p. 648, t. XXVI, 19 juin 1848.

contienne plus d'aliments, soit qu'on le trouve en pleine digestion; aucune maladie connue n'altère cette réaction acide. On peut en dire autant de l'acidité propre à toute la muqueuse de l'intestin grêle, à moins que la quantité de bile ou de suc pancréatique contenus dans sa cavité ne soit assez grande pour faire prédominer l'alcalinité qui les caractérise. Quant à la réaction normale du gros intestin, elle est toujours alcaline.

Acidité de l'urine.

De nombreuses erreurs ont été accréditées au sujet du degré d'acidité ou d'alcalinité de l'urine; nos études cliniques ne font d'ailleurs que confirmer tout ce que l'on a écrit sur les altérations de composition de ce liquide et nous permettent d'établir, qu'en dehors des conditions physiologiques qui font varier ses qualités physico-chimiques, et dont nous n'avons pas à nous occuper ici, il n'existe qu'un très-petit nombre de maladies qui ôtent à l'urine son acidité normale. Si l'on en excepte les cas où l'urine s'altère par son séjour dans la vessie ou dans d'autres points de l'appareil d'excrétion urinaire, ou par son mélange avec du pus, il est rare que l'acidité soit remplacée par l'alcalinité. Telle est cependant la réaction qu'elle présente lorsque la constitution a été fortement altérée par une maladie chronique, lorsqu'il existe une suppuration quelque part, dans certains états morbides mal caractérisés qui précèdent l'albuminurie, et enfin dans les convalescences longues et pénibles.

Erreurs accréditées au sujet des réactions de l'urine.

Conditions morbides qui rendent l'urine alcaline.

Les faits particuliers que nous venons de passer en revue, ne font que confirmer la loi générale que nous avons posée en commençant. Les liquides des flux conservent leur réaction naturelle dans les maladies, à moins qu'un produit morbide alcalin par lui-même, comme le pus ou la sérosité du sang ne viennent s'y mêler. Aussi les différents liquides qui s'écoulent de la membrane muqueuse des bronches, de l'utérus, du vagin et de l'urètre enflammés, sont-ils presque constamment alcalins.

Quantité des liquides sécrétés.

La quantité des *secreta* est très-variable : ordinairement elle augmente graduellement, dans quelques cas elle est précédée de la suppression de l'écoulement habituel. On peut se former une idée des proportions considérables auxquelles peut atteindre une sécrétion pathologique, lorsqu'on sait que les diabétiques rendent quatre à cinq kilogrammes d'urine et plus en vingt-quatre heures; les femmes atteintes de galactorrhée perdent sept à huit litres de lait chaque jour, etc. Le liquide renferme alors une quantité d'eau beaucoup plus grande qu'à l'état normal.

Absence de lésions anatomiques.

Anatomie pathologique. Les vivisections pratiquées sur les animaux et les nécropsies faites sur des malades qui étaient atteints, au moment de la mort, d'une hypercrinie intense, ont permis de s'assurer que les organes sécréteurs sont souvent hyperémiés, plus volumineux et gorgés de sang. Leur tissu souvent plus ferme et plus consistant qu'à l'état normal, est parfois hypertrophié soit dans un seul, soit dans la totalité de ses éléments anatomiques ; telle est, par exemple, la lésion qu'on retrouve dans les reins ou dans le foie des sujets qui meurent de polyurie et de glucosurie. Cependant les organes glandulaires sont souvent exempts de toute altération; ils conservent leurs dimensions naturelles; ils sont quelquefois pâles et décolorés, malgré la durée et l'intensité de la sécrétion dont ils ont été le siége. On est donc obligé d'admettre que la congestion est souvent fugace, peu durable et peut se dissiper complétement sans laisser trace de son passage.

Symptômes locaux des hypercrinies.

Symptômes locaux et généraux. L'augmentation de

volume est un effet très-ordinaire mais non constant de l'hypercrinie; il n'est pas rare de n'observer aucun changement dans le volume des glandes qui sont accessibles à la vue, comme les glandes salivaires. L'accroissement des dimensions de l'organe est souvent porté à un degré extrême, ainsi qu'on le voit dans la glande mammaire des femmes atteintes de galactorrhée. Le sein est alors distendu, rouge, douloureux et le siége d'une chaleur très-vive. Si l'organe est caché profondément on peut en déterminer les limites à l'aide de la percussion. Les malades éprouvent dans l'appareil congestionné de la gêne, de la chaleur, des battements incommodes ou une véritable douleur.

Effets immédiats physiques et chimiques.

La quantité surabondante d'un liquide sécrété peut produire des *effets immédiats*, *directs*, qui doivent être distingués en *physiques et chimiques.* 1° Si la liqueur est récrémentitielle, c'est-à-dire si elle doit être reprise par absorption, les effets physiques consistent dans la distension du tissu qui la contient, tels sont l'œdème, l'ascite, l'hydropleurie. Si la liqueur s'écoule librement au dehors, le fait même de l'écoulement excessif constitue le meilleur et le plus manifeste de tous les symptômes (diarrhée, syalorrhée, bronchorrée). La fonction des organes est toujours gênée par la surabondance même des matières sécrétées.

Les effets chimiques dépendent de l'action propre exercée par le ou les principes immédiats qui se trouvent dans le secretum. Trop de mucus fourni par l'estomac détermine la dyspepsie; trop de suc gastrique produit le même effet; le flux biliaire trouble aussi la digestion.

Symptômes qui ont leur siége dans l'appareil d'excrétion.

Ordinairement l'appareil d'excrétion livre aisément passage aux produits morbides sécrétés, à moins que quelque obstacle étranger à l'hypercrinie ne se soit développé sur le trajet des conduits excréteurs. La rétention du produit amène alors la distension des réservoirs, et divers désordres, tels que l'inflammation, la rupture, l'épanchement dans les tissus voisins ou dans des cavités limitrophes. Ordinairement le liquide reflue dans les conduits excréteurs, et les distend, au loin, dans leurs plus petites ramifications. Cette lésion, qu'on ne trouve qu'en la cherchant avec soin, existe presque constamment dans les conduits de la bile lorsque la circulation de ce liquide a été gênée ou empêchée par une cause quelconque: même lésion dans les canaux urinifères où nous l'avons également constatée plusieurs fois, à l'aide d'injection.

Rétention : accidents qu'elle provoque.

L'agrandissement des organes qui sont le siége des flux se rencontre dans des cas où il n'existe aucun obstacle au libre cours des liquides, ainsi dans les bronches, les calices, le bassinet, les canaux biliaires, etc., qui ont été affectés pendant longtemps de sécrétion immodérée. Presque toujours il existe un travail morbide chronique qui altère la résistance des tissus et amène leur ampliation. Les membranes alors sont pâles, décolorées ou colorées en rouge par diverses formes d'injection vasculaire.

Agrandissement et dilatation des organes qui sont le siége de la sécrétion.

Les symptômes généraux qui accompagnent les hypercrinies idiopathiques consistent souvent dans un trouble fugace, dans du malaise, de la courbature. Quelquefois la congestion sanguine étant très-intense, la fièvre s'allume accompagnée de frissons, de chaleur générale, de céphalalgie, d'insomnie, d'irritation nerveuse, de soif, en un mot de symptômes sthéniques et fébriles très-marqués. On les observe surtout au moment où s'établit la lactation puerpérale, dans certains flux biliaires, pendant la congestion ovarique et utérine menstruelle. Les

Symptômes généraux.

symptômes de fluxion rappellent, à l'intensité près, ceux du molimen hemorrhagicum.

Résorption de certains éléments de sécrétion.

La résorption d'un ou de plusieurs éléments de la sécrétion est rare, lorsqu'il n'existe aucun obstacle au libre cours des liquides excrétés. Elle a lieu cependant dans les maladies bilieuses où on l'explique avec peine. On ne peut faire qu'une des deux hypothèses suivantes : 1° si le flux biliaire normal est moins abondant, certains principes contenus dans ce liquide, spécialement la matière colorante jaune, n'étant plus séparés par le foie, restent dans le sang, et vont sortir ailleurs par l'effet d'une sécrétion morbide : de là l'ictère; 2° mais si la sécrétion et l'excrétion s'effectuent plus activement, si le liquide biliaire s'écoule par ses voies habituelles, il faut alors admettre que les absorbants en enlèvent une certaine quantité et le jettent dans le sang. Pour que cet effet soit produit, il est nécessaire que ces vaisseaux choisissent dans la bile la matière colorante seulement, puisqu'elle se retrouve dans le sang et dans les divers tissus. Ce choix fait par les vaisseaux rend cette hypothèse peu probable. Le mode de pénétration, dans le sang, de certains principes est donc environné de ténèbres. On doit en dire autant du passage de la glucose dans le sang; on peut supposer que ce principe immédiat séparé dans le foie, en trop grande quantité, n'est point détruit ailleurs : il reste alors dans le sang, d'où il est séparé par le rein et par les autres sécréteurs.

Anémie consécutive aux hypercrinies.

Lorsque l'hypercrinie est considérable et qu'elle dure longtemps, elle finit par entraîner un trouble général marqué surtout par l'appauvrissement du sang. Les malades offrent tous les signes d'une anémie souvent très-intense; en même temps ils s'amaigrissent; des troubles nerveux dyspepsiques, pareils à ceux qu'on observe dans la chlorose, se déclarent. D'autres sont pris de diarrhée, et peuvent ainsi périr avec tous les signes de la fièvre hectique. On retrouve la plupart de ces accidents chez les malades atteints de glucosurie ou de flux symptomatiques, tels que la diarrhée, la bronchorrée, les sueurs profuses, etc.

Fièvre hectique : marasme.

Il nous reste à signaler une influence considérable exercée par les flux morbides sur d'autres flux physiologiques. On sait que dans l'état normal il existe un antagonisme marqué entre certains flux; entre celui de la peau et celui qui a lieu par les reins : on peut indiquer un balancement pareil entre la sécrétion cutanée et la perspiration pulmonaire, et même l'exhalation intestinale. Quand la quantité du liquide sécrété augmente sur une de ces grandes surfaces exhalantes, le flux normal diminue sur une autre. Il faut en excepter les cas où deux flux physiologiques sont utiles à la même fonction. Ainsi, la sécrétion est activée dans l'estomac et dans la bouche pendant la mastication, etc., etc. Dans l'état de maladie le même antagonisme existe; chez les sujets atteints de diarrhées chroniques la peau est sèche, l'urine rare et dense. Chez les polyuriques et les diabétiques, la peau est aride, privée entièrement de perspiration. Dans le choléra, les sueurs profuses et les selles abondantes amènent la suppression de l'urine, etc.

Les hypercrinies suspendent ou diminuent les autres sécrétions.

§ II. **Des hétérocrinies par altération de qualité.** Nous décrirons sous le nom d'*altération de qualité* les changements de proportion des principes qui composent un liquide sécrété et leur mélange avec d'autres principes étrangers à la sécrétion.

Hétérocrinies par altération de qualité.

1° *Altération des proportions normales des principes*

Diminution de quantité des principes essentiels d'une sécrétion.

contenus dans les liquides de sécrétion. On sait que les produits liquides que fournissent les appareils sécréteurs sont complexes et formés souvent de plusieurs principes immédiats. Dans l'état de maladie, tantôt c'est le plus important qui diminue comme l'urée dans l'urine, la biliverdine dans la bile, l'eau dans la plupart des liqueurs qui se concentrent et deviennent plus rares; tantôt plusieurs éléments à la fois, et alors la sécrétion est réduite à son minimum. Quelquefois enfin elle cesse entièrement. On a observé la suppression de la sécrétion urinaire dans le choléra-morbus; du mucus lingual dans certaines pyrexies; du mucus intestinal dans les coliques sèches; etc.

Pendant la vie, nous jugeons qu'une sécrétion est diminuée uniquement par la quantité de liquide que fournissent les conduits excréteurs ou que contiennent les réservoirs. Il peut se faire que la rétention du liquide tienne à ce que les excréteurs sont devenus imperméables par l'effet d'un spasme, de l'inflammation, d'une tumeur ou d'une cause quelconque dont nous n'avons pas à nous occuper.

Symptômes locaux de l'hétérocrinie.

Les effets ou symptômes de l'hétérocrinie sont : 1° *immédiats;* 2° *éloignés*, et donnent lieu à des altérations humorales ou d'une autre nature sur lesquelles nous ne devons pas insister.

1° Phénomènes morbides physiques.

1° Les *effets locaux* consistent dans des *phénomènes physiques*. La sécheresse d'une synoviale rend les mouvements difficiles et douloureux ; lorsque la conjonctive est enflammée, le patient y éprouve une aridité extrême et des picotements pareils à ceux que détermine la présence du sable ; certains frottements de la plèvre et du péritoine tiennent à la sécheresse des membranes ; la constipation au défaut de mucus, et la gêne de la déglutition à l'absence des liqueurs qui lubrifient le pharynx, etc. Un très-grand nombre de ces liquides servent à protéger les membranes contre le contact des corps qui se trouvent en rapport avec elles. Quand un corps irritant agit sur l'œil, l'estomac ou la vessie, ces organes sécrètent une grande quantité de mucus qui les défendent contre l'irritant.

2° Phénomènes chimiques.

Les effets locaux sont souvent des *phénomènes chimiques*. Les secreta jouent un rôle essentiel dans un très-grand nombre de fonctions. On comprend, dès lors, combien doivent être variés et importants les troubles que celles-ci subissent quand le principe immédiat de la liqueur excrétée vient à manquer ou à diminuer. Quelques dyspepsies tiennent, en partie du moins, à la diminution du suc gastrique et de la pepsine. On a attribué à l'acrinie biliaire certains troubles de la digestion, que l'on combat utilement par le calomel et les purgatifs salins, qui font couler la bile et cesser tous les accidents.

Phénomènes morbides généraux.

2° Les *effets éloignés ou généraux* de l'hétérocrinie doivent être cherchés dans le sang, le système nerveux et les autres appareils. Lorsque la sécrétion de la bile est altérée, et que sa matière colorante verte passe dans le sang, les sécréteurs de la peau et des autres organes rejettent celle-ci et l'ictère paraît. La maladie commence par une lésion de sécrétion et finit par un trouble semblable. Que se passe-t-il dans le sang qui reçoit ainsi un des principes immédiats de la bile? Dans l'ictère simple peu de chose; on observe au début un peu de fièvre, de la faiblesse, de la céphalalgie, des troubles de la digestion. A côté de ces ictères s'en trouvent d'autres dans lesquels l'altération du sang est suivie d'accidents formidables que les auteurs les plus anciens ont décrits, et qui a été

Dans l'ictère simple.

Accidents formidables dans certains ictères.

pour nous le sujet de recherches spéciales. C'est alors qu'on voit l'ictère s'accompagner d'hémorrhagies par différentes voies, par le nez, l'estomac, l'intestin, par le tégument externe, et les malades tomber dans l'assoupissement et un état fébrile et adynamique au milieu duquel ils succombent. On n'a pas manqué d'attribuer ces signes d'altération du sang à l'action exercée par la bile sur les globules rouges (Simon). Quoique cette action soit probable, et que nous ayons été conduit par nos études cliniques à l'admettre, cependant nous devons dire qu'aucune expérience décisive ne la met hors de doute. Ni la matière colorante, ni l'acide choléique dont nous avons essayé la réaction ne détruisent les globules sanguins. La bile en nature pourrait peut-être provoquer ces effets; mais on ignore si elle peut passer dans le sang.

Sont-ils dus à l'action de la bile?

Les maladies chroniques du foie amènent peut-être l'état chloro-anémique que nous avons souvent rencontré en altérant les fonctions sécrétoires et en empêchant le départ de certains principes de la bile qui restent alors dans le sang.

Altération du sang dans les hétérocrinies. Elles jouent un rôle essentiel dans la production des accidents.

Le diabète nous offre un exemple bien marqué de la modification que peuvent subir toutes les sécrétions lorsque l'une d'elles vient à s'altérer. Que le sucre soit fait dans le foie ou ailleurs, c'est ce qu'il importe peu de décider pour le sujet que nous traitons. Il n'en est pas moins vrai que ce principe immédiat, qui doit être détruit quelque part, arrive dans le sang d'où il s'écoule sans cesse par les sécréteurs de tous les tissus, et spécialement par les reins. L'altération du sang est donc la cause de ces troubles de la sécrétion, ainsi que des accidents généraux qui surviennent et de la mort des sujets. La présence de l'urée, en proportion notable, dans le sang, et la diminution de ce principe dans l'urine prouvent jusqu'à quel point les altérations de sécrétions peuvent modifier la composition du sang, et réciproquement. Cette loi générale domine toute la pathologie. Voici encore d'autres exemples qui lui servent de preuve.

De quelques phénomènes graves produits par la rétention de certains éléments de sécrétion.

La suppression de la sécrétion urinaire chez les animaux auxquels on a extrait les reins est suivie de vomissements, de diarrhée, de fièvre, de dyspnée et de mort; on trouve une proportion notable d'urée dans le sang. Chez l'homme quelques maladies du rein, telles que la néphrite aiguë et albumineuse, produisent des accidents que l'on a attribués à ce que les matières destinées à être éliminées par les reins, l'urée spécialement, restent dans le sang; la rétention de ce principe immédiat serait la cause du délire, des convulsions, de l'assoupissement et des symptômes ataxo-adynamiques que l'on observe, à la fin de ces maladies.

Il faut rapporter à la diminution des globules et surtout de l'albumine la production de l'état anémique, et des hydropisies qu'on voit survenir, après les flux abondants et chroniques. La faiblesse et tout ce qui peut l'amener, la marche, les excès vénériens, les travaux de cabinet, amènent une sécrétion surabondante d'urée. On l'observe aussi dans la fièvre typhoïde, le rhumatisme, le délire, dans la convalescence.

On trouve encore un exemple remarquable d'altération marqué par l'accroissement de sécrétion d'un principe insolite, dans la formation des calculs d'acide urique, dans le rein et dans la vessie. Dans ce cas, la sécrétion urique est accrue; mais dans d'autres elle est diminuée ou suspendue. L'attaque de goutte, sui-

Altération du sang dans la goutte.

vant un grand nombre d'auteurs, n'aurait pas d'autre cause que la suspension de la sécrétion d'acide urique, et l'accumulation de celui-ci dans le sang jusqu'à ce qu'une irritation en détermine le départ, et l'appelle autour d'une jointure sous la forme d'urate de soude. Sans discuter cette théorie fort contestable, reconnaissons, une fois de plus, que les sécrétions sont influencées, de la manière la plus immédiate, par la composition du sang.

Résumé.

Les développements que nous venons de présenter prouvent que, dans les maladies, le trouble de la sécrétion intervient comme élément morbide essentiel, et qu'alors il peut constituer: 1° toute la maladie, comme on le voit dans la syalorrhée, la sudation, le ptyalisme ou les flux; 2° qu'il est souvent un effet local d'une maladie générale, tantôt du sang, comme dans le diabète et la goutte, tantôt du solide, comme dans les fièvres; 3° enfin l'hétérocrinie peut être le symptôme d'une maladie qui porte sur l'appareil sécréteur lui-même.

Hétérocrinies marquées par la présence d'un produit morbide

2° *Hétérocrinies caractérisées par la présence d'un produit morbide qui ne se trouve pas dans le secretum normal.* Les uns ont leur analogue dans l'organisme, les autres ne l'ont pas.

1° homologue;

1° *Produit morbide avec analogue.* Ceux qui peuvent se trouver mêlés accidentellement aux liqueurs des sécrétions sont : 1° la *biliverdine*, qu'on retrouve dans l'urine, le mucus, les sérosités, le sang et dans tous les liquides du corps; 2° l'*urée*, qui existe normalement dans le sang, l'urine et la sueur (Favre), et accidentellement dans la sérosité des cavités naturelles; 3° l'*acide urique* dans la sueur des rhumatisants; 4° la *glucose*, dans tous les liquides de l'organisme; 5° des sels de compositions très-différentes : dans l'urine des carbonates et des phosphates ammoniacaux, des oxalates, des tartrates, la liqueur spermatique, l'albumine, etc. Parmi les principes immédiats qui se mêlent aux secreta on peut encore citer ceux qui viennent du sang, comme l'albumine, la fibrine, le sérum, les globules sanguins, le fer, les matières grasses, la cholestérine.

2° *Produit morbide sans analogue dans l'organisme.* Il faut mettre dans une classe à part les produits sans analogue, tels que le pus, le cancer, le tubercule, qui peuvent être contenus accidentellement dans les liquides sécrétés. Ils ne s'y trouvent jamais qu'à la suite d'une maladie qui porte sur l'organe sécréteur lui-même ou sur l'appareil d'excrétion. Il faut distinguer soigneusement, l'une de l'autre, ces deux causes principales d'altération des liquides. 2° hétérologue.

Le pus, la sérosité plus ou moins chargée de fibrine ou de globules sanguins s'échappent facilement des organes sécréteurs enflammés. Nous avons déjà dit que les phlegmorrhagies et les hydrophlegmasies donnent naissance à des liquides complexes, à la composition desquels concourent les produits de l'inflammation et ceux de la sécrétion plus ou moins altérée. La matière de l'expectoration dans la bronchite chronique est formée de pus et d'une quantité considérable de mucus. Le liquide qui remplit la plèvre enflammée renferme du pus, de la fibrine et une proportion très-forte de sérosité. On peut assez bien juger de l'intensité et de la prédominance du travail phlegmasique sur celui de la sécrétion par la quantité et la nature des produits morbides contenus dans la matière des flux. Pus et sérosité dans les flux muqueux et séreux.

Il peut se faire aussi que les sécréta soient altérés

Altération des secreta par l'effet d'une maladie de l'appareil d'excrétion.

dans leurs propriétés chimique et physique par la rétention des liquides dans l'appareil d'excrétion, ou par des maladies qui frappent cet appareil et qui fournissent à leur tour des produits morbides tels que le pus et les formations hétérologues; souvent il n'est pas facile de reconnaître la cause d'une pareille altération. Quand l'urine se charge de pus ou de mucus, c'est qu'il existe quelque maladie du rein, des calices, du bassinet, de la vessie, et même de la prostate.

De l'acrinie.

De l'acrinie. L'*acrinie*, c'est-à-dire la diminution ou la suppression de la sécrétion, se montre comme élément de maladies : 1° dans toutes les phlegmasies des organes sécréteurs pendant la période d'hyperémie; 2° dans un certain nombre de névroses : le trouble du système nerveux suspend aussi facilement qu'il excite les sécrétions sudorales, salivaires, intestinales, ainsi qu'on le voit sous l'empire d'une émotion morale; 3° dans un grand nombre de maladies générales pyrétiques. L'acrinie peut porter sur un seul produit immédiat, tandis que la quantité des autres produits reste normale ou s'accroît. Dans l'albuminurie, l'urée diminue, disparaît même quelquefois de l'urine. Nous avons parlé de ces changements lorsqu'il a été question des altérations de qualités.

Indications thérapeutiques.

Indications thérapeutiques Rappelons que les hétérocrinies sont essentielles, c'est-à-dire sans aucune lésion appréciable de l'organe glandulaire ou symptomatique d'une maladie du solide et d'une altération du sang. Il n'y a pas de thérapeutique rationnelle possible si l'on n'a pas toujours présentes à l'esprit ces trois grandes divisions qui dominent toute l'histoire des hétérocrinies. Elles vont nous servir à asseoir les indications thérapeutiques.

Traitement des hétérocrinies essentielles. Convient-il de chercher à guérir des flux qui sont établis depuis longtemps? Il est indispensable, pour répondre à cette question, de spécifier les cas. Le flux salivaire et la diarrhée sympathique, qui accompagnent la dentition chez l'enfant, doivent être respectés, à moins qu'ils ne deviennent très-intenses et dangereux. Il en est de même de la leucorrhée pendant la grossesse, de la sécrétion du lait à la même époque ou vers l'âge critique. Ces derniers flux appartiennent à l'ordre physiologique, et il n'y a pas à s'en occuper. En est-il de même des véritables flux pathologiques ; par exemple, d'une diarrhée, d'une bronchorrée, de sueurs générales ou partielles des pieds, des mains? Il faut, s'ils sont très-anciens, si la santé générale est excellente, les renfermer dans de justes limites, ou en atténuer les effets désagréables et se refuser à une suppression complète. On n'hésitera pas à les guérir en prenant quelque précaution préalable, dans le cas où ils se rattacheraient à une lésion chronique des glandes et des tissus dans lesquels celles-ci sont distribuées.

Traitement des hétérocrinies essentielles.

Respecter les flux anciennement établis.

Le *traitement* des flux essentiels consiste : 1° à suspendre ou à modérer l'irritation sécrétoire; 2° à la remplacer par un autre travail morbide tout à fait opposé; 3° quand il y a impossibilité ou danger à le faire, il faut recourir à l'action sympathique, exciter un flux dans l'organe sécréteur, qui est solidaire de l'organe affecté; 4° modifier la composition du sang; 5° user d'une médication perturbatrice.

Sources des indications.

1° *Indication.* Suspendre l'irritation (A) par la soustraction du sang, les antiphlogistiques, et surtout par la réfrigération locale; (B) par les narcotiques (l'opium et ses composés) appliqués sur la glande ou donnés à l'in-

1° Suspendre l'irritation sécrétoire.

térieur; (C) par les astringents de toute espèce (alun, acétate de plomb, sels de cuivre, tannin, sous-nitrate de bismuth, etc.); (D) par la compression exercée sur l'organe; (E) par le repos absolu des sécréteurs et de la fonction à laquelle ils prennent part; ainsi, abstinence des matières grasses dans l'hépatirrhée, la pancréatorrhée, des boissons dans la polyurie, du mouvement dans les sueurs profuses, etc.

2° Substituer à l'hypercrinie un autre travail morbide.

2° *Indication.* Remplacer l'hypercrinie par un travail morbide opposé. On cherchera à exciter l'irritation inflammatoire par des liqueurs irritantes, des vésicatoires, le fer rouge, des poudres irritantes caustiques portées sur la glande ou la membrane sur laquelle débouche le conduit excréteur. On peut même, si celui-ci est seul accessible à de pareils agents, l'irriter, le cautériser, afin de faire remonter l'irritation jusqu'à la glande. Quelquefois on suractive très-vivement, et pendant un temps variable, la sécrétion par les excitants hygiéniques ou pharmaceutiques (*similia similibus*). On fait cesser la gastrorrhée par un vomitif, la diarrhée par un purgatif, le catarrhe par des inspirations de vapeurs aromatiques et stimulantes, etc., etc.

3° Exciter une hypercrinie en un autre point.

3° *Indication; exciter un flux par voie d'antagonisme.* Il faut se laisser guider tout à la fois par la solidarité physiologique et par l'état dans lequel se trouvent les organes sécréteurs. Pour attaquer avec succès les flux de l'intestin, on agira sur la peau à l'aide de bains chauds, de vapeur, sulfureux, de l'hydrothérapie, et même d'irritants, tels que le vésicatoire, les frictions stimulantes, etc. Il en sera de même pour modifier un flux d'urine, un catarrhe de vessie, une leucorrhée utéro-vaginale, etc. (purgatifs, vomitifs, sudorifiques).

4° *Indication; modifier la composition du sang.* Il importe d'user d'une médication tonique et corroborante chez un certain nombre de sujets, d'employer le fer, le quinquina, les bains de vapeur, l'hydrothérapie, lorsqu'il est survenu une véritable *hectique de sécrétion* et une altération consécutive du sang; à plus forte raison faut-il y recourir dans les cas où l'hypercrinie tient à l'appauvrissement du sang et à l'excitation nerveuse.

4° Modifier la composition du sang.

5° *Indication; médication perturbatrice.* Il ne faut y avoir recours que dans les cas extrêmes, lorsque toutes les autres médications ont échoué. Elle varie suivant le siége et la nature du flux. On a tenté, à l'aide de cautérisation, d'immersion subite dans l'eau froide, des vomitifs, de l'électricité, de supprimer les flux dangereux.

5° Médication perturbatrice.

Traitement des hétérocrinies symptomatiques. Nous ne pouvons empiéter sur le domaine de la pathologie spéciale; posons, en quelques mots, les indications principales. Quelle que soit la cause de l'hétérocrinie, peut-on la rapporter à une irritation sécrétoire et la combattre toujours à l'aide des contro-stimulants? Personne aujourd'hui ne voudrait répondre affirmativement à la question que nous venons de poser. Sans doute la phlegmasie, l'hyperémie active sont souvent l'origine de flux pathologiques; le tubercule, le cancer, en se développant dans un organe, peuvent y provoquer l'hypercrinie; cependant il ne faudrait pas trop généraliser ce mode d'action. Dans tous les cas, il ne peut servir à expliquer les flux immodérés que nous voyons paraître chez les sujets débilités ou dont le sang est appauvri d'une manière quelconque. Ajoutons que très-souvent les tissus qui en sont le siége, loin d'être hyperémiés comme dans l'inflammation, sont au contraire pâles et anémiés. On

Traitement des hétérocrinies symptomatiques.

Il est fondé sur la connaissance des causes appréciables.

ne peut donc traiter les hétérocrinies par la seule médication antiphlogistique.

Le traitement doit reposer sur la connaissance de la cause des flux : l'irritation sécrétoire sera combattue par les contre-stimulants ; les altérations du sang, telles que la chloro-anémie, la pléthore, les maladies générales, l'adynamie, les grandes débilités et les cachexies, exigeront un traitement spécial.

Nosologie.

Classification des hétérocrinies.

Classification des hétérocrinies. La division des hétérocrinies doit reposer tout à la fois sur le siége, la fonction des organes sécréteurs, et sur la cause qui détermine la lésion de fonction et de structure. On ne possède pas encore de classification irréprochable des glandes et de leurs produits ; il suffit, pour s'en convaincre, de parcourir les ouvrages consacrés à la physiologie (1). La division ancienne des flux en séreux, muqueux, sanguins, gazeux, mixtes, ne saurait être acceptée, puisqu'elle renferme des maladies qui ne doivent plus conserver le nom de flux : telle est, par exemple, l'hémorrhagie, qu'on ne peut, sous aucun rapport, ranger maintenant parmi les flux. En outre, on y trouve rassemblés des maladies de natures très-diverses, comme la dysenterie, le diabète et toutes les phlegmasies subaiguës ou chroniques des membranes muqueuses et séreuses, qui déterminent à la fois une sécrétion anormale et la formation de produits morbides. On ne saurait donc plus procéder de la sorte pour décrire et étudier les altérations de sécrétion.

Anciennes divisions inacceptables.

Sur quelle base elle doit être établie.

(1) Voyez les divisions proposées par Henle, *Anatomie générale*, t. II, p. 571. — Muller, *Traité de physiologie*, t. I, p. 327. (1845.)

Voici de quelle manière il nous semble utile d'envisager cette classe nombreuse de maladies, et d'en disposer les genres et les espèces.

1° Sur le siége anatomique et la fonction.

1° Il faut, avant tout, prendre pour base des divisions le siége et la nature des hétérocrinies. On étudie de cette manière les hétérocrinies des grands systèmes anatomiques : 1° des membranes muqueuses ; 2° des séreuses ; 3° puis les sécrétions spéciales de chaque organe glandulaire en particulier (glande lacrymale, salivaire, pancréatique, biliaire, rénale, mammaire).

2° Sur la quantité, la qualité et le siége des produits sécrétés.

2° On distingue, en second lieu, dans chacune de ces grandes classes d'hétérocrines : 1° celles qui consistent dans une augmentation du produit de sécrétion, en totalité ou seulement d'un de ses éléments constituants (hypercrinie) ; 2° une autre lésion consiste en ce qu'un ou plusieurs éléments de sécrétion, au lieu de sortir par leurs émonctoires naturels, s'échappent par un autre tissu et se mêlent à des liquides qui ne les contiennent jamais, à l'état physiologique (biliverdine, glucose, concrétions de la goutte, albumine) ; 3° la diminution ou la suppression des secreta constitue un autre genre d'altération qu'il faut maintenir (acrinie).

3° Sur l'absence ou la présence d'altérations matérielles : hétérocrinies idiopathiques et symptomatiques.

3° Une division non moins essentielle, et qui doit dominer toutes les autres, est fondée sur la cause même de l'altération des sécrétions. On distingue d'abord : 1° les hétérocrinies essentielles qui se composent des flux proprement dits, sans lésion appréciable de texture ; 2° les hétérocrinies symptomatiques (A) d'une maladie de l'organe sécréteur ; (B du sang. On trouve dans cette classe d'hétérocrinies celles dont le produit complexe est formé des liquides normaux sécrétés par les glandes, et des liquides anormaux avec ou sans analogue qui se mêlent aux premiers (pus, fibrine, mélanose, sang, albumine, etc.). Les hétérocrinies symptomatiques sont des éléments de maladie dont il faut tenir grand compte dans le traitement.

Le tableau des différentes espèces d'hétérocrinies que nous allons maintenant présenter achèvera de montrer combien ces divisions sont naturelles et facilement applicables à tous les faits particuliers dont se compose l'histoire générale des altérations de sécrétions.

Hétérocrinies essentielles; caractères communs : 1° augmentation, diminution ou suppression du produit total d'une sécrétion ;—2° même altération portant sur un seul ou sur plusieurs principes immédiats qui entrent dans la composition de ce produit ; — 3° erreur de lieu d'un de ces principes qui se montre dans un tissu où il n'est pas ordinaire de le rencontrer ; — 4° le produit morbide est toujours formé par un principe immédiat homologue, c'est-à-dire identique à ceux qui existent dans l'organisme sain ; — 5° intégrité parfaite de la structure de l'organe glandulaire. L'hétérocrinie peut dépendre de l'action sympathique exercée à distance par un organe malade; dans ce cas elle prend le nom de sympathique.

Hétérocrinies symptomatiques. Mêmes altérations de quantité et de qualité des liquides sécrétés; mais il s'y ajoute des produits morbides, tels que le sang, le pus, la matière cancéreuse, tuberculeuse, mélanique; l'organe est lésé dans sa structure.

Ier ORDRE. Hétérocrinies des membranes muqueuses.

1° Hypercrinie. *Caractères :* flux abondant d'un liquide muqueux dans lequel l'eau prédomine sur les autres éléments de sécrétion; quantité considérable d'épithélium; persistance de la réaction chimique normale (acide dans la bouche, l'estomac et l'intestin grêle; alcaline dans le gros intestin, etc., etc.); 2° suppression du flux normal.

Ier GENRE. Hétérocrinies de la membrane muqueuse gastrique.

1. ESP. Gastrorrhée. Vomissements plus ou moins répétés d'un liquide muqueux souvent abondant, à jeun ou après l'ingestion des aliments, sans que ceux-ci soient rejetés; saveur acide, âcre, brûlante ou insipide des liquides; douleurs épigastriques; la gastrorrhée est idiopathique ou sympathique.

Variétés : (A) gastrorrhée des ivrognes; (B) après l'usage prolongé d'aliments salés, gras ou de substances indigestes, tels que les fromages secs, etc; (C) chez les femmes grosses; (D) les gastralgiques, les hystériques, les épileptiques; (E) dans la goutte et le rhumatisme.

2. ESP. Pneumatose gastrique. Maladie caractérisée par le développement de gaz dans la cavité gastrique, soit pendant la digestion, soit pendant l'état de vacuité. (Voyez IIe genre, *Hétérocrinie de l'intestin.*)

Variétés : (A) pneumatose chez les chloro-anémiques, les hypocondriaques, les gastralgiques, etc.

Pneumatose symptomatique. Elle se manifeste dans les mêmes conditions pathologiques que la gastrorrhée; les divisions précédemment établies pour cette dernière leur sont donc tout à fait applicables; nous ne ferons que marquer la place des *gastrorrhées symptomatiques* de la gastrite aiguë ou chronique, de l'ulcère et du cancer de l'estomac.

IIe GENRE. Hétérocrinies de la membrane muqueuse intestinale. Elles peuvent être caractérisées : 1° par un flux muqueux; 2° par la suppression de la sécrétion normale; 3° par la sécrétion de gaz.

1. ESP. Diarrhées muqueuses. Évacuations alvines formées entièrement par un liquide séreux et muqueux; point de douleur; aucun signe de phlegmasie: causées par le refroidissement, par un trouble de l'innervation cérébrale.

Variétés : (A) diarrhée séreuse de la dentition; (B) entérorrhée des chauffeurs; (C) lienterie.

Diarrhées symptomatiques de toutes les affections intestinales, soit aiguës, soit chroniques.

2. ESP. Constipations idiopathiques; la sécrétion suspendue amène la constipation, des douleurs vives et la convulsion intestinale.

Variétés : (A) constipation chez les hommes adonnés aux travaux de cabinet; (B) les hypocondriaques, les hystériques et dans d'autres névroses; (C) constipation dans la colique sèche des pays chauds.

Constipation symptomatique de toutes les affections gastro-intestinales.

Le défaut de sécrétion est souvent l'élément morbide essentiel d'une autre maladie, comme dans la colique saturnine, le rhumatisme et la goutte intestinale ou d'une affection de l'intestin, telle que l'entérocolite aiguë et chronique, le cancer, etc.

3. ESP. Pneumatose intestinale. On ne sait pas encore exactement par quel mécanisme se produisent les sécrétions gazeuses en général; nous en avons indiqué précédemment les causes probables. Quant à l'existence des pneumatoses intestinales, elles ne sauraient être contestées; elles sont caractérisées par le développement des gaz azote, acide carbonique, oxygène, hydrogène pur, hydrogène proto-carboné, hydrogène sulfuré. Symptômes : tympanite abdominale, émission de gaz par les parties supérieures et inférieures du tube digestif, douleurs dans le ventre, dyspnée causée par le refoulement du diaphragme, constipation.

Variété : (A) pneumatose des sujets atteints d'hypocondrie, d'hystérie, de nosomanie et des autres névroses.

Les sécrétions *symptomatiques* de gaz s'observent dans toutes les affections aiguës et chroniques du tube digestif (inflammations, ulcération, cancer, etc.).

IIIe GENRE. Hétérocrinies de la membrane muqueuse de l'appareil respiratoire. Flux séro-muqueux très-abondant sous forme aiguë et chronique.

1. ESP. Rhinorrhée ; flux nasal, coryza.

2. ESP. Bronchorrée ou catarrhe bronchique. Toux et expectoration d'un mucus filant, semblable à du blanc d'œuf, ou formé par une sérosité transparente; quelquefois le liquide est rendu, en quantité considérable, chaque matin et accompagné de tous les symptômes de l'asthme essentiel.

Très-souvent *symptomatique* de la laryngite et de la bronchite chronique, de l'emphysème, des tubercules encore à l'état de crudité, des maladies chroniques du cœur et des gros vaisseaux : dans tous ces cas, la nature du liquide sécrétée est puriforme.

IVe GENRE. Blennorrhée urétrale (A) chez l'homme, (B) chez la femme.

Ve GENRE. Leucorrhée ou flueurs blanches. *Caractères :* Écoulement d'un liquide transparent très-fluide ou consistant, vitreux, semblable à du blanc d'œuf ou opalin et un peu blanchâtre; acidité très-prononcée; quantité variable ; aucun autre symptôme appréciable ; commun chez les femmes.

VIe GENRE. Catarrhe vésical.

IIe ORDRE. Hétérocrinies des membranes séreuses. Elles renferment la plus grande partie des hydropisies dont l'histoire sera présentée à part. Quant aux hydropisies enkystées, elles appartiennent aux maladies produites par le développement d'un tissu homologue.

IIIe ORDRE. Hétérocrinies de l'appareil glandulaire de la peau.

Ier GENRE. Éphidroses ou accroissement de la quantité de sueurs. Ce liquide conserve toujours ses propriétés normales.

1. ESP. Sueurs génerales. La sécrétion immodérée de la sueur sur toute la surface de la peau est rarement idiopathique.

On les observe comme symptômes dans un très-grand nombre de maladies, les unes générales, les autres locales. Au nombre des premières figurent toutes les pyrexies et surtout les fièvres intermittentes, la suette, le choléra, etc. ; on trouve parmi les secondes la phthisie pulmonaire.

2. ESP. Sueurs partielles. Elles se montrent plus particulièrement aux pieds et aux mains, sur un côté de la face. Sont-elles dues à une lésion des glandes sudoripares ou à une simple altération de sécrétion?

3. ESP. Hypercrinie de la matière sébacée.

IVe ORDRE. Hétérocrinies des glandes a canaux ramescents et en grappes (Muller).

Ier GENRE. Hétérocrinies des glandes lacrymales, rarement idiopathiques, presque toujours sympathiques ou symptomatiques.

IIe GENRE. Hétérocrinies des glandes salivaires.

1. ESP. Ptyalisme ou syalorrhée essentielle. Écoulement d'une salive aqueuse, neutre ou très-faiblement alcaline sans lésion de tissu. On l'observe chez les femmes grosses.

IIIe GENRE. Hétérocrinies de la glande hépatique.

1. ESP. Flux biliaire, hépatirrhée. Évacuations alvines formées exclusivement par une quantité souvent considérable d'une bile jaune ou verte.

Flux sympathique d'une maladie gastro-intestinale, d'une fièvre bilieuse; observé aussi comme signe fréquent de toutes les affections aiguës du foie.

2. ESP. Ictère essentiel. Mélange de la matière colorante jaune de la bile avec le sang qui la distribue à tous les organes.

3. ESP. Glycogénie. On pourrait aussi ranger parmi les altérations de sécrétion du foie la glycogénie ou le diabète sucré. On considèrerait alors le foie comme l'organe producteur du sucre. Cette sécrétion venant à s'exagérer, le sucre introduit dans le sang va se déposer dans tous les organes et sort par toutes les sécrétions. La glycogénie serait donc une hypersécrétion d'un des principes immédiats que forme le foie.

IVe GENRE. Hétérocrinies des glandes urinaires.

1. ESP. Polyurie. La composition de l'urine des vingt-quatre heures est celle de l'état normal; ses quantités seules sont accrues. Les malades peuvent rendre dans ce laps de temps quinze à vingt litres et plus. Ils maigrissent beaucoup en raison même de cette déperdition continuelle.

L'accroissement des quantités d'urine est le symptôme, l'effet de deux maladies: 1° de la polydipsie caractérisée par une soif continuelle qui entraîne nécessairement l'émission d'une grande quantité d'urine dans laquelle l'eau est en proportion plus considérable qu'à l'état normal ; 2° de la glycogénie qui détermine aussi une soif excessive ; 3° du diabète insipide, maladie encore mal déterminée et complexe qui n'est peut-être que la glucosurie avec quelques modifications dans la composition de l'urine.

2. ESP. Diurèse urique. L'urine est habituellement chargée d'acide urique, d'urate ou d'urée.

Presque toujours une maladie générale, telle que la gravelle, la goutte, la glucosurie, ou le genre d'alimentation en sont la cause.

3. ESP. Suppression de la sécrétion urinaire. Elle est souvent l'effet sympathique d'un flux immodéré par l'intestin ou par la peau ; plus souvent encore elle est le symptôme d'une grave affection du rein et des voies urinaires.

Vᵉ GENRE. Hétérocrinies des glandes lactées.

1. ESP. Galactorrhée. Sécrétion incessante d'une grande quantité de lait ; souvent sympathique de l'état puerpéral.

VIᵉ GENRE. Hétérocrinies des glandes spermatiques.

1. ESP. Spermatorrhée. Flux de la liqueur spermatique, s'effectuant en dehors de toute stimulation vénérienne ou par des causes légères et incapables de le provoquer, dans l'état normal. L'écoulement a lieu avec ou sans érection du pénis, pendant le sommeil ou la veille ; la liqueur est en général aqueuse et renferme une quantité moindre de zoospermes ; ceux-ci sont altérés dans leur contexture.

De l'hydropisie.

Définition. L'hydropisie est une maladie caractérisée par l'extravasation de la sérosité du sang qui vient occuper, tantôt les vacuoles situées dans le tissu cellulaire de tous les organes, tantôt les cavités séreuses. Dans le premier cas, la sérosité est dite infiltrée, et il en résulte un œdème partiel ou général; dans le second cas, le liquide épanché constitue une collection séreuse plus ou moins considérable. La disposition anatomique des tissus est la seule cause qui introduise des différences entre les hydropisies par infiltration et celles par épanchement; on peut en acquérir la preuve en considérant ce qui se passe dans l'œdème des membres : la sérosité, après avoir distendu outre mesure la peau, la déchire et s'épanche ensuite au dehors, souvent en très-grande proportion.

Définition.

Il existe entre l'hydropisie d'une part, les phlegmasies, les hémorrhagies et les hétérocrinies de l'autre, des différences et des analogies. — La phlegmasie rejette hors des vaisseaux capillaires, après les avoir hyperémiés, de la sérosité plus ou moins chargée de fibrine et de pus; l'hydropisie jamais. — Dans l'hémorrhagie, cette même sérosité sort encore des capillaires; mais elle entraîne avec elle les globules rouges, ou leur matière colorante seulement. — Les hypercrinies ou flux se distinguent encore très-facilement des hydropisies, en ce que la sérosité que les organes glandulaires séparent du sang renferme constamment un principe immédiat homologue, qui varie suivant chaque sécrétion, et qui sert à la caractériser. Les flux muqueux, salivaires, urinaires,

En quoi l'hydropisie diffère de l'inflammation, de l'hémorrhagie du flux.

biliaires, etc., ne sauraient être confondus avec les hydropisies. Il n'en est plus de même des flux séreux qui forment avec l'hydropisie une seule et même maladie. La sérosité des hydropisies s'échappe des vaisseaux capillaires par un travail morbide semblable à celui qui détermine les sécrétions pathologiques. La sérosité hydropique n'est point identique par sa composition au sérum du sang, ainsi que nous le démontrerons plus loin; il faut donc qu'il y ait une élaboration spéciale dans les capillaires qui lui livrent passage. Du reste, quoique très distincts les uns des autres, les quatre actes pathologiques dont nous venons de retracer les caractères principaux, se compliquent souvent l'un l'autre ou se succèdent dans le même organe et le même tissu. Rien de plus commun que de voir, dans une phlegmasie, le sang et la sérosité s'extravaser, et les produits de la sécrétion normale, accrue ou altérée d'une autre manière, se mêler à ceux de l'inflammation.

Siége des lésions dans ces quatre maladies.

Le siége des lésions est le même dans ces quatre maladies : la sérosité, le sang, le produit de sécrétion, le pus s'infiltrent ou s'épanchent dans les cavités libres. Les hémorrhagies interstitielles et par exhalation correspondent à l'œdème et aux collections séreuses de l'hydropisie. Le pus et les sérosités fibrineuses peuvent occuper les espaces intra-fibrillaires des tissus ou s'épancher dans les cavités muqueuses et séreuses. Il n'est pas jusqu'aux sécrétions qui ne puissent, comme les précédentes maladies, jeter leur produit sur les membranes ou dans le tissu cellulaire, ainsi qu'on le voit dans l'ictère, dans les concrétions goutteuses et la lithiase des réservoirs.

L'hydropisie est distincte de l'hydropisie enkystée.

Il est à peine nécessaire de dire que l'histoire des hydropisies ne saurait comprendre la formation des kystes fibro-séreux accidentels qu'on rencontre dans les ovaires, le mésentère et dans d'autres organes ; ce sont des productions homologues ou hétérologues dont les causes, les symptômes et le mode de développement n'ont aucune espèce de rapport avec les hydropisies. (Voyez *Homogénies.*)

Division des hydropisies.

Divisions. Nous décrirons successivement les hydropisies d'une manière générale, et ensuite les trois groupes principaux dont elles se composent : 1° les hydropisies par lésion du solide ; 2° par altération du sang ; 3° dynamiques ou par simple lésion fonctionnelle des organes sécréteurs (hypercrinie séreuse essentielle) (1).

Des hydropisies en général.

§ I. **Des hydropisies en général.** *Siége.* Le tissu cellulaire général est formé de fibres qui sont séparées par de petits espaces microscopiques, dans lesquels la sérosité du sang est incessamment exhalée et résorbée. Ce double courant dont sont animés les liquides intra-celluleux est attesté par l'absorption facile des poisons qu'on fait pénétrer sous la peau et par leur innocuité quand on s'oppose, à l'aide d'une ligature, à la libre circulation du sang.

Siége de l'effusion séreuse.

Les parties qui sont le siége le plus fréquent de l'hydropisie, et où elle se montre d'abord, sont les membres inférieurs, le scrotum, les paupières, le visage et le tissu cellulaire sous-cutané de l'abdomen et de la poitrine. Au contraire, les parenchymes tels que le foie, la rate, le poumon, le cerveau, les reins et surtout les tissus fibreux, les tendons, les ligaments, résistent à l'épan-

(1) Telles sont les divisions que j'ai adoptées dans l'article du *Compendium*, qui est consacré à l'étude de ces maladies (1842). Ceux qui les ont reproduites, en leur faisant subir quelques changements insignifiants et sans me citer, ont contribué à les vulgariser.

chement. Les membranes séreuses doivent à la facile transsudation du sérum à travers les parois des vaisseaux de devenir très-aisément le siége de l'hydropisie.

Du liquide des hydropisies. Propriétés physiques.

Liquide hydropique. Nous n'avons à parler que des propriétés physiques et chimiques du liquide qui appartient en propre aux véritables hydropisies. Ce liquide est tantôt transparent, et semblable à de l'eau distillée la plus pure (hydrocéphalie), tantôt opalin, verdâtre ou d'un jaune citrin, offrant ou non un reflet verdâtre. Abandonné à lui-même, il laisse déposer une matière pulvérulente très-fine, peu abondante, constituée par du phosphate de chaux principalement.

Substances que le microscope y fait apercevoir.

On y découvre aisément au miscroscope de l'épithélium une assez grande quantité de globules graisseux, de matières étrangères fournies par les différents organes, dans lesquels on recueille le liquide, comme de la matière colorante de la bile, de cristaux, de cholestérine, des globules de sang et de pus, etc.

Nous avons examiné huit fois, sur des malades atteints de maladie de Brigtht ou du cœur, le liquide obtenu par des piqûres faites à la peau. Le liquide était limpide comme de l'eau distillée et faiblement alcalin ; en outre, il contenait de l'épithélium, de la graisse et quelques globules sanguins sortis des vaisseaux divisés. Par le repos, il devenait opalin ; on y trouvait du phosphate et du carbonate de chaux. La sérosité hydropique qui s'en rapproche le plus est celle qui s'épanche rapidement dans l'hydrocéphale et dans l'hydro-thorax, et encore la présence d'une petite quantité de fibrine, qui ne tarde pas à se séparer du sérum, indique-t-elle un travail d'irritation phlegmasique.

Composition chimique.

Quoique faites par des chimistes très-habiles, les analyses des sérosités hydropiques laissent beaucoup à désirer, parce que celles-ci ont été recueillies dans des conditions pathologiques très-différentes et peu comparables entre elles. On a réuni, par exemple, des analyses qui ont porté sur le liquide des hydro-phlegmasies, du vésicatoire, du pemphygus, de l'érysipèle, des sudamina, et même sur celui que renferment les kystes. On a analysé souvent des liquides de nature très-différente.

Vogel, dans un article fort remarquable sur les hydropisies, a rassemblé des affections de nature très-différente, comme les hydropisies enkystées et les hydrophlegmasies. Aussi est-il très-difficile d'en tirer quelques conclusions générales.

On doit se représenter la liqueur des hydropisies comme un liquide composé du sérum du sang dépouillé de sa fibrine et ne possédant plus ses proportions normales d'albumine. Ce liquide est fortement alcalin, très-rarement neutre, coagulable par les acides et par la chaleur à cause de l'albumine qu'il contient. Composition générale.

Voici les principes constituants du liquide des hydropisies essentielles :

1° *Eau.* Dans six analyses empruntées par Vogel à différents auteurs, elle a monté à 920, 927, 946, 956, 900 ; elle est descendu à 704 (1). Je ne crois pas ces résultats comparables entre eux pour les raisons indiquées plus haut. MM. Andral et Gavarret ont vu varier l'eau de 930 à 986 : l'eau est donc ordinairement en plus grande proportion dans la sérosité des hydropisies que dans le sérum du sang (790/1000). 1° Quantités d'eau.

2° *Albumine.* Représentée dans le sérum du sang par 68/1000, elle oscille dans la sérosité hydropique entre 4 2° Albumine.

(1) Vogel, *Traité d'anatomie pathologique générale*, p. 33. In-8°. Paris, 1847.

Ses quantités normales toujours diminuées.

et 48 (Andral et Gavarret) (1); entre 0 et 78 dans les analyses qui sont rapportées par Vogel. Ce qu'on peut dire de plus général, c'est que l'albumine est souvent diminuée à un point extrême, nulle même (hydrocéphalie). On ne trouve que quelques traces de ce principe immédiat dans la sérosité hydropique du tissu cellulaire chez les sujets atteints de maladie du cœur ou des reins; dans un cas il n'en existait pas trace. La sérosité hydropique n'est donc que le sérum du sang avec plus d'eau et moins d'albumine. Cette albumine y est quelquefois dans un état qui n'est pas encore bien connu, et qu'il est difficile de constater.

Elles varient suivant le siége du liquide.

La composition du liquide n'est pas la même dans toutes les cavités séreuses. On a trouvé 30 en albumine dans la sérosité du péricarde chez une femme morte de maladie du cœur, et 4 seulement dans le liquide qui remplissait le tissu cellulaire des membres. Les liquides hydropiques n'ont pas la même composition dans toutes les parties du corps. On les a disposés, par rapport à leur richesse en albumine, dans l'ordre suivant : le péritoine, la plèvre, le péricarde, le tissu cellulaire, les ventricules du cerveau.

La diminution de l'albumine des sérosités et l'accroissement de l'eau sont deux faits considérables dans l'histoire des hydropisies, parce qu'ils prouvent, contrairement à une opinion trop généralement répandue, que dans ces maladies il n'y a pas seulement extravasation mécanique, en quelque sorte, du sérum à travers les parois des vaisseaux, mais un travail tout à fait vital d'élaboration par ces mêmes vaisseaux, qui font du sérum du

(1) Article *Hydropisie* du *Compendium*, p. 662, et *Essai d'hématologie*, p. 160. In-8°, Paris, 1843.

sang un liquide plus chargé d'eau et moins albumineux. MM. Andral et Gavarret n'ont jamais vu, dans de nombreuses analyses du sang malade, l'albumine y descendre au-dessous de 55 ; tandis qu'ils ont rencontré souvent 10, 20, 30 et 40 d'albumine dans les sérosités hydropiques. Suivant eux, la débilité et l'appauvrissement du sang sont les causes qui agissent le plus sur la composition de ces liquides. Ils accroissent les quantités d'eau et diminuent l'albumine (1).

Sels contenus dans les sérosités.

3° *Matériaux solides*. Les sérosités renferment les mêmes sels que le sérum sanguin, savoir : le chlorure de sodium, le phosphate de chaux et de magnésie, les phosphate et carbonate de soude, le sulfate de potasse et le lactate. On y a constaté la présence de l'urée, en minime proportion, de la cholestérine dans l'hydrocèle, la maladie de Bright et d'autres affections. La *graisse* y est quelquefois en proportion si notable, que le liquide qui la tient en suspension perd sa transparence.

Substances étrangères mêlées au liquide des hydropisies.

Toutes les autres substances que peuvent contenir les liquides épanchés sont étrangères à la maladie et doivent être rapportées à quelque lésion concomitante ;

(1) Andral, article cité du *Compendium*. Voici quelques analyses citées par MM. Becquerel et Rodier. — Maladie du cœur : ascite et albumine, 17; eau, 982 ; — ascite essentielle, 23 ; eau, 976 ; — ascite essentielle albumine, 11; eau, 985. — Chez un malade atteint d'altération granuleuse du rein, le liquide extrait des extrémités inférieures donne : albumine, 5,38; eau, 993 ; — du thorax, albumine, 8,56 ; eau, 989 ; — de l'abdomen, albumine, 11 ; eau, 985 (*Traité de chimie pathologique*, p. 512. In-8°. Paris, 1854). Dans la sérosité d'un empyème causé par une pleurésie, et dont Vogel fournit l'analyse, la quantité d'albumine est encore bien au-dessous de son chiffre physiologique (analyses de Schérer, de Simon). — On peut consulter un récent travail de MM. Becquerel et Vernois qui contient de nouvelles analyses faites avec le plus grand soin *De l'albuminurie et de la maladie de Bright*. (Extrait du *Moniteur des hôpitaux*, 1856.)

sans parler de la fibrine, du pus, des globules sanguins, on y rencontre, suivant les lieux où la liqueur est recueillie, de l'épithélium, de la bile, de la cholestérine, des zoospermes, et même des cryptogames.

Symptômes locaux communs à toutes les hydropisies.

Symptômes locaux. Ordinairement l'hydropisie donne lieu à des phénomènes communs que l'on peut étudier d'une manière générale :

Transparence.

1° *Changement de couleur.* Transparence, décoloration, pâleur des tissus.

2° Tumeur.

2° *Tuméfaction.* Tantôt circonscrite, partielle, limitée à un organe, à un membre (œdème partiel); tantôt diffuse, et s'étendant à tout le corps (anasarque), ou à une cavité splanchnique (hydropéricarde, hydrorachis).

3° Déchirure.

3° *Rupture.* La tuméfaction est souvent parfois portée au point de produire des déchirures, par lesquelles s'épanche le sérum, comme par la peau du ventre, des jambes et des pieds. On voit le tissu cellulaire sous-cutané se débarrasser ainsi du sérum qui y est infiltré ; quelquefois même les liquides de la plèvre ou du péritoine sortent, de cette manière, de la cavité qu'ils occupent.

4° Matité.

4° *Matité.* Les tissus qui sont le siége de l'hydropisie rendent un son mat par comparaison avec les tissus restés sains ; de là viennent les divers degrés de matité que donne la percussion plessimétrique, préférable, en ce cas, à tout autre moyen d'exploration.

5° Dépression des parties molles.

5° *Déplacement des liquides.* Pour peu que la quantité du liquide épanché soit notable, la pression opérée avec le doigt la déplace et le rejette dans le tissu voisin. Il en résulte une dépression, un enfoncement qui sert à caractériser l'existence de l'œdème, dans des cas où elle est encore douteuse. Il ne faut jamais négliger de faire cette recherche sur les membres inférieurs, parce que le liquide s'épanche d'abord dans les parties déclives et dans les régions où le tissu cellulaire est abondant. On peut y provoquer aisément la formation de petites cavités à cause de la résistance que présentent les os sur lesquels on comprime, avec les doigts, la peau et le tissu cellulaire.

6° *Fluctuation et ballottement.* Lorsque le liquide est épanché dans une cavité séreuse, la percussion opérée avec les doigts, sur les deux points opposés des parois, détermine dans le liquide un mouvement ondulatoire tout à fait caractéristique, connu sous le nom de fluctuation. Quelquefois on parvient, par un mouvement brusque, à déplacer le liquide qui entoure un organe ou un corps solide; on sent alors la résistance qu'il oppose au doigt et l'on dit qu'il y a ballottement. Ce procédé est utile pour reconnaître la présence d'un liquide dans une cavité close.

6° Fluctuation.

7° Les téguments qui recouvrent ou qui renferment les liqueurs hydropiques ont une température normale, quelquefois cependant plus basse; ce qui a fait appeler tumeurs froides les parties distendues par l'eau.

7° Température des téguments.

8° *Douleurs.* Les aréoles des tissus et les cavités séreuses, ne peuvent être distendues par la sérosité sans qu'il en résulte une sensation de plénitude, de poids, de gêne extrême dans l'accomplissement des fonctions. Quelquefois même celles-ci sont suspendues ou fortement troublées, comme dans l'hydro-thorax, dans l'hydro-péricarde, l'hydrocéphale. Cette cause de désordre une fois éloignée, l'organe peut reprendre sa fonction.

8° Douleurs : trouble des fonctions.

9° L'*atrophie* peut être le résultat d'une longue compression exercée par le liquide de l'épanchement (exemple : poumon, rate, foie dans l'hydro-thorax, l'ascite, etc.).

9° Atrophie.

10° Le *déplacement de l'organe* est un effet ni moins

10° Changement de situation.

constant ni moins curieux de l'hydropisie. On ne saurait croire *à priori* jusqu'à quel point peuvent aller les changements de connexion quand on n'a pas été témoin des déplacements considérables que peuvent subir le cœur, le foie, le poumon, dans les hydropisies des cavités séreuses.

Gangrènes et hémorrhagies.

On peut encore regarder comme un effet de la distension extrême, déterminée par la surabondance des liquides, la mortification et l'hémorrhagie que nous avons observées sur les membres inférieurs et le scrotum devenus le siége d'une tuméfaction énorme. La peau fortement éraillée se déchire, laisse alors passer des quantités considérables de sérosité, puis elle se mortifie en plusieurs points après s'être recouverte préalablement de phlyctènes pleines d'une sérosité sanguinolente. Le derme lui-même laisse écouler une certaine quantité de sang et s'ecchymose, dans une étendue souvent considérable.

Les symptômes locaux des hydropisies tiennent uniquement à la présence de l'eau qui joue le rôle de corps étranger. Les autres dépendent de la lésion que provoque l'hydropisie, et ne peuvent être indiqués d'une manière générale.

Symptômes généraux.

Les *symptômes généraux* que l'on observe, durant le cours des hydropisies, consistent dans la fièvre, et l'intensité plus ou moins grande des réactions organiques. On sait aujourd'hui que de tels symptômes ont leur source, tantôt dans une phlegmasie des membranes séreuses, tantôt dans une altération du sang, ou dans la maladie d'un des organes qui concourent à la circulation.

De l'état sthénique et asthénique dans les hydropisies.

Il serait donc peu conforme à l'observation clinique de fonder une division quelconque des hydropisies sur la réaction vasculaire, et sur l'état dynamique général qui sont sous la dépendance d'une de ces affections locales ou générales. Cependant, comme quelques auteurs paraissent encore tenir à cette ancienne division des hydropisies, en actives et en passives, en sthéniques et asthéniques, montrons à quelles causes tiennent les symptômes si différents que l'on observe dans ces diverses conditions pathologiques. Cette étude ne sera pas entièrement perdue pour la clinique, en même temps qu'elle préviendra le retour de pareilles erreurs. Nous voyons reparaître ici et prédominer cette ancienne croyance, à savoir qu'il ne peut y avoir que force ou faiblesse dans la manifestation des phénomènes morbides. Cherchons à quelle cause il convient de les rattacher.

Causes de ces deux états dynamiques.

Il faut d'abord s'en prendre à la cause même de l'hydropisie qui peut être l'effet d'une inflammation d'une ou de plusieurs membranes séreuses. Les symptômes fébriles acquièrent une intensité variable qui ne doit pas nous surprendre, surtout si le malade est jeune, robuste, pléthorique, non épuisé par une affection antérieure, soit aiguë, soit chronique. Des conditions morbides contraires engendrent des phénomènes tout à fait opposés. Nous n'avons pas besoin d'insister sur ces faits admis par tout le monde. La fièvre et tous les symptômes d'excitation qui se produisent alors dépendent de la maladie, et il ne faut pas en placer la cause ailleurs.

L'état des forces au moment où se déclarent les hydropisies, quelles qu'en soient les causes, influe nécessairement sur les symptômes généraux. Un homme robuste, pléthorique est pris d'anasarque dans le cours d'un érysipèle, à la fin d'une scarlatine ou d'une néphrite aiguë. De ce que la peau est chaude, rouge, le pouls large, développé, vibrant, de ce que le système nerveux fortement excité donne lieu à du délire, ira-t-on conclure que l'hydropisie est sthénique, fébrile, aiguë, c'est-à-dire déterminée par l'accroissement des forces ou par la fièvre ; il y aurait là autant d'erreurs que de mots. Si l'on veut dire que ces symptômes sont ceux de l'état fébrile, en vérité il n'est pas nécessaire de créer de pareilles distinctions, car elles se retrouvent dans toutes les maladies, dans les inflammations, dans les hémorrhagies, dans les hétérocrinies. Partout nous observons avec la même lésion une fièvre tantôt intense, tantôt légère, la sthénie ou l'asthénie.

La sthénie ou l'asthénie ne peuvent être considérées comme les causes générales de toutes les maladies.

Nous nous sommes déjà trouvés souvent en présence de cette dichotomie Brownienne, de création antique, et nous avons eu ou à la combattre quand elle enfantait l'erreur, ou à la réduire à ses justes et légitimes proportions. Oui, répéterons-nous pour la dernière fois, l'organisme se constitue en état de sthénie et d'asthénie, non-seulement dans toutes les maladies, quels que soient leur siége et leur nature, mais souvent dans deux périodes différentes de la même maladie. Le tempérament du sujet, l'âge, l'état d'intégrité des fonctions, les constitutions médicales font plus pour produire l'état actif et l'état passif que la cause des maladies; vouloir rapporter celles-ci à ces deux états c'est commettre une erreur grave. Broussais l'avait combattue avec une ardeur digne d'une aussi bonne cause, lorsqu'il avait établi, en loi générale, que l'irritation peut conduire à l'adynamie aussi bien qu'à la sthénie, et qu'elle ne les empêche pas non plus de se développer dans le cours d'un grand nombre de maladies. Depuis les travaux de ce grand observateur, on a découvert que les altérations de composition du sang pouvaient déterminer la sthénie et l'asthénie dans des conditions morbides très-variées. Ainsi, les altérations purement dynamiques et les maladies du sang se montrent comme deux éléments morbides généraux qui apparaissent dans le cours des affections internes, et donnent à la symptomatologie des formes très-différentes. On ne s'est pas aperçu, d'ailleurs, qu'en assignant ces deux états généraux pour cause aux hémorrhagies, aux flux, aux hydropisies on était bien loin d'avoir éclairé leur étiologie. Que penser d'une cause qui détermine des états morbides aussi différents les uns des autres? Nous avons déjà dit que les ramener tous à une origine aussi simple, c'est méconnaître les influences pathogéniques fort complexes qui résident dans le solide et les liquides. C'est replacer la médecine dans un cercle étroit que lui ont fait abandonner, depuis longtemps, l'observation et la philosophie générale des sciences.

Lésions du sang consécutives aux hydropisies.

Un effet assez constant des hydropisies est d'altérer le sang en lui ôtant graduellement, d'abord ses globules rouges, et souvent, vers la fin, une partie de son albumine. Cette perte d'albumine est donc souvent un effet de l'hydropisie; à son tour elle en augmente l'intensité et l'étendue (voyez *Hydropisie par altération du sang*). On voit cette double influence dans le cours des maladies du cœur et de Bright. Les symptômes d'anémie consécutive ne diffèrent pas de ceux de l'anémie primitive. Ils consistent dans les bruits vasculaires, les palpitations, la faiblesse générale, les troubles nerveux des organes de la digestion, la décoloration de la peau et des membranes muqueuses, etc.

Dans la période ultime des hydropisies de longue durée, lorsque le sang a déjà perdu de ses globules et de son albumine, l'élément fibrineux peut être atteint, à son tour, et alors de petites hémorrhagies viennent s'ajouter aux autres symptômes de la maladie principale.

Des épanchements cadavériques.

Épanchement séreux cadavérique. On trouve sur un certain nombre de cadavres des épanchements de sérosité qui n'existaient pas pendant la vie, ou qui se sont accrus au moment de la mort. Quelques-uns doivent être considérés comme des phénomènes de stase et d'exosmose purement physiques, à la production desquels la longueur de l'agonie, la gêne de la circulation, de la respiration, l'altération du sang, la faiblesse générale ont une grande part. On observe ces hydropisies chez les sujets épuisés par de longues affections et par un traitement énergique. Elles sont rares chez les hommes robustes, enlevés par une mort rapide. Il est inutile de faire remarquer que toutes les maladies qui affaiblissent la circulation pendant la vie facilitent le développement de ces flux séreux formés *post mortem.*

Hydropisies symptomatiques d'une maladie du solide.

§ II. **Hydropisies par altération du solide** (**Hydropisies symptomatiques**). Les flux séreux renfermés dans cette classe dépendent d'une maladie du solide qui agit 1° en altérant localement la structure ou la fonction des tissus qui sont le siége de l'épanchement; 2° en gênant la libre circulation du sang dans les capillaires généraux ou dans ceux d'une partie; 3° en altérant la composition du sang.

Hydropisies par irritation sécrétoire.

1° *Hydropisies localisées produites par la maladie des tissus qui sont le siége de l'épanchement séreux.*—A. *Irritation sécrétoire voisine de la phlogose.* Quand une tumeur, un tubercule, un cancer s'avance sous la plèvre, le péritoine ou la pie-mère, ces membranes irritées, mais non encore enflammées par voisinage, deviennent le siége d'une hypercrinie qui jette dans les cavités séreuses un produit liquide presque semblable à celui qui s'y trouve normalement déposé ; il est seulement plus abondant ; tel est le cas de l'hydrocéphale aiguë liée à des tubercules des méninges ou de l'hydrothorax symptomatique de tubercules pleuraux, etc.

Hydropisies phlegmasiques.

B. *Phlegmasie.* Si l'irritation sécrétoire franchit la limite normale, ce qui arrive presque toujours, et de simple hypercrinie passe à l'état d'irritation phlegmasique, alors le liquide prend tous les caractères qu'il a dans l'hydrophlegmasie. A moins de tout confondre, il faut distinguer l'un de l'autre ces flux séreux symptomatiques, quoiqu'ils soient très-voisins l'un de l'autre. Le premier rentre dans l'ordre des hypercrinies, le second dans celui des inflammations.

Caractères physiques et chimiques du liquide hydropique. Existence constante de la fibrine.

Le caractère différentiel est la présence de la fibrine, que nous avons constamment retrouvée lorsque l'hydropisie était inflammatoire ; voici dans quelles circonstances. Dans six cas d'hydrothorax dus à des tubercules de la plèvre et où il n'existait aucun signe d'inflammation, nous avons recueilli le liquide obtenu par la thoracentèse, et nous l'avons examiné avec soin. Il était limpide, d'un jaune vert, dicroïque ; au moment de sa sortie, il ne renfermait pas le plus petit corpuscule et sa transparence était complète. Quelques heures après un caillot grisâtre, léger, semblable à une toile d'araignée ou à un réseau excessivement fin, se montrait en suspension dans la liqueur. Une fois retiré d'une quantité de sérum que l'on pouvait estimer à 1500 gram., ce caillot, entièrement formé de fibrine, se réduisait en une sorte de gelée transparente, du volume du doigt à peine, et offrait, au microscope, tous les caractères de la fibrine naissante, avec ses formes aréolaires, striées et granuleuses, les plus belles. En outre de l'albumine en petite proportion, quelques globules de graisse, du phosphate calcique étaient les éléments qui composaient cette liqueur. Nous avons aussi rencontré ce caillot fibrineux dans les sérosités transparentes du péritoine et du péricarde, dans des ascites et des hydropéricardes qu'on aurait considérées généralement comme des hydropisies par simple irritation sécrétoire. La fibrine était toujours en quantité notable.

Ainsi nul doute à l'égard de ces hydropisies ; par leur fibrine, elles appartiennent à la classe des phlegmasies, mais par la petite quantité de ce principe immédiat, par la proportion considérable du liquide épanché, elles touchent aux hydropisies par irritation sécrétoire, et enfin par les lésions organiques qui les provoquent, aux hypercrinies symptomatiques d'une lésion. C'est à ce triple point de vue que le praticien doit se placer pour bien comprendre l'affinité des hydropisies avec la sécrétion normale et avec les phlegmasies, surtout s'il veut instituer une thérapeutique rationelle de ces maladies. Toute espèce de malentendu étant écartée à ce sujet, il nous reste à énumérer les hydropisies que l'on peut considérer comme symptomatiques de la lésion des organes.

Des hydropisies symptomatiques des produits homologues et hétérologues.

Le tubercule, le cancer, les tumeurs homologues et hétérologues, qui n'agissent pas en comprimant les veines déterminent une irritation phlegmasique et s'accompagnent souvent d'hydropisie des cavités séreuses. C'est ainsi que se développent l'hydrocéphale aiguë ou chronique symptomatique des tubercules méningés ou des tumeurs solides intra-craniennes, l'hydropéritonite dans le carreau et les tumeurs abdominales.

A cet ordre de causes se lie encore l'œdème partiel qu'on trouve autour des phlegmasies soit aiguës, soit chroniques de la peau (eczéma, érythème, gangrène, ulcère, piqûres de sangsues); enfin l'anasarque qui suit la scarlatine et la rougeole, lorsque ni la maladie du sang, ni celle des reins, ne peuvent en expliquer le développement.

Symptomatiques d'une phlegmasie cutanée.

Les vices de conformation du cerveau, de la moelle, du rachis (hydrocéphale, hydrorachis), etc., provoquent des épanchements dont la cause doit être cherchée dans un arrêt de développement tout à fait étranger à l'inflammation.

Symptomatiques d'un arrêt de développement.

Il faut encore placer ici les épanchements séreux qui viennent sous la peau près des points fortement contusionnés. La sérosité est quelquefois limpide, comme celle de l'hydrocèle, et contient des globules de sang et de graisse.

Hydropisies traumatiques.

Les hydropisies que nous venons de passer en revue ont leur siége dans le lieu même où s'est développée la maladie, et s'annoncent par des troubles locaux dus à la présence du liquide et à la gêne qu'il apporte à l'accomplissement de la fonction.

2° *Hydropisies par obstacle à la circulation du sang.* Nous indiquerons brièvement les causes de ces hydropisies bien connues des anciens, mais dont le mécanisme était resté ignoré jusqu'à l'époque où Harvey publia son immortelle découverte, et où Lower fit des expériences si décisives sur les effets produits par l'arrêt de la circulation.

2° Hydropisies par obstacle à la circulation du sang.

Maladies des veines. A. La ligature placée sur la veine principale d'un membre, détermine constamment au-dessous une infiltration séreuse. Elle donne une idée

A. Maladies des veines.

complète de la manière d'agir des maladies qui mettent obstacle au cours du sang veineux. La gêne de la circulation veineuse est une cause si fréquente des hydropisies, qu'on doit toujours en supposer l'existence chaque fois qu'on découvre une hydropisie partielle. Celle-ci se manifeste des extrémités au centre, ou des branches vers les troncs, parce que c'est dans les premières que le cours du sang est ralenti et que la pesanteur agit le plus fortement. Le siége de l'empêchement indique exactement le siége de la maladie, et réciproquement la distribution anatomique des vaisseaux peut aisément faire prévoir l'étendue et le siége de l'œdème. Des anomalies dans les branches veineuses ou des communications insolites pourraient seules expliquer la violation apparente à la loi que nous venons de poser.

L'hydropisie toujours partielle correspond aux veines dans lesquelles existe l'obstacle à la circulation.

Phlébite.

La phlébite de la veine principale d'un membre ou du tronc, la coagulation du sang opérée par les matières cancéreuses, purulentes, peut-être par la tuberculeuse qui ont pénétré dans les vaisseaux, sont des causes fréquentes d'oblitération vasculaire et d'œdème partiel. Il n'est pas une veine, depuis l'ophthalmique, la fémorale, jusqu'aux veines caves supérieures ou inférieures, azygos, jugulaire interne, porte, rénale, et aux sinus de la dure mère, etc., qui ne puisse être oblitérée par l'inflammation, par un caillot ou une tumeur située extérieurement.

Formation des caillots.

Phlegmatia dolens.

La *phlegmatia alba dolens* reconnaît pour cause une phlébite sub-aiguë des veines du bassin et des membres inférieurs. Il en est de même de l'œdème qu'on observe souvent chez les phthisiques parvenus à la troisième période de la maladie.

B. Compression déterminée par des tumeurs diverses.

B. La *compression* exercée sur les veines agit de la

même manière que la phlébite et les caillots fibrineux. Elle peut dépendre : 1° d'une tumeur hétérologue (tubercule, cancer, kystes) placée sur le trajet du vaisseau; ainsi agissent les cancers de l'estomac et de l'arrière-cavité des épiploons, du pancréas, du foie, de l'utérus, les tumeurs lymphatiques du cou, du médiastin; 2° la compression peut être l'effet des matières volumineuses contenues dans les réservoirs naturels (fèces, corps étrangers); 3° d'un organe hypertrophié ou qui a changé de situation; exemple, l'œdème des membres inférieurs dans la grossesse, l'ascite liée à l'hypertrophie de la rate, l'hypertrophie des ganglions lymphatiques, la luxation de l'humérus, du fémur, etc., peuvent occasionner de la même manière l'œdème de la face, du cou, d'un membre, de la main, du pied.

C. Cirrhose hépatique.

C. La *cirrhose* passe généralement pour rendre les capillaires de la veine porte hépatique imperméables au sang; de là l'épanchement de la sérosité qui est fournie par les diverses branches de la veine porte intestinale dans laquelle le cours du sang est gêné. Le mécanisme de cette ascite rentrerait dans celui des obstacles à la circulation veineuse. Nous ne croyons pas cette théorie aussi inébranlable qu'on le suppose généralement.

Les indurations et les atrophies simples du foie sont-elles des causes d'hydropisies? On ne saurait encore répondre à cette question. On rencontre ces lésions chez des sujets dont le péritoine ne renferme pas une seule goutte de sérosité. Il y a là une condition anatomo-physiologique qui nous échappe. On voit des hypertrophies énormes du foie, et la dégénérescence jaunâtre de son tissu, causer la mort sans avoir jamais provoqué le plus petit épanchement de liquide dans le péritoine.

D. Maladies du cœur.

D. *Maladies du cœur.* Les causes précédentes étant toutes locales, l'hydropisie a été nécessairement partielle. Il n'en est plus de même de celle qui dépend d'une maladie du cœur; elle est universelle, occupe le tissu cellulaire général, et, vers la fin, les cavités splanchniques. Quels que soient le siége et la nature de la lésion cardiaque, le mécanisme de l'épanchement reste toujours le même. Un obstacle est placé sur le cours de la circulation veineuse; le sang ne pouvant plus revenir facilement de ces vaisseaux, stagne dans tout le système veineux, puis dans les vaisseaux capillaires; la sérosité s'épanche dans tous les points placés au-dessous de l'obstacle, en commençant par les capillaires. S'il est situé à l'embouchure de toutes les veines du corps, c'est-à-dire dans le cœur, alors l'épanchement se fait à la périphérie d'abord et dans les parties déclives, où la pesanteur agit plus fortement, et alors l'hydropisie, après s'être manifestée aux pieds et au pourtour des malléoles, gagne les jambes, les cuisses, les membres supérieurs et la face. Bientôt le liquide séreux s'épanche dans les grandes cavités splanchniques, dans la plèvre, le péricarde, le péritoine, et enfin dans le tissu propre du poumon. Cependant l'œdème pulmonaire proprement dit, c'est-à-dire l'infiltration séreuse entre les divers tissus constituants de l'organe, est rare. Le liquide s'échappe longtemps auparavant par les bronches capillaires, et cause un engouement et une asphyxie lente qui ne tardent pas à déterminer la mort. Les lésions des orifices auriculo-ventriculaire et artérielle du côté gauche doivent être regardées comme la cause la plus fréquente de toutes les hydropisies. Elles agissent tout à la fois en diminuant la progression du sang artériel et du sang veineux. L'hyper-

Mode de développement et siége des hydropisies.

trophie des muscles locomoteurs du sang est une ressource créée par la nature pour contre-balancer les funestes effets qui suivent le ralentissement de la circulation. Il est rare que la force d'impulsion soit diminuée dans le cœur, et par conséquent celle de la *vis à tergo* qui meut le sang veineux.

E. Maladies des artères.

E. *Maladies des artères*. On conçoit que la suspension du cours du sang dans un membre dont on a lié l'artère principale, pour un anévrisme ou une hémorrhagie grave, amène l'œdème. Le ralentissement de la circulation veineuse ainsi privée de la *vis à tergo* que lui communique l'impulsion artérielle, explique le développement de l'hydropisie. Il n'en est plus de même dans l'artérite partielle. Les faits qu'on a cités, pour prouver la possibilité d'une hydropisie due à une cause de ce genre, ne peuvent inspirer une entière confiance.

F. Maladies des voies respiratoires.

F. *Maladies des voies respiratoires*. A en croire quelques auteurs anglais, les troubles aigus de la respiration pourraient à eux seuls causer l'anasarque en gênant la petite circulation, puis la grande consécutivement. Des faits positifs ruinent cette opinion. La destruction d'un poumon par les tubercules, un hydro-thorax considérable, simple ou double, qui réduit à très-peu de chose le champ respiratoire, ne produisent jamais d'hydropisie. L'affreuse dyspnée d'un sujet atteint d'emphysème pulmonaire général, de bronchite aiguë capillaire, ne donne jamais lieu à l'hydropisie, et cependant de telles affections sont bien faites pour gêner la circulation cardiaco-pulmonaire.

Maladies lymphatiques.

Les *lésions de l'appareil vasculaire lymphatique*, capables d'entraîner la gêne ou l'arrêt complet de la circulation de la lymphe dans ses vaisseaux propres, ne peuvent être considérées comme des causes d'hydropisie.

Caractères communs à toutes les hydropisies mécaniques.

Caractère des hydropisies par obstacle à la circulation. Maladies purement locales, les hydropisies de cette classe correspondent toujours à la lésion circonscrite qui les a provoquées. Voici quelle est la succession des symptômes : distension du système veineux inférieur à l'obstacle ; sortie de la sérosité ; infiltration molécule à molécule ; distension des aréoles celluleuses, et gêne apportée à l'accomplissement des fonctions ; pendant ce temps dilatation toute mécanique et souvent énorme des vaisseaux veineux collatéraux et du système capillaire et partant établissement d'une circulation supplémentaire qui constitue un des meilleurs signes de la lésion ; en dernier lieu tous les symptômes locaux de la tumeur hydropique. (Voyez *Symptômes des hydropisies en général.*)

L'exosmose est insuffisante pour expliquer l'hydropisie.

Par quel mécanisme la sérosité du sang sort-elle des veines? Est-ce comme on l'a dit par une simple exosmose? Remarquons que la paroi vasculaire a le pouvoir de modifier la composition chimique du liquide, de telle sorte que le sérum sorti des capillaires n'a plus la même composition que le sérum du sang ; ce qui se voit, du reste, dans l'endosmose et l'exosmose. Outre la gêne mécanique, il survient dans la circulation de nouvelles conditions chimiques et vitales dont il faut tenir compte. La rapidité moindre du courant sanguin rend l'exhalation plus facile que l'absorption ; en outre, le sang cesse d'éprouver dans les capillaires ses changements habituels ; il s'altère, il perd de son albumine et cède plus aisément son eau. On peut imaginer quelle grave perturbation doit jeter dans les fonctions d'exhalation des modifications pareilles à celles que nous venons de signaler.

§ III. **Hydropisies par altération du sang; hydropisies symptomatiques, actives et passives.** L'ancienne médecine dont Galien est, sous ce rapport, le plus illustre représentant, a fondé sur des faits cliniques positifs l'existence des hydropisies par altération du sang. Nous n'avons fait que leur emprunter cette doctrine en la rendant toutefois plus rigoureuse, au moyen de l'analyse chimique.

2° Des hydropisies par altération du sang.

Les hydropisies de cette classe correspondent fort mal à celles que l'on appelait passives, atoniques, asthéniques. Elles ont pour caractère d'être générales, de commencer par le tissu cellulaire de toutes les parties du corps; 2° de gagner ensuite les cavités splanchniques, la poitrine surtout; 3° d'être accompagnées d'un état asthénique général qui avait frappé les anciens et les avait conduits à les mettre sous l'empire de la débilité; 4° de ne pouvoir être expliquées par la lésion du solide; 5° de l'être un peu mieux par la maladie du sang, qui doit dépendre elle-même de quelque trouble fonctionnel resté inconnu jusqu'à ce jour; 6° d'être graves et souvent au-dessus des ressources de l'art.

Leurs caractères généraux.

Le nombre des hydropisies par altération primitive du sang est très-restreint; il n'en existe à vrai dire qu'une seule espèce, celle qui est due à la diminution de l'albumine du sang. Nous avons montré ailleurs que celle-ci se manifeste chez les femmes enceintes, dans l'inanition et dans la cachexie paludéenne. (Voyez *Altérations du sang, Diminution de l'albumine.*)

Hydropisie par diminution spontanée et primitive de l'albumine du sang.

Personne aujourd'hui ne conteste que l'anasarque ne puisse survenir chez la femme grosse par le seul fait de l'altération spontanée du sang dont l'albumine est diminuée. Lorsqu'on ne trouve aucune lésion rénale et que

Chez les femmes grosses sans qu'il y ait albuminurie.

d'ailleurs l'urine ne contient pas d'albumine, on est bien forcé d'attribuer l'hydropisie à une lésion primitive du sang. Voilà donc un premier ordre d'hydropisie démontré par les études cliniques et chimiques.

Hydropisies avec albuminurie sans lesion rénale.

On pourrait placer à côté des cas de ce genre ceux où l'albuminurie marche avec l'hydropisie sans qu'on surprenne encore de lésion dans le rein. On a rapporté à une maladie du sang les faits de ce genre, et il faut dire qu'une analogie puissante milite en faveur de cette opinion.

Quelques-unes sont causées par l'inanition.

Les auteurs anciens avaient observé des hydropisies pendant les temps de disette, chez les malheureux qui étaient contraints de vivre avec des substances grossières, des plantes herbacées, et chez ceux qui mouraient d'inanition. Nous avons cité les mémorables exemples d'hydropisies que l'historien Josèphe, que Grégoire de Tours, Gaspard et Peddie nous ont conservés. (Voyez *Altération du sang; Discrasie par inanition.*)

Nous avons reproduit la description fidèle des accidents observés par M. Mareska, dans les Flandres belges. Parmi eux figure, en première ligne, l'hydropisie, et nous avons acquis la certitude que le sang avait perdu une partie de son albumine. On est donc fondé à croire que telle est aussi la cause des hydropisies semblables que l'on a constatées, à différentes époques de la triste histoire des sociétés humaines.

De la cachexie paludéenne et de la leucocythémie comme causes d'hydropisies.

On les observe aussi chez les sujets qui ont longtemps éprouvé des accès de fièvre paludéenne et qui sont tombés dans un état cachectique. L'hypertrophie splénique avec ou sans lésion de texture, marche presque toujours de compagnie avec l'hypertrophie du foie. Le docteur Collin, dont nous avons déjà cité les recherches, a rencontré cet organe malade 70 fois et la rate 96 fois dans 100 cas de cachexie paludéenne. Les travaux récents sur la leucocythémie ont prouvé que les globules blancs deviennent alors très-nombreux, et que l'altération du sang qui en résulte engendre une véritable cachexie dont les hydropisies et les hémorrhagies sont les accidents ordinaires.

Quelquefois des causes locales, telles que l'hypertrophie de la rate ou l'irritation du péritoine, semblent surtout présider à la formation des hydropisies qui sont alors partielles, limitées aux membres inférieurs et à la cavité abdominale. Toutefois, cette gêne de la circulation veineuse ne peut servir à expliquer que les hydropisies partielles, et nullement celles qui se montrent dans le tissu cellulaire général.

Maladies du solide qui produisent l'hydropisie en altérant la composition du sang. Les flux séreux dont nous allons parler maintenant, constituent un genre à part qui participe à la fois des hydropisies par maladie du solide et des hydropisies par altération primitive du sang. Maladies des reins.

Toutes les fois que l'albumine du sang s'écoule par l'effet d'un travail pathologique dont le rein est le siége, on voit l'hydropisie se manifester. On pourrait donc ranger les hydropisies de ce genre parmi les affections symptomatiques d'une maladie du solide, puisque, sans cette dernière, l'altération du sang ne pourrait se produire. D'une autre part, c'est bien à l'altération du sang qu'il faut rapporter l'hydropisie, car la lésion du rein peut faire défaut et consister en un simple trouble fonctionnel; si l'albumine du sang est diminuée l'hydropisie n'en prend pas moins naissance. D'ailleurs, d'autres causes, telles que les affections du foie, de la rate et même la diminution spontanée de l'albumine du sang, peuvent provoquer le développement des hydropisies.

La maladie de Bright et toutes les lésions du rein capables d'occasionner l'albuminurie, c'est-à-dire le passage de l'albumine du sang dans l'urine, sont suivies constamment de la diminution correspondante de l'albumine du sang et d'une hydropisie générale. Ces trois faits, corrélatifs l'un de l'autre, se commandent presque nécessairement, de telle sorte que l'on peut conclure de l'un à l'autre.

Des maladies du cœur considérées comme cause d'altération du sang.

Les maladies du cœur, après avoir déterminé les collections séreuses par l'obstacle qu'elles apportent à la libre circulation du sang, finissent par devenir la cause indirecte d'une altération de composition de ce liquide. En effet, la sérosité du sang qui s'épanche sans cesse entraîne avec elle une quantité assez grande d'albumine, et cette déperdition est, comme nous l'avons déjà dit, une cause directe de l'hydropisie. Cette cause s'ajoute à l'obstacle mécanique et ne fait qu'accroître l'intensité de l'épanchement.

De quelques lésions qui diminuent la quantité d'albumine et produisent de cette manière l'hydropisie.

Des maladies très-diverses par leur siége et par leur nature, mais qui lèsent profondément la nutrition, peuvent entraîner la déperdition de l'albumine du sang et causer des hydropisies. C'est ainsi qu'agissent le cancer de l'estomac, les longues suppurations, la diarrhée et peut-être même les hémorrhagies répétées. On a supposé que le passage rapide de la sérosité du tissu cellulaire dans le sang, qui s'effectue à la suite d'hémorrhagies considérables, pouvait, en diminuant ainsi la quantité normale et proportionnelle de l'albumine, jouer le même rôle que la soustraction directe de ce principe immédiat, et que l'hydropisie pouvait alors se manifester. Sans parler de l'explication qui laisse à désirer, on peut dire que le fait même de l'hydropisie par déperdition d'une grande quantité de sang est très-rare. L'hydrémie, c'est-à-dire l'augmentation de l'eau du sang et l'abaissement du chiffre des globules, quelque considérables qu'on les suppose, ne déterminent pas l'hydropisie. Celle-ci ne se montre jamais dans la chlorose ni dans l'anémie les plus intenses. Il n'est point rare d'observer un peu d'œdème au pourtour des chevilles et au bas de la jambe; mais la faiblesse générale et l'action de la pesanteur suffisent pour expliquer la formation de cette hydropisie limitée.

La diminution de l'albumine peut seule faire l'hydropisie.

La diminution de l'albumine est la seule cause générale des hydropisies; elle joue dans leur production le même rôle que la diminution de la fibrine dans le développement des hémorrhagies, et que l'abaissement du chiffre des globules dans la chloro-anémie.

Hydrémie des moutons.

Il peut arriver dans l'organisme un état morbide complexe qui fasse diminuer tout à la fois les matériaux solides du sérum et les globules; on trouve alors réunis tous les symptômes de l'anémie et des hydropisies. C'est ce qui arrive passagèrement chez les malades qui ont perdu une énorme quantité de sang et dans la maladie connue sous le nom d'hydrémie et de cachexie des moutons. Les conduits biliaires sont le siége d'un entozoaire qui a reçu le nom de distôme. A la suite de l'altération qui en résulte dans la nutrition générale, les parties déclives du cou s'infiltrent de sérosité, en même temps que les tissus se décolorent. La quantité d'eau augmente dans le sang, celle des globules, des matériaux solides du sérum et de l'albumine en particulier diminue.

De quelques causes encore peu connues d'hydropisies.

On conçoit qu'un excès de sérosité dans le sang puisse produire l'hydropisie. Nous avons admis qu'il pouvait en être ainsi à la suite des pertes considérables de sang. On a cité des cas rares et encore très-problématiques de sujets devenus hydropiques après avoir bu une grande quantité d'eau; ou chez lesquels la transpiration a été arrêtée ou, pour parler un langage plus physiologique, avait été réduite à son minimum par la réfrigération subite de toute la surface cutanée.

Introduction d'une quantité anormale d'eau dans le système circulatoire.

M. Magendie variant les expériences déjà instituées par Hales, a injecté avec force une certaine quantité d'eau par une artère, et il a vu ce liquide transsuder dans les tissus auxquels se rendait l'artère. On détermine le même effet, en poussant, dans les veines d'un animal, assez d'eau pour doubler ou même tripler le volume normal de son sang; dans ce cas, l'absorption est suspendue et l'exhalation fortement augmentée. En retirant d'abord une quantité de sang égale au volume d'eau qu'on injecte, l'épanchement n'a pas lieu, et l'absorption n'est point accrue. On peut conclure de ces expériences intéressantes, que l'hydrémie subite et forcée qu'on provoque ainsi peut amener l'hydropisie. On peut même admettre par voie d'analogie, que si un pareil effet pouvait être produit chez l'homme il en résulterait un épanchement; les faits très-rares dont nous avons parlé plus haut pourraient être expliqués de cette manière: mais on ne doit les enregistrer qu'à titre de simple renseignement. Il faut d'ailleurs remarquer que la composition du sang doit être singulièrement modifiée par cette pléthore aqueuse; on peut même dire que le sang ainsi altéré ne ressemble plus, en rien, au sang normal.

Hydropisies pléthoriques.

On pourrait rapprocher des hydropisies produites dans

les expériences précédentes, celles que l'on a attribuées à la pléthore; avant de chercher à les expliquer il faut savoir si l'on doit en admettre l'existence. Que les hydropisies puissent se développer chez des sujets qui offrent tous les attributs de la pléthore, ce fait ne paraît pas contestable; mais il reste à déterminer si c'est bien à cet état du sang qu'il faut rapporter le développement de ces hydropisies. On les a observées surtout chez des hommes soumis à une brusque réfrigération, atteints d'anasarque, d'érysipèle ou d'un autre exanthème. On s'est assuré dans ces derniers temps que les urines devenaient alors albumineuses, et sans accepter comme démontrée l'existence d'une altération des reins, on peut, du moins, rapporter à l'altération du sang le fait même de l'hydropisie. Il faut aussi remarquer que souvent on est parti de l'hypothèse généralement acceptée jusque dans ces derniers temps à savoir, que dans la pléthore il existe une quantité plus considérable de sang, pour conclure que les hydropisies devaient dépendre de cette augmentation de quantité du fluide sanguin.

Des hydropisies essentielles ou hypercrinies séreuses.

§ IV. **Hydropisies dynamiques (essentielles, idiopathiques); hypercrinies séreuses, irritations sécrétoires.** L'irritation sécrétoire physiologique qui provoque l'exhalation d'une quantité minime de sérosité, soit sur les membranes séreuses, soit dans le tissu cellulaire général, peut, sous l'influence de causes morbides, acquérir une grande intensité. Nous avons montré déjà (classe I, *des Hydropisies*), les nombreuses corrélations de l'irritation sécrétoire avec les hydro-phlegmasies. Il nous reste à nous occuper des flux séreux étrangers à l'inflammation, et qui ne sont autre chose que des hypercrinies idiopathiques, essentielles, c'est-à-dire dont la cause nous échappe entièrement. Quelques auteurs ont supprimé cette classe fort peu nombreuse, il est vrai, mais incontestable d'hydropisies, parce qu'ils ont supposé démontrée une altération du sang ou du solide dont ils n'ont pu fournir la preuve. Ce n'est pas ainsi qu'on doit procéder dans l'examen des questions difficiles, que soulève à chaque instant l'étude des maladies. En soutenant qu'il doit y avoir dans toutes les hydropisies lésion du sang ou du solide, parce que tout procède de cette double source, on n'a pas détruit pour cela l'existence des hydropisies essentielles pas plus qu'on ne peut nier celle des hypercrinies et des sécrétions anormales qui se font par le rein, la mamelle, la parotide, le foie, sans que ces organes soient le siége d'aucune altération sensible (polyurie, galactorrhée, sialorrhée idiopathique). Pourquoi les membranes séreuses seraient-elles les seules qui n'auraient point leurs flux essentiels? Du reste les faits que nous allons exposer ne laisseront aucun doute dans l'esprit des praticiens.

Leur existence est rigoureusement établie.

Hypercrinie supplementaire d'une sécrétion normale supprimée.

L'anasarque suit quelquefois un brusque refroidissement de la peau couverte de sueur, qu'il soit dû à l'action de l'eau, de l'air froid, ou à l'ingestion d'une boisson glacée, soit chez des hommes, soit chez la femme. Les auteurs ont rapporté un certain nombre de faits de ce genre. Nous avons montré ailleurs que les expériences faites par M. Fourcault sur les effets des enduits imperméables peuvent faire supposer que la diminution de la quantité de sueurs, de l'urée et des sels excrétés par la peau, doit modifier la composition du sang. On pourrait donc, si l'on voulait, rapporter les hydropisies développées de la sorte à une altération du sang; mais jusqu'à ce qu'on ait prouvé l'existence de celle-ci par des analyses chimiques, nous continuerons à voir dans ces hydropisies une hypercrinie supplémentaire et idiopathique du tissu cellulaire général.

Nous avons observé récemment, sur deux malades qui ont été admis dans notre service, à l'hôpital Necker (1856), des exemples irrécusables d'anasarque développée en dehors de toute lésion appréciable des organes et du sang. Tous deux étaient tombés subitement dans une eau très-froide; tous deux jeunes et robustes furent pris d'une anasarque immédiatement après cette brusque réfrigération. L'urine ne renfermait aucune trace d'albumine; un mouvement fébrile léger qui dura un et deux jours, et une roséole éphémère furent les seuls symptômes observés; la santé fut si peu troublée que quatre à cinq jours après, l'infiltration séreuse ayant presque entièrement disparu, les malades sortirent malgré nous de l'hôpital. Nous nous sommes assuré que depuis la guérison s'est maintenue.

Anasarque succédant à un exanthème.

A côté des hypercrinies séreuses précédentes nous plaçons encore les anasarques que l'on voit survenir à la fin ou dans la convalescence de la scarlatine et de la rougeole chez les jeunes enfants, qui sont d'ailleurs plus exposés que les adultes à toutes les hydropisies quelles qu'en soient les causes. L'urine ne renferme pas d'albumine dans les cas dont nous parlons. Quant à ceux dans lesquels l'urine contient ce principe, plus d'un auteur incline à croire que l'altération primitive du sang en est la cause et une altération du rein.

De l'œdème des nouveau-nés.

Quelle que soit l'opinion qu'on se fasse de l'œdème des nouveau-nés, qu'on l'attribue au froid, à la faiblesse congénitale ou à toute autre cause; il n'en est pas moins vrai qu'il peut se manifester comme maladie primitive, et prendre place alors parmi les hydropisies idiopathiques du tissu cellulaire.

Un certain nombre d'hydropisies que l'on voit survenir chez les enfants cachectiques, scrofuleux, affaiblis par des maladies précédentes, ne peuvent s'expliquer par aucune lésion connue du solide ni des liquides.

Nous admettons enfin, avec l'ancienne médecine, des hydropisies succédanées d'un flux, tantôt normal comme celui des menstrues, tantôt pathologique comme la diarrhée, l'épistaxis, le flux hémorrhoïdal. On trouve dans des ouvrages récents des exemples d'anasarque développée tout d'un coup chez des filles dont les règles se sont supprimées ; nous en avons vu deux exemples chez des femmes hystériques.

Hydropisie métastatique.

Hydropisie métastatique. On donne ce nom à un flux séreux qui se montre brusquement plus ou moins loin du siége qu'il occupait d'abord. On a cité des cas d'ascite et d'anasarque dans le cours desquelles la sérosité ayant disparu du ventre ou du tissu cellulaire, les ventricules du cerveau, le thorax se sont remplis promptement de liquide ; la plupart de ces exemples appartiennent à l'histoire du rhumatisme et de la goutte. Ils s'expliquent, il est vrai, le plus ordinairement, par l'extension de la phlegmasie à des membranes séreuses qui avaient été respectées jusque-là ; c'est alors que la maladie primitive perd de son intensité et s'affaiblit au point de faire croire qu'elle a disparu ; mais, dans d'autres cas, on ne peut nier que chez des rhumatisants il ne s'établisse par fois une exhalation subite de sérosité dans les ventricules du cerveau ; de là le délire et les accidents cérébraux que l'on a désignés sous le nom d'apoplexie séreuse rhumatismale. Quelle que soit l'explication, le fait n'en est pas moins réel.

Hydropisie par trouble de l'innervation.

Hydropisie par diminution ou interruption de l'influx nerveux. Les membres paralysés depuis longtemps finissent par présenter un œdème ordinairement peu considérable, et dont on serait fort embarrassé d'indiquer la cause. La ligature et l'excision du nerf principal d'un membre n'entraînent pas d'infiltration séreuse. D'ailleurs les nerfs vasculaires n'appartiennent pas en grande partie, du moins, au système nerveux encéphalo-rachidien; on est donc porté à supposer que le repos, ou le ralentissement de la circulation et de la nutrition, dans les membres, sont plutôt les causes de l'infiltration séreuse.

Telles sont les hydropisies que l'on est forcé de mettre sous la dépendance de l'irritation sécrétoire, en attendant qu'on leur ait trouvé une autre origine. L'anatomie pathologique, en montrant qu'il n'existe aucune lésion appréciable, a rendu un véritable service, mais n'a pas levé les difficultés.

Traitement des hydropisies. Indications thérapeutiques.

Traitement général des hydropisies. Avant d'instituer le traitement d'une hydropisie, il faut : 1° chercher sa cause dans la maladie d'un organe, dans une altération du sang, ou dans le trouble fonctionnel des sécréteurs qui alors constitue toute la maladie; 2° tenir compte de l'état général; 3° donner issue au liquide, soit d'une manière directe et toute chirurgicale, ou en établissant quelque part une hypercrinie artificielle et supplémentaire.

Indications tirées : 1° De la cause des hydropisies.

1° *Traitement des hydropisies.* Les divisions que nous avons établies ont pour résultat nécessaire le traitement rationnel des hydropisies. Les principales indications doivent être tirées de la cause même des flux séreux. Elles sont donc très-différentes, et ne peuvent être formulées d'une manière générale. La phlegmasie d'une membrane séreuse, la maladie des veines, du cœur et des organes, tels que le foie, la rate, doivent être combattues d'après des règles spéciales que nous n'avons pas à examiner.

La recherche des causes conduit également à des indications particulières quand l'altération du sang prend la plus grande part au développement de l'hydropisie. Les toniques, les stimulants, et surtout la diététique occupent la première place parmi les agents curatifs.

2° De l'état du sujet.

2° L'état général du sujet mérite, sans doute, qu'on s'y arrête, cependant il n'offre rien qui soit propre aux hydropisies. La sthénie et l'asthénie indiquent l'emploi de quelques médications générales, mais elles n'en sont pas moins subordonnées à la maladie même dont l'hydropisie est le symptôme.

3° Appeler la sécrétion sur un autre organe.

3° Le but essentiel des diverses médications rationnelles et empiriques, que l'on a proposées tour à tour, est de procurer l'absorption des sérosités infiltrées dans le tissu cellulaire général, ou épanchées dans les membranes séreuses. On cherche à remplir cette indication, avec une persévérance d'autant plus grande, que la cause de l'hydropisie est au-dessus des ressources de l'art. La médication hydrogogue est alors la seule qui offre le moyen sinon de guérir, du moins de prolonger l'existence du malade. On a pour but alors d'exciter une irritation sécrétoire sur un organe sain, et qu'on suppose être en relation sympathique plus directe avec celui qui est le siége de l'hydropisie. On choisit, tantôt la surface intestinale, tantôt le tégument externe pour y porter les agents capables de déterminer une hypercrinie révulsive et dérivative à la fois. C'est ainsi qu'agissent les drastiques, les purgatifs et les sudorifiques. Tantôt on porte la stimulation sécrétoire sur les reins à l'aide des agents réputés diurétiques, et tantôt l'on tente d'exciter la sécrétion des glandes salivaires avec les mercuriaux.

Au lieu de produire une hypercrinie sur des tissus qui en sont habituellement le siége, on peut essayer d'en provoquer une tout à fait anormale. On agit de cette manière en produisant sur la peau une sécrétion séreuse et purulente au moyen du vésicatoire.

On peut aussi recourir à l'emploi de certains remèdes empiriques qui passent pour jouir de propriétés hydragogues, tels que le caïnça, la seconde écorce de sureau, la térébenthine, la cantharide, etc.

La dernière ressource consiste à évacuer le liquide par une opération chirurgicale, et à oblitérer par des injections irritantes, iodées ou d'autre nature la cavité même qui exhale le liquide. Sans condamner ce traitement qui a procuré, dans ces derniers temps, des guérisons inespérées, il faut du moins le subordonner à la connaissance exacte de la maladie dont l'hydropisie est le symptôme.

Nosologie.

L'étude générale que nous venons de faire des hydropisies conduit aisément à les classer d'après leur cause. Il serait impossible de les rapprocher d'après leur siége, la plupart d'entre elles occupant le tissu cellulaire général et les hydropisies des cavités séreuses étant souvent l'effet d'une cause qui réside ailleurs. On ne peut donc asseoir sur une autre base que sur l'étiologie, l'histoire synthétique des épanchements séreux.

Caractères communs : extravasation du sérum du sang modifié dans sa composition chimique ; diminution constante de la proportion de l'albumine contenue dans la sérosité hydropique comparée à celle du sang ; infiltration de cette sérosité dans le tissu cellulaire général (anasarque, œdème), ou épanchement dans la cavité des membranes séreuses.

Ier ORDRE. HYDROPISIE PAR ALTÉRATION DU SOLIDE.

Ier SOUS-ORDRE. *Hydropisies symptomatiques d'une maladie des membranes séreuses ou du tissu cellulaire ;* elles sont partielles et occupent l'organe même qui est le siége de la maladie.

Ier GENRE. Hydro-phlegmasie. *Caractères :* épanchement d'une sérosité qui contient toujours une proportion notable de fibrine (hydropisie fibrineuse) ; et souvent de pus (hydropisie purulente). Les lésions locales et les symptômes sont ceux des phlegmasies à différents degrés.

1. ESP. Hydropisie des membranes du cerveau (hydrocéphalie aiguë et chronique).
2. ESP. — du rachis.
3. ESP. — de la plèvre.
4. ESP. — du péricarde.
5. ESP. — du péritoine.
6. ESP. — de la tunique vaginale.
7. ESP. — du tissu cellulaire dans l'inflammation de ce même tissu.
8. ESP. — dans les exanthèmes (scarlatine, rougéole, érysipèle).
9. ESP. — dans la gangrène.

10. ESP. — après la piqûre et les irritations spécifiques.
11. ESP. — à la suite de contusions (hydropisie traumatique).

IIe SOUS-ORDRE. *Hydropisies symptomatiques d'une maladie des organes circulatoires. Caractères :* sérosité limpide, pas de fibrine, albumine en quantité moindre que dans le sérum du sang.

Ier GENRE. Maladies du cœur et du péricarde.

ESP. Anasarque et épanchements dans les cavités séreuses.

IIe GENRE. Maladies des grosses artères.

IIIe GENRE. Maladies des veines. *Caractères :* l'hydropisie est toujours partielle et limitée à la partie à laquelle se distribue la veine; imperméabilité du vaisseau, qui est oblitéré par un caillot sanguin.

1. ESP. Hydropisie consécutive à la phlébite aiguë.
2. ESP. — phlébite des femmes en couches.
3. ESP. — produite par la compression des veines par une tumeur située extérieurement (grossesse, cancer, tubercule, etc).

IIIe SOUS-ORDRE. *Hydropisie par lésion d'un organe qui apporte un obstacle partiel à la circulation.*

1. ESP. Ascite dans la cirrhose.
2. ESP. Œdème et ascite dans les hypertrophies considérables de la rate, du foie? (Espèce douteuse.)

IIe ORDRE. HYDROPISIES PAR ALTÉRATION DU SANG. *Caractères :* diminution de l'albumine, soit primitive, soit consécutive à la maladie des reins, ou à une déperdition considérable du sang ; anasarque et épanchement dans les cavités séreuses.

Ier GENRE. Hydropisies par altération primitive du sang dans certaines cachexies.

1. ESP. Hydropisie des affamés : diminution spontanée de l'albumine du sang ; aucune lésion antérieure du solide.

2. ESP. Hydropisie de la grossesse sans albuminurie.

3. ESP. Hydropisie dans les cachexies paludéennes.

4. ESP. Hydropisie causée par une perte considérable et rapide du sang.

IIe GENRE. Hydropisies causées par une maladie des reins qui fait perdre au sang une quantité variable d'albumine.

ESP. Hydropisie générale dans la maladie de Bright.

IIIe ORDRE. HYDROPISIES ESSENTIELLES OU HYPERCRINIES SÉREUSES. *Caractères :* aucune altération appréciable du solide ni du sang ; le flux séreux tient à une irritation sécrétoire qui supplée parfois à la diminution ou à la suppression d'un autre flux.

1. ESP. Hydropisie des exanthèmes.

2. ESP. — par refroidissement subit de la surface cutanée.

3. ESP. — supplémentaire ; métastatique.

4. ESP. — par diminution de l'influx nerveux.

5. ESP. Œdème des nouveau-nés ou sclérème.

CHAPITRE III.

MALADIES QUI CONSISTENT DANS UNE ALTÉRATION DE NUTRITION OU HÉTÉROTROPHIES.

La nutrition se fait par l'intervention de propriétés vitales, physiques et chimiques.

La propriété générale que possède la molécule organisée de recevoir, d'assimiler et de rendre sans cesse certaines substances, en restant ce qu'elle est, n'appartient qu'à la vie, et doit être regardée comme la cause spécifique de la nutrition. Celle-ci est le résultat d'actions diverses, les unes physiques, les autres chimiques. L'endosmose, l'exosmose, l'oxydation des matières hydro-carbonées et azotées, la formation du sucre, des graisses, etc., constituent des actions de l'un ou de l'autre genre; d'autres sont entièrement vitales.

Lorsque la nutrition s'altère par le fait de la maladie, il peut arriver que l'assimilation s'accroisse; il en résulte une hypertrophie; ou bien un mouvement contraire l'emporte, le départ incessant des molécules propres a lieu; l'*atrophie* ou plutôt l'*hypotrophie* est due à cette cause.

La nutrition subit aussi une autre altération : la molécule organique disparaissant graduellement du lieu qu'elle occupe, il en résulte une perte de substance qu'on appelle l'ulcération. Il est même probable que la force particulière, plus ou moins analogue à l'affinité, qui maintient réunies les molécules organisées et vivantes, et qui concourt à l'intégrité des tissus, se trouve lésée dans l'ulcération, le ramollissement et l'induration.

Maladies qui doivent être distinguées des hétérotrophies.

Nous n'irons pas plus loin; nous ne considérerons pas comme altération de la nutrition, le développement de produits homologues et à plus forte raison hétérologues.

Il vaut mieux s'abstenir plutôt que de fonder des distinctions nosologiques sur des actes dont nous ne connaissons pas la nature. La séparation des maladies aussi différentes que le tubercule, le cancer, et à plus forte raison que les monstruosités nous paraît indispensable. Les placer sous le titre de lésions de nutrition serait violer trop manifestement les affinités anatomiques et pathologiques. La cause du développement d'un produit morbide homologue ou hétérologue, nous est inconnue, nous ne savons pas s'il est sécrété ou le résultat d'une nutrition *altérée*, comme on dit. Des discussions récentes fort animées prouvent trop bien les hésitations de la science pour que nous ne restions pas nous-même en suspens.

Maladies qui doivent être maintenues dans la classe des hétérotrophies.

Les altérations de nutrition, telles que l'hypertrophie, l'atrophie, l'ulcération, le ramollissement et l'induration, constituent souvent à elles seules toute la maladie, ou bien interviennent comme élément dans une foule de maladies locales et générales. Nous nous attacherons à présenter successivement l'histoire : 1° de l'hypertrophie; 2° de l'atrophie; 3° de l'ulcération; 4° de l'induration; 5° du ramollissement; 6° de la gangrène.

§ I. De l'hypertrophie.

De l'hypertrophie.

On donne le nom d'hypertrophie (de ὑπὲρ, *au-dessus*, et τροφὴ, *nourriture*), à une lésion de nutrition marquée par l'accroissement du nombre et du volume des éléments qui entrent dans la composition d'un organe. Tantôt elle porte sur tout l'organe et prend le nom d'hypertrophie générale; tantôt sur une seule partie, on la dit alors partielle. Elle mérite encore cette dénomination quand elle a son siége exclusif dans un seul des tissus constituants (1).

Caractères de l'hypertrophie.

Augmentation du nombre des éléments anatomiques.

Le fait général de l'hypertrophie est la génération, en plus grande proportion, de l'élément propre du tissu altéré. Il y a plus de fibre musculaire dans un muscle hypertrophié que dans un muscle sain ; plus de grains glanduleux dans une glande ; en un mot, le nombre des fibres du tissu fondamental est accru. Il paraît cependant que l'hypertrophie peut aussi consister dans le simple grossissement de volume de chaque fibre, et que ce cas est plus ordinaire que le premier. Cette distinction histologique doit être conservée ; dans certaines hypertrophies des tissus simples, celluleux, musculaire, fibreux, adipeux, osseux, cartilagineux, le nombre des éléments est en effet augmenté, tandis que dans d'autres (névrilème, tubes nerveux, glandes), c'est surtout le volume des éléments déjà existants qui s'accroît.

Développement insolite d'un tissu rudimentaire.

Dans l'hypertrophie cardiaque, utérine, puerpérale, mammaire, cutanée, tous les éléments, tissus cellulaire, fibreux, muscles, vaisseaux, nerfs, etc., augmentent en nombre ; tel est encore le cas des hypertrophies musculaires, adipeuses, osseuses, fibreuses, épithéliales. Certains éléments normaux à peine visibles dans l'état sain, peuvent acquérir un développement extrême, et l'emporter, en nombre, sur les éléments qui prédominent dans

(1) Voyez sur ce sujet, les travaux de M. Cruveilhier : *Traité d'anatomie pathologique générale*, t. III, in-8°. Paris, 1856. — Ch. Robin : *Note sur l'hypertrophie des éléments anatomiques*, GAZETTE MÉDICALE, p. 802. 1853. — Idem : *Sur quelques hypertrophies glandulaires*. Paris, 1852. — Verneuil : *Observations pour servir à l'histoire des tumeurs de la peau; Archiv. génér. de médec.*, p. 553. 1855. — Schiff : *Recherches sur l'influence des nerfs, sur la nutrition des os;* Académie des sciences, 12 juin 1854. — Voir aussi Andral : *Précis d'anatomie pathologique*, t. I, p. 165. Paris, 1829. — Paget, *Lectures on Nutrition, Hypertrophy and Atrophy. London Medical Gazette*, 1847.

l'état physiologique. Ces deux altérations de la nutrition concourent certainement à l'hypertrophie complète et générale. Dans les hypertrophies partielles, un seul élément anatomique peut se développer.

Souvent un des tissus normaux s'atrophie.

Il est très-rare que l'hypertrophie d'un tissu amène l'atrophie des autres. Quand le tissu fibreux de la mamelle s'accroît d'une façon anormale, les glandes et les culs-de-sac s'atrophient, et l'on a alors l'altération connue sous le nom de dégénérescence fibreuse du sein. Il en est de même des corps fibreux de l'utérus qui font disparaître presque tous les éléments normaux; mais dans ces cas, il y a production d'un tissu homologue et non hypertrophie.

L'hypertrophie morbide se rapproche beaucoup de certaines hypertrophies physiologiques.

L'hyperthrophie générale d'un organe est le résultat d'une nutrition exagérée qui se rapproche beaucoup de celle qui caractérise certains états physiologiques, tels que l'hypertrophie de l'utérus et de la mamelle pendant l'état puerpéral, de la rate et du foie, après des congestions chroniques plus ou moins répétées. L'hypertrophie ainsi constituée donne lieu à des altérations qui s'écartent peu de l'état normal. Dans ce cas, l'organe hypertrophié plus volumineux, également développé dans toutes ses parties, conserve sa forme, ses rapports et sa contexture naturels; seulement il est plus ferme, plus dense, plus pesant, quelquefois plus cassant (foie, rate), ou au contraire plus tenace (substance cérébrale).

Plusieurs altérations anatomiques peuvent simuler l'hypertrophie.

Pour reconnaître le siége et l'étendue de l'hypertrophie, il faut comparer le volume de l'organe malade à celui qu'il doit avoir dans l'état sain, et si la lésion est partielle, isoler le tissu malade et l'examiner à l'œil nu et au microscope. Il suffit de rappeler que l'hypertrophie peut être simulée par la congestion sanguine d'un tissu, par l'infiltration séreuse et surtout par l'interposition d'un tissu homologue (fausse membrane, tissu fibreux, mélanose, sang) ou hétérologue (pus, cancer, tubercule, kyste).

Changement de configuration des organes hypertrophiés.

Des changements très-variés de forme peuvent survenir dans les tissus hypertrophiés, ainsi que dans leurs rapports naturels. Ordinairement la forme générale est altérée parce qu'il est rare que la lésion porte, au même degré, sur toutes les parties de l'organe. On sait que dans l'anévrisme du cœur la configuration de l'organe est souvent changée (cœur en besace, globulaire, comme bifurquée, etc.) ; il en est de même dans l'hypertrophie de la rate, de l'utérus, de la prostate. Cependant les plus grandes altérations de forme tiennent surtout aux hypertrophies partielles. Il suffit, pour s'en faire une idée, de jeter les yeux sur le pylore ou l'utérus, dont les tissus musculaire et cellulaire se sont hypertrophiés; il se développe alors des tumeurs, des indurations, des rétrécissements, des déformations, dont on trouve l'explication dans l'hypertrophie de certains tissus et l'atrophie des autres.

Volume et propriétés physiques des parties hypertrophiées.

Le volume de l'organe reste parfois normal, les fibres sont alors serrées les unes contre les autres, et prennent la place de quelque autre élément, du cellulaire surtout. Le tissu possède une plus grande consistance, comme on le voit dans l'hypertrophie du cerveau, du cœur (hypertrophie concentrique).

Ordinairement les tissus hypertrophiés sont plus fermes, plus durs, plus résistants que les autres; quelquefois ils cassent plus facilement ; de là des ruptures et des déchirures pendant l'exercice de la fonction, ou par des violences extérieures (rupture cardiaque, hépatique, splénique). Quand l'hypertrophie est égale partout, les parties conservent leur configuration naturelle ; il n'en est plus de même lorsque le travail morbide porte plus spécialement sur un point. Il se développe alors des tumeurs limitées, comme dans certaines hypertrophies de la peau, du tissu cellulaire. La rougeur, l'hyperémie en indiquent assez bien le siége sur le cadavre ; cependant, les parties hypertrophiées sont souvent aussi pâles et exsangues que les autres. L'étude microscopique peut seule faire connaître l'élément sur lequel le travail morbide a porté plus spécialement.

Coloration des tissus.

Différence entre l'hypertrophie et l'homogénie.

On éprouve parfois une grande difficulté à mettre une ligne de démarcation entre l'hypertrophie et les productions homologues. Quand on trouve dans le sein les acini, les canaux lactés agrandis et le tissu fibreux exubérant, faut-il qualifier la lésion d'hypertrophie mammaire? A une période plus avancée le tissu glandulaire disparaît en grande partie, et il est remplacé par du tissu fibreux. Certaines hypertrophies du tissu cellulaire et musculaire du pylore peuvent faire prendre le change et croire à une production nouvelle, tandis qu'il y a seulement hypertrophie considérable des deux tissus que nous venons d'indiquer.

Symptômes.

Symptômes. Augmentation de volume visible à l'œil, ou appréciable par la palpation et par la percussion, si l'organe est caché dans une cavité splanchnique. Tantôt la fonction jouit d'une activité plus grande ; tantôt elle se trouble de plusieurs manières ; un ou plusieurs des actes physiologiques qui lui sont propres acquièrent plus d'intensité ; c'est ainsi que la sécrétion est augmentée quand l'hypertrophie a son siége dans un organe glandulaire, mais en même temps cette sécrétion ne peut s'exagérer sans qu'aussitôt d'autres troubles ne se manifestent. On peut même établir, en règle générale, que l'hypertrophie amène toujours un désordre notable dans l'exercice des fonctions. Les symptômes diffèrent suivant que l'hypertrophie est partielle, limitée à un seul tissu, ou étendue à tout l'organe. L'intensité et le nombre des symptômes sont toujours subordonnés à l'importance de la fonction dont est chargé le tissu. L'hypertrophie de la glande mammaire ou d'un muscle trouble à peine la santé, tandis que la vie est promptement menacée si le cœur est atteint d'hypertrophie.

La nutrition est sous la triple influence du système nerveux, du sang et des propriétés vitales de chaque tissu. L'hypertrophie subit l'empire de cette triple action; il ne faut donc pas considérer l'hypertrophie comme une maladie purement locale.

Persistance de l'hypertrophie physiologique.

Causes. On a distingué une première espèce d'hypertrophie qui consiste dans la persistance d'un état congénital; c'est là une cause d'hypertrophie qu'on retrouve également dans le foie, la rate, et d'autres glandes telles que le thymus, les capsules surrénales qui doivent disparaître après la naissance.

L'intermittence d'une fonction périodique peut produire le même effet.

Une cause très-rapprochée de la précédente, physiologique comme elle, est la suractivité périodique des fonctions génératrices. L'hypertrophie de l'utérus et des glandes mammaires pendant l'état puerpéral et même dans le cours des grossesses extra-utérines, peut continuer encore longtemps après la parturition. On a observé cette hypertrophie dans les deux mamelles qui sécrètent alors une quantité considérable de lait. Ce qu'il y a de remarquable, c'est qu'une nouvelle grossesse met fin à cet état anormal, chez plusieurs malades. L'hypertrophie résulte très-souvent de l'action supplémentaire qu'un organe est obligé d'exercer parce que son congénère est malade ou atrophié. Un poumon se développe quand celui qui est du côté opposé cesse de respirer par suite d'un épanchement pleural considérable, ou de toute autre cause qui réduit sa fonction. Un rein, un testicule, un sein s'hypertrophie lorsque l'organe congénère ne remplit plus sa fonction.

Suractivité fonctionnelle.

Une hypertrophie qui se rapproche beaucoup des deux précédentes est celle qui est due à l'action exagérée d'un tissu ou d'un organe. On trouve cette hypertrophie dans le cerveau des hommes qui exercent fortement leur intelligence ; dans les muscles des membres chez les danseurs et les lutteurs, etc. ; dans les muscles du visage, chez les épileptiques dont les attaques sont fréquentes ou très-anciennes ; dans le foie et la rate incessamment congestionnés par des maladies du cœur ou des fièvres intermittentes.

Hyperémies répétées.

A côté de ces hypertrophies prennent place celles qui dépendent d'une hyperémie répétée ou chronique ; mais pour que celle-ci aboutisse à l'hypertrophie, il faut qu'elle se rapproche beaucoup par sa nature de la congestion normale qui concourt à la nutrition. Aussi les hyperémies phlegmasiques chroniques sont-elles la cause la plus ordinaire de ces espèces d'hypertrophies. Telle est l'origine de celles que nous voyons se développer sur la peau irritée par l'eczéma, le psoriasis et l'érysipèle, sur les membranes muqueuses des bronches et de l'intestin enflammés chroniquement. Broussais avait exagéré le nombre des hypertrophies produites de cette manière ; cependant, celles qui reconnaissent une cause de ce genre sont encore très-fréquentes.

L'hypertrophie se trouve continuellement associée à

d'autres lésions, dans la plupart des maladies. Dans l'inflammation, les névroses et les productions morbides homologues et hétérologues, on rencontre à chaque instant les tissus normaux hypertrophiés ou atrophiés, à côté d'autres ramollis, cancéreux ou tuberculeux. Dans le poumon tuberculeux les tissus fibreux s'hypertrophient; dans le cancer gastrique, la tunique musculaire, cellulaire, etc., et toujours les symptômes de la lésion de nutrition se mêlent à ceux qui caractérisent l'autre maladie.

Causes mécaniques; obstacles; résistances à vaincre.

Toutes les fois qu'il existe un obstacle ou une résistance à vaincre pour un muscle, celui-ci, contraint de développer une activité insolite, s'hypertrophie. Cet effet est surtout manifeste dans les muscles qui constituent la paroi des organes creux, de l'œsophage, de l'estomac, du gros intestin et du cœur, lorsque les matières liquides ou solides qui doivent les traverser se trouvent arrêtées par un obstacle, un cancer, une tumeur, un corps étranger ou par une lésion organique développée, en un point du canal membraneux.

On observe dans un certain nombre de familles la transmission héréditaire de l'hypertrophie du cœur, des veines et de certains muscles de la vie de relation; peut-être certaines formes de cancer gastrique uniquement constitué par l'hypertrophie des tissus musculaire et cellulaire de l'anneau pylorique.

Siége habituel.

Siége. Tous les tissus, sans exception, peuvent s'hypertrophier. Les plus exposés à cette altération sont: les muscles des deux vies, les glandes, le tissu cellulaire, l'adipeux, le fibreux et l'osseux; et, parmi les parenchymes, la rate et le foie. Peut-être en a-t-on exagéré la fréquence dans ces organes, parce qu'il est souvent difficile de distinguer l'hypertrophie réelle d'avec l'hyperémie.

Nosologie.

Classification.

Classification. Il faut étudier les hypertrophies suivant le tissu élémentaire qu'elles occupent plus spécialement. Voici le tableau général des hypertrophies simples, c'est-à-dire des affections dans lesquelles l'excès de nutrition est toute la maladie. On conçoit qu'elles peuvent s'associer à un très-grand nombre d'altérations anatomiques diverses dont elles sont l'effet. L'atrophie d'un ou de plusieurs éléments normaux, le développement de tissus homologues ou hétérologues, se trouvent, à chaque instant, confondus dans la même lésion.

Caractères communs des hypertrophies : accroissement en nombre et génération nouvelle de l'élément anatomique, qui entre dans la constitution propre d'un organe, sans autre altération de texture.

Ier GENRE. Hypertrophie du tissu cellulaire; — **IIe** des membranes séreuses; — **IIIe** synoviales; — **IVe** du tissu musculaire, 1° à fibres striés, 2° à fibres lisses; — **Ve** du tissu fibreux; — **VIe** cartilagineux; — **VIIe** osseux; — **VIIIe** hypertrophie du système nerveux : ESPÈCES, 1° du cerveau; 2° des nerfs; — **IXe** des tissus glanduleux : NOMBREUSES ESPÈCES, 1° des follicules cutanés; 2° muqueux; 3° des glandes conglomérées : 1° glande glando-thyroïde; — 2° du thymus; — 3° du pancréas; — 4° du foie; — 5° des reins; — 6° de la rate; — 7° des testicules; — 8° des ovaires; — de la glande mammaire; — 9° des ganglions lymphatiques.

Xe GENRE. Hypertrophie de plusieurs éléments constitutifs ; ESPÈCES, 1° de la peau : éléphantiasis des Arabes; 2° des membranes muqueuses; 3° des vaisseaux: certaines tumeurs érectiles; 4° du tissu adipeux (lipome, polysarcie); 5° des orteils.

§ II. **Atrophie**.

Hypotrophie; lésion de nutrition caractérisée par la diminution de quantité et de volume d'un tissu ou d'un organe. Atrophie.

La diminution, très-rarement la disparition complète, d'un tissu élémentaire, caractérise l'atrophie. Quand on suit avec le microscope les changements que présente un tissu qui s'atrophie, le musculaire par exemple, on voit les faisceaux diminuer au point de n'offrir que la moitié ou le tiers de leur volume normal; les stries disparaissent, et bientôt la substance charnue est remplacée par des granulations jaunâtres qui remplissent le sarcolemme; ou bien encore des vésicules graisseuses viennent prendre la place du muscle, dont les faisceaux, d'abord interrompus de distance en distance, sont finalement résorbés. Quelquefois l'atrophie est remplacée par la transformation fibreuse du muscle. **Diminution rapide en volume et disparition plus ou moins complète de l'élément anatomique.**

Dans l'amaigrissement, les vésicules adipeuses diminuent de grandeur; l'enveloppe et en dernier lieu les gouttelettes graisseuses sont résorbées. Dans l'atrophie des cartilages, c'est la substance homogène qui est enlevée par absorption; dans l'atrophie des os, le tissu fondamental; dans celle des nerfs, le tube se rapetisse. Ainsi, en général, l'atrophie donne lieu à la diminution de volume et à la résorption du tissu primordial ou même de l'organe, comme on le voit dans le foie, la rate et les reins, le poumon, qui peuvent être réduits au quart ou même au sixième de leur volume naturel. **Exemple: Atrophie graisseuse.**

Dans l'atrophie les éléments normaux ne sont pas transformés; ils sont remplacés par de la graisse.

Un effet très-ordinaire de ce travail pathologique consiste dans le développement d'une grande quantité de graisse, dans le lieu même occupé par l'atrophie ou à son pourtour. L'organe semble *transformé* en graisse, tandis qu'il n'est en réalité que remplacé par cet élément qui se substitue au tissu normal; on trouve celui-ci comme enseveli dans la matière grasse. Nous avons vu tout récemment encore chez une malade qui succomba à une péricardite chronique, occasionnée par une acéphalocyste, le cœur comprimé, atrophié et comme perdu dans une énorme quantité de graisse. La même chose a lieu pour tous les organes qui s'atrophient.

Altération de la couleur normale.

Le tissu atrophié perd sa couleur normale; il prend une teinte plus pâle; s'il est rouge comme le muscle, il devient jaunâtre; en même temps, il est plus mou, se laisse facilement déchirer sous la pression du doigt, quelquefois même pendant le mouvement de l'organe si celui-ci est musculaire (rupture du cœur par atrophie, de l'estomac, de l'intestin).

Atrophie générale et partielle.

L'atrophie doit être distinguée, en partielle quand elle a son siége dans une partie de l'organe, et en générale quand celui-ci a diminué de volume à peu près également, dans toutes ses parties.

Plusieurs effets de l'atrophie.

Il résulte aussi de la disposition anatomique des tissus, certaines particularités de l'atrophie. Vient-elle à porter sur un tissu membraneux qui forme réservoir, les parois s'amincissent et alors ne pouvant plus résister aux causes qui en opèrent la distension, elles s'allongent et perdent de leur force et de leur énergie fonctionnelle. Les réservoirs et les conduits membraneux s'agrandissent aussi par le seul fait de l'atrophie et de la distension des muscles membraneux. L'atrophie produit ordinairement

1° Amincissement des parois membraneuses; agrandissement de la cavité normale.

un effet contraire; la petitesse extrême de la vésicule biliaire suit l'atrophie de ses membranes ; le rétrécissement de l'intestin se voit après l'opération de l'anus contre nature ; celui des veines au-dessus de la ligature ou du point où elles sont comprimées et ne reçoivent plus le sang.

2° Rétrécissement.

Les *symptômes* qui dépendent de la diminution de volume sont : 1° la petite étendue de l'organe reconnue à l'aide de la main ou mieux encore de la percussion ; 2° l'affaiblissement de la fonction et, vers la fin, sa suspension complète, comme on en trouve de remarquables exemples dans l'atrophie musculaire progressive et dans celle du cœur.

Causes de l'atrophie.

Atrophie physiologique.

Causes. Les causes au milieu desquelles l'atrophie prend naissance sont les suivantes : 1° cessation naturelle d'une fonction qui était nécessaire ou active, avant la naissance ; exemple : atrophie du thymus, des capsules surrénales, de l'artère ombilical, de l'ouraque, du trou de Botal ; 2° cessation naturelle d'une fonction par le progrès de l'âge ; exemple : atrophie de l'utérus, des mamelles, du testicule, etc.

Atrophie pathologique.

1° Diminution de la fonction.

Voici les causes principales de l'atrophie pathologique : 1° diminution ou suspension morbide de la fonction ; exemple : atrophie de l'intestin au-dessous de l'anus artificiel ; de la vésicule biliaire dont le conduit est oblitéré ; de l'estomac et de l'intestin après une abstinence prolongée ou par un cancer, etc., etc. ; 2° diminution de la quantité du sang que reçoit l'organe ; exemple : atrophie du testicule après la ligature de l'artère principale, et tous les cas de compression exercée par une tumeur ou par toute autre cause, comme dans l'atrophie du crâne et du pied chez certains peuples, du foie par le

2° Diminution de l'afflux sanguin.

corset, etc. Peut-on rapporter à la diminution de l'afflux sanguin l'atrophie du cœur, du foie, de la rate, entourés d'adhérences, du poumon refoulé par un épanchement et de tous les tissus dans lesquels se développent des kystes et des tumeurs de différentes natures? 3° altération de la qualité du sang; l'atrophie porte alors sur un grand nombre de tissus, comme dans la phthisie pulmonaire, l'amaigrissement qu'on observe dans la fièvre typhoïde, le typhus, et dans les maladies où le sang est altéré par le pus et des liqueurs septiques, montrent jusqu'à quel point le sang prend une part active à la production des atrophies morbides; 4° les grandes déperditions que fait l'économie par quelques-unes de ses parties, l'épuisement du système nerveux, le diabète, les flux immodérés par l'intestin, causent le marasme, en empêchant la répartition égale des sucs nourriciers; 5° la diminution ou l'arrêt de l'innervation dans une partie; les membres paralysés maigrissent à la longue et souvent l'atrophie est portée à un degré extrême (1); 6° l'inflammation chronique laisse souvent à sa suite une atrophie souvent considérable, parce qu'elle altère, à la fois, la circulation, la composition du sang, l'innervation et les sécrétions.

3° Altération des qualités normales du sang.

4° Perte excessive de la matière animale.

5° Suspension ou diminution de l'innervation.

6° Inflammation chronique.

Nosologie.

Classification des atrophies.

L'atrophie peut affecter tantôt un seul élément, et tantôt l'organe en totalité.

Ier ORDRE. Atrophie des tissus élémentaires.

(1) M. Schiff est arrivé à un résultat bien singulier; en coupant les nerfs vasculaires qui se rendent à une partie, il a toujours réussi à produire une hypertrophie considérable; *Recherches sur l'influence des nerfs sur la nutrition des os*, Académie des sciences, 12 juin 1854.

Ier GENRE. Atrophie du tissu cellulaire; — IIe du tissu séreux; — IIIe du tissu fibreux; — IVe du tissu musculaire; 1re ESPÈCE, atrophie des muscles de la vie de relation : atrophie musculaire, 1° partielle; 2° générale; 3° progressive; 2e ESPÈCE, atrophie des muscles de la vie de nutrition; — Ve atrophie du tissu nerveux; NOMBREUSES ESPÈCES : 1° du cerveau; 2° de la moelle; 3° des nerfs; — VIe atrophie du tissu cartilagineux; VIIe du tissu osseux.

IIe ORDRE. ATROPHIE DES ORGANES COMPOSÉS.

Ier GENRE. Atrophie de la peau; — IIe des glandes thyroïdes; — IIIe 3° du thymus; — IVe du foie; — Ve de la rate; — VIe des reins; — VIIe de l'utérus; — VIIIe des ovaires; — IXe de la glande mammaire; — Xe du placenta; — XIe du testicule.

§ III. Ulcération.

On désigne ainsi l'acte morbide spécial qui détermine une perte de substance dans la continuité d'un tissu. On en ignore le mécanisme; il faut se borner à en étudier les causes manifestes. Ulcération.

Divisions. Une classification des ulcérations, à un point de vue médicale, est aussi difficile que celle des ulcères dont les chirurgiens se sont tant occupés. Les travaux de Hunter, de Thompson, de E. Home, B. Bell, Sam. Cooper, etc., quoique très-imparfaits, peuvent nous être d'un grand secours. Division.

Nous les diviserons en ulcérations : 1° par cause locale comprenant : (A) la phlegmasique; (B) l'asthénique;

(C) par gêne de la circulation; (D) par cause chimique; (E) par cause mécanique.

2° Par cause générale : (A) ulcération adynamique des fièvres; (B) par altération du sang; (C) spécifique, virulente, syphilitique, morveuse, charbonneuse, mercurielle.

1° Ulcération par cause locale.

1° *Ulcérations inflammatoires.* L'inflammation détermine souvent l'ulcération des tissus, et alors celle-ci est précédée de l'hyperémie phlogistique et de ses symptômes propres (rougeur, chaleur, tuméfaction, douleur). On suppose que la perte de substance que l'on voit paraître alors, tient à l'extravasation moléculaire du pus ou de la sérosité, à la suite de laquelle le tissu se ramollit et est résorbé. C'est surtout dans la forme chronique de la phlegmasie que se développe l'ulcération, et plus encore lorsqu'une cause spéciale vient se surajouter et modifier le travail phlogistique; ainsi agissent les cachexies, les scrofules, les altérations du sang, certaines pyrexies essentielles, et toutes les maladies qui affaiblissent la constitution (Voyez *Inflammation chronique et spécifique*).

A. Ulcération phlegmasique.

Ulcérations phlegmasiques consécutives.

Les ulcérations précédentes sont primitives, c'est-à-dire que l'irritation débute d'emblée dans le tissu, sans autre travail préalable que celui de l'hyperémie. Une autre espèce d'ulcération, due également à la phlegmasie, est celle que l'on désigne sous le nom d'ulcération *secondaire ou consécutive.*

L'irritation inflammatoire est la cause principale de l'ulcération qui se développe dans les conditions morbides suivantes : 1° lorsque dans un tissu qui suppure ou qui s'est ramolli ou gangrené, l'exsudation plastique ne peut se produire ni amener la cicatrisation; — 2° lorsque du pus rassemblé dans un organe se fraye une route au dehors, la fistule n'est pas autre chose qu'une ulcération phlegmasique consécutive (Hunter); — 3° lorsqu'un travail d'élimination s'établit sur les confins d'un tissu mortifié ou ramolli (inflammation disjonctive, Hunter); — 4° autour d'un produit morbide hétérologue, tel que le tubercule, le cancer, la mélanose homologue ou bien autour d'une acéphalocyste; — 5° autour d'un corps étranger qui entretient la phlegmasie dans sa forme lente, chronique; — 6° consécutivement à une blessure ou à une violence extérieure, à la piqûre des sangsues. Dans tous ces cas, la plaie ulcéreuse tient à ce que l'exsudation plastique ne peut se faire.

2° *Ulcérations asthéniques.* L'irritation inflammatoire est étrangère aux ulcérations superficielles que l'on voit paraître sur les membranes muqueuses et à la peau chez les sujets débilités par la fièvre typhoïde, par des pertes de sang ou par une hydropisie; sur la cornée, indépendamment de toute rougeur inflammatoire et de toute espèce de vascularisation apparente. Cette ulcération se rapproche beaucoup du ramollissement atonique et de la gangrène moléculaire.

2° Altérations asthéniques ou atoniques.

Elles ressemblent à la gangrène moléculaire.

Nous ne savons pas non plus la cause de ces exulcérations superficielles que l'on voit survenir sur la membrane muqueuse buccale, dans l'aphthe ulcéreux; la perte de substance paraît due à une sorte d'exfoliation épidermique qui a son siége spécial dans les follicules muqueux, et surtout à l'orifice des conduits excréteurs des glandules salivaires. Telle est la cause fréquente des ulcérations simples du petit et du gros intestin, et d'un très-grand nombre d'ulcérations dont la cause nous échappe, mais qui sont, à coup sûr, étrangères à l'inflammation.

Plusieurs causes interviennent et concourent à l'altération.

Dans les ulcérations par débilité, plusieurs causes interviennent encore et ajoutent leur action à la débilité; ainsi, la pression, la malpropreté, une irritation locale, sont la cause occasionnelle des ulcérations, si communes chez les sujets atteints de fièvre typhoïde, de variole, de rougeole, chez les convalescents. Les solutions de continuité dont il s'agit succèdent souvent à la gangrène simple ou hémorrhagique, à un furoncle, à un petit abcès intra-dermique; par conséquent elles rentrent dans notre premier genre. Les bords de l'ulcère sont taillés à pic, grisâtres, le fond est fongueux, saignant ou sanieux, douloureux, souvent aride et peu disposé à une suppuration franche; encore moins à l'exsudation plastique et à la cicatrisation. L'ulcération atonique tient aussi à la nature des tissus sur lesquels elle se développe, et qui sont doués de peu de vitalité et peu vasculaires.

3° Ulcération par diminution de l'afflux sanguin.

3° *Ulcérations par gêne de la circulation.* Sans qu'on connaisse le mécanisme général de l'ulcération, tout porte à croire que la circulation locale est gênée, peut-être abolie, dans certaines espèces d'ulcères qui se rapprochent ainsi de la gangrène moléculaire et de quelques formes d'atrophie; telle serait, par exemple, la nature de cette érosion si singulière que détermine sur le sternum, les côtes, les vertèbres et d'autres parties du système osseux, les pulsations répétées d'une tumeur anévrismale. L'irritation peut y jouer un certain rôle, mais la compression exercée sur les vaisseaux capillaires y a certainement la plus grande part. Elle est encore plus certaine dans l'ulcération qui suit la chute de l'escarre linéaire, provoquée par la ligature que le chirurgien place sur une artère saine ou malade.

Érosions superficielles.

Ulcères phagédéniques.

Le travail de mortification se trouve encore intimement

associé à l'ulcération, dans les ulcères gangréneux, phagédéniques qui s'étendent souvent fort loin, en surface et en profondeur, malgré l'intervention de l'art. On les observe sur la peau, dans la bouche, le pharynx, pendant les épidémies de scarlatine, de rougeole et de pneumonie maligne. Nous y reviendrons plus loin, parce qu'elles tiennent évidemment à des causes générales.

Ulcères variqueux.

Les ulcères variqueux, si bien étudiés par les chirurgiens, doivent leur origine et leurs caractères à la cause spéciale qui les produit, à la dilatation des veines profondes ou superficielles des membres inférieures.

4° Ulcération par cause chimique.

4° *Ulcération par cause chimique.* On peut regarder comme produites, en partie, par une action chimique certaines ulcérations superficielles, et même les perforations complètes que l'on trouve dans l'estomac, soit seules, soit associées au ramollissement de la membrane interne. La qualité ou la quantité surabondante du suc gastrique doit y concourir. Il faut également rapporter à l'effet irritant des liqueurs les ulcérations que l'on observe sur la membrane muqueuse du gland, du vagin et des grandes lèvres, dans les écoulements non syphilitiques. On a dit que le pus, les liqueurs septiques, les mucosités pouvaient acquérir, dans certaines conditions morbides, des propriétés âcres et corrosives. La matière bilieuse, dysentérique, cancéreuse même passent pour posséder cette propriété ulcérative. Le contact de l'humeur nasale ou de selles très-fétides excite des excoriations sur les portions de la peau qui en reçoivent le contact. Les poisons irritants et caustiques doivent être rangés parmi les causes locales de perforation et d'ulcération.

5° Ulcérations par causes physiques.

5° *Ulcération par cause mécanique.* Lorsqu'on applique un pois sur la peau saine on finit par y produire une ulcération; nul doute que l'irritation n'en fasse tous les frais. Nous aurions pu mettre ces ulcérations parmi celles qui reconnaissent pour cause l'irritation; mais à côté d'elles, s'en trouvent d'autres que la compression seule peut expliquer, telle est la résorption progressive qui s'empare d'une portion d'organe ou de tissu comprimée pendant longtemps par une tumeur, ou bien encore la pérégrination lente d'un corps étranger qui finit par venir des parties profondes jusqu'à la peau, sans provoquer aucune inflammation manifeste. Le travail pathologique se rapproche surtout de l'atrophie, en pareille circonstance.

Les ulcérations spécifiques s'établissent rarement d'emblée; elles sont consécutives à la suppuration ou à la gangrène.

Certains agents d'irritation inflammatoire ont-ils pour effet immédiat l'ulcération? Le virus syphilitique pas plus que le tartre stibié, le pois à cautère ou le sulfate de cuivre ne produisent cette lésion d'emblée; la suppuration ou la gangrène précèdent toujours la perte de substance. Par conséquent celle-ci est consécutive à l'inflammation ou à la gangrène, et rentre dans la catégorie des ulcérations secondaires.

2° Ulcérations produites par des causes générales.

2° *Ulcération par cause générale.* A. *Par altération du solide.* La plupart des ulcérations que l'on rencontre dans le cours ou à la fin des grandes pyrexies tiennent à l'altération du solide et des liquides. Nous avons observé des exulcérations nombreuses de l'estomac chez un malade atteint de fièvre typhique qui succomba à une perforation intestinale. L'ulcération du pharynx, de la bouche et de la peau se montre souvent dans la même affection. On sait que tous les tissus ont une remarquable tendance à s'ulcérer chez les sujets en proie à cette maladie ou atteints de scarlatine, de rougeole, ainsi que pendant le règne de certaines épidémies. Tous les auteurs ont noté

Elles sont très-fréquentes dans toutes les pyrexies.

cette fâcheuse disposition dans la scrofule et dans toutes les formes adynamiques des maladies, dans la fièvre puerpérale, etc., etc.

L'altération du sang en est une cause fréquente.

B. *Par altération du sang.* Les auteurs qui ont décrit le scorbut grave endémique font mention de la fréquence et de la gravité des ulcères de la bouche, des gencives et des membres inférieurs. La lésion du sang et les hémorrhagies qu'elle entraîne expliquent la formation des ulcères scorbutiques et de la gangrène qui les complique si souvent.

C. Ulcération par causes spécifiques.

C. *Ulcération par cause spécifique.* L'agent spécial de la syphilis nous offre un exemple remarquable de l'influence que la cause peut exercer sur la forme et la nature de la lésion. En effet, le virus spécifique une fois introduit sous l'épiderme détermine localement un ulcère, et plus tard lorsque la constitution est altérée il peut encore provoquer, en un grand nombre de points, des ulcérations secondaires spécifiques. Le virus morveux produit le même effet sur la membrane muqueuse nasale, buccale et même cutanée. L'ulcère est consécutif à la gangrène dans le charbon. L'usage des mercuriaux est suivi très-souvent d'ulcération buccale, lors même que le mercure a été introduit par une autre voie que par la bouche.

Siége et forme de l'ulcération.

Siége et forme de l'ulcération. On appelle exulcération ou érosion la perte de substance tout à fait superficielle; celle qui est plus profonde prend le nom d'*ulcération* et de *perforation* quand elle comprend toute l'épaisseur d'une membrane ou d'un tissu et qu'elle fait communiquer ensemble deux cavités ou deux organes. On conçoit qu'il est impossible de fournir une description générale de l'ulcération, car elle doit varier comme les organes qui en sont le siége. On les a distingués pendant longtemps en inflammatoires, en atoniques, en simples et en spécifiques; ces derniers étaient scorbutiques, scrofuleux, syphilitiques, goutteux; les divisions que nous avons établies s'adaptent mieux à l'ensemble des faits.

Les membranes en sont souvent affectées.

Tous les organes peuvent être affectés d'ulcération. Cependant, les membranes en sont le siége de prédilection, tant à cause de leur peu d'épaisseur que du mode de distribution des vaisseaux capillaires, de la facile desquammation des épithélium, et des milliers d'orifices qui offrent plus de prise à l'exulcération. Les membranes muqueuses et la peau occupent la première place parmi les tissus qui s'ulcèrent aisément et d'une manière primitive; quant aux séreuses et aux fibreuses, elles ne s'ulcèrent que consécutivement. Il en est de même des organes pourvus d'un parenchyme; du poumon, du foie, des reins, des glandes. Le travail morbide commence constamment par les membranes muqueuses, et chemine ensuite à une profondeur variable pour rejoindre une autre surface; c'est ainsi que s'effectuent les perforations pulmonaire, hépatique ou rénale, etc. Le cerveau et le cervelet sont les seuls organes qui échappent au travail ulcératif, et encore l'a-t-on admis dans quelques cas.

Accidents consécutifs de l'ulcération.

Au point de vue de la pathologie générale, l'ulcération est un acte morbide qui résulte, tantôt d'une altération toute locale des tissus ou d'une affection générale, tantôt d'une lésion du solide, tantôt d'une altération du sang ou des autres liquides. A son tour elle entraîne une série d'accidents locaux qui peuvent être indiqués de la manière suivante : 1° le travail morbide doit être considéré comme un acte salutaire lorsqu'il a pour but l'élimination d'un tissu homologue ou hétérologue nuisible (pus, escarre, sérosité, tubercule, cancer) ou d'un corps étranger; 2° il peut déterminer l'hémorrhagie quand il est situé près de quelques gros vaisseaux; la rupture d'un réservoir que les tissus ulcérés constituaient; enfin la perforation, et par suite le passage des liquides ou des gaz d'une cavité naturelle dans une cavité voisine. Ainsi naissent des accidents qui diffèrent suivant les lieux; quelquefois il en résulte une mort rapide : c'est ce qui a lieu quand c'est du sang qui s'échappe en grande abondance ou un liquide qui tombe dans le péritoine, la plèvre, et vient y provoquer une forte irritation.

Classification des ulcérations.

NOSOLOGIE. Au point de vue de la nosologie et des classifications, l'ulcération acquiert une grande importance, parce qu'elle permet de classer un certain nombre de maladies que nous ne pouvons rapporter à aucune autre cause appréciable; telles sont : 1° les *perforations dites spontanées*, (A) de la bouche, (B) de l'estomac, (C) de l'intestin grêle, (D) du gros intestin, (E) de la cornée. Les ulcérations consécutives du larynx, des bronches, de la plèvre, du cœur, doivent être rapprochées de ces ulcérations idiopathiques.

§ IV. Altération de consistance.

Lésion de consistance. Induration.

1° INDURATION. L'accroissement de la consistance et de la cohésion des diverses parties d'un organe, sans aucun autre changement de texture, caractérise l'induration.

La consistance peut être accrue par le développement interstitiel d'un produit morbide homologue (tissu fibreux, cartilagineux, cellulaire), de la sérosité fibrineuse qui s'est concrétée ; du sang, de la matière calcaire (carbonate et phosphate de chaux) ou enfin d'un produit hétérologue tels que le tubercule, le cancer. Les indurations qui dépendent d'une cause de ce genre sont entièrement distinctes de l'induration simple que nous allons étudier.

1° Induration physiologique.

1° *Induration physiologique.* On voit par les progrès de l'âge le champ circulatoire de certains tissus se rétrécir de jour en jour, et leur consistance naturelle augmenter sensiblement. L'utérus, l'ovaire, la glande mammaire, le poumon, chez les vieillards, s'atrophient en prenant plus de consistance. Les cartilages du larynx, de la trachée et des côtés, s'incrustent de sels calciques et s'ossifient.

2° Induration phlegmasique aiguë et chronique.

2° *Induration phlegmasique.* En s'incorporant aux divers éléments du tissu qui a été enflammé, le plasma extravasé constitue une sorte de cicatrice interstitielle, tantôt diffuse, générale et uniforme, tantôt partielle e sous forme de plaques blanches, de lignes, de stries, de cloisons irrégulières. Nous citerons comme type de cette induration celle de la plèvre et du péritoine, après d'anciennes phlegmasies entièrement cicatrisées, et dans une forme aiguë, l'hépatisation rouge du tissu pulmonaire. Les tissus sont alors plus volumineux et réellement hypertrophiés ; ils renferment plus de substance. L'élément plastique, associé ou non aux globules purulents, se retrouve aussi dans l'hépatisation grise. On a prétendu rapporter presque toutes les formes de la maladie de Bright à une infiltration de la fibrine entre les éléments propres du rein ?

3° Induration simple.

3° *Induration simple.* On en trouve quelques rares exemples ; presque toujours une autre altération coexiste avec elle. Dans la cirrhose du foie, qui est un vrai type de l'induration, l'organe est plus petit et sa couleur naturelle altérée. Dans la dégénérescence jaunâtre du rein, augmentation de volume, déformation de l'organe et coloration jaunâtre; dans l'hypertrophie du cœur, de la glande mammaire, du foie, la consistance des tissus est sensiblement accrue. Il en est de même dans les hyperémies du poumon, du foie, de la rate, du cerveau. Dans tous ces cas, l'induration ne constitue qu'un élément d'une lésion organique plus complexe.

On a voulu rapporter le plus grand nombre des indurations à une infiltration de plasma.

Quelle est la condition organique qui préside au développement de l'induration? Broussais la fait consister dans l'épanchement et l'infiltration du plasma entre les éléments des tissus; cette idée a été reprise et abandonnée un grand nombre de fois. Dans ces derniers temps encore, quelques observateurs, s'aidant du microscope, ont cru reconnaître dans la cirrhose et dans la maladie de Bright, la matière fibrineuse concrète combinée à celle des tissus; nous avons bien souvent, depuis cinq années, répété cette exploration avec les mêmes instruments et les mêmes grossissements; nous ne pouvons partager cette opinion. Si la liqueur du sang sert à opérer les lésions variées que nous trouvons dans le foie cirrhosé, dans le rein dégénéré, dans les glandes qui s'hypertrophient, etc., etc.; il faut alors qu'il subisse, dans l'intimité des tissus, et, par l'effet de la nutrition, des changements tels, qu'on peut assurer que ce n'est plus le plasma, mais une substance tout à fait différente, élaborée et assimilée par l'organisme.

Anémie des tissus.

On observe la décoloration des tissus indurés, lorsque l'organe reçoit une quantité de sang moindre qu'à l'état normal. Après certaines congestions phlegmasiques, ou causées par la gêne de la circulation artérielle, un état anémique accompagné d'induration et souvent l'atrophie s'empare de l'organe. On trouve, à chaque instant, à côté des produits morbides homologues et hétérologues, les tissus normaux comprimés, condensés, anémiés et indurés. De pareilles lésions se remarquent fréquemment autour des tubercules du poumon, du cancer de l'estomac, de l'utérus, etc. L'induration est donc un élément morbide qui fait partie d'un très-grand nombre d'altérations diverses et de maladies composées.

Du ramollissement.

2° RAMOLLISSEMENT. On désigne sous le nom de ramollissement toute diminution de la consistance normale des tissus. Il doit comprendre la gangrène qui n'en est en définitive qu'une forme et un degré; nous en traiterons à part, à cause de son importance.

Le mécanisme du ramollissement nous est inconnu, il ne saurait d'ailleurs être le même dans les conditions morbides variées au milieu desquelles il prend naissance; il faut donc nous borner à faire connaître celles-ci.

1° Ramollissement par cause locale. A. Ramollissement inflammatoire : rouge et blanc.

1° *Ramollissement par cause locale.* A. *Ramollissement inflammatoire.* Il est précédé de l'hyperémie des tissus et s'accompagne de presque tous les phénomènes locaux de l'inflammation. Tantôt les organes ramollis conservent une coloration rouge dont l'intensité est variable (ramollissement rouge); tantôt la couleur est pâle, blanchâtre, ou même semblable à des tissus qui renferment de la matière purulente (ramollissement blanc). L'étude microscopique fait reconnaître aisément si c'est du pus ou de la sérosité qui infiltre les tissus et par conséquent la nature de la lésion.

B. Ramollissement séreux, blanc.

B. *Ramollissement séreux.* La pénétration par imbibition ou par acte vital de la sérosité dans des tissus, y détermine parfois un ramollissement incolore, comme celui qu'on retrouve dans la substance cérébrale, et le corps calleux chez les sujets qui sont morts d'hydrocéphale aiguë ou chronique.

C. *Ramollissement hémorrhagique.* Le plus ordinairement la perte de consistance prépare ou détermine l'épanchement sanguin ; c'est ainsi qu'arrive le ramollissement phlegmasique ou non du cerveau, celui qui s'empare des masses cancéreuses ou des tissus en pleine suppuration. Quelquefois, cependant, l'extravasation du sang est l'acte morbide primitif, et la violente sortie de ce liquide provoque la désorganisation des tissus au milieu desquels il s'épanche, surtout lorsque celui-ci ne possède, à l'état normal, qu'un faible degré de cohésion (cerveau, moelle épinière, rate, membrane muqueuse gastro-intestinale).

C. Ramollissement hémorrhagique.

Tantôt primitif, tantôt consécutif.

On reconnaît ce ramollissement à la grande quantité de sang liquide ou coagulé qui se trouve mêlé au détritus de l'organe ; à la forte hyperémie des tissus ambiants, et, pendant la vie, à la manifestation des phénomènes locaux du molimen hemorrhagicum.

D. *Ramollissement par altération de la nutrition locale.* Lorsque les tissus s'atrophient, le musculaire, par exemple, ils deviennent mous, friables et se laissent aisément déchirer. Deux lésions concourent à produire cet effet ; l'atrophie de la substance musculaire et le dépôt de matières graisseuses dans l'interstice des tissus. Les ramollissements séniles du cœur, des muscles frappés de rhumatisme, paralysés ou atteints de la maladie décrite sous le nom d'atrophie musculaire progressive, tiennent à cette double altération. Le ramollissement de la rate à la suite des attaques répétées de fièvre intermittente, la rupture imprévue de cet organe, ne sauraient être expliqués autrement que par une altération de la nu-

D. Ramollissement par altération de nutrition.

trition. Cependant il faut avouer que la violence et le retour fréquent des congestions, peut-être même l'inflammation, prennent part à ce ramollissement.

E. Ramollissement par action physico-chimique.

E. *Ramollissement par action physico-chimique.* La nature des liquides qui gagnent, de proche en proche, les vacuoles des tissus exerce sur leur cohésion une action incontestable, dont il faut tenir compte dans l'histoire des ramollissements. Nous citerons, entre autres effets de ce genre, les ramollissements étendus et graves qui se font autour des foyers purulents, de mauvaise nature, autour des eschares gangréneuses, des épanchements de matières septiques, ou des infiltrations de bile, d'urine, de matière fécale.

Ramollissement de l'estomac.

Nous en rapprocherons encore les ramollissements blancs, gélatiniformes de la membrane interne de l'estomac, chez les enfants, que l'on s'accorde assez généralement à rapporter avec Camerer, Carswel, et d'autres à l'acidité plus grande ou à la proportion plus considérable des liqueurs gastriques. Cette action chimique est incontestable chez les sujets qui meurent en pleine digestion, et les animaux que l'on fait périr dans des conditions à peu près semblables.

Ramollissement cadavérique.

Nous plaçons dans une catégorie à part le *ramollissement cadavérique.* Il se produit dans les parties déclives principalement, et dans celles qui retiennent une grande quantité de liquide; la bile, le sang, les matières fécales, l'urine, les sérosités normales et pathologiques, ne peuvent séjourner dans leur réservoir et leurs conduits naturels sans amener des ramollissements cadavériques. La fermentation putride est accélérée par la qualité nuisible que prennent les liquides dans l'état pathologique, et par toutes les causes qui hâtent cette fermentation.

2° *Ramollissement par cause générale.* Nous trouvons : 1° d'abord le ramollissement scorbutique qui se montre à différents degrés, dans tous les tissus, dans les formes graves (ramollissement des gencives, des muscles, des os, des parenchymes, etc.) ; 2° la diminution de consistance des os chez les rachitiques et dans l'ostéo-malacie ; 3° des muscles chez les sujets en proie à l'intoxication saturnine chronique ; 4° le ramollissement de la cornée, sans aucune trace de phlogose, dont nous avons vu plusieurs exemples, chez des malades atteints de fièvres typhoïdes graves, chez des cholériques ou des malades tombés dans un marasme extrême par une affection cancéreuse de l'estomac ; 5° dans le cours des maladies de la vieillesse : les tissus dont la circulation capillaire se restreint chaque jour, s'atrophient ou se ramollissent ; 6° presque tous les tissus, et particulièrement la membrane gastro-intestinale, la rate, le foie, offrent des ramollissements partiels ou généraux, chez les malheureux qui volontairement ou involontairement ont été soumis à une inanition plus ou moins prolongée. Telle est la cause du ramollissement de la cornée chez les animaux qui meurent de faim ou qui ont été soumis à une nourriture exclusivement végétale, gommeuse ou sucrée. Dans les diverses conditions morbides que nous venons de passer en revue, la nutrition générale est évidemment altérée, seulement quelques causes locales interviennent pour produire la perte de cohésion dans un lieu plutôt que dans un autre.

Ramollissement par cause générale. Ramollissements : 1° Scorbutique ; 2° dans les fièvres ; 3° chez les vieillards ; 4° par inanition ;

7° Il nous reste à parler d'une cause non moins générale, non moins évidente de ramollissement, quoique son mode d'action soit resté jusqu'à présent inconnu ; cette cause est l'altération du sang par le pus, comme dans la phlébite simple ou puerpérale, par des liqueurs septi-

5° Par pyémie.

ques, comme dans la fièvre typhoïde, les exanthèmes de forme maligne, les suppurations cancéreuses *mali moris*, ou par des matières spécifiques, comme dans la morve aiguë et chronique, le charbon, l'empoisonnement par le venin de la vipère, du crotale, par l'arsenic, l'ergot de seigle, les viandes putréfiées ou mal boucanées, etc. On trouve, sur les cadavres des sujets qui succombent à ces maladies, les organes ramollis, à différents degrés; la violence et l'étendue du mal sont en rapport avec le nombre des viscères ramollis. Il suffit pour s'en convaincre de jeter les yeux sur le cadavre des sujets morts de fièvre puerpérale, de morve ou de variole grave.

Le ramollissement peut être distingué de la gangrène.

Le ramollissement se distingue de la gangrène, en ce que les tissus conservent leur forme, leur couleur, leur contexture apparente et n'exhalent aucune odeur de putréfaction. La perte de consistance peut aller depuis la forme putrilagineuse, la diffluence presque complète, jusqu'à un degré de cohésion qui s'écarte peu de l'état normal. Tantôt elle est *partielle*, limitée à une partie de l'organe, tantôt *générale*, comprenant celui-ci en totalité. Il faut se défier des ramollissements généraux parce qu'ils dépendent souvent de la décomposition cadavérique. Les ramollissements généraux du cerveau, du foie, de la rate, du rein, sont ordinairement l'effet d'une altération de ce genre. Il faut pour les admettre, en avoir observé pendant la vie les symptômes évidents.

Il est partiel ou général.

Nosologie.

Nosologie.

Comme élément d'une autre maladie, le ramollissement figure dans l'histoire des inflammations aiguës et surtout chroniques, et d'un grand nombre d'affections soit locales, soit générales (ramollissements symptomatiques et secondaires).

Dans d'autres cas, le ramollissement constitue toute la maladie ; voici les ramollissements qui méritent de retenir la dénomination d'idiopathiques :

1° Ramollissement de la membrane muqueuse ; — (A) gastrique (gastro-malacie) ; — (B) intestinale ; — (C) de la cornée ; — (D) du cerveau ; — (E) du foie ; — (F) de la rate.

§ V. Gangrène (1).

Définition. Maladie qui a pour effet d'anéantir la circulation du sang et les facultés vitales dans une partie du corps qui ne tarde pas à entrer en putréfaction (2). De la gangrène. Définition.

La gangrène est un travail morbide qui se compose d'actes successifs, tantôt lents, tantôt rapides, marqués par des altérations et par des symptômes qui ne sont pas les mêmes aux différentes périodes de la maladie. Elle commence par des troubles dynamiques et aboutit à la désorganisation plus ou moins complète de la fibre vivante, qui cesse de faire partie de l'organisme, et subit alors la fermentation putride commune à toutes les matières animales privées de la vie. Si la portion morte ou l'escarre se détache de la partie vivante, et si, à leur La gangrène est une maladie qui se compose d'actes successifs.

(1) Sphacèle, affection phagédénique, pourriture d'hôpital, γαγγραινα, de γράω, je dévore.

(2) Nous prévenons le lecteur que l'article *Gangrène* du *Compendium* publié en 1841, et dont la rédaction nous appartient entièrement, renferme un grand nombre de documents, de divisions et d'idées particulières qui ont été reproduits dans des mémoires, sans qu'on ait pris la peine d'indiquer leur véritable origine. Nous faisons cette remarque afin qu'on ne nous accuse pas d'avoir copié les autres quand nous n'avons fait que reprendre notre bien.

point de jonction, il se fait un travail d'élimination; c'est au moyen d'un acte vital aussi opposé, dans son essence, à la gangrène que la vie l'est à la mort; par conséquent, il convient de considérer la séparation des escarres comme un acte tout à fait différent et non comme une période de gangrène. On doit reconnaître, ainsi que l'ont fait, du reste, les meilleurs classiques anciens, deux périodes: une première période de mortification commençante et une seconde de sphacèle (1).

1re période ou mortification commençante.

Première période (*mortificatio non facta sed quæ fit*, Galien; *mors incipiens partis corporis*, Paul d'Égine; *gangræna*, de la plupart des auteurs). Quelle que soit la cause de la gangrène, les tissus affectés présentent des modifications importantes dans leur structure et leur fonction.

Altération de couleur: 1° Coloration brune; 2° blanche (gangrène blanche).

A. *Altération de couleur*. Les tissus offrent ordinairement une couleur rouge, plus ou moins foncée, plus tard violacée et noirâtre. Les auteurs anciens parlent aussi de la couleur blanche, que contracte le tégument externe lorsqu'il vient à se mortifier. Nous avons observé cette *gangrène blanche* sur les grandes lèvres, sur la peau dénudée par un vésicatoire, sur la membrane muqueuse bucco-pharyngée, sur la lèvre inférieure et sur la jambe (2).

(1) Tel est le véritable sens qu'attachent à ce mot les auteurs les plus distingués. Galien a dit: « Gangrænas autem vocant mortificationes ob magnitudinem inflammationis non quidem factas, sed quæ fiunt; » (*Method. medend.*, lib. II, cap. XI) et Boerhaave: « Vocatur autem gangræna ea partis mollis affectio, quæ abolito influxu per venas, in mortem tendit: sed sphacelus ea, quæ jam in tota parte omnem vitalem actionem perfecta morte destruit, superstite vitâ in reliquis. » Aph. 419, t. I, *Comment. in Boerh.*, *aphor.*

(2) « Color pallidior, cinereus, fuscus, lividus, niger. » (Boerhaave, aph. 472.) Cette coloration blanche a été indiquée par Hébert Mayo et bien d'autres. Nous l'avons signalée dans notre article *Gangrène* du *Compendium de médecine*, p. 236 et 239, 1841.

La couleur rouge foncée s'explique par la stase du sang dans les capillaires, puis dans les grands vaisseaux, par l'altération que ce liquide éprouve, et enfin par son infiltration dans les tissus environnants.

Abaissement de la température.

B. La *température* des parties gangrénées, quelle que soit la cause de la maladie, s'abaisse d'une manière très-sensible pour la main et au thermomètre. Ce refroidissement constitue, avec la douleur et la coloration rouge, les premiers signes de la suspension de la vie.

Gêne de la circulation : OEdème.

C. En même temps que la peau se colore en violet, la gêne de la circulation amène un épanchement séreux dans les parties auxquelles se rendent les vaisseaux sanguins. De là proviennent l'empâtement et l'œdème partiel qui existent constamment, quoique à différents degrés, dans les organes envahis par la gangrène. Il est probable que la nutrition est, dès le principe, fortement lésée et que le travail morbide ne se borne pas à une simple gêne mécanique de la circulation.

Modifications de la sensibilité à différents degrés.

D. On ne saurait trop insister sur les troubles profonds que subit la sensibilité des organes qui vont se mortifier. Les malades y éprouvent, tantôt un prurit, un engourdissement, des fourmillements très-incommodes, tantôt un sentiment de froid ou des douleurs violentes, intolérables, continuelles ou s'exaspérant le soir et pendant la nuit. Ce trouble de la sensibilité se remarque dans la gangrène idiopathique des extrémités, dans l'ergotisme, la gangrène sénile. Souvent la sensibilité tactile de la peau qui couvre les membres mortifiés est abolie, en sorte qu'on peut la piquer et la dilacérer sans provoquer la moindre douleur : même insensibilité dans les parties profondes avant que la gangrène puisse, en aucune façon, être considérée comme accomplie entièrement.

Paralysie et convulsions.

Le mouvement volontaire cesse dans les tissus contractiles; souvent aussi ils entrent en convulsion, comme on le voit dans la gangrène sénile et dans celle qui est provoquée par l'agent spécifique des farines ergotées.

Trouble de la circulation; elle est suspendue.

E. Le trouble de la circulation dans les vaisseaux à sang rouge constitue l'acte important de la gangrène; c'est par là qu'elle commence. Le sang ne s'arrête dans les capillaires et dans les veines que parce qu'il ne circule plus dans les artères. Les pulsations cessent de se faire sentir; l'œdème, la tuméfaction, la paralysie du mouvement et du sentiment s'expliquent par la suspension de l'afflux sanguin. On ignore la cause de ce trouble initial de la circulation; l'on est disposé à le placer lui-même sous l'empire d'un trouble primitif des propriétés vitales. Quant à l'extravasation du sang, si commune dans les tissus mortifiés, elle s'explique plutôt par l'altération du sang et le trouble nerveux que par la gêne mécanique de la circulation. Celle-ci peut engendrer l'œdème, mais non l'hémorrhagie. Il n'est pas toujours possible de dire quelle est la lésion qui est la première en date.

2ᵉ période ou escarrification.

Lésions anatomiques.

Deuxième période ou de gangrène confirmée, de sphacèle, d'escarrification de mortification (gangræna exquisita). Aucune ligne de démarcation bien tranchée ne sépare cette période de la première. Les phénomènes précédents acquièrent une plus grande intensité.

Consistance des escarres.

Dessiccation ou infiltration d'une grande quantité de liquide.

On donne le nom d'escarre à la portion mortifiée des tissus mous, de nécrose, à celle des os. Tantôt les parties altérées se tuméfient et conservent une mollesse et une humidité très-grande; tantôt elles se sèchent, se durcissent, diminuent de volume et ressemblent à des viandes fumées ou à des portions de momies égyptiennes; le nom de gangrène humide a été donné à la première altération, celui de gangrène sèche, ou momifique, à la seconde. Il ne faut attacher qu'une médiocre importance à ces propriétés physiques de l'escarre; on la trouve tantôt sèche, jaunâtre, noirâtre et résistante; tantôt humide, fortement imprégnée de sang, de pus mêlé à de fausses membranes, etc., molle, facile à détacher et comme pulpeuse.

État des veines et des artères.

Quand on étudie la texture des tissus qui forment l'escarre, on constate d'abord comme altération prédominante, l'altération des vaisseaux par le sang coagulé ou encore fluide. Les parois des veines sont teintes en un rouge violet ou noir par le sang qui les a pénétrées; mais elles sont exemptes de toute autre altération. Dans les artères, le sang est coagulè; les caillots fibrineux, consistants, décolorés, grisâtres, adhèrent assez fortement à la paroi vasculaire qui est contractée, revenue sur elle-même et colorée en rouge. Souvent la membrane interne est ridée par les plis que forme la tunique moyenne. Jamais nous n'y avons trouvé d'injection vasculaire, ni les lésions caractéristique de l'inflammation. Le caillot artériel paraît être uniquement produit par la suspension du cours du sang, loin d'en être la cause.

De quelques autres lésions.

Le sang extravasé dans les tissus, molécule à molécule ou en foyers plus ou moins considérables, contribue, en grande partie, à la coloration noire des escarres. Lorsqu'on ne peut reconnaître le sang à ses qualités physiques, il est aisé, à l'aide du microscope, d'en retrouver les principaux éléments dans les tissus gangrenés. On y voit une grande quantité de cholestérine, des phosphates, de chaux, des cristaux d'hématine et de la graisse. La coagulation du sang a lieu dans les artères jusqu'à une certaine distance de l'escarre; ce qui explique l'absence d'hémorrhagie lorsque celle-ci se détache ou lorsque le chirurgien coupe dans les parties vivantes (1). Certains tissus résistent plus longtemps que les autres à la gangrène; les artères, les cordons nerveux, les tissus fibreux et aponévrotique, cartilagineux et osseux, sont dans ce cas.

Gangrène sèche et humide.

Les chirurgiens ont attaché à la consistance des escarres une importance telle, qu'ils ont fondé sur elle la division des gangrènes en sèche et en humide. Les médecins n'ont pas besoin de s'en préoccuper. On ignore entièrement la cause de ces deux formes de la gangrène. On croit que l'abondance plus grande des fluides et du sang en particulier, sa stase graduelle, l'épanchement d'une sérosité abondante et la gêne de la circulation veineuse, concourent à la production de la gangrène humide. Nul doute aussi que certaines influences physiques, telles que l'évaporation plus facile et l'absence de liquide ne prennent une grande part à la dessiccation des escarres. Toutes les gangrènes des viscères intérieurs sont humides (gangrène du poumon, du foie, de l'intestin, de la vessie, de l'utérus).

Pourriture d'hôpital.

La pourriture d'hôpital, que l'on s'accorde avec juste raison à considérer comme une forme de gangrène humide, ne s'attaque qu'à des tissus qui sont déjà le siége d'une autre altération. C'est ainsi qu'elle se développe sur la peau couverte d'un vésicatoire, sur les plaies récentes ou anciennes, sur les ulcères et les tissus excoriés.

Symptômes locaux et lésion de texture.

Dans ce cas, la plaie perd sa couleur rougeâtre; l'exsudation plastique commençante ou le travail de suppuration s'arrêtent; il se développe des vésicules, des phlyc-

(1) Petit avait fait cette remarque. (*Mém. de l'Acad. des scien.*, p. 732.) Thompson (*Lectures on inflammation*, p. 513) et beaucoup d'autres chirurgiens ont été témoins de faits semblables.

tènes pleines d'un liquide séro-sanguinolent qui, une fois déchirées, laissent à nu des parties noires, ecchymosées, ou au contraire d'un blanc de lait, comme on le voit sur les aphthes de la bouche et les ulcères vénériens. Dans d'autres cas, la plaie se sèche entièrement; ses bords deviennent durs, calleux, se renversent, ou bien la surface dénudée, molle et saignante, pousse des bourgeons charnus, livides, volumineux, qui laissent écouler du sang ou une sanie roussâtre et finissent par tomber en gangrène. Une forme très-commune de la pourriture est constituée par la destruction rapide et incessante de toute la surface de la plaie qui devient humide et d'une mollesse telle, que les tissus s'enlèvent comme la substance cérébrale ramollie (gangrène pulpeuse), ou bien l'ulcère se couvre d'une matière épaisse, gluante, comme gélatineuse, fortement unie aux tissus sous-jacents. Il s'écoule des parties altérées une sérosité jaunâtre ou d'un blanc sale, ou une eau à peine rougie par le sang. Cette forme de gangrène pulpeuse marche avec une si grande rapidité, que l'on trouve souvent, après quelques jours de maladie, les muscles, les vaisseaux, les tendons, les aponévroses et les os même, compris dans l'escarre. Les ravages se font en surface et en profondeur.

Gangrène pulpeuse.

Une autre forme non moins curieuse est caractérisée par l'apparition de fausses membranes grisâtres ou blanches, salies par le sang (forme pseudo-membraneuse ou diphthéritique). On trouve dans les épidémies graves dont les auteurs du dernier siècle nous ont laissé la description, des exemples de cette double lésion, qu'il est d'autant plus facile de confondre avec la phlegmasie pseudo-membraneuse et hémorrhagique, qu'elle l'accompagne souvent.

Gangrène diphthéritique.

La forme et la dimension des escarres changent suivant les tissus; elles sont ordinairement arrondies, ovalaires à la peau et sur les membranes muqueuses; irrégulières, anfractueuses partout ailleurs; tantôt la mortification ne comprend qu'un seul tissu membraneux placé superficiellement (gangrène de la peau, du prépuce, de la vulve), et tantôt elle gagne de proche en proche tous les éléments d'un organe (phagédénisme).

Œdème consécutif à la gangrène.

Œdème. Autour de la gangrène les tissus s'infiltrent de sérosité ; l'œdème qui en résulte est indolent, non accompagné de rougeur, quelquefois étendu à une distance très-grande du point mortifié, et dans d'autre cas limité et confondu avec la tumeur gangreneuse qu'elle concourt à former.

On peut avoir une idée de l'extension que peut prendre l'œdème en observant ce qui se passe dans la gangrène de la bouche des enfants. Toute la face et même le cou se gonflent énormément du côté affecté et même du côté sain. L'engorgement œdémateux, dans cette maladie, se forme de très-bonne heure et sert à faire reconnaître le travail de mortification à sa première origine. Il faut distinguer cet œdème de celui qui précède la mortification et qui en est souvent la cause occasionnelle, dans les maladies adynamiques.

Putréfaction ; odeur caractéristique de la gangrène.

Putréfaction, odeur gangréneuse. Il se développe nécessairement une fermentation putride dans les liquides et le solide soustraits à l'action vitale. De là viennent les gaz qui, en se dégageant des parties, rapportent avec eux l'odeur fétide et caractéristique de la gangrène. Ces gaz sont : l'hydrogène carboné, sulfuré, phosphoré et l'ammoniaque. En se dissolvant dans les liquides normaux et anormaux, ils leur font contracter une odeur

Causes de cette odeur.

fétide et repoussante qui devient un excellent caractère diagnostique. Souvent les gaz en s'infiltrant dans les aréoles des tissus y déterminent un emphysème, que l'on reconnaît aisément par la pression; il en résulte une crépitation tout à fait caractéristique. L'emphysème s'étend rarement à une grande distance. On a aussi constaté le développement de liqueurs acides, âcres et caustiques, dont la composition chimique n'est pas encore bien connue (acide nitrique?). Ils se mêlent aux autres liquides; forment des produits délétères qui infectent l'économie et provoquent la mort, en déterminant un empoisonnement septique.

Emphysème intracellulaire.

Symptômes locaux. Ordinairement la gangrène extérieure est annoncée tantôt par une tache grisâtre, par une vésicule ou une large bulle pleine de sérosité limpide ou sanguinolente, tantôt par une pétéchie, une ecchymose, souvent par une rougeur œdémateuse. Une fois l'épiderme déchiré et le liquide écoulé au dehors, on aperçoit un point noir ou gris cendré, sur lequel la peau a perdu toute sensibilité; souvent le derme est déjà infiltré de sang.

Symptômes locaux de la gangrène.

Nous avons pu suivre aisément toutes les phases de la gangrène en provoquant sur la peau, avec le tartre stibié, des hémorrhagies et des mortifications superficielles. Les mêmes effets suivent l'application du sulfate de cuivre et du sublimé corrosif (1).

Expériences propres à éclairer la formation des gangrènes.

La spécificité de chaque agent peut changer la forme des lésions, mais la nature de celles-ci reste la même. Dans la pustule maligne c'est une vésicule, une phlyctène qui précède; dans la morve une vésicule ou une ulcération;

(1) Voyez *Mémoire sur les formes qu'affecte la fibrine dans l'inflammation et l'hémorrhagie*, Gazette médicale, 1852.

dans l'action locale du tartre stibié, une hémorrhagie intra-dermique, etc.

Température des escarres.

L'escarre revêt les différentes formes que nous avons signalées en parlant des lésions. La sensibilité y est anéantie jusqu'à la limite des parties vivantes. On ne sent plus les battements des artères qui s'y rendent; un froid glacial est perçu par la main. Quand on y applique le thermomètre, avec des précautions nombreuses, que nous avons indiquées ailleurs (1), on s'assure que la température de l'escarre est à peu de chose près celle de l'air ambiant, et que la chaleur augmente à mesure qu'on se rapproche des tissus vivants, enflammés ou non.

Odeur gangréneuse.

Une odeur fétide, toute particulière, rappelant celle des matières animales en putréfaction, caractérise, mieux qu'aucun autre signe, la gangrène des organes; elle tient aux gaz qui s'échappent des tissus mortifiés. L'air expiré et les crachats, dans la gangrène pulmonaire, l'urine et la matière des selles dans la mortification des reins, de la vessie, de l'intestin, rapportent avec eux une odeur caractéristique. Elle a quelque chose d'alliacé dans la gangrène du poumon, de cadavérique dans celle des membres, de la bouche, dans le scorbut des gencives, dans les angines gangréneuses, gutturales et tonsillaires.

A mesure que les organes sont situés plus profondément, l'odeur putride a plus de peine à paraître. Il faut la rechercher avec soin dans tous les produits liquides, solides ou gazeux, qui proviennent des organes mortifiés.

Expulsion de fragments d'escarres.

Les liquides en contact avec les organes frappés de mort renferment souvent des lambeaux de tissus mortifiés qui, lavés et examinés avec soin au microscope,

(1) Art. *Gangrène* du *Compendium de médecine*, p. 241, in-4°, 1841.

peuvent faire reconnaître le siége de la gangrène. Les liquides qui s'écoulent contiennent aussi du sang, fourni par les tissus mortifiés ou par les parties vivantes, au moment de la chute des escarres.

La crépitation de l'emphysème autour des gangrènes, et souvent à une grande distance, peut servir à faire soupçonner une gangrène profonde, dont les autres symptômes échappent. Les troubles fonctionnels de l'organe mortifié sont d'abord diminués, puis anéantis, à moins que la lésion ne soit circonscrite. Emphysème.

Symptômes généraux. Les phénomènes généraux procèdent de deux sources différentes : les uns appartiennent à la maladie générale dont la gangrène n'est qu'un effet, les autres sont sous l'entière dépendance de cette lésion ; occupons-nous de ceux-ci. Ils tiennent à la pénétration des liqueurs septiques dans le sang ou à la réaction de l'organisme. Symptômes généraux.

A l'infection du sang par les gaz et les liquides putréfiés se rattachent tous les symptômes de la septicémie ; les sueurs visqueuses, la débilité profonde, l'assoupissement, le délire, les soubresauts des tendons, le hoquet, les frissons légers ou intenses, rares ou répétés, la fièvre rémittente et tous les symptômes ataxo-adynamiques.

Marche, durée et terminaison. La gangrène est une maladie essentiellement aiguë ; elle peut affecter quatre périodes : 1° celle de gangrène proprement dite ; 2° de sphacèle ; 3° d'élimination ; 4° de cicatrisation ; parlons des deux dernières qui sont des modes de terminaison. Évolution des symptômes de la gangrène.

Troisième période. Élimination. Par suite d'un acte vital qui se développe dans la partie vivante, à sa jonction avec l'escarre, et qui n'est pas autre chose qu'une ulcération inflammatoire, il s'établit une ligne de démarcation 3e période ou période d'élimination.

L'élimination a lieu au moyen d'une inflammation suppurative.

entre le vif et le mort; rougeur, gonflement, douleur, élévation de la température, tels sont les premiers symptômes de la phlegmasie *disjonctive*, puis les tissus sécrètent de la sérosité et un pus abondant, semblable à celui que fournissent les suppurations primitives. C'est à l'aide de cette phlegmasie que s'opère le départ continuel des parties mortes qui sont rejetées au dehors ou dissoutes dans des liqueurs. L'inflammation est donc la seule cause de tous les phénomènes qu'on observe : oblitération des vaisseaux qui prévient le plus souvent l'hémorrhagie, formation de nouveaux vaisseaux, exsudation purulente, qui isole et entraîne l'escarre, tel est l'ensemble des actes qui s'effectuent grâce à l'intervention salutaire de l'inflammation ulcérative et suppurative. On en observe aussi tous les symptômes, le frisson, la fièvre, la chaleur cutanée, la rougeur de la face, la soif; cette sorte de fièvre traumatique révèle les efforts de la nature médicatrice.

4e période ou de cicatrisation.

Quatrième période ou de cicatrisation. Les tissus qui s'enflamment ainsi sur la limite de la gangrène suppurent, poussent des bourgeons charnus comme les plaies qui guérissent par seconde intention. Une liqueur plastique est alors fournie par les tissus; ce plasma comble les vides, réunit les tissus séparés, et alors, suivant la forme et le siége de la gangrène, on voit, tantôt une fausse membrane pyogénique séquestrer l'escarre, ou constituer une cavité anormale qui est sans inconvénient pour l'organisme. Souvent la fausse membrane rapproche si bien les parties qu'une cicatrice se forme et le tissu gangrené se trouve entièrement régénéré; les membranes muqueuses, l'os, le cartilage, le muscle mortifié reprennent leur contexture normale. Tels sont les différents modes de terminaison de la gangrène partielle, quand l'organisme peut développer une réaction suffisante.

Terminaison par la mort. Ses causes.

Dans le cas contraire, la mort a lieu : 1° par l'extension de la maladie à tout l'organe (phagédénisme); 2° par une hémorrhagie considérable; 3° par une communication insolite qui permet aux liquides de passer d'une cavité dans une autre, et d'y provoquer des accidents mortels (pleurésie, péritonite); 4° par l'altération septique du sang ou par la pyhémie; 5° par une complication, telle qu'une phlegmasie, une perforation; 6° sans autre cause que la maladie même; la plupart des gangrènes étendues des membres font périr subitement les malades, sans qu'on puisse en accuser d'autre cause que le trouble profond des facultés vitales.

Complication de la gangrène.

Complication. La gangrène étant le résultat de causes locales et plus souvent encore d'une maladie générale, se trouve associée à des maladies de nature très-différente.

Diphthérite.

La *diphthérite* se développe dans les organes frappés de gangrène, et il n'est pas toujours facile de dire si la lésion qu'on a sous les yeux est constituée par une escarre ou par des fausses membranes. Lorsque celles-ci sont ramollies, détachées, en macération dans le pus, le mucus, et les autres humeurs naturelles, elles exhalent une odeur fétide et ont une couleur qui peut les faire prendre pour des fragments de tissus gangrenés. On a cru, peut-être, lever la difficulté en admettant des diphthérites gangréneuses et ulcéreuses, et l'on n'a fait que jeter sur ce sujet la plus fâcheuse confusion, en confondant des actes pathologiques qui sont très-différents. De ce qu'il est difficile de distinguer la diphthérite d'avec la gangrène, de ce qu'elles naissent souvent l'une et l'autre dans les mêmes conditions pathologiques, enfin de ce qu'elles peuvent se compliquer, il ne s'ensuit pas du tout que ces deux maladies soient identiques, et qu'on puisse réunir ensemble des actes morbides aussi différents, sous tous les rapports, que l'exsudation plastique et la mortification. Arrêtons-nous donc sur ce point essentiel.

Elle ne peut se développer sur un tissu mortifié; elle précède le développement de la gangrène.

Personne ne doute que l'inflammation ne puisse se terminer par la gangrène; cependant la lésion du système vasculaire est tout à fait différente dans l'une et l'autre maladie; dans la première, ralentissement du cours du sang, suppuration, exsudation de plasma, de fausse membrane et nouvelle circulation supplémentaire; dans la seconde, stase complète du sang, anéantissement de la circulation, extinction des propriétés vitales. Pour qu'il se forme une fausse membrane, il faut necessairement que le tissu ne soit plus actuellement mortifié; on peut donc assurer que la diphthérite est toujours ou antérieure ou postérieure à la mortification du tissu qui en est le siége, et que, le plus ordinairement, c'est la gangrène qui est la maladie consécutive et de complication. Nous avons pu nous assurer, par des expériences faites avec les caustiques et par un grand nombre d'observations, que l'inflammation ulcéreuse et la diphthéritique sont deux modes distincts de la phlegmasie qui peuvent se terminer, ou, pour être plus exact, qui peuvent être remplacés par un autre acte pathologique que l'on appelle la gangrène. L'exsudation plastique peut aussi se développer après la séparation des escarres sur les tissus en voie de cicatrisation; enfin elle peut tenir à une phlegmasie née dans le voisinage de la mortification.

Hémorrhagie et ramollissement scorbutiques.

A côté de cette complication s'en place une seconde,

ni moins remarquable, ni moins fréquente, nous voulons parler de l'état scorbutique ou de la disposition hémorrhagique des parties frappées de mort. Les tissus s'infiltrent de sang et en laissent écouler une grande quantité au dehors : en même temps ils deviennent noirâtres et se ramollissent. Ce phénomène est commun sur les plaies et les ulcérations extérieures dont s'empare la pourriture d'hôpital.

La diphthérite, l'état scorbutique et la gangrène se montrent souvent comme les trois complications les plus formidables que le médecin ait à redouter dans les exanthèmes, les fièvres malignes, bilieuses, les affections virulentes, et d'autres maladies générales.

La diphthérite, l'état scorbutique et la gangrène se trouvent souvent réunis.

La commotion se distingue de la gangrène : 1° par la persistance de la circulation capillaire et de tous les actes vitaux, la sensibilité exceptée; 2° dans l'engourdissement par congélation la circulation continue, et si la teinte violacée peut en imposer pour une gangrène, on ne trouve plus comme dans celle-ci une limite tranchée entre le vif et le mort; 3° les tissus infiltrés de sang ressemblent souvent tout à fait à ceux que la mort a frappés, mais dans l'hémorrhagie la sensibilité et la chaleur naturelles persistent; 4° on peut prendre aisément pour des escarres les pseudo-membranes qui couvrent la peau, et surtout les membranes muqueuses; elles exhalent une odeur fétide, et leur coloration ne diffère pas de celle que contractent les tissus en se mortifiant. Il faut que la similitude entre ces deux altérations soit bien grande pour qu'on ait regardé, pendant si longtemps, les pseudo-membranes pharyngées comme des escarres; 5° aucune limite ne saurait être posée entre certains ramollissements et la gangrène; l'ignorance où

La gangrène peut être confondue avec plusieurs états pathologiques.

nous sommes de causes qui les produisent l'un et l'autre explique les difficultés qui s'élèvent à ce sujet. Le ramollissement gélatiniforme des tuniques de l'estomac, celui de la cornée ressemblent beaucoup à la gangrène; nous ne pourrions en indiquer les différences.

Siége de la gangrène.

Siége de la gangrène. Tous les tissus perméables au sang peuvent être frappés de gangrène, mais non avec la même fréquence. Le cerveau, le foie, les reins, le cœur, quoique pourvu d'un système vasculaire très-abondant, sont souvent épargnés; au contraire, les membres et surtout les orteils, le poumon, l'utérus, les lèvres, les joues, les replis bucco-pharyngiens, la vulve, la peau en sont fréquemment le siége.

Étiologie.

Étiologie. Il faut chercher la cause des gangrènes dans des causes locales et générales.

Causes locales : chimiques et physiques.

1° *Causes locales.* Nous trouvons (A) les *agents chimiques* qui, mis en contact avec les tissus, y détruisent entièrement la vie (acides, alcalis, potasse, caustique de Vienne, tartre stibié, sublimé); (B) les *agents physiques*, tels que le calorique (gangrène par brûlure, par congélation), le fluide électrique; (C) les *agents mécaniques*, qui gênent, suspendent ou détruisent la circulation capillaire dans une partie : la contusion, l'attrition violente, la ligature, la compression, l'étranglement, agissent de cette manière; (D) l'*action spécifique* de certains agents virulents est toute locale dans certaines espèces de gangrènes, dans l'inoculation du virus charbonneux, dans la pustule maligne. L'insertion du venin de quelques serpents est suivie de gangrène localisée dans le lieu où s'est passé le contact virulent, et la preuve qu'il en est ainsi, c'est qu'on peut, en cautérisant de bonne heure, enrayer le développement du mal. On a observé la gangrène des doigts après une piqûre faite avec un instrument imprégné de matière septique (1). Les matières fécales, l'urine et la bile, peuvent également déterminer la mortification des tissus qu'elles touchent.

Un tissu pathologique qui vient à se mortifier ou se ramollir entraîne la mort d'une portion plus ou moins étendue de l'organe qui est comprimé, étouffé et ne reçoit plus une assez grande quantité de sang (gangrène par tubercule, par masse cancéreuse).

Maladies du système vasculaire artériel. L'oblitération déterminée, soit par un artérite, soit par un anévrysme ou toute autre maladie qui interrompt le cours du sang dans l'artère d'une partie, est une cause si fréquente de gangrène, que la plupart des auteurs ont prétendu en faire la source unique de la maladie. La forme que revêt la mortification due à l'oblitération artérielle est celle de *gangrène sèche*, appelée encore *sénile* parce qu'elle est fréquente chez les vieillards, et *chronique* parce qu'elle se développe lentement. L'artérite, l'ossification et la dégénérescence crétacée des parois artérielles, déterminent souvent la mortification des orteils et des membres inférieurs, en arrêtant le cours du sang dans les vaisseaux. Les altérations qu'on rencontre dans les tissus mortifiés ont été souvent prises, à tort, pour la cause même de la gangrène, pour un artérite spécialement. De là est venue l'erreur dans laquelle sont tombés ceux qui ont fait jouer un rôle exclusif à la phlegmasie des artères.

Artérite et autres maladies des artères.

Maladies des veines. Celles qui produisent l'oblitération complète d'une grosse veine, et dont nous rencon-

Maladies des veines.

(1) M. Jobert en cite trois cas in *Journal des connaissances médico-pratiques*, 2e série, t. I, p. 181.

trons à chaque instant des exemples, ne sont jamais suivies de gangrène; malgré les efforts qu'ont tentés plusieurs auteurs pour faire admettre que l'interruption du cours du sang veineux suffit pour amener la gangrène, nous ne saurions partager cette opinion, qui ne repose sur aucun fait décisif. La gêne de la circulation du sang noir se traduit par l'œdème, mais non par la mortification des tissus.

Les maladies du cœur ne peuvent être regardées comme une cause de gangrène.

Maladies du cœur. On peut encore répéter aujourd'hui avec Corvisart que le sphacèle n'est jamais l'effet unique d'une maladie du cœur, quelque grave et avancée qu'on la suppose. Sur plus de trois cents faits dont les observations ont été recueillies par nous, il n'existe pas un seul exemple de gangrène. Tous les auteurs modernes s'accordent sur ce point. Les mortifications qui se développent sur le scrotum, le pénis et les jambes tuméfiés par l'hydropisie, s'expliquent par la distension extrême des tissus œdématiés, et sont consécutives à cette altération.

Interruption de l'influx nerveux.

L'interruption complète de l'innervation dans une partie après la section, la ligature ou la destruction d'un nerf principal, ne peut à elle seule provoquer la gangrène. Si les membres paralysés offrent souvent cette grave altération chez des malades atteints d'hémorrhagies et de ramollissements encéphalo-rachidiens, c'est qu'un état général est venu s'ajouter à la paralysie. On voit souvent périr avec des escarres du sacrum, des trochanter, du scrotum, des talons, les malheureux frappés de paralysies symptomatiques, d'une maladie de la moelle épinière. La pression continuelle que supportent ces parties, le contact de l'urine, des matières fécales, et plus encore l'amaigrissement, le trouble de la nutrition générale, sont des causes de mortification autrement puissantes que la diminution de l'influx nerveux.

Inflammation. A une époque encore peu éloignée de nous, on rapportait presque toutes les gangrènes à l'inflammation. Cette doctrine, qui remonte à l'école grecque, n'est plus soutenable maintenant qu'on connaît mieux les phénomènes intimes de la phlogose. Nous avons montré ailleurs que la circulation n'y est pas suspendue, que des vaisseaux nouveaux et une circulation supplémentaire ont bien vite paré à cette suspension; il faut donc, pour que la gangrène s'établisse, qu'il s'opère un travail local tout à fait opposé à la riche vascularisation phlegmasique. Toutes les fois qu'il survient une gangrène à la suite de l'inflammation, on peut considérer celle-ci comme étant de nature spécifique par sa cause ou par l'intervention de quelque élément morbide, soit local, soit général, étranger à l'inflammation. Il suffit de jeter les yeux sur les conditions morbides au milieu desquelles se développe la phlegmasie gangréneuse pour rester convaincu de la vérité de notre proposition.

2° *Causes générales*. Nous allons voir maintenant se manifester sous nos yeux des causes générales qui surpassent, en intensité et en fréquence, les causes locales que nous avons d'abord étudiées. On peut dire d'une manière générale que la gangrène est souvent plutôt une *affection* qu'une lésion locale. Elle constitue un *élément* morbide que nous retrouvons dans les maladies suivantes : Causes générale

1° *Maladies virulentes*. Parmi les accidents que produisent la morve, la fièvre charbonneuse, certains virus animaux, la gangrène figure au premier rang. 1° Maladies virulentes.

2° *Empoisonnement*. Le plus curieux de tous, est 2° Empoisonnement.

celui que détermine l'ergot de seigle mêlé à la farine: une gangrène sèche, momifique, excessivement douloureuse, et accompagnée de convulsions, frappe les pieds, les mains, et s'étend aux membres. On a dit que l'arsenic, le tartre stibié, l'opium et d'autres narcotiques à doses prolongées, pouvaient faire naître des gangrènes (?); on a attribué la même effet à l'usage des pommes de terre de mauvaise qualité, au pain qui contient une grande quantité de matière inassimilable.

3° Altérations du sang.

3° *Altération du sang par du pus et des liqueurs septiques.* Quand le pus pénètre dans le sang, comme dans la phlébite simple ou puerpérale et les affections traumatiques, le solide contracte une fâcheuse tendance à la mortification, et dans ce cas encore celle-ci se trouve souvent associée à l'hémorrhagie; les gangrènes pulmonaires, utérines et d'autres présentent ce double caractère. L'absorption de liqueurs septiques qui s'effectue à la surface de l'utérus après l'accouchement, sur les plaies irritées, dans les trajets sinueux, dans les foyers purulents, etc., donne lieu à des gangrènes multiples. Le même effet a été observé à la suite de la piqûre anatomique.

4° Pyrexies.

4° *Pyrexies.* Dans toutes les fièvres ataxo-adynamiques les tissus ont une tendance marquée vers la gangrène; nous l'observons tous les jours dans la fièvre typhoïde, sur les parties qui reçoivent le poids du corps (sacrum, bassin, trochanter, talon); nous l'avons rencontrée trois fois sur la lèvre inférieure, huit fois sur la parotide. Elle se montre également dans le typhus épidémique et surtout dans la peste, dans la variole (bouche, lèvres, pénis, paupières). On l'a rencontrée dans la fièvre jaune d'Islande; elle frappait l'extrémité du nez (1).

(1) Graves, *Clinical lectures*, t. I, p. 281, in-8°. Dublin, 1848.

5° *Hémorrhagies.* Compagne malheureusement très-assidue des hémorrhagies, la gangrène tient comme celles-ci à l'état du sang et du solide. Les médecins qui observent dans les hôpitaux consacrés au traitement des maladies de l'enfance, savent combien il est fréquent d'observer la gangrène de la joue, des gencives, des parties génitales chez des enfants œdématiés, amaigris, cachectiques, dont tout le corps est couvert de pétéchies ou d'ecchymoses, dont les gencives et le nez jettent du sang : à leur mort, on trouve pour toute lésion des hémorrhagies dans le poumon, des ecchymoses çà et là sur les membranes; rien au cœur ni dans les reins (1). Cependant, malgré l'affinité étroite qui existe entre la cachexie hémorrhagique et la gangréneuse, nous ne croyons pas qu'elles soient identiques. Le scorbut n'est pas la gangrène, et plus d'une erreur a pris sa source dans les difficultés qu'on éprouve à distinguer une escarre d'avec une hémorrhagie interstitielle suivie de ramollissement. 5° Hémorrhagies.

6° *Inanition.* Nous désignons ainsi l'état cachectique dans lequel tombent les individus nourris avec des aliments insuffisants ou de mauvaise qualité. Cette cause est une de celles qui agissent le plus souvent et avec le plus d'énergie dans la production des gangrènes. C'est ainsi que se développent la gangrène pulmonaire chez les aliénés qui se laissent mourir de faim, les gangrènes multiples, si communes dans les épidémies qui suivent les di- 6° Inanition.

(1) Il existe une foule de cas de ce genre dans les ouvrages; voyez un excellent travail de M. Tourdes, *Du nôma ou sphacèle de la bouche*, août 1848, Strasbourg.—Bouley et Caillaut, *Mémoire sur les affections phagédéniques et gangréneuses chez les enfants et sur leur nature scorbutique*, Gazette médic. Paris, 1852. Ces auteurs s'appuient de l'autorité de Van Swieten, de Poupart, de Lind, de Grainger et de Kramer pour établir que la gangrène et le scorbut sont de provenance identique. Page 706.

settes et l'accroissement du prix des subsistances, et surtout celle que l'on observe communément sur les enfants élevés au biberon ou nourris à la mamelle, et qui ne reçoivent alors de leur mère qu'un lait pauvre, insuffisant ou altéré, ou des aliments indigestes; on voit aussi des enfants plus âgés mourir dans l'agonie d'une faim continuelle. Un fait bien digne d'attention, c'est qu'une altération constitutionnelle provoquée par des hémorrhagies répétées, par l'hydropisie, par l'albuminurie, par des maladies organiques, telles que la phthisie ou le cancer, ne produit jamais de gangrène, quel que soit le degré d'affaiblissement de l'organisme.

7° Influence exercée par des maladies de nature diverse.

7° *Maladies diverses.* Sous ce titre, nous comprenons les maladies auxquelles on a attribué une certaine influence sur le développement de la gangrène. Comme cette influence nous paraît fort douteuse, nous ne ferons que mentionner les maladies organiques des reins et le diabète sucré (gangrène des extrémités).

Nous terminerons cette étude en faisant remarquer que les causes générales n'agissent souvent qu'en prédisposant l'organisme, et qu'elles exigent pour qu'une gangrène se déclare, l'intervention d'une cause occasionnelle, toute locale. Ainsi agissent l'âge avancé, le poids du corps, la déclivité des parties inférieures, la ligature, la compression, le froid, les irritants externes, etc.

8° De l'infection.

8° *Infection.* L'action de cette cause est généralement admise pour la pourriture d'hôpital; elle semble assez bien établie pour les gangrènes qui se développent dans les salles d'accouchement et les hôpitaux consacrés aux enfants. Lorsque l'air n'est pas suffisamment renouvelé et qu'il se charge de miasmes de nature organique dégagés par des corps malades et en putréfaction, la gangrène exerce de grands ravages. L'infection suffit pour engendrer le mal, indépendamment de toute autre influence : la gangrène complique la plupart des maladies chez les blessés qui se trouvent réunis dans un foyer d'infection. Toutes les opérations, les plaies, les érysipèles, les piqûres de sangsues, aboutissent à la mortification, lorsque les salles sont encombrées d'un nombre de malades plus grand que d'habitude.

9° *Contagion*. Dans la pourriture d'hôpital, il est difficile de prouver que la maladie se transmet par voie de contagion. Dans tous les cas, il faudrait le contact direct de la matière qui s'écoule des parties gangrénées ; elle serait transportée alors par les mains, les vases, les objets de pansement, les vêtements, etc. Nous ne nions pas ce mode de contagion, seulement son action nous paraît plus douteuse que celle de l'infection. 9° De la contagion.

Du reste, les maladies internes qui donnent lieu à la gangrène, et qu'on peut croire transmissibles par contagion, se réduisent à la gangrène de la bouche, des gencives, du pharynx et des parties génitales ; celle des viscères intérieurs paraît plutôt sous la dépendance de constitutions épidémiques qui la font naître, ou qui aggravent la maladie générale, dont elle constitue un élément essentiel.

Les causes nombreuses que nous venons de passer en revue sont loin de pouvoir expliquer le développement de toutes les gangrènes. Celles des joues, des lèvres, chez les jeunes sujets, et souvent la gangrène des extrémités inférieures, ne peuvent être rapportées à aucune cause connue. Nous venons d'observer, chez une femme placée dans notre service à l'hôpital Necker, un exemple de gangrène des pieds et des jambes, dont il nous a été im- Gangrène idiopathique.

possible de découvrir l'origine. On s'est contenté, dans bien des circonstances semblables, de déclarer qu'elle est due à l'artérite.

Traitement. *Traitement.* Les indications thérapeutiques qui doivent guider le praticien dans le traitement, peuvent être résumées de la manière suivante : 1° traiter la maladie locale ou générale dont la gangrène est l'effet ; 2° chercher immédiatement à en arrêter le développement, à l'aide des caustiques ou du fer rouge, quand le siége du mal permet d'employer ce traitement ; 3° une fois l'escarrification produite, appliquer sur les tissus mortifiés des substances anti-septiques capables de neutraliser les produits de la putréfaction (chlorure, charbon, quinquina, camphre, etc.) ; 4° favoriser et hâter le travail de cicatrisation au moyen de toutes les substances topiques stimulantes ; 5° pendant toute la durée du traitement local et général, soutenir les forces du sujet avec les toniques, le vin, les cordiaux et une alimentation appropriée.

Nosologie.

Les gangrènes doivent être examinées suivant leur siége. On trouve comme gangrène idiopathique :

Ier GENRE. La gangrène de la bouche ou nôma ; — **IIe**, de la lèvre ; — **IIIe**, des gencives ; — **IVe**, du pharynx ; — **Ve**, du poumon ; — **VIe**, des organes génitaux ; — **VIIe**, — des membres inférieurs et supérieurs.

CHAPITRE IV.

MALADIES CONSTITUÉES PAR LE DÉVELOPPEMENT D'UN TISSU SEMBLABLE A CEUX QUI EXISTENT DANS L'ORGANISME SAIN (HOMOGÉNIE OU HOMŒOMORPHIE).

De la force organisatrice. Idées générales.

La force organisatrice qui crée et développe les tissus se conserve avec différents degrés d'intensité pendant la vie entière. Durant la première enfance, elle imprime à la nutrition une activité très-grande, surtout à l'époque de la puberté et de la conception; elle continue à agir avec une remarquable énergie, et ne diminue que vers le terme assigné par la nature à la vie de l'homme.

Phénomènes et actes morbides qu'elle concourt à produire.

Cependant cette force peut subir des dérangements notables. Tantôt elle reproduit les tissus détruits et mérite le nom de force régénératrice, médicatrice; tantôt elle hypertrophie les tissus au delà de leur type normal; tantôt elle les crée, de toutes pièces, dans les lieux où il est insolite de les rencontrer. Dans tous les cas, cette déviation de la force organisatrice détermine des états pathologiques que nous devons étudier d'une manière générale.

Ses manifestations dans l'état normal.

La force organisatice est démontrée par ses effets. Nous n'avons pas besoin de rechercher si elle est ou non une propriété particulière de la vie, si elle est distincte de la force conservatrice, médicatrice, etc. Il suffit qu'elle se manifeste à nous par des phénomènes normaux et morbides évidents pour que nous en admettions l'existence. Elle préside, chez les animaux, à la formation des parties qui tombent par la mue, comme les poils, les bois, les plumes, et certains organes. Chez les animaux inférieurs les plus simples elle est portée à son maximum d'intensité. Elle se manifeste, chez l'homme, par le développement régulier du squelette, la chute et l'évolution des dents, l'ovulation, la menstruation, la conception.

Elle produit dans l'état morbide plusieurs genres de phénomènes; elle vient en aide à l'inflammation dans la cicatrisation. Des auteurs recommandables admettent que la sécrétion du plasma peut s'effectuer, en dehors de toute phlegmasie, et constituer un troisième mode de réparation.

Productions accidentelles.

On appelle production accidentelle le développement d'un tissu normal ou anormal. Un kyste, un corps fibreux, une tumeur épithéliale, cornée, etc., sont des productions accidentelles. On les distingue en *homologues* ou *homœomorphes*, et en *hétérologues* ou *hétéromorphes*; les premières sont tout à fait semblables aux tissus normaux; les secondes en diffèrent totalement par leur structure et leur mode d'évolution. On se servait autrefois du mot transformation pour désigner les productions homologues; mais l'idée qu'il exprime manque entièrement d'exactitude, puisque les tissus normaux ne se transforment jamais en d'autres tissus normaux, et, à plus forte raison, en d'autres tissus hétéromorphes. On ne doit pas non plus employer le mot dégénérescence qui rend la même pensée. Dans tous les cas où un tissu accidentel se développe, il ne fait que s'ajouter ou se substituer à un tissu normal qui s'atrophie plus ou moins complétement. Ainsi, dans la transformation graisseuse des muscles, la graisse prend la place des muscles atrophiés. D'autres fois, le produit homologue s'ajoute en un point circonscrit, comme dans le plasma cicatriciel, ou à la surface d'un tissu comme dans les fausses membranes, les dépôts de matière pigmentaire.

On les distingue en homologues et en hétérologues.

De la dégénérescence et de la transformation.

Ce serait méconnaître les affinités qui réunissent les actes pathologiques semblables que de ne pas rapprocher des produits homologues les hypertrophies, qui ne sont, en effet, que des tissus normaux dont le volume et le nombre s'accroissent d'une manière insolite, sous l'influence de l'aberration de la force organisatrice. L'hypertrophie partielle d'un muscle, du tissu cellulaire du pylore ou sous-cutané, a beaucoup de rapport avec un produit morbide homologue. Le mode de développement, les symptômes, les terminaisons, les causes sont souvent les mêmes.

Affinités étroites entre la génération de produits homologues et l'hypertrophie.

Nous nous servirons de préférence, à toute autre dénomination, des mots *homogénie* pour désigner la génération d'un tissu identique à ceux qui existent à l'état normal, et *hétérogénie* pour ceux qui en diffèrent complétement.

Homogénie et hétérogenie.

Les homogénies ne se développent pas indistinctement dans toutes les parties du corps. L'influence exercée par l'organe qui sert de support au tissu accidentel est considérable. Ordinairement, la liqueur organisable revêt la même contexture que les tissus simples ou complexes au sein desquels elle se développe. Ainsi, les tumeurs épithéliales, dermoïdes, osseuses, graisseuses sont plus fréquentes sur la peau, sur le système osseux que partout ailleurs. Cette loi de l'organoplastie se montre avec toute sa force dans la formation du tissu cicatriciel. La liqueur, qui sert à la réparation, revêt la structure de tissu cellulaire, d'os, de cartilage, de muscle et de tissu nerveux suivant qu'elle s'épanche dans un os, un cartilage, un muscle, ou entre les bouts divisés d'un nerf.

Influence de l'organe sur la génération homologue.

Le produit homologue qui se forme dans un tissu simple ressemble souvent à ce tissu, et dans un organe composé, au plus simple des tissus constituants. La cicatrice d'un muscle, d'un cartilage est constituée d'abord par du tissu cellulaire, fibreux, et ce n'est qu'à la longue, souvent même jamais, qu'il s'y forme du musculaire et du cartilagineux. Dans tous les cas, on ne voit pas la force plastique aller jusqu'à reconstituer les tissus pulmonaires, hépatique ou splénique détruits.

Hétéropie plastique.

A côté de ce cas, où la puissance de la force organisatrice est restreinte dans de certaines limites, s'en trouve d'autres où elle forme de toutes pièces des tissus homologues, simples ou composés, et même des organes complexes, qu'on ne rencontre jamais dans ces mêmes points. On a appelé cette déviation de la force organisatrice l'*hétérotopie plastique* (1). On pourrait appeler, par opposition, l'autre homotopie plastique. Les tumeurs dermoïdes de la pie-mère, de l'ovaire sont des cas du premier genre, les tumeurs épithéliales de la peau, les périostoses, les névrômes sont des exemples du second genre.

Ce serait prendre une idée très-incomplète de l'altération de la force organisatrice que de la limiter au développement des produits homologues. Elle se trouve souvent associée à une autre perturbation beaucoup plus grave, nous voulons parler de la formation des produits hétérologues, tels que le tubercule, le cancer, la matière colloïde; il en résulte des produits morbides complexes. On rencontre à chaque instant des tumeurs composées, à la fois, de tissus homologues et hétérologues, soit dès le

Les productions homologues et hétérologues sont souvent réunies.

(1) Voyez, sur ce sujet, le remarquable ouvrage de Vogel : *Traité d'anatomie pathologique générale*, p. 153 et suiv., in-8°, Paris, 1847; et le mémoire, digne de tout éloge, dû à M. Lebert : *Des kystes dermoïdes et de l'hétérotopie plastique en général.* In *Gazette médicale*, année 1852-53.

début, ce qui est assez rare, soit à une période plus avancée de leur développement. Faisons remarquer, sur-le-champ, qu'une pareille combinaison, qui entraîne des effets désastreux pour l'organisme, ne peut pas toujours être reconnue, et jette sur le diagnostic et le pronostic une incertitude très-grande; nous reviendrons plus loin sur ce sujet.

Caractères généraux des produits homologues.

Caractères des produits homologues ou *homœomorphes*. Il serait injuste de ne pas reconnaître que l'étude microscopique a opéré une véritable révolution dans l'histoire des produits morbides, et qu'on lui doit la détermination rigoureuse d'un très-grand nombre de genres et d'espèces qui étaient inconnus ou mal définis. Le microscope est donc un merveilleux instrument dont il faut continuer à se servir avec ardeur, parce qu'il a déjà fourni des caractères anatomiques de premier ordre; seulement il faut toujours que ceux-ci soient corroborés par l'étude clinique.

Ils font corps avec les organes ou constituent des tumeurs.

Les tissus homologues affectent, par rapport aux tissus normaux, des dispositions très-différentes : 1° ils se développent dans la continuité de l'organe et font corps avec lui; exemple : tissu cicatriciel, cellulaire, adipeux, fibreux, vasculaire, hypertrophie adénoïde, etc.; 2° ils se juxtaposent, molécule à molécule, comme dans les infiltrations de graisse, de matière pigmentaire; 3° ils constituent des masses qui se confondent presque avec les tissus environnants et leur adhèrent si fortement qu'on a peine à les détacher; telles sont certaines tumeurs fibreuses de l'utérus, de l'estomac, de l'intestin; cette disposition sert d'intermédiaire entre la première forme et la suivante; 4° le tissu hétérologue constitue une ou plusieurs tumeurs circonscrites, entourées d'une membrane propre, et s'attache aux organes par une base large ou par un étroit pédicule. Il ne faut accorder qu'une importance secondaire à cette délimitation des produits accidentels, parce qu'il n'existe, au point de vue de la nature et du mode de formation, aucune ligne de démarcation entre eux. La configuration des tumeurs offre des variétés infinies; la forme arrondie, verruqueuse, globulaire, ovalaire, lobulée est la plus commune de toutes. On trouve des tumeurs qui ont la grosseur d'une tête d'épingle, tandis que d'autres peuvent remplir, en les distendant, une et même deux cavités splanchniques (kystes dermiques, hydropisie enkystée de l'ovaire).

La matière ou le blastème qui les forme est probablement la fibrine du sang.

On croit qu'à son origine la matière qui fournit les éléments de la production morbide est d'abord à l'état liquide, et qu'elle est formée entièrement par de la fibrine d'abord liquide, en dissolution dans le sérum et exhalée par les vaisseaux capillaires; ni l'albumine, ni la caséine, ni les globules du sang, ne peuvent fournir les éléments génésiques du produit homologue. Il reçoit les vaisseaux sanguins du tissu sur lequel il est greffé et vit entièrement à ses dépens.

Marche lente et benigne des tissus homologues.

Son accroissement se fait suivant les lois ordinaires de la nutrition des tissus, avec une certaine lenteur, en général; cependant rien n'est si variable. On voit des sujets chez lesquels une tumeur homologue reste stationnaire pendant trente et quarante ans (lipôme, tumeur épithéliale, dermoïde), tandis que chez d'autres elle acquiert une dimension considérable dans l'espace de plusieurs mois, à une année. Ordinairement elles grossissent lentement; presque jamais elles ne rétrogradent; elles finissent par prendre, en quelque sorte, droit de domicile dans le tissu qui les contient, et alors elles n'y produisent que peu d'accidents.

On conçoit que ces propositions générales subissent des exceptions suivant le siége du produit. Un corps fibreux de l'utérus laisse vivre longtemps ou fait mourir très-vite par des hémorrhagies abondantes et répétées; une induration purement fibreuse de l'anneau pylorique tue à la façon d'un cancer de l'estomac, etc. D'autres tumeurs homologues occasionnent seulement de la gêne; en prenant un volume démesuré, elles arrivent à déterminer des troubles graves dans la fonction de l'organe.

Nombreuses exceptions à cette loi.

Quelquefois, au bout d'un temps très-variable, l'inflammation s'en empare : elles suppurent, se ramollissent, se mortifient; mais on n'y voit pas ordinairement les deux périodes fatales de crudité et de ramollissement que présentent le cancer et le tubercule, c'est là une différence essentielle entre les tissus homologues et hétérologues, entre les tumeurs bénignes et les malignes. Il faut remarquer cependant que si ce trait distinctif est vrai d'une manière générale pour un grand nombre de produits homologues, il ne l'est plus pour tous.

Les formations accidentelles peuvent être regardées comme des maladies plus souvent locales que générales; cependant elles sont loin d'être soustraites à l'empire de ces états diathésiques qui dominent la lésion locale; elles la disséminent dans un grand nombre de points et tendent à la reproduire, lorsqu'elle guérit, dans son premier siége.

La discussion sur tous ces points essentiels a été vive entre les micrographes et leurs adversaires (voyez *Produits hétérologues*); il en est résulté une vérité importante, à savoir, que, dans bien des cas, il est impos-

Nombreuses discussions à ce sujet : elles sont loin d'être épuisées.

Les productions homologues peuvent se rattacher à un état général et repulluler.

sible de déterminer, même avec le microscope, si une tumeur appartient à la catégorie des bénignes ou à celle des malignes. On avait placé d'abord parmi les premières les tumeurs épithéliales. les fibro-plastiques, les enchondrômes; mais on a été contraint de reconnaître que parfois elles récidivent après avoir été enlevées; qu'enfin elles peuvent se lier à un état général et ne sont pas de simples maladies locales. Il n'est pas jusqu'à la mélanose et aux productions épithéliales et cornées qui ne puissent se généraliser.

Elles sont subordonnées en général à l'organogénésie normale.

La loi qui préside à l'homogénie ne s'écarte pas de celle qui régit l'organisme. Le tissu nouveau ressemble, en général, à celui qui lui donne naissance et aux dépens duquel il vit; cela est vrai pour le plasma épanché dans les tissus auxquels il sert de cicatrice, pour les hypertrophies des tissus glandulaires, adipeux, fibreux, osseux, etc., mais n'est plus exact pour d'autres produits

Exceptions à cette loi.

hétérologues dont la structure s'écarte entièrement de celle du tissu constituant; les kystes dermoïdes de la dure-mère, de la pie-mère et les ossifications de la plèvre, sont des exemples de cette aberration de la force organisatrice.

Les *causes* de l'hétérotopie restent encore couvertes de ténèbres. On ne peut accuser l'inflammation ni l'hémorrhagie, ni l'irritation sécrétoire, de produire les tissus homœomorphes; excepté le tissu cicatriciel ou plastique, ni la fibrine, ni l'albumine, ni le caséum, ni le globule sanguin, ne peuvent fournir les matériaux d'une organisation aussi complexe que l'est celle des tumeurs homologues.

Nosologie.

HOMOGÉNIE (Production avec analogue).

Classification des produits morbides hétérologues. Il n'existe aucune classification satisfaisante des produits homologues. La science n'est pas encore constituée; mais les nombreuses recherches déjà faites, et les travaux importants dues aux micrographes de notre époque, permettent d'espérer qu'on arrivera bientôt à une coordination nosologique tout à fait naturelle. Toutefois, on peut provisoirement les étudier et les décrire d'après leur structure anatomique, en y ajoutant les caractères tirées des symptômes, de la marche et du traitement de la maladie. C'est au moyen de l'élément prédominant que les tissus homologues doivent être classés.

Ier ORDRE. Épigénèse d'un seul tissu homœomorphe.

1er GENRE. Épigénèse de tissu fibrillaire. { 1re ESP. fibreuse. 2e ESP. fibro-plastique.
2e GENRE. — — vasculaire.
3e GENRE. — — cartilagineux.
4e GENRE. — — osseux.
5e GENRE. — — musculaire.
6e GENRE. — — nerveux.
7e GENRE. — — adipeux.

IIe ORDRE. Epigénèse de plusieurs tissus homologues et de leurs produits.

1er GENRE. Épigénèse de tissus cicatriciels.
2e GENRE. — des bulbes des cheveux.
3e GENRE. — des follicules sébacés.

4e GENRE. Épigénèse des tissus glandulaires (hypertrophie de la glande mammaire).

5e GENRE. Kystes dermoïdes.

6e GENRE. Kystes séreux { 1re ESP. séreux proprement dits. / 2e ESP. fibro-séreux. / 3e ESP. acephalocystique.

IIIe ORDRE. Produits homœomorphes formés de matières liquides ou solidifiés et concrétées.

1er GENRE. Epithélioma.

2e GENRE. Kystes { cornés. / pileux.

3e GENRE. Kystes glandulaires. { variétés : loupe / — athérome. / — méliceris. / — cholesteatôme.

4e GENRE. — mélanose.

5e GENRE. — calcification.

6e GENRE. — hématôme.

7e GENRE. — dépôts fibrineux.

Épigénèse du tissu cellulaire.

Ier ORDRE. ÉPIGÉNÈSE D'UN SEUL TISSU HOMOEOMORPHE. 1° *Production de tissu cellulaire lamineux.* Le développement du tissu fibrillaire anormal paraît être une provenance directe du plasma du sang échappé des vaisseaux soit sous l'empire de l'irritation, soit indépendamment de tout travail de ce genre. Il n'est pas une seule lésion qui ne puisse donner lieu à la production du tissu cellulaire, simple ou fibreux. Il entre comme élément morbide dans la composition de la plupart des tissus homologues et hétérologues ; il concourt à former le tissu des cicatrices, des bourgeons charnus, des végétations, des fongosités, des adhérences, des plaques blanches et des indurations qui remplacent les fausses membranes. Il représente la plus facile, la plus fréquente et la plus

Il s'associe aux productions hétérologues.

prompte des métamorphoses du plasma jeté hors des vaisseaux par l'inflammation. Peu de temps après sa sortie (trois, quatre à cinq jours), on voit se constituer manifestement des fibres de tissu cellulaire, qui sont à noyau, suivant les uns, à fibrilles, suivant d'autres. Il sert à isoler les solides et les liquides pathologiques, à leur constituer des enveloppes, des kystes, comme on le voit autour du pus, des corps étrangers et des liquides de différentes natures.

Il doit être enfin considéré comme l'accompagnement ordinaire de la phlegmasie dans sa forme chronique, lorsqu'elle hypertrophie et indure les tissus. Le cellulaire alors se développe abondamment partout où a passé l'inflammation, témoin les hypertrophies de la face après les érysipèles répétés, et celles de la peau et des tissus sous-jacents sur les vieux ulcères cicatrisés, etc. C'est lui enfin qui reçoit plus tard, les corpuscules osseux, cartilagineux, la substance musculaire, etc., à mesure que le travail de réparation va se perfectionnant dans l'os, le cartilage, le muscle.

Épigénèse d'un tissu fibreux.

2° *Productions fibreuses; sarcôme, ostéo-sarcôme, fongus de la dure-mère, condylômes, polypes, tumeurs desmoïdes.* La maladie détermine fréquemment la formation d'un tissu fibreux accidentel qui revêt tantôt la forme de membranes, de plaques, de lamelles, tantôt celle de tumeurs distinctes des tissus normaux; parfois il existe seul, comme dans les corps fibreux de l'utérus, tantôt, et c'est le cas le plus ordinaire, il entre dans la composition de tumeurs très-complexes par le nombre et la disposition des éléments, enfin dans les hypertrophies de la langue, de la mamelle, des glandes lymphatiques, dans les sarcômes et les cancers.

Disposition de ses divers éléments constituants.

Le tissu fibreux se compose : 1° de fibres semblables à celles du tissu fibrillaire, dont le diamètre varie entre 0,025 et 0,0025 ; 2° de fibres semblables à celles que l'on trouve, à l'état normal, dans le tissu utérin, et qui se compose de fibres renfermant des cellules ovales ou sphériques de 0,007^{mm} à 0,010^{mm} de long, sur une largeur moindre ; ces cellules sont ou granulées ou à un ou deux noyaux, non solubles dans l'acide acétique. La fibre est allongée, tantôt régulièrement fusiforme, sa partie renflée correspond à la cellule ; tantôt courte, recourbée ou sinueuse, toujours terminée par des extrémités grêles, simples, quelquefois bifurquées, rarement carrées. On appelle cet élément *fibre fibro-plastique fusiforme ;* 3° le troisième élément se compose des cellules précédemment décrites et isolées de la fibre ; elles existent, en grand nombre, soit seules, soit réunies aux deux autres éléments. On y remarque en outre : 4° Une matière gélatiniforme, amorphe et souvent déposée entre les fibres, comme dans le cancer colloïde ; 5° des vaisseaux peu abondants ; 6° des vésicules graisseuses ; 7° quelquefois des granulations ; 8° des faisceaux musculaires de la vie organique ; 9° des dépôts de matière calcaire.

Les caractères physiques des productions formées principalement de tissu fibro-plastique sont les suivants : 1° on le trouve parfois disposé en faisceaux, en rubans et mêlé aux autres tissus (hypertrophie, indurations atrophiques de la glande mammaire, de l'anneau pylorique, anciennes cicatrices) ; 2° sous forme de tumeurs distinctes.

Formes qu'il présente dans les organes.

Les tumeurs fibro-plastiques sont constituées souvent par des fibres serrées, résistantes, fermes, élastiques, blanchâtres, lardacées ou semblables au derme, criant sous le scalpel, ou bien par un tissu homogène, transparent qui rappelle le tissu cartilagineux, sans en avoir la structure histologique (tissu chondroïde). D'autres fois les fibres se disposent en couches concentriques et régulières, comme on le voit surtout dans les corps fibreux de l'utérus, ou en un réseau très-irrégulier (verrues, condylômes, concrétions fibrineuses). Quelquefois le réseau vasculaire très-riche, acquiert un développement inusité et alors les tissus ont l'aspect d'un parenchyme rouge, dur et charnu (tumeur sarcomateuse, fongus de la dure mère). Le volume et la forme du corps fibreux varient beaucoup; il acquiert une grosseur considérable dans l'utérus et surtout l'ovaire. Quand il ne fait point partie intégrante d'un organe, il a, en général, une forme ovoïde, globuleuse; il tient par une base large ou par un étroit pédicule aux tissus environnants (exemple : corps fibreux de l'utérus, fongus, condylôme).

Siége. On observe ces tumeurs dans tous les lieux où le tissu cellulo-fibreux est très-abondant : sur la peau, les membranes muqueuses, les parties fibreuses des os, le périoste, la dure mère, l'intestin, la matrice, l'ovaire et les parties profondes des organes et des membres.

Siége de l'altération.

Les tumeurs fibro-plastiques mettent un temps fort long à se développer; quelquefois elles restent stationnaires, comme lorsqu'elles occupent l'utérus, l'ovaire ou le foie, etc. Cependant, elles finissent par gêner les fonctions de l'organe ou des tissus ambiants, par causer des accidents graves, l'inflammation, l'hémorrhagie, l'hydropisie, et la plupart des malades succombent à des lésions de ce genre. Quant à la tumeur, elle ne subit ordinairement aucun travail fâcheux, soit de ramollissement, soit de suppuration. Elle n'entraîne aucune de ces altérations générales cachectiques si communes dans le cancer et le tubercule; quand on les extirpe complétement elles ne se reproduisent pas. Cependant, disons que l'étude clinique ne permet pas d'accepter sans restriction cette dernière proposition trop générale ; que malheureusement les récidives ont été observées dans des cas où l'ablation avait été complète. Enfin, la multiplicité de ces tumeurs, leur réapparition après qu'on les a détruites, portent à croire à l'existence d'une cachexie, chez un certain nombre de malades.

Production d'un tissu vasculaire.

3° *Production d'un tissu vasculaire* (nœvus vasculaire, tissu érectile, télangiectasie, tumeur splénoïde). On désigne sous ces noms divers la formation anormale de vaisseaux sanguins, avec ou sans tumeur. Tantôt c'est aux dépens des vaisseaux artériels ou veineux, tantôt des capillaires proprement dits que se développent les tissus hétérologues. Les éléments qui entrent dans leur composition sont des capillaires très-amples, des artérioles, des veinules, du tissu cellulaire et fibreux formant des vacuoles qui communiquent avec les vaisseaux. Les nœvi n'ont pas d'enveloppes; ils se continuent avec les parties sous-jacentes. Ils peuvent guérir par l'effet d'un travail d'ulcération et de cicatrisation.

On peut considérer comme un type de cette homogénie, la formation de nouveaux vaisseaux dans le plasma phlegmasique exsudé sur une membrane séreuse ou une plaie; on les distingue très-nettement au bout de deux ou trois jours. Les uns les font provenir des vaisseaux de l'organe, les autres veulent qu'ils se constituent autour des globules de sang formés eux-mêmes de toutes pièces dans le plasma. (Voy. *Inflammation.*)

Quand les vaisseaux se développent autour des tissus hétérologues (cancer, tubercule), la tumeur acquiert au moment où elle se ramollit des caractères particuliers. Des végétations vasculaires abondantes fournissent une grande quantité de sang. Les expressions vicieuses et justement abandonnées aujourd'hui de fongus hématode, de sarcôme vasculaire servaient à désigner cette altération du système vasculaire.

4° *Production de tissu cartilagineux* (ostéo-sarcôme, ostéo-stéatôme, spina ventosa, enchondrôme de Muller). Tissu tout à fait semblable par sa structure histologique au vrai cartilage, ou bien au fibro-cartilage, l'enchondrôme se compose : 1° d'une substance fibro-membraneuse; 2° d'une autre grise, gélatiniforme, homogène, tantôt molle, tantôt dure, dans laquelle on distingue, 3° des cavités arrondies ou elliptiques contenant une à trois ou quatre cellules, avec un ou plusieurs noyaux; 4° quelquefois des corpuscules granuleux analogues à ceux des os; 5° des cavités ou loges pleines de substance gélatiniforme qu'il est facile d'énucléer; 6° un tissu fibreux si abondant qu'il forme la plus grande partie de la tumeur. On voit donc que la structure intime de l'enchondrôme le rapproche, tantôt du cartilage, tantôt du fibro-cartilage, ou enfin du tissu fibreux. Il ne s'ossifie jamais.

Épigénèse de tissus cartilagineux.

Le tissu cartilagineux ne forme tumeur que dans les os, sous le périoste, plus rarement dans les parties molles (parotide, glande mammaire, testicule) (1). Il est rare que les cartilages altérés se régénèrent autrement que par des tissus fibro-celluleux; il en est à plus forte raison de même des fibro-cartilages.

(1) Voyez Muller, *Ueber den feineren Ban der Geschwülste*, Berlin, 1838. — Herz, *De enchondromate*, Erlang., 1843. — Lebert, *Physiologie pathologique*, t. II, p. 207, 1845.

On rencontre le fibro-cartilage à la surface des membranes séreuses de la plèvre surtout, du péricarde et du péritoine. Ces membranes se recouvrent de plaques cartilagineuses larges, souvent épaisses, qui pénètrent dans les tissus adjacents. On en trouve de pareilles à la surface et dans l'épaisseur des muscles du cœur, sur les membranes muqueuses ou cutanées, habituellement soumises à une irritation extérieure continuelle (vagin, utérus, genou), et dans les lieux où se trouve un tissu fibreux capable de s'hypertrophier et de s'indurer. Il s'en développe aussi dans les fausses membranes et le tissu cellulo-fibreux des cicatrices; dans toutes les tumeurs composées de tissus homologues et hétérologues, dans les kystes dermoïdes, dans ceux qui entourent les acéphalocystes, les échinocoques, les kystes de l'ovaire, etc.

Épigénèse de tissu osseux.

5° *Production de tissu osseux.* Il ne faut accorder le nom d'ossification pathologique qu'aux produits anormaux qui, après avoir passé par l'état cartilagineux, présentent des corpuscules, des canalicules osseux, une contexture poreuse, etc. On a souvent compris, à tort, sous ce nom les concrétions ossiformes qui en diffèrent essentiellement.

L'ossification morbide se remarque d'abord dans le système osseux lui-même lorsqu'il s'hypertrophie en totalité ou à sa surface (hyperostose, exostose). La dure mère, les tendons, les intersections fibreuses intra-musculaires sont le siége des ossifications vraies. Le cartilage thyroïde, la trachée, les côtes subissent également cette métamorphose sous l'empire de la maladie (phthisie laryngée, laryngo-trachéite chronique, simple, syphilitique). On voit, à la suite de la pleurésie chronique, une véritable hyperostose se manifester sur les côtes qui correspondent à la maladie. Cette altération s'effectue suivant les lois de l'ostéogénie normale. On lui doit les ostéophytes qui se forment à la surface interne du crâne des femmes grosses, et toutes les tumeurs qui ont reçu le nom d'ostéoïde et sont du domaine de la chirurgie. Doit-on considérer comme des ossifications les plaques osseuses que l'on trouve dans le cœur, le cerveau, à la surface du foie et sur les autres membranes séro-fibreuses? Il faut ranger parmi elles les productions osseuses renfermées dans les kystes dermiques, les tumeurs par inclusion d'un fœtus, et en distraire les calcifications si communes dans les grosses artères, les valvules sygmoïdes du cœur, etc. (Voir *Calcification.*)

6° *Production du tissu musculaire.* Nul doute que le tissu musculaire strié ne puisse se développer de toute piece puisqu'il en est ainsi dans l'hypertrophie du cœur, des muscles de la face et des membres, dans la cicatrice des muscles divisés ou déchirés; toutefois, on ne l'a pas encore vu se produire ailleurs que dans les conditions morbides précédentes. Il n'en est pas de même du tissu musculaire à fibres lisses; il peut se former de toutes pièces dans les tuniques de l'estomac, de l'intestin, de la matrice, dans les tumeurs fibroïdes. Épigénèse de tissu musculaire.

7° *Production du tissu nerveux.* Une substance aussi complexe que celle des nerfs ne se développe que dans des cas rares; quant à celle du cerveau et des ganglions du nerf sympathique on ne l'a vu se produire dans aucune circonstance pathologique connue. Le tissu nerveux ou plutôt ses fibres primitives peuvent-ils se régénérer? Après bien des études et des assertions contradictoires, il reste avéré que la section d'un nerf est suivie d'un travail de cicatrisation qui finit par être si 7° Épigénèse de tissu nerveux.

complète que le nerf reprend sa texture et ses fonctions physiologiques.

8° Épigénèse de tissu adipeux.

8° *Tissu adipeux.* La graisse développée d'une manière anormale se compose comme celle qui est physiologique, de margarine, d'élaïne, de cholestérine, quand elle est solide, et d'élaïne, en plus forte proportion, quand elle est liquide. On la reconnaît, au microscope, à des vésicules arrondies de 0,07 à 0,08^{mm}, formées d'une paroi amorphe et d'un contenu liquide. Elle se présente aussi sous forme de gouttelettes assez larges ou de granulations petites, jaunâtres. On y trouve aussi des cristaux aciculaires de margarine et d'acide margarique, ou des plaques rhomboïdales de cholestérine. La production surabondante de graisse peut être regardée comme l'effet d'une faible et imparfaite combustion des matières hydro-carbonées apportées dans le sang avec les aliments. Toutes les causes qui gênent la respiration, la circulation et les actions physico-chimiques des capillaires, favorisent la production de la graisse. Telle est la cause de la polysarcie et de la dégénérescence graisseuse du foie, dans la phthisie et les affections cardiaques.

La surabondance du tissu adipeux peut être : 1° *générale*, c'est la polysarcie ou obésité ; 2° *partielle*, c'est l'état gras ou la dégénérescence graisseuse des organes. Une autre disposition spéciale du tissu adipeux est celle qu'il affecte lorsqu'il forme une tumeur circonscrite qu'on appelle *lipôme*, *stéatôme*, si elle renferme des cloisons fibreuses et possède une plus grande dureté, *cholestéatôme* quand la graisse a plus de consistance et se trouve mêlée à un grand nombre de cristaux de cholestérine. Des variétés assez grandes dans le nombre et la qualité des tissus constituants introduisent des propriétés également différentes dans le caractère physique des tumeurs graisseuses.

La production graisseuse se montre souvent comme l'exagération de l'état normal, ainsi on trouve toujours dans la cellule hépatique des vésicules de graisse comme nous nous en sommes assuré un grand nombre de fois. Dans la dégénérescence graisseuse du tissu hépatique, dans la cirrhose, la congestion simple, le cancer et d'autres maladies, nous avons retrouvé l'infiltration graisseuse de la cellule. Avant que les organes aient acquis tout leur développement ou lorsqu'ils s'atrophient par le progrès de l'âge ou de la maladie, la graisse remplace le tissu propre des organes.

Dans la phthisie pulmonaire, le foie devient le siége d'une sécrétion surabondante de graisse. On a attribué cette lésion à ce que le poumon malade ne brûle qu'incomplétement les matières hydrogénées; mais il est démontré aujourd'hui que cette combustion a lieu dans les capillaires généraux et nullement dans le poumon ; cette théorie n'est donc pas soutenable.

Le tissu adipeux se développe, en très-grande abondance, dans la dégénérescence des muscles, du tissu cardiaque, dans les reins, chez les sujets affectés de la maladie de Bright, dans les grosses artères et les valvules cardiaques, partout enfin où un organe s'atrophie et perd sa contexture normale. On peut établir d'une manière générale que toutes les fois que la structure et l'activité fonctionnelle d'un organe diminuent, la graisse se forme, dans son tissu, en plus grande proportion.

Un assez grand nombre de matières et de liqueurs de l'économie contiennent cet élément. Il existe dans le pus, le tubercule, la sérosité du sang (sang laiteux), et dans un très-grand nombre de sérosités des hydropisies.

Les fonctions des organes ne tardent pas à être gravement lésées quand l'altération graisseuse s'en empare. La faiblesse, l'impossibilité d'exercer la fonction, la déchirure ou la rupture des tissus, sont des signes fréquents de la dégénérescence graisseuse du cœur, des vaisseaux et des muscles de la vie animale.

Epigénèse simultanée de plusieurs tissus.

IIe ORDRE. ÉPIGÉNÈSE DE PLUSIEURS TISSUS *homœomorphes et de leurs produits*. Productions morbides formées par plusieurs tissus homologues et par des produits liquides ou solides, de sécrétion normale ou pathologique.

Nous plaçons dans cet ordre les lésions complexes constituées par plusieurs tissus homœomorphes, faisant en quelque sorte l'office d'organes; tels sont, par exemple, le tissu cicatriciel, les tumeurs dermoïdes, épithéliales, les kystes.

On cite des exemples de génération des bulbes des cheveux sur des sujets atteints de la teigne ; de follicules sébacées, de glandes en cul-de-sac et d'épithélium. Certaines maladies de la glande mammaire, réputées squirrheuses, ont été considérées par les micrographes comme des hypertrophies simples de divers éléments anatomiques. En somme, qu'est-ce que l'hypertrophie d'un organe, si ce n'est la production simultanée de plusieurs éléments anatomiques qui s'ajoutent à ceux qui existaient (hypertrophie de la glande mammaire, de l'utérus pendant la grossesse).

1° Kystes dermoïdes.

1° *Kystes dermoïdes*. Il est impossible d'imaginer une tumeur plus compliquée que le kyste dermoïde, il se compose : 1° d'une enveloppe fibro-celluleuse, épaisse, incrustée parfois de plaques calcaires ossiformes; 2° d'un épithélium qui couvre la face interne du kyste; 3° d'un derme aréolaire parfaitement organisé; 4° de glandes sébacées sudoripares et de leurs conduits excréteurs; 5° d'excroissances verruqueuses; 6° quelquefois d'une substance cornée; 7° d'une grande quantité de graisse; 8° de poils bien formés, avec leur bulbe; 9° de dents en tout semblables à celle qui viennent dans la bouche; 10° d'os informes, il est vrai, mais qui n'en ont pas moins une contexture normale. Ce qu'il y a de plus remarquable encore dans cette production composée, c'est qu'elle ne naît pas seulement sous la peau et dans des tissus en connexion avec elle. On la retrouve dans des organes très-différents : 1° dans la pie-mère; 2° la dure mère; 3° les bourses; 4° le poumon; 5° le foie; 6° l'estomac, l'épiploon, le mésentère, entre l'utérus, la vessie et le rectum; dans l'ovaire et dans l'utérus très-fréquemment (1).

Ce produit homologue a été considéré par plus d'un auteur comme un monstre parasitaire, un individu imparfait greffé sur un autre régulièrement conformé (tribu des endocymiens). Sans agiter cette question, nous devons faire remarquer que, dans un grand nombre de cas, les kystes renferment des poils avec leurs bulbes, de la peau, de l'épithélium et des tissus qu'on ne saurait rapporter à l'inclusion d'un parasite, que par conséquent l'épigénèse peut avoir pour résultat une génération organique très-complexe. On ne doit pas impo-

(1) Voyez, sur ce sujet, un travail de la plus grande importance dû à M. Lebert : *Des kystes dermoïdes et de l'hétérotopie plastique en général*, Gazette médicale, années 1852-53; — un mémoire de M. Verneuil sur le même sujet : *Sur l'inclusion scrôtale et testiculaire*, Archives générales de médecine, 1855.

ser de limites à l'épigénèse plastique, sans toutefois l'exagérer au delà des limites du possible.

2° Kystes fibro-séreux.

1° Séreux simple.

2° *Kystes fibro-séreux* (kystes cystiques vrais). Ils sont caractérisés par une membrane mince, close de toute part, de la nature des séreuses, et par la présence d'un liquide transparent tout à fait semblable à celui des hydropisies. Nous avons rencontré de remarquables exemples de ces kystes développés entre le rein et le péritoine, dans le mésentère, dans la plèvre. Ils ne sauraient être confondus avec les acéphalocystes.

2° Hydropisie enkystée.

Une autre forme de kyste séreux constitue l'hydropisie enkystée de l'ovaire. Une membrane fibreuse, plus ou moins épaisse, tapissée ou non par des plaques dures, pseudo-cartilagineuses et par des concrétions ossiformes, entre dans la composition de ces kystes. Les ligaments larges, les trompes, l'ovaire, et presque toutes les parties du péritoine, peuvent en être le siége.

3° Kystes hydatiques.

Dans une troisième espèce de kyste se trouvent placés ceux qui, tout à fait semblables aux kystes de la première espèce, contiennent un liquide séreux dans lequel existent une ou plusieurs autres poches séreuses. Les uns refusent l'animalité à ce produit morbide et en font un kyste séreux dans lequel sont emboîtés des kystes plus petits, d'autres en font une acéphalocyste ou un échinocoque. Nous avons trouvé et soumis plusieurs fois à un examen microscopique attentif des kystes de ce genre, et nous n'avons pu y découvrir ni crochets ni la moindre trace d'animalité.

Épigénèse de produits homœomorphes solides ou liquides.

IIIe ORDRE. *Produits homœomorphes composés de matières solides ou liquides.* Les produits homœomorphes de sécrétion peuvent, en s'accumulant ou en changeant de siége, déterminer des maladies.

Tumeurs épithéliales.

1° *Tumeurs épithéliales* (*epithelioma*). Un grand nombre de tumeurs sont constituées par une ou plusieurs espèces d'épithélium (nucléaire, sphérique, cylindrique et pavimenteux) ; elles portent le nom d'épithélioma et comprennent les cancroïdes. Les productions épithéliales n'offrent pas, en pathologie interne, le même intérêt qu'en chirurgie ; notons seulement que les maladies cutanées s'accompagnent souvent d'une altération de ce genre, et que l'épithélium peut s'accumuler dans les conduits excréteurs et dans les glandes en grappes et folliculeuses ; qu'il peut s'infiltrer dans l'épaisseur des tissus au lieu de se déposer à leur surface, comme dans l'état normal.

Cornes.

2° *Cornes.* A côté de ces productions figurent les kystes pileux et cornés. La formation de cornes sur la tête, de poils sur la langue et dans les voies urinaires (pili-miction), rentre dans la classe des altérations que nous étudions.

Graisse.

3° *Graisse ; sebum.* Les glandes sébacées fournissent une grande quantité de graisse qui reste emprisonnée dans la glande et son canal excréteur ; tantôt la stéarine ou la margarine, tantôt la cholestérine prédomine. On appelle les tumeurs qui sont l'effet de cette altération des loupes, des athéromes, des mélicéris, suivant les qualités du liquide.

Mélanose.

4° *Mélanose* (de μέλας, *noire*, et νοσος, *maladie*, ou de μελάνωσις, *noircissement*). Il convient de désigner sous ce nom un véritable produit de sécrétion constitué par une matière solide, granuleuse, noire, identique au pigment de la choroïde. Elle se dépose dans les tissus : 1° sous forme de grains plus ou moins serrés, ou de masses de dimensions variables ; 2° ou bien s'incorpore à une cellule avec ou sans noyau, semblable à celle de la couche profonde du derme, de la choroïde, de l'iris et des procès ciliaires.

Véritable produit de sécrétion semblable à l'épiderme, à l'ongle et aux poils, la mélanose peut se rencontrer : 1° dans un tissu normal, 2° homologue, 3° hétérologue (cancer mélanique). Tantôt elle s'infiltre et se combine molécule à molécule avec les éléments d'un organe (mélanose infiltrée); tantôt elle se rassemble en masses plus ou moins grandes (mélanose en masse).

L'étude de la mélanose est entièrement à faire; nous ignorons sa composition chimique, ses propriétés, sa nature. Nous serons forcé de nous écarter sensiblement des descriptions contenues même dans des ouvrages récents afin de ne pas confondre, sous le titre de mélanose, des altérations de nature très-différente. Nous ne pouvons que signaler les erreurs, les incertitudes.

La mélanose confondue avec l'anthracosis.

On ne doit pas comprendre sous le nom de mélanose certaines colorations noires naturelles ou morbides, qui en diffèrent par leur constitution physico-chimique. 1° On désigne sous le nom d'anthracosis ou charbon pulmonaire une matière noire qui existe normalement dans le tissu du poumon et les ganglions bronchiques, où il s'accumule souvent, en assez grande proportion, sous l'empire de la maladie. Ce charbon résiste à l'action de l'acide sulfurique, qui détruit la mélanine. On observe des accumulations de charbon dans les poumons des vieillards, des mineurs, des charbonniers et des fondeurs qui se servent de moule en charbon.

2° Avec la matière colorante du sang.

2° On est surtout exposé à prendre pour la mélanose les colorations morbides dues à la présence du sang en nature, mais altéré, après un long séjour dans les tissus par le travail d'absorption et d'exhalation. La matière colorante du sang ou l'hématine finit par donner aux organes une couleur brunâtre. La ressemblance qui existe entre la tumeur hématique et la mélanose est telle, qu'on peut facilement les prendre l'une pour l'autre, ainsi qu'il est facile de s'en convaincre, en lisant des observations de ce genre. Nous avons rencontré, pour notre part, des hémorrhagies hépatiques qui simulaient complétement la mélanose. Dans ce cas, la combinaison intime du sang ou de l'hématine avec les tissus leur imprime une coloration noire bien faite pour causer l'erreur. La déformation et la destruction complète des globules sanguins rend inutile ou incertaine l'étude microscopique. Mêlé aux liqueurs contenues dans l'estomac et l'intestin, le sang éprouve des réactions chimiques qui en changent complétement la nature et l'aspect. Le vomissement noir du cancer de l'estomac et de la fièvre jaune est un exemple frappant de l'altération profonde que le sang peut subir par l'effet de la maladie.

3° Avec la coloration noire causée par un sel de fer.

3° *Sulfure de fer.* On suppose que les corpuscules noirâtres qui se déposent sur le péritoine et les membranes muqueuses enflammés, sur les trajets fistuleux et dans les anciens foyers purulents, tiennent à la formation d'un sulfure de fer. On les retrouve fréquemment dans les ulcérations des follicules isolés ou conglomérés de l'intestin et dans l'entéro-colite chronique.

La *véritable mélanose* n'est point un tissu pathologique ; elle consiste en une matière colorante noire, encellulée ou non ; et surajoutée : 1° à *un tissu normal parfaitement sain ;* — 2° à *un tissu normal altéré ;* — 3° à *un tissu hétéromorphe.*

Mélanose physiologique.

1° *Mélanose des tissus normaux sains.* On sait qu'à l'état physiologique elle occupe les cellules de la couche profonde de Malpighi, le mamelon, le scrotum, la verge, les grandes lèvres, l'anus, l'iris, la choroïde et les procès ciliaires ; que chez les nègres la peau renferme une quantité très-grande de pigment grenu. Nous n'avons qu'à marquer la place de cette mélanose naturelle.

Mélanose dans les tissus homologues.

2° *Mélanose des tissus homologues.* On peut provisoirement regarder comme l'effet de la mélanose les colorations brunâtres, par plaques, que l'on trouve sur la membrane interne de l'estomac, et sur la peau qui a été le siége d'une ulcération chronique, d'une plaie, ou de tout autre travail morbide. Remarquons que les cellules épithéliales des téguments externe et interne, et des conduits excréteurs, ont une grande tendance à se mélanoser, sous l'empire de la maladie. Nous avons vu tout récemment le foie cirrhosé et divisé en lobules de la grandeur et de la couleur d'un raisin de corinthe ; les cellules hépatiques étaient infiltrées, en proportion variable, par des granulations noires qui laissaient apercevoir le noyau de la cellule polygonale hépatique. La pneumonie chronique est souvent accompagnée de la formation d'un pigment abondant, ainsi que nous nous en sommes assuré sur plusieurs malades dont nous possédons les observations ; des globules d'exsudation plastique et de pus se montrent alors en même temps que la mélanose. Elle entre dans la composition des cicatrices de la plèvre et du tissu pulmonaire, à la suite des pleurésies partielles et de la tuberculisation. Les plaques fibro-cartilagineuses et les fausses membranes très-anciennes de la plèvre et du péritoine en renferment une grande quantité.

Faut-il rapporter ces altérations à la mélanose vraie, ou aux autres matières colorantes dont nous avons précédemment parlé ? La mélanose se montre autour des concrétions calcaires de l'aorte et des valvules sygmoïdes, dans les tissus fibreux, cartilagineux et osseux de nouvelle formation, dans les kystes dermiques, séreux, de l'ovaire, etc.

Mélanose dans les tissus hétérologues.

3° *Mélanose des tissus hétérologues.* Il est très-fréquent de trouver la mélanose associée à des productions hétéromorphes, telles que le cancer et le tubercule. Il ne faut pas confondre avec elle les colorations noires si communes dans le cancer encéphaloïde ramolli; celles-ci tiennent à l'altération du sang fourni par les hémorrhagies répétées. Les excavations tuberculeuses, les cicatrices du poumon, etc., offrent souvent une grande quantité de matière noire. Chez les animaux, le cheval spécialement, la mélanose accompagne presque toujours les tumeurs cancéreuses ou fibreuses qui acquièrent de grandes dimensions.

La matière noire peut-elle se mêler aussi à des produits morbides liquides? Les auteurs citent des cas d'urine mélanique (mélanourine), de sérosité noire du péritoine, de pus acquérant une teinte bleue ou noirâtre, et teignant fortement le linge des appareils; les faits de ce genre ne peuvent être considérés comme appartenant à la mélanose vraie. On voit d'après ce qui précède qu'il reste fort peu de documents positifs pour ébaucher l'histoire de la mélanose. Les altérations les plus disparates sont réunies sous cette commune dénomination.

La mélanose n'est point un tissu, elle n'a ni organisation propre, ni vaisseaux. Elle constitue un produit morbide parasite enté sur les tissus normaux ou accidentels. Si un travail de ramollissement s'empare de ceux-ci, la matière noire se mêle aux sérosités et aux autres liqueurs pathologiques; elle devient diffluente, pareille à de l'encre de Chine et tache les objets qu'on met en contact avec elle ; il n'existe donc pour la mélanose ni période de crudité, ni de ramollissement. Elle peut s'infiltrer ou former des masses, au milieu des tissus qui s'écartent; s'entourer de tissu cellulaire plus ou moins condensé; jamais on n'a rencontré de membrane d'enveloppe proprement dite. Dans les infiltrations mélaniques partielles, les organes ne subissent aucune altération appréciable; cependant le tissu fibreux tend, en général, à s'y développer. Dans le cas où la matière noire se dépose en grande quantité, les parties voisines peuvent s'atrophier et s'amincir.

Composition chimique mal connue.

Les travaux déjà anciens de Lassaigne sur la mélanose du cheval, de Barruel, de Bruch, de Schmidt et de Schérer, cités par Vogel, jettent peu de lumière sur la composition chimique de ce produit : il faut attendre de nouvelles recherches avant de pouvoir hasarder une opinion sur sa nature. Trois hypothèses sont en présence; 1° les mélanoses morbide et normale sont formées par du charbon; 2° elles sont dues au principe colorant du sang et au fer qui en fait partie; 3° à la matière pigmentaire normale secrétée en plus grande quantité. Dans quelques cas, il faut admettre un état général ou diathésique pour expliquer le développement simultanée de la mélanose, dans un très-grand nombre d'organes à la fois. Presque toujours alors elle accompagne les productions hétérologues, cancéreuses et fibro-plastiques spécialement.

Siége.

Siége. On l'observe dans presque tous les tissus et, par ordre de fréquence, dans les suivants : dans l'œil, autour des parties génitales externes, chez les animaux où elle est très-commune, à la peau où elle constitue les nœvi pigmentaires et les taches hépatiques si communes au visage, sous la peau, dans les muscles, dans les ganglions et les vaisseaux lymphatiques, le poumon, les ganglions bronchiques, les tissus fibreux, les ovaires, le mésentère, l'estomac, l'intestin, le foie, la dure mère. Il existe dans les recueils périodiques plusieurs observations de mélanoses générales qui avaient envahi un très-grand nombre d'organes en même temps. Le système nerveux en est presque toujours exempt; cependant on l'a rencontrée quelquefois dans le cerveau,

5° *Calcification.* Le dépôt de matières calcaires, spécialement de phosphate et de carbonate de chaux, n'est point rare dans l'organisme. Les ganglions bronchiques, le tissu pulmonaire, les gros vaisseaux artériels et leur valvule, le pancréas et les glandes mésentériques en sont le siége ordinaire. Les conditions morbides au milieu desquelles a lieu la calcification sont très-différentes : 1° certains organes, tels que l'appareil vasculaire artériel, les ganglions bronchiques, les poumons, les ovaires présentent presque toujours de ces concrétions pendant la vieillesse; 2° elles sont plus communes dans l'état morbide, après les inflammations chroniques et les formations homologues et hétérologues : le tubercule et le cancer s'accompagnent souvent de cette lithiase. On sait que les maladies chroniques de l'aorte, des valvules sygmoïdes et du cœur déterminent presque toujours le dépôt de matière calcique et de graisse, et que la lésion anciennement connue sous le nom d'athérome et de stéatôme en est formée en grande partie. La calcification est très-rare dans les veines. Calcification.

Les sels de chaux se déposent dans les tissus en quantité variable; tantôt sous forme de grains et de fines molécules que le microscope seul fait apercevoir, tantôt sous forme de plaques, de masses plus ou moins anguleuses, étoilées ou arrondies. Les tissus cellulaire et fibreux en sont le siége de prédilection; par les progrès de l'âge ou sous l'influence de la maladie ils s'hypertrophient et reçoivent ensuite des sels calciques. Les plaques dites osseuses de la rate, de la plèvre, des bronches ne sont pas constituées autrement. On ne saurait les confondre avec les dépôts d'urate de soude et de chaux chez les goutteux, ni avec les concrétions diversement composées que renferment les conduits excréteurs de la bile, du fluide pancréatique, de la salive, de l'urine, etc.

6° Hématôme.

6° *Hématôme.* Produit morbide constitué par le sang épanché.

7° Épanchement fibrineux.

7° *Épanchement fibrineux.* Il est lié le plus ordinairement à l'exsudation phlegmasique; nous l'avons rencontré dans le cerveau et dans le poumon, à la suite de très-anciennes hémorrhagies. Le caillot, pâle et entièrement décoloré, acquiert parfois de grandes dimensions; il avait le volume d'un petit œuf dans le poumon d'un sujet qui succomba à une phthisie pulmonaire, après de violentes hémoptysies.

CHAPITRE V.

MALADIES PRODUITES PAR LE DÉVELOPPEMENT D'UN PRODUIT MORBIDE HÉTÉROLOGUE, C'EST-A-DIRE SANS ANALOGUE DANS L'ORGANISME ; HÉTÉROGÉNIE.

On appelle production hétérologue ou hétéromorphe toute matière organisée, solide ou liquide, formée et déposée au milieu des tissus normaux, et qui ne leur ressemble ni par sa structure ni par son mode de développement.

Les productions hétéromorphes se distinguent des parasites en ce que ceux-ci sont doués d'une vie propre et indépendante, tandis que les premières naissent et s'accroissent aux dépens des tissus ambiants, et ne jouissent d'ailleurs d'aucun des attributs propres aux animaux : tels sont le tubercule, le cancer et la matière colloïde.

Les hétérogénies sont des maladies générales.

Il faut se représenter les productions hétéromorphes comme des altérations locales toujours placées sous la dépendance d'une cause générale spécifique. Elles ont pour caractère propre d'entraîner la destruction de l'organe qu'elles envahissent, à la manière d'une production parasite, ou, tout au moins, d'en troubler fortement la fonction, lors même qu'elles restent stationnaires. Ce dernier effet est obtenu à l'aide d'une sorte de séquestration du tissu pathologique dont les organes ambiants font tous les frais, comme on le voit dans le tubercule pulmonaire; malheureusement le ramollissement ulcéreux et destructeur est la règle. Il suffit de rappeler les affreux ravages de la phthisie pulmonaire, du cancer utérin pour donner une idée juste et terrible à la fois de la marche fatale de ces produits hétéromorphes.

Ils tendent sans cesse à la destruction.

Ils ont aussi pour caractère propre de se développer d'abord dans certains lieux de prédilection; de s'étendre de proche en proche jusqu'à ce qu'ils aient envahi et par conséquent désorganisé le tissu ou l'organe primitivement affecté; de se montrer simultanément ou successivement dans plusieurs autres organes, et souvent très-loin de leur premier siége; de subir des phases à peu près semblables par leurs symptômes et leur durée.

Origine première des productions hétérogènes. Deux questions en présence : 1° Formation d'une cellule nouvelle; 2° Altération des tissus normaux.

On ignore entièrement en quoi consiste le produit hétéromorphe à sa première origine. Les uns veulent qu'il se développe toujours une cellule morbide, différente de toutes celles qui appartiennent à l'état physiologique, et qui suffit pour caractériser et différencier le produit morbide; la cellule du cancer ne ressemble pas à celle du tubercule, du fibro-plastique, etc. D'autres soutiennent que le cytoblastême sorti des vaisseaux par l'effet de l'inflammation, de l'irritation sécrétoire ou de tout autre travail morbide, se dépose dans les tissus normaux et leur font subir une altération qui change leur forme et leur structure, et fait croire à des formations de cellules nouvelles; d'après cette théorie, le cancer et surtout le tubercule n'auraient pas de cellule propre ni caractéristique. Sans nous prononcer sur cette question fortement controversée, disons que l'étude microscopique est, dans tous les cas, d'un grand secours pour nous aider à découvrir la structure du nouveau tissu. Soutenir une opinion contraire conduirait à nier aussi l'utilité de l'anatomie pathologique. D'une autre part, il faut remarquer que l'exploration microscopique n'est qu'un moyen restreint d'investigation dont l'importance a été exagérée, et auquel on ne doit pas, en définitive, demander plus qu'aux autres méthodes d'observation. Elle a servi à prouver que certaines cellules morbides peuvent ressembler à d'autres, au point d'être facilement confondues avec elles; qu'on peut prendre des cellules *bénignes* pour des cellules *malignes*; que celles-ci ne sont pas toujours reconnaissables à toutes les périodes de l'évolution du produit morbide; qu'elles peuvent manquer au début ou se détruire vers la fin; être altérées, défigurées par d'autres cellules ou par des maladies concomit-

Des études microscopiques.

Leur utilité est bien établie.

On a trop exigé d'elles.

tantes. Ce sont là autant de difficultés qui doivent engager le médecin à subordonner entièrement les recherches micrographiques aux études cliniques. Il faut savoir restreindre dans de justes limites les éloges excessifs et le blâme outré dont la micrographie a été l'objet depuis quelques années.

Dans une récente discussion élevée au sein d'une société savante (1), on a signalé les erreurs auxquelles elle peut conduire ; nous ne croyons pas qu'on puisse mettre en cause la valeur de ce mode d'investigation ; tous les bons esprits ont proclamé les services qu'il a rendus à la clinique. Disons que c'est dans cette dernière seulement qu'on trouvera les caractères essentiels fournis par les symptômes, la marche, la durée, la cause de la maladie. La gravité ou la bénignité d'un produit hétéromorphe ne sont point subordonnées à telle ou telle structure microscopique, puisque celle-ci n'est elle-même qu'un effet d'une altération préalable des solides et des liquides : c'est donc en définitive de cette dernière qu'il faut faire dépendre la bénignité et la gravité du mal.

Les hétérogénies sont dues à des diathèses.

L'opinion générale et très-ancienne que le cancer, le tubercule se rattachent à une cause spécifique, repose sur la multiplicité des lésions locales, sur leur reproduction, leur marche incessante vers une terminaison funeste, leur incurabilité, et enfin la transmission fréquente de la maladie par voie de génération.

On avait imaginé une sorte d'antagonisme entre les diathèses qui produisent les hétéromorphies ; mais on n'a pas tardé à se convaincre qu'elles ne s'excluent en

(1) Discussion sur le cancer. Académie de médecine, années 1854-55.

Il n'existe pas d'antagonisme entre les produits hétérologues.

aucune manière. La coïncidence des tubercules et du cancer n'est pas rare; la scrofule, le tubercule, le cancer se trouvent parfois réunis sur le même sujet.

Il semble aussi que le travail morbide local tende à appeler les formations homœomorphes plutôt qu'à les éloigner. Quoi de plus commun que de rencontrer les productions fibro-plastiques, épithéliales, graisseuses, la mélanose, les sécrétions calciques, dans les tissus qui sont le siége d'inflammations, d'hémorrhagies ou de productions hétérologues telles que le tubercule et le cancer? Les hypertrophies des tissus musculaires et cellulaires dans quelques cas, l'atrophie dans d'autres, sont des effets très-fréquents de lésions complexes que l'on a peine à classer exclusivement, soit dans les homœomorphies ou les hétéromorphies, soit dans les maladies locales ou générales.

Les hétéromorphies dont nous allons tracer l'histoire sont le tubercule et le cancer.

§ I. **Du tubercule.**

Du tubercule ; définition.

Définition. On donne le nom de tubercule à une substance solide, non organisable, de couleur grise, demi-transparente, ou jaunâtre et opaque, déposée entre les éléments propres des organes, et suffisamment caractérisée par la présence d'un élément spécifique appelé corpuscule tuberculeux; celui-ci, de forme irrégulière, anguleuse, arrondie, a un volume qui varie entre 0,005 et 0,0075 mill.

Étude microscopique.

Description; caractères microscopiques. Des dissentiments profonds séparent les micrographes actuels au sujet de la structure du tubercule. Les uns soutiennent qu'il est composé d'une substance amorphe, granuleuse, dont la fibrine, l'albumine ou tout autre principe immédiat constituent l'élément fondamental (1); d'autres n'y voient qu'une altération des tissus normaux, par exemple des cellules épithéliales, des globules blancs du sang, des fibres propres à chaque organe. La troisième opinion compte un grand nombre de partisans : ils admettent comme élément caractéristique un corpuscule sphérique ou ovoïde, anguleux, à contours irréguliers, dont le diamètre est de six à huit millièmes de long sur cinq à six de large, dans lequel on aperçoit des granulations au nombre de cinq à douze. Ces corpuscules se trouvent réunis à l'aide d'une substance transparente, amorphe dite interglobulaire, qui est solide dans le tubercule gris, molle et liquide dans le tubercule jaune. Des granulations moléculaires dont la nature est inconnue constituent le troisième élément du tubercule, et sont contenues dans la substance amorphe.

Trois opinions sont en présence.

Du corpuscule tuberculeux.

Il ne faut attacher, quant à présent, qu'une importance secondaire aux caractères microscopiques du tubercule, non qu'on puisse révoquer en doute l'existence d'une matière spécifique à laquelle ce produit morbide doit ses propriétés; mais cette matière est encore mal déterminée, et les micrographes le reconnaissent implicitement lorsqu'ils désignent sous le nom de corpuscule ou de cellule incomplétement développée l'élément

(1) M. Mandl, un des adversaires de la cellule, a publié un travail plein d'érudition où il expose avec soin les recherches des partisans et des ennemis de la cellule : *Recherches sur la structure intime du tubercule*, Archives générales de médecine, mars et avril 1854. Voyez le travail de M. Lebert fait dans une direction opposée : *Physiologie pathologique*, t. I, p. 18, et *Traité des maladies scrofuleuses et tuberculeuses*, in-8°, Paris, 1849,

propre de la maladie. L'examen microscopique a une utilité incontestable lorsqu'on veut distinguer le tubercule d'avec le pus, les productions fibrineuses, plastiques et cancéreuses, auxquelles il ressemble beaucoup, dans certaines conditions morbides. Il permet aussi de faire la part, dans les tissus altérés, des lésions qui appartiennent au tubercule et de celles qui dépendent des états morbides concomitants; quand il ne rendrait pas d'autres services, il mériterait encore les éloges qu'on s'accorde à lui adresser.

On doit éviter de confondre avec la matière tuberculeuse des éléments qui lui sont tout à fait étrangers, tels que les granulations graisseuses, les globules du sang, la fibrine, la mélanose, les fibres propres des tissus, les cellules épithéliales, les cristaux des sels alcalins.

Caractères chimiques.

Caractères chimiques. Les tissus qui servent de support au tubercule, ainsi que les liquides dont ils sont imprégnés, ont été compris involontairement, par les chimistes, dans les analyses qu'ils ont faites de la matière tuberculeuse ; c'est là ce qui explique la diversité et l'incertitude des résultats obtenus. On y a trouvé, outre la fibrine, la gélatine, l'albumine, la caséine, une assez grande quantité de cholestérine, de l'oléine, de la margarine, les acides oléique et margarique, des chlorures de sodium, en assez grande proportion, des lactate et sulfate de soude, des carbonate et phosphate de chaux; ceux-ci prédominent dans les tubercules crétacés (1).

Formes diverses des tubercules.

Évolution et formes diverses du tubercule. Sortie probablement des vaisseaux à l'état liquide, la matière tu-

(1) Voyez les analyses suivantes : Preuss, *Tuberculorum pulmonis crudorum analysis chimica*, Berlin, 1835; — Fel. Boudet, *Recherches sur la composition des tubercules*, Bulletin de l'Académie de médecine, t. IX;

berculeuse remplit l'interstice des tissus et se présente, dès qu'on peut l'apercevoir, sous forme solide et avec des propriétés physiques différentes, suivant l'âge du produit morbide, son siége et la nature des lésions que sa présence a fait naître dans le tissu normal.

1° Du tubercule gris.

1° *Tubercule gris.* Laennec, à qui l'on doit la meilleure description du tubercule, désigne sous le nom de *granulation grise demi-transparente* la matière tuberculeuse à sa première origine, lorsqu'elle est déposée sous forme de grains miliaires, arrondis, un peu anguleux, d'un blanc mat ou gris cendré, élastiques, durs, résistants lorsqu'on cherche à les écraser; on peut les détacher des tissus ambiants, mais en faisant éprouver à ceux-ci quelque déchirure. La matière qui constitue la granulation grise est homogène, amorphe, et renferme les corpuscules, la substance intermédiaire et les granulations. Avant de se ramollir elle devient jaunâtre, granuleuse et plus humide; on y voit alors prédominer les granulations fines, séparées les unes des autres. La granulation grise se présente souvent sur les membranes séreuses sous forme de corpuscules exactement arrondis (tubercules méningés), d'autres fois lenticulaires.

2° Du tubercule jaune.

2° *Tubercule jaune; tubercule cru* (Laennec). Dans cette seconde forme, la matière tuberculeuse est jaunâtre, opaque, friable, cassante, humide. On la voit ordinairement se développer au centre du tubercule gris, qu'elle finit par envahir en totalité; en même temps le tubercule se développe, grossit, et commence à se ra-

— les analyses de Scherer, Gerber, Addison, *in* Vogel, *Traité d'anatomie pathologique*, p. 259, in-8, Paris, 1847, etc.; — Lebert, *Physiologie pathologique*, t. I, p. 374, in-8, 1845.

mollir. On admet généralement que cette altération marque la seconde phase du tubercule, et qu'il passe par l'état de granulation avant de prendre la forme de tubercule cru ou jaune; cependant il n'est pas douteux que celui-ci puisse se montrer d'emblée sans avoir été précédé de tubercule gris. Les formes décrites sous le nom de granulation jaune et de poussière tuberculeuse ne sont que des variétés de la lésion précédente.

On retrouve dans le tubercule jaune les corpuscules, la matière amorphe et les granulations.

Tubercules solitaires et agglomérés.

Tubercules solitaires et agglomérés. Presque toujours le tubercule se dépose dans les tissus, par petites masses arrondies, du volume d'un grain de millet ou de dimension plus petite encore. Tant qu'il se développe d'une façon isolée, solitaire, les tissus conservent, en grande partie, leur contexture naturelle; leurs divers éléments ne sont qu'écartés et refoulés. Cependant il arrive un instant où l'irruption de la matière tuberculeuse, continuant à se faire en grande quantité, il en résulte des masses ou agrégations de tubercules dans lesquels on retrouve les formes grises et jaunes précédemment indiquées, enfin l'état cru et le ramollissement dont nous parlerons bientôt.

Tubercule infiltré.

Tubercule infiltré. Le tubercule s'infiltre quelquefois dans la substance du poumon, des reins, des glandes, dans les fausses membranes, de manière à faire disparaître presque entièrement les éléments propres de l'organe, sous une couche uniforme de matière grise ou jaunâtre. On trouve alors des masses irrégulières et de dimension variable qui subissent le ramollissement comme les tubercules solitaires et agglomérés. L'étude microscopique ne permet plus de confondre ces infiltrations avec la pneumonie aiguë et chronique. Nous avons souvent examiné des altérations de cette nature, et la présence des cellules de pus et des globules d'exsudation plastique nous a sur-le-champ révélé la nature phlegmasique du produit morbide.

Périodes : 1° de crudité ; 2° de ramollissement. Le tubercule est fatalement destiné à amener tôt ou tard la destruction du tissu qui lui sert de support. Constitué par une matière qui n'est douée d'aucune organisation, d'aucune vie propre, et qui ne la reçoit jamais des tissus environnants, le tubercule néanmoins s'accroît sans cesse, par l'addition de nouvelles quantités de matières spécifiques qui se déposent à la périphérie des granulations ou du tubercule jaune. C'est donc par juxtaposition que ce produit hétérologue se développe et grandit. Il peut acquérir, de cette manière, des dimensions qui ne sont jamais considérables, et si parfois on rencontre des masses tuberculeuses du volume d'un œuf, elles proviennent presque toujours de l'agglomération d'un très-grand nombre de tubercules formés isolément et qui, incessamment sécrétés, ont fini par étouffer les tissus normaux. 1re période ou de crudité.

On admet généralement que le ramollissement s'effectue d'abord au centre, où la matière tuberculeuse prend une teinte jaunâtre plus prononcée, où elle devient plus humide, et perd sa consistance dure et tenace pour prendre celle du fromage. On s'est assuré également que dans d'autres cas la matière tuberculeuse se liquéfiait vers sa périphérie d'abord, ou dans toute son épaisseur, en même temps. La matière ramollie se présente sous l'aspect d'une substance molle, grise ou jaunâtre, formée de grumeaux mêlés à une sérosité plus ou moins abondante, 2e période ou de ramollissement.

dans laquelle ils restent suspendus mais non pas dissous. Aussi ne peut-on pas parvenir à rendre le tubercule ramolli entièrement miscible à l'eau. C'est là un excellent caractère qui le différencie du suc cancéreux.

Sa nature inconnue.

On a proposé diverses explications qui sont loin de rendre un compte satisfaisant du mode suivant lequel le ramollissement s'effectue. On a dit que la substance amorphe et interglobulaire se liquéfiait; c'est exprimer le fait et rien de plus. On a comparé le travail morbide à la gangrène produite par l'oblitération des vaisseaux, à la carie dentaire, à une simple endosmose, etc.

On a soutenu pendant longtemps que la phlegmasie ambiante était la seule cause du ramollissement; mais tous les observateurs s'accordent à dire que celui-ci est déjà effectué avant qu'on aperçoive aucune trace de phlogose; elle n'intervient qu'à titre de complication.

Le ramollissement a quelque ressemblance avec la gangrène.

Il est probable que la matière tuberculeuse, en comprimant les vaisseaux et en les détruisant, restreint avec une grande promptitude le champ de la circulation, amène ainsi la mort des tissus, et concourt à la destruction des organes auxquels se rendent les capillaires. On ne comprendrait pas que l'inflammation produisit, dans le tubercule, des phénomènes opposés à ceux qu'elle détermine constamment ailleurs. Nous avons fait remarquer que si un certain nombre de vaisseaux s'oblitèrent, un plus grand nombre se développent et provoquent une circulation supplémentaire très-active. Il se passe donc, dans le ramollissement tuberculeux, des actes morbides d'une toute autre nature que dans l'inflammation. Il faut se rappeler que le ramollissement est le résultat d'un travail moléculaire qui se fait au milieu de la matière tuberculeuse, et non l'effet d'une altération de la substance même des organes qui en sont le siége. Les tissus sont comprimés, anémiés, atrophiés au point de contact du tubercule. On sait combien est rare la pneumonie dans la phthisie pulmonaire; si elle se manifeste, c'est à titre de complication, et les lésions qui en résultent sont totament différentes de celles qui environnent les tubercules ramollis.

3e période ou d'ulcération.

Troisième période. Ulcération. Une fois le ramollissement commencé, un autre travail pathologique intervient pour opérer le départ de la matière ramollie. Il faut indiquer la différence radicale qui sépare ces deux actes pathologiques. Le tubercule est destiné, non pas à rester stationnaire, ce qui est très-rare, mais à se détruire sur place. Il ne tarde pas à amener une ulcération dans les tissus qui l'environnent. Le produit hétérologue peut, en raison du lieu qu'il occupe, rester emprisonné dans les tissus ou pénétrer dans quelque cavité voisine (bronches, plèvres, intestin, péritoine). La nature de l'acte morbide n'en reste pas moins identique.

Elle paraît être l résultat d'un ramollissement spécifique, étranger à l'inflammation.

L'ulcération est-elle le résultat de l'inflammation ou d'une autre cause? Lorsqu'on réfléchit que le tubercule aboutit constamment à l'ulcération, on est porté à croire qu'une cause toujours la même doit la provoquer. Cette opinion nous paraît d'autant plus probable, qu'on ne peut en accuser l'inflammation, dont on ne retrouve ni les symptômes ni les lésions. Si elle se développe, c'est plus tard, pour subvenir à la réparation des organes. Il ne nous répugne donc pas d'admettre une ulcération tuberculeuse spécifique, analogue à la syphilitique, à la scrofuleuse, à la cancéreuse, que personne aujourd'hui ne voudrait rapporter à l'inflammation simple.

On a bien souvent confondu avec l'ulcération tuberculeuse l'inflammation que la matière ramollie ne manque pas de produire dans les tissus, lorsque, devenu corps étranger, elle les irrite par sa présence et y provoque une véritable phlegmasie. Le tubercule de la plèvre ou du péritoine ne peut se ramollir sans causer une pleurésie ou une péritonite. L'ulcération tuberculeuse est toute différente ; elle se rapprocherait plutôt de l'ulcération disjonctive, qui sépare une partie mortifiée d'avec une partie vivante. Quand cette ulcération se manifeste, le ramollissement tuberculeux est-il déjà effectué, ou ne serait-elle pas plutôt la cause même du ramollissement? Dans cette dernière hypothèse, les tissus ambiants feraient tous les frais du ramollissement, et plus tard de l'élimination. Nous penchons vers cette opinion, tout en reconnaissant que le doute est bien permis sur un sujet aussi obscur. Faisons remarquer, en terminant, qu'il existe chez les tuberculeux une disposition générale à l'ulcération, dans des points autres que ceux qui sont occupés par les tubercules.

4e période ou d'élimination.

Quatrième période. Élimination. L'*élimination* du produit hétérologue ramolli, à travers les tissus ulcérés, est due à des conditions de localité. Le tubercule du poumon peut sortir par les bronches ou la plèvre, qu'il finit par atteindre ; celui du cerveau, de la pie-mère ou du foie, reste dans la cavité qu'il occupe. On appelle *excavation* ou *caverne* la cavité qui renferme le tubercule ramolli et complétement ou incomplétement éliminé ; quelquefois la résorption de cette matière s'effectue par les vaisseaux et il reste une cavité à la place du produit morbide. Le ramollissement du tubercule n'est pas la seule cause de la déperdition de substance. Laennec supposait que les tissus compris dans les tubercules contribuent, en se détachant, à rendre plus considérable l'étendue de la désorganisation.

Nous avons suivi l'évolution du tubercule dans ses quatre périodes de crudité, de ramollissement, d'ulcération et d'élimination; dans la cinquième période, les tissus périphériques font à eux seuls les frais de la réparation, et le tubercule n'y joue plus aucun rôle.

5e période ou de cicatrisation.

Cinquième période. Cicatrisation. Malgré les progrès de l'ulcération et la reproduction incessante de la matière tuberculeuse, les tissus qui en sont le siége tendent à se cicatriser. Dans ce cas, comme dans tous les autres, la cicatrisation s'effectue par un travail de suppuration et d'exsudation plastique, ou par le développement d'un produit homologue. Les différents modes de cicatrisation admis par les auteurs se rapportent tous aux deux types que nous venons d'indiquer.

1o Cicatrisation phlegmasique.

1° *Cicatrisation phlegmasique.* Lorsque le ramollissement tuberculeux et l'ulcération sont terminés, il arrive souvent qu'une phlegmasie suppurative s'empare heureusement des tissus. Nous disons heureusement, car le premier effet de ce travail est de mettre fin à la sécrétion du tubercule, et par conséquent d'arrêter la destruction des parties; le second, de préparer la cicatrisation. Celle-ci ne peut se faire qu'après que la suppuration et l'exsudation plastique se sont manifestées. Dans le premier cas, les tissus sont le siége d'une hyperémie, d'un développement de vaisseaux nouveaux et d'une sécrétion purulente qui caractérisent cette forme de la phlegmasie. Ce n'est qu'ultérieurement que la suppuration cesse, et qu'il se développe des bourgeons charnus et un véritable tissu cicatriciel. Dans ce cas, l'exsudation plastique remplace la sécrétion purulente, comme dans les plaies qui

On voit successivement la suppuration et l'exsudation plastique se développer.

Fausse membrane d'enkystement.

guérissent par seconde intention. Les cavernes pulmonaires offrent quelquefois à leur intérieur une fausse membrane qui s'est formée de cette manière et communique avec les bronches ou qui reste fermée de toutes parts. Nous avons vu, sur une jeune femme morte dans une de nos salles, un travail énorme de cicatrisation s'opérer ainsi. Un très-grand nombre de cavités tuberculeuses présentaient des bourgeons charnus très-nombreux, et une membrane muqueuse nouvelle qui recouvrait les bronches coupées à pic (1). Souvent on a pris pour des vaisseaux propres aux tubercules des vaisseaux développés par le mécanisme que nous venons d'indiquer, aux dépens des tissus malades. Il n'est pas facile d'éviter cette cause d'erreur.

Exsudation plastique primitive très-rare.

Il peut se faire, quoique dans des circonstances rares, que la phlegmasie ambiante soit primitivement et d'emblée exsudative. Il se forme alors une fausse membrane fibrineuse qui tapisse la cavité provenant de la fonte tuberculeuse. Cette fausse membrane présente, suivant les tissus, les caractères d'une membrane muqueuse, séreuse, cutanée, ou fibro-cartilagineuse. Quelquefois elle reçoit des sels calciques qu'on a considérés à tort comme des ossifications.

Phlegmasie chronique ambiante.

On doit rattacher à la phlegmasie chronique les indurations de tissus dans lesquels on trouve les globules pyoïdes, granuleux, fibro-plastiques, déposés entre les éléments normaux ou dans un médium fibrineux que nous avons rencontré souvent dans la pneumonie chronique. On observe surtout les altérations dont nous ve-

(1) Nous avons cité ce cas dans le *Compendium de médecine pratique*, article *Phthisie pulmonaire*, p. 491.

nons de parler dans la cicatrisation des tubercules pulmonaires.

2° *Cicatrisation par formation d'un produit homologue.* Le ramollissement et l'ulcération des tubercules sont parfois suivis de productions homologues qui prennent la place du tubercule ramolli ou encore cru. Ainsi se forment, en dehors de tout travail phlegmasique, les kystes cartilagineux, fibreux, par incrustation de sels calcaires, particulièrement de phosphate et de carbonate de chaux. On a, jusque dans ces dernières années, admis en pareille circonstance que le tubercule se transformait en matière calcaire, en mélanose. Il est à peine nécessaire de faire remarquer que le tubercule, moins encore qu'aucun autre tissu morbide, ne peut subir de transformation pathologique lorsqu'il s'est déposé dans un tissu. Parfois la force réparatrice y développe un tissu hétérologue, celluleux, fibreux, cartilagineux qui environne le tubercule, le sépare des parties contiguës, le séquestre et l'empêche d'exercer aucune action nuisible.

2° Cicatrisatio par productio homologue.

On a admis, tort, la transformati du tubercule

Il faut s'en prendre non à l'inflammation, mais à un travail moléculaire tout à fait semblable à celui de la nutrition. Les sécrétions pathologiques font alors affluer, et jettent dans le tissu ambiant et même dans les interstices de la matière tuberculeuse, la mélanose, des sels calcaires, la matière grasse, la cholestérine. En même temps les tissus cellulaire et fibreux s'hypertrophient, et il en résulte des indurations fibreuses et fibro-cartilagineuses. On peut juger de l'intensité que peut acquérir la nutrition autour des tubercules, en examinant les poumons des phthisiques qui succombent dans la vieillesse; toutes les sécrétions pathologiques, toutes les productions homologues se trouvent,

Travail acti de réparatioı autour de lui

en quelque sorte, réunies autour des cavernes tuberculeuses ou dans les masses indurées.

On a exagéré la fréquence de la cicatrisation tuberculeuse.

On a considéré le travail pathologique dont nous venons de parler comme un mode de cicatrisation du tubercule; ce qui est vrai, mais dans un nombre de cas dont on a beaucoup exagéré le degré de fréquence. On a souvent donné à ces lésions une signification qu'elles ne sauraient avoir. Le tubercule est le résultat d'un état général diathésique; ses caractères spécifiques sont tout à la fois la reproduction incessante de la matière tuberculeuse, et une lésion locale de nature destructive qui se développe autour de celle-ci; or si l'une ou l'autre de ces deux conditions morbides vient à diminuer ou à cesser, une amélioration très-notable se manifeste, et l'on observe un temps d'arrêt dans l'évolution des accidents. C'est alors que des sécrétions de nature solide ou liquide et que l'inflammation se développent dans les tissus envahis par le tubercule. Mais au lieu d'y trouver des preuves d'un travail de cicatrisation du tubercule, il faut reconnaître seulement que les progrès de la diathèse se sont arrêtés; que la lésion locale est suspendue ou remplacée par d'autres actes morbides moins funestes que la tuberculisation. Il faut aussi regarder la formation de la mélanose, du tissu fibro-plastique et des concrétions calcaires comme un effet de la cessation de cette diathèse tuberculeuse.

Les altérations trouvées attestent la suspension de la tuberculisation.

Elles lui sont complétement étrangères dans la plupart des cas.

Le moment est venu de rendre, de nouveau, à Laennec un témoignage éclatant pour les belles observations qu'il a faites sur l'incurabilité du tubercule pulmonaire. Son opinion, loin d'être ébranlée par quelques études superficielles, se trouve corroborée par les études micrographiques; elles nous apprennent que les productions hétérologues, si communes dans le poumon du vieillard (concrétions calcaires, matière charbonneuse, cicatrices cellulaires, fibreuses, pseudo-cartilagineuses), sont des lésions consécutives à la phlegmasie des plèvres, des bronches, du tissu pulmonaire, à des déchirures et à des lésions de nature diverse, ou enfin des productions de tissus homologues dues au progrès de l'âge; elles ne font que coïncider avec les tubercules, mais ne sont nullement l'indice de la guérison de la phthisie.

Elles doivent leur origine à un travail de nutrition pathologique, très-commun dans la vieillesse.

Actes morbides et lésions qui accompagnent le tubercule à ses différentes périodes. Commençons d'abord par faire remarquer que les actes pathologiques sont divers, suivant le siége anatomique des tubercules, le degré de vitalité et la fonction des tissus; c'est pour n'avoir pas tenu compte de ces diverses conditions que l'on a prétendu rapporter exclusivement tous les phénomènes à l'inflammation, à une sécrétion spéciale ou à toute autre cause exclusivement.

Actes morbides et lésions qui accompagnent l'évolution du tubercule.

A. ***Hyperémie.*** Que la formation du tubercule soit ou non précédée d'une congestion sanguine, ce que nous examinerons plus loin, toujours est-il qu'une fois déposé sous forme de corpuscule gris ou jaune, il finit presque toujours par provoquer dans les tissus environnants une hyperémie qui se montre et disparaît sous l'empire de causes diverses et à des époques plus ou moins rapprochées, en donnant lieu à des symptômes d'intensité variable. Dans les tubercules méningés, la céphalalgie, le vomissement, les convulsions, peuvent se manifester et cesser plusieurs fois. Dans la phthisie, les congestions sanguines aiguës, se produisent souvent et déterminent de la dyspnée, de la toux, des hémoptysies qui se dissipent et se renouvellent à plusieurs reprises.

1° Hyperémie.

2° Hémorrhagie. B. *Hémorrhagie.* L'appel que fait au sang l'irritation spécifique excitée par le tubercule, est souvent suivi d'une hémorrhagie capillaire. Celle-ci ne se montre que pendant la première formation du tubercule; plus tard, lorsque l'ulcération et le ramollissement ont lieu, les vaisseaux oblitérés ne donnent plus de sang, excepté dans les points où s'établit un travail aigu de phlegmasie concomitante. Il n'est point rare de trouver autour des tubercules du poumon, du cerveau, des membranes séreuses, etc., des apoplexies capillaires, et, pendant la vie, tous les signes des hémorrhagies.

3° Inflammation. C. L'*inflammation* est, après l'hyperémie, l'acte qui se développe le plus souvent et dont on constate autour du tubercule les lésions caractéristiques, l'hyperémie, l'exsudation plastique, la suppuration, s'y montrent à différents degrés. On a exagéré à une certaine époque le rôle de l'inflammation dans la production tuberculeuse. Il faut, pour en prendre une juste idée, se rappeler que pendant l'évolution du produit morbide on n'observe souvent aucune espèce de lésion phlegmasique. Les tissus conservent leur intégrité, et souvent même sont pâles, décolorés. Un des effets ordinaires du tubercule est de comprimer, d'oblitérer les vaisseaux dans les points même où il se dépose, rarement d'y exciter la circulation et la vie. Aussi tous les phénomènes qui se manifestent pendant la période de ramollissement attestent-ils une tendance à la destruction et non à l'organisation. Ce n'est qu'accidentellement, et à titre de complication, que l'inflammation accompagne les tubercules. Dans ce cas elle intervient d'une façon heureuse, tantôt comme dans le poumon pour oblitérer la plèvre ou ulcérer les bronches et amener ainsi l'évacuation de la matière ramollie, ou pour opérer la cicatrisation médiate des cavernes tuberculeuses. La formation d'une membrane pyogénique, de bourgeons charnus et de tissus homologues dans la cicatrice est souvent un effet d'un travail phlegmasique qui arrête la désorganisation tuberculeuse.

4° Hypertrophie. et atrophie de certains tissus autour des tubercules.

Un effet très-ordinaire du tubercule est la compression qu'il exerce sur les tissus ambiants et sur leur système vasculaire ; d'où résulte une atrophie lente qui n'a pas suffisamment fixé l'attention des observateurs. Elle rend compte de l'hypertrophie des tissus cellulaire et fibreux qu'on a regardée à tort comme l'effet de la destruction des tissus, tandis qu'elle n'est en réalité que l'effet de l'atrophie des autres tissus. On voit manifestement cette double altération dans le tissu pulmonaire et dans le testicule.

Nature du tubercule.

Nature du tubercule. Il est plus facile de dire ce que le tubercule n'est pas que de déterminer ce qu'il est. Il n'est pas, à coup sûr, une hydatide, une cellule animée, un globule rouge du sang ou tout autre élément de ce liquide ; il n'est pas davantage à sa naissance un caillot de plasma ni une métamorphose de la fibrine : des différences profondes séparent le tubercule et la liqueur plastique. On a peine à comprendre l'insistance que mettent les auteurs à comparer le tubercule naissant à la fibrine, et le travail qui le produit à l'extravasation phlegmasique.

Il n'est pas le résultat d'une altération des liquides ou des solides.

Il ne résulte pa d'un simple travail de sécrétion.

Rien dans les liquides ni le solide vivant ne ressemble au tubercule ; aucun acte normal ne rappelle l'acte qui le produit ; et, quand on l'a considéré comme une sécrétion pathologique, on a évidemment abusé de cette dénomination, qui peut tout au plus s'appliquer à des formations homologues. Nous ignorons absolument par quel acte et aux dépens de quel liquide se forme le tubercule.

Dire qu'il provient du sang, c'est ne rien dire; car le cancer, le pus, la mélanose, les tissus normaux en viennent aussi. D'ailleurs les analyses chimiques les plus récentes ne révèlent aucune altération spéciale du sang.

Il n'est point organisé et ne possède pas de vaisseaux propres.

Une fois que le tubercule est formé, il s'accroît incessamment par juxtaposition de nouvelles molécules, et se ramollit du centre à la circonférence sans qu'on puisse découvrir la cause de cette altération. Il ne renferme point de vaisseaux propres; il n'a point de nutrition indépendante, à aucune époque de son développement. Les vaisseaux qu'on y rencontre appartiennent à un tissu emprisonné par la matière tuberculeuse. Plus tard, quand il se ramollit, il se développe des vaisseaux nombreux qui ne sont autres que ceux des tissus ambiants. C'est par le moyen de ce système vasculaire que la résorption du tubercule, que les sécrétions morbides et que les productions homologues s'effectuent. Un travail phlegmasique antérieur, loin d'être nécessaire, paraît complétement étranger à son développement. Tout au plus peut-on admettre qu'en appelant la congestion vers un viscère il y détermine la formation du travail spécifique propre à la tuberculisation.

L'inflammation n'en est pas la cause.

Personne n'a vu de vaisseaux lymphatiques dans les tubercules crus ou ramollis. D'après ce qui précède, on voit qu'il faut entièrement abandonner l'opinion de Bayle et de Laennec, qui le regardent comme un tissu organisé, doué d'une vie propre, dont les deux phases sont l'état de crudité et le ramollissement.

Il est dû à un état général ou diathèse.

Une altération générale ou diathèse préside évidemment à la génération des tubercules. Elle a pour caractère de se transmettre par voie d'hérédité soit directement soit en sautant une ou deux générations; d'agir, quoique avec une intensité différente, sur toutes les parties de l'organisme ; d'occuper un plus grand nombre d'organes à la fois chez les enfants ; d'avoir à tous les âges, mais surtout à partir de quinze ans, une prédilection marquée pour le poumon, et d'être, à cette époque et plus tard, communément localisée dans cet organe.

La tuberculisation coïncide souvent avec d'autres états diathésiques.

On a cru que la tuberculisation excluait l'existence de quelques autres affections ; il n'en est pas ainsi. La scrofule accompagne fréquemment les tubercules. Quoi qu'elle en soit tout à fait distincte, la tuberculisation des glandes lymphatiques externes se complique très-souvent de scrofule. La scrofule augmente de fréquence de 1 à 15 (1), sévit encore de 15 à 20, puis devient rare de 20 à 30 ; la tuberculisation a toute son intensité de 20 à 45 ans ; ni le goître, ni le crétinisme, ni le rachitisme, n'excluent cette fâcheuse maladie. Elle ne peut pas non plus être considérée comme se rattachant à la même diathèse que le tubercule, puisque M. Papavoine n'a trouvé que 3 tuberculeux sur 18 enfants rachitiques. Le cancer peut également compliquer la tuberculisation ; mais cette coïncidence est rare : la première affection sévit surtout après 30 ans ; la seconde de 5 à 30 ans. On avait cru reconnaître un antagonisme réel entre la phthisie et les fièvres intermittentes endémiques dans certaines localités ; mais cette opinion est démentie par un si grand nombre de faits, qu'on ne peut plus la soutenir aujourd'hui.

L'antagonisme qu'on a cru exister entre la phthisie et les fièvres paludéennes n'a rien de réel.

Siége anatomique.

Siége. Par siége anatomique du tubercule, on désigne le tissu élémentaire dans lequel on place la formation

(1) M. Lebert a trouvé sur 175 tuberculeux, 98 affectés de scrofule. *Traité pratique des maladies scrofuleuses et tuberculeuses*, p. 51, in-8°. Paris, 1849.

première de ce produit morbide. Les uns le font résider dans les capillaires généraux ou dans les veines capillaires; les autres dans le tissu cellulaire. On admet généralement aujourd'hui que tous les tissus, l'osseux compris, peuvent devenir le support de cette funeste production. Chez les enfants d'un à quinze ans, les organes le plus fréquemment affectés sont disposés dans l'ordre suivant : ganglions bronchiques, poumon, ganglions mésentériques, cervicaux, rate, plèvre, foie, intestin grêle, gros, péritoine, cerveau, cervelet, estomac, etc. En réunissant les tubercules bronchiques et pulmonaires, on trouve que ce produit morbide siége dans l'organe respiratoire plus souvent qu'ailleurs, aussi bien chez l'enfant que chez l'adulte.

Siége du tubercule suivant les âges.

On s'accorde à reconnaître que le tubercule a une prédilection prononcée pour les ganglions bronchiques dans l'enfance, surtout de trois à cinq ans et demi; puis d'un à cinq et de onze à quinze. On doit aussi remarquer que les ganglions mésentériques et abdominaux, les glandes externes, la plèvre, la rate et le foie se tuberculisent avec plus de fréquence que chez l'adulte (1).

Un fait non moins constant est l'intensité de la diathèse tuberculeuse chez l'enfant. Elle se traduit tout à la fois par la dissémination du produit morbide dans un très-grand nombre d'organes, quoique à des degrés différents, et par la quantité considérable de matière spécifique

(1) Voyez Marc d'Espine, de Genève, *Annales d'hygiène et de médecine légale*, t. XXXVII, p. 323, et t. XXXVIII, p. 5 et 289. — Lebert, *Traité pratique des maladies scrofuleuses et tuberculeuses*, p. 57, in-8°. Paris, 1849. — Papavoine, *Mémoire sur les tubercules considérés spécialement sur les enfants*, Journal du progrès, t. II, p. 93, in-8°. Paris, 1830. — Rilliet et Barthez, *Traité clinique et pratique des maladies des enfants*, t. III, p. 49, in-8°, Paris, 1843.

jetée dans les organes envahis. Il arrive fréquemment qu'avant la quinzième année, les tubercules se développent dans un ou plusieurs organes sans qu'il en existe dans le poumon, tandis que, après cet âge, il est rare qu'on en trouve dans un organe sans qu'il y en ait dans le poumon en même temps; comme si la concentration du produit morbide devait se faire toujours dans l'organe d'hématose, lors même qu'elle a étendu son action sur d'autres appareils.

Siége des tubercules chez l'adulte.

Chez l'adulte, les tubercules affectent les tissus dans l'ordre suivant : intestin grêle, 1/3; glandes mésentériques, 1/4; gros intestin, 1/9; glandes cervicales, 1/10; glandes lombaires, 1/12; prostate, 1/13; rate, 1/14; ovaires, 1/20; reins, 1/40; matrice, cerveau, cervelet, moelle allongée, uretères, os, très-rarement (1).

Fréquence des tubercules aux différents âges. Les enfants nouveau-nés sont rarement affectés de tubercules. M. Papavoine a contribué, par ses travaux, à fixer la fréquence comparative des tubercules aux différents âges (2). On y voit que le maximum se trouve être de 4 à 7, puis de 7 à 11, de 11 à 15, de 3 à 4; le minimum de 2 à 3, et surtout de 1 à 2 ans. Au delà de 15 ans, le produit morbide prend domicile dans le poumon, avec une fréquence dont le maximum se trouve de 20 à 30, puis de 30 à 40; de 40 à 50; de 50 à 60; de 15 à 20. Il faut se rappeler qu'il ne s'agit, chez l'adulte, que des tubercules pulmonaires. L'enfant qui vient de naître et qui succombe à une

(1) M. Louis, *Recherches sur la phthisie pulmonaire*, p. 183.

(2) Mémoire cité, *Journal du progrès*, t. III, p. 103, in-8°. Paris, 1830. Voyez aussi Marc d'Espine, *Annales d'hygiène et de médecine légale*, t. XXXVII, p. 323, et t. XXXVIII, p. 5 et 289.—Barrier, *Traité des maladies de l'enfance*, t. I, p. 480, in-8°. Paris, 1845. — Rilliet et Barthez, *Traité clinique des maladies de l'enfance*, t. I, p. 526, in-8°. Paris, 1842.

affection quelconque, offre parfois des tubercules surtout dans les poumons. On les a aussi observés sur des vieillards âgés de 86 ans et plus.

Sexe.

Sexe. Les filles sont plus exposées à la tuberculisation que les garçons dans une proportion un peu variable. Après 15 ans, la même prédominance se fait encore remarquer chez les femmes et surtout vers l'époque de la puberté. Il n'est encore question ici que des tubercules pulmonaires sur lesquels portent exclusivement les relevés statistiques, et non sur la fréquence des tubercules en général. Du reste, il paraît que la phthisie pulmonaire est plus commune chez l'homme que chez la femme dans certaines localités, ainsi à Londres, à Genève, à Prague.

Symptômes des tubercules.

Symptômes. Trois espèces de symptômes différents par leur nature et par leur siége, caractérisent l'affection tuberculeuse : 1° ceux de l'état général ou diathèse; 2° ceux du tubercule; 3° ceux des lésions qu'il provoque dans les tissus environnants; 4° les symptômes généraux.

1° Symptômes de la diathèse tuberculeuse.

1° *Symptômes de la diathèse tuberculeuse.* Ils sont tout à fait nuls, et ceux que l'on a donnés comme tels appartiennent : 1° au tempérament lymphatique; 2° à une maladie générale, en voie de développement ou déjà constituée, comme la scrofule, le rachitisme; 3° ou même au travail encore latent du tubercule qui mine déjà la constitution et y occasionne l'anémie, ou les signes encore obscurs d'une altération générale de l'organisme. Avant la manifestation locale, on ne découvre, dans la constitution robuste ou délicate des sujets, rien qui puisse faire soupçonner l'existence du tubercule. On sait avec quelle ardeur on a poursuivi cette étude pour la phthisie pulmonaire, et cependant elle n'a conduit qu'à des résultats très-contestables.

2° *Symptômes locaux du tubercule.* Il est certain qu'il peut se développer, même dans des organes très-importants, sans y exciter d'abord des symptômes sensibles; cependant après un temps variable, suivant les cas, il finit par causer des troubles fonctionnels, surtout de la sensibilité et de la motilité qu'on ne sait d'abord à quelle affection rapporter; les troubles locaux précèdent ordinairement les symptômes généraux. Toutefois, une fièvre irrégulière, erratique, fugace, rémittente et même intermittente, est souvent le premier signe des tubercules naissants. Il n'est pas un praticien qui n'ait rencontré des cas de ce genre, et quoique prévenu par sa propre expérience, il lui est souvent impossible de rapporter cette fièvre à sa véritable cause.

2° Symptômes locaux.

Ils sont souvent précédés de symptômes généraux.

Presque toujours les premiers symptômes des tubercules révèlent une irritation plus ou moins vive, qui se traduit par l'excitation ou la perversion de la fonction. Dans les tubercules des méninges : convulsions, délire; dans ceux du cerveau : hyperesthésie, troubles de la vision, convulsions partielles ou générales, etc.; dans ceux du poumon : dyspnée, toux nerveuse, etc. Plus tard, pendant le ramollissement, les fonctions de l'organe sont troublées ou anéanties. L'hématose, la sécrétion spermatique, s'altèrent à un haut degré dans les tubercules pulmonaires et des testicules.

Troubles fonctionnels et symptômes d'excitation locale.

Signes physiques. Les *signes locaux* des tubercules dépendent de l'altération des organes qui en sont le siége. L'augmentation de volume, de poids, de densité qui survient alors, rend compte d'un certain nombre de symptômes. Les tubercules pulmonaires donnent lieu à des phénomènes morbides qui sont dus à des altérations de ce genre. Le volume du poumon envahi par le tuber-

Signes physiques locaux.

cule s'accroît; il est plus pesant; il est plus dur; il doit donc transmettre plus facilement les sons qui se forment dans le larynx; de là viennent les symptômes connus sous le nom de respiration rude, de souffle tubaire, de bronchophonie, de vibration thoracique, et les diverses matités complètes ou incomplètes obtenues par la percussion, etc.

Signes de ramollissement.

Dans la période de ramollissement et d'excavation, on conçoit que les signes physiques doivent changer et devenir un indice précieux de la désorganisation qui se passe dans les tissus : mollesse, fluctuation; râles et gargouillements si l'organe contient normalement de l'air; expulsion de la matière tuberculeuse dans laquelle il est très-difficile de trouver les corpuscules spécifiques parce qu'ils sont altérés par le pus, les mucosités et les autres liqueurs normales et morbides que fournissent les tissus environnants; phénomènes acoustiques qui diffèrent de ceux que l'on trouve dans la période d'induration tuberculeuse; signes d'excavation, sonorité accrue, etc.

De la cicatrisation.

Plus tard viennent les symptômes de cicatrisation, qui consistent principalement dans la cessation des troubles fonctionnels et dans la persistance des signes physiques, qui annoncent l'induration ou l'existence d'une cavité anormale plus ou moins cicatrisée.

Symptômes des lésions provoquées par le tubercule.

Symptômes provoqués par la maladie des tissus qui entourent le tubercule. Nous ne ferons que rappeler ce que nous avons dit en étudiant les altérations locales consécutives au tubercule. Les symptômes qui en dépendent doivent être et sont, en effet, aussi variables que ces lésions; on observe tantôt ceux de l'hémorrhagie par exhalation, ou interstitielle; tantôt ceux d'une phlegmasie aiguë, d'une suppuration exsudative ou chronique;

tantôt enfin ceux d'une production homologue (mélanose, tissu fibreux, sels calciques, etc.). Il faut rapporter à ce travail pathologique les signes de la cicatrisation par enkystement et ce que l'on a appelé mal à propos cicatrisation par transformation.

Symptômes généraux.

Symptômes généraux. Ils dépendent de causes différentes : 1° de l'*action sympathique* reçue par différents organes, et d'abord par le système vasculaire, qui est le premier à subir l'influence du travail morbide local. Il faut rattacher à cette cause le trouble de la circulation et de la calorification (fièvre), si constant dans la tuberculisation. La fièvre symptomatique du tubercule se montre longtemps avant que le travail morbide local soit bien caractérisé. Elle revêt la forme paroxystique exacerbante, avec accès quotidiens, nocturnes principalement. Elle est quelquefois franchement intermittente, surtout au début; 2° D'autres symptômes sont dus à l'*altération du sang*, qui devient plus pauvre en globules, quelquefois en albumine, plus aqueux, ce qui occasionne le développement de l'anémie la mieux caractérisée (pâleur, bruit de souffle, palpitations, gastralgie, etc.), ou l'hydropisie; 3° Ils dépendent enfin de l'*altération de la nutrition générale.* Deux lésions annoncent ce travail morbide; (A) l'*amaigrissement* des muscles de la vie animale et même organique, quoique à un moindre degré (cœur, intestin); (B) l'*ulcération* et le *ramollissement* dans un certain nombre de tissus plus ou moins éloignés de l'organe tuberculeux. La production d'une hydropisie et quelquefois de l'albuminurie se remarquent dans la période ultime.

Fièvre.

Marche de la maladie.

Aiguë ou chronique.

Marche, durée, terminaison. La tuberculisation affecte, d'une manière générale, deux formes distinctes, l'aiguë et la chronique. La première enlève les sujets, en quelques jours, comme les tubercules des méninges, quelquefois ceux du péritoine, du cerveau, ou en plusieurs semaines. Cependant la forme chronique est plus fréquente, et ce n'est ordinairement qu'après plusieurs mois et même plusieurs années que la maladie entraîne la mort des sujets. Les tubercules ont pour caractère spécifique de se développer par groupe ; ces éruptions successives de matière grise ou jaunâtre plus ou moins confluentes, en quelque sorte, se font à des intervalles plus ou moins éloignés, tantôt avec des accidents de forte congestion sanguine et d'hémorrhagies, tantôt sans exciter le moindre trouble de la circulation.

Paroxysmes bien marqués dans les symptômes pendant un certain temps.

Éruption tuberculeuse.

A ces éruptions successives des tubercules correspondent des symptômes fébriles aigus et des troubles fonctionnels souvent très-menaçants ; puis ils diminuent ou cessent presque complétement, au point de faire croire que les malades sont guéris. Ce n'est qu'après un certain nombre de paroxysmes du même genre, que le mal devient persistant et revêt alors une forme aiguë ou chronique, jusqu'à sa terminaison fatale. La fièvre longue qui conduit par un amaigrissement graduel les malades jusqu'à la mort, a reçu le nom de fièvre hectique.

Le tubercule ne passe pas nécessairement par l'état gris ou jaunâtre avant de se ramollir ; toutefois, les périodes 1° de crudité, 2° de ramollissement, 3° d'ulcération, 4° d'excavation, méritent d'être conservées, parce qu'elles sont fondées rigoureusement sur l'état des altérations pathologiques et sur les symptômes correspondants. Le tubercule ne commence souvent à se manifester par des symptômes évidents qu'après être parvenu à la période de ramollissement et d'ulcération. Il est impossible alors qu'il ne produise pas des douleurs, des troubles fonctionnels et une fièvre lente, hectique, continue, plus souvent rémittente.

La maladie a pour terminaison la mort du sujet, quand la fonction d'un organe nécessaire à la vie est fortement lésée ; la guérison, lorsqu'une première éruption tuberculeuse est peu confluente et qu'elle ne se reproduit plus ; ce qui est très-rare. Dans ce cas, la lésion peut rester stationnaire et le malade passer pour guéri. La résorption du tubercule ne nous paraît pas possible, à moins qu'il n'ait été ramolli préalablement, ce qui rend nécessaire un double travail, très-rare dans la tuberculisation.

Terminaison par la mort.

2° Par résorption du tubercule.

Un effet plus ordinaire se passe dans le tubercule ramolli et les tissus ambiants, lorsque la diathèse est faible et son action réduite à peu de chose. L'excavation, restée béante, se couvre d'un tissu cicatriciel, ou bien les sécrétions, s'activant autour du produit morbide, il se dépose de la mélanose, des sels calciques (cicatrisation par séquestration et par productions homologues). (Voyez *Altérations anatomiques.*)

3° Par cicatrisation.

§ II. **Du cancer.**

Le cancer est un tissu hétérologue vasculaire, caractérisé par un élément spécifique, la cellule cancéreuse, par une tendance funeste à se développer, à se ramollir, à entraîner des lésions mortelles dans les tissus qui lui servent de support, et à se reproduire dans plusieurs organes à la fois ou successivement (1).

Cancer ; définition.

(1) Nous n'étudierons le cancer que dans ses rapports avec la pathologie interne. Nous pourrons, en nous plaçant à ce point de vue, res-

La détermination morbide locale où le cancer est le résultat d'un état morbide général ou diathèse. L'affection cancéreuse consiste à la fois dans la maladie locale et dans la maladie générale.

Anatomie pathologique.

Anatomie pathologique : description générale. Tout cancer, quels que soient son siége, sa forme, sa marche et l'époque de son évolution, offre à considérer : 1° une trame ; 2° une partie contenue dans la première ; 3° l'altération du tissu ambiant.

1° Du tissu cancéreux.

Composition de la trame.

1° *Trame du cancer.* Le squelette qui forme le tissu cancéreux proprement dit, se compose : tantôt d'un tissu cellulaire mince, fragile, raréfié, qui intercepte des espaces considérables occupés par le suc cancéreux (cancer colloïde) ; tantôt d'un tissu celluleux, condensé, résistant et même fibreux, comme dans le squirrhe et l'encéphaloïde cru. Suivant que la partie liquide l'emporte ou non sur la trame, on a les différents degrés de consistance des tumeurs cancéreuses. Le tissu propre résulte ou de la formation d'un tissu cellulaire nouveau, ou de l'hypertrophie et de l'induration de celui qui appartient à l'organe envahi.

Du système vasculaire.

Vaisseaux. Dans les squirrhes les plus durs, il est rare qu'on ne découvre pas quelques vaisseaux. La quantité de ceux-ci est, du reste, très-variable ; abondants dans l'encéphaloïde et le squirrhe ramolli, rares dans le squirrhe cru, les vaisseaux finissent par acquérir un développement considérable. Ils ne sont ni artériels, ni veineux ; ils appartiennent à l'ordre des capillaires, n'ont comme eux qu'une seule membrane pour paroi, et constituent

Il existe un système capillaire spécial.

treindre les développements démesurés qu'on accorde aux affections chirurgicales et nous attacher à ce qui concerne spécialement les cancers intérieurs.

des réseaux qui communiquent avec les vaisseaux placés au pourtour du cancer, comme les vaisseaux capillaires de la substance cérébrale communiquent avec les branches principales situées à la périphérie du cerveau. Autour du cancer se fait une circulation très-active, surtout au moyen des veines qui se développent en grand nombre et acquièrent de fortes dimensions. Au contraire, celles qui traversent le cancer, sont détruites; la même altération frappe les artères et les lymphatiques, cependant les premiers résistent plus longtemps (1).

Les vaisseaux *propres du cancer* sont parfois si abondants, qu'on est porté à croire qu'ils se sont formés de toutes pièces, comme les vaisseaux du jaune du poulet; d'autres paraissent venir des vaisseaux qui appartiennent normalement au tissu (2).

L'existence des vaisseaux lymphatiques reste fort douteuse. Ceux qui se distribuaient dans les tissus sont presque toujours détruits, comme les veines, à l'époque du ramollissement cancéreux.

2° *Matière cancéreuse.* L'élément spécifique de cette matière est un liquide auquel on donne le nom de *suc cancéreux*, et qui renferme les *cellules caractéristiques.* 2° De la matière cancéreuse.

A. *Suc cancéreux.* On obtient, en grattant ou en pressant le cancer, surtout quand il se ramollit, un liquide laiteux, blanchâtre ou jaunâtre ; tantôt très-fluide, tantôt épais, albumineux, composé d'une partie séreuse plus ou Suc cancéreux.

(1) Voyez, sur ce point, un travail de M. Bérard : *Archives générales de médecine*, t. XXII, p. 509, 1830, et surtout le mémoire de M. Broca : *Anatomie pathologique du cancer*, Mémoires de l'Académie de médecine, t. XVI, p. 584, in-4°. Paris, 1852.

(2) M. Lebert a traité aussi cette question avec tous les développements désirables. *Physiologie pathologique*, t. I, p. 19, in-8°. Paris, 1845.

moins abondante, qui tient en suspension les noyaux et les cellules. Ce liquide se dissout aisément dans l'eau qu'il blanchit, ou bien y forme de petits grumeaux nombreux. Il faut se servir, pour répéter cette expérience, du suc qu'on obtient en pressant la tumeur.

Cellules cancéreuses. B. *Cellules cancéreuses.* L'élément caractéristique se compose : 1° *des noyaux;* 2° *des cellules*; 3° *des cellules-mères.*

Noyaux cancéreux. 1° *Les noyaux* constituent l'élément essentiel du cancer parce qu'ils ne manquent pas. Ils sont arrondis ou elliptiques, ayant en moyenne 0,01 mill., à contours nets et bien arrêtés. Ils renferment d'un à trois ou quatre nucléoles arrondis, brillants, ayant de 0,002 à 0,003 mill., et qui peuvent faire défaut. Un très-grand nombre de cancers sont exclusivement composés de noyaux (cancer nucléaire). Ils existent dans la période de crudité et de ramollissement.

Cellules. 2° *Cellules.* Elles sont de formes et de dimensions variables; quelques-unes ont 0,060 mill.; ordinairement, 0,01 de long sur 0,04 de large. Elles sont rondes elliptiques, ou aplaties, pédiculées, ou allongées et tendent à devenir fusiformes; leurs bords noirs et arrêtés. Elles renferment les noyaux précédemment décrits, au nombre de 3 à 4, quelquefois de 15 à 20, et, en outre, des globules de graisse et des granulations moléculaires. Les noyaux peuvent être masqués par la graisse ou les granules; l'acide acétique les fait alors paraître. Cependant ils manquent parfois. On trouve les cellules à toutes les époques du cancer; dans le squirrhe aussi bien que dans l'encéphaloïde. Elles deviennent plus distinctes et mieux caractérisées dans le cancer encéphaloïde ramolli.

Cellules-mères. 3° *Cellules-mères.* On donne ce nom à de grandes cellules qui peuvent avoir de 0,04 à 0,12 de mill., et dans lesquelles se trouvent incluses une et quelquefois deux et trois cellules à noyaux.

Granulations.

On observe toujours dans le suc cancéreux, autour des trois éléments précédents, une grande quantité de globules de graisse et de fines granulations moléculaires (globulins).

La présence de la cellule est un caractère excellent, mais non irréfragable des cancers intérieurs.

Doit-on refuser le nom de cancer à un produit morbide qui ne renferme pas le noyau ou la cellule cancéreuse? Il faut, en pathologie interne, répondre négativement à cette question. Sans doute il serait important que le médecin possédât un caractère anatomique constant, puisque les symptômes des cancers internes sont souvent trop obscurs pour qu'il puisse reconnaître, pendant la vie, la vraie nature d'une lésion de ce genre. Il en observe fréquemment tous les signes dans des maladies viscérales dues à un produit homologue nullement cancéreux. Il est exposé à considérer comme des cancers les affections de l'estomac ou du foie qui tiennent au développement des tissus fibreux, fibro-plastiques ou à de simples hypertrophies musculaires. Le médecin le plus versé dans l'étude de ces altérations, hésite toujours lorsqu'il rencontre une affection du pylore, du foie ou de l'utérus, qui donne lieu aux symptômes du cancer. Il arrive fréquemment que les symptômes qui ont le mieux simulé ceux du cancer interne, dépendent d'altérations qui en ont tous les caractères extérieurs sans contenir toutefois la cellule ou les noyaux.

Tissus et produits morbides accidentellement mêlés au cancer.

Outre les éléments spécifiques, on rencontre dans le cancer du tissu fibro-plastique, adipeux, des produits homologues, tels que la fibrine du sang épanché, les globules sanguins, des concrétions calciques, de la mélanose, du pus. Nous reviendrons plus loin sur quelques changements imprimés au cancer par ces altérations morbides.

Composition chimique.

Malgré de louables efforts tentés par les chimistes, on ne peut se faire aucune idée de la composition du cancer. Les réactifs que l'on fait agir sur ses cellules ne nous en apprennent pas davantage. L'acide acétique leur donne plus de transparence, finit par les dissoudre, et rend les noyaux et les nucléoles plus visibles.

Développement et marche du cancer. Il se passe dans les tissus affectés deux ordres de phénomènes qui se confondent aisément : ceux que l'on pourrait appeler intrinsèques, qui ont leur siége dans le cancer lui-même, et les phénomènes extrinsèques provoqués par les changements pathologiques survenus dans les tissus ambiants.

1re période du cancer, ou période de crudité.

Période de crudité. A sa première origine, le cancer apparaît comme une matière liquide, presque aussitôt solidifiée, grisâtre, et regardée par les uns comme le plasma du sang, par d'autres comme une matière spéciale. Elle s'infiltre entre les éléments anatomiques des tissus, et il n'est pas possible aujourd'hui d'en placer le siége exclusivement dans les vaisseaux capillaires veineux, les lymphatiques, les glandes, et moins encore dans les nerfs.

Marche croissante rapide ou lente, rarement rétrograde.

Dès que le produit morbide est manifeste, il contient ses éléments caractéristiques et s'offre à nous sous la forme d'une tumeur circonscrite, dure, qui peut rester stationnaire un certain temps, très-court en général, plus rarement rétrograder. Cependant il n'est pas un médecin qui n'ait vu des tumeurs cancéreuses péritonéales ou gastro-intestinales, donner lieu à des accidents graves, qui s'arrêtent d'une façon inespérée; en même temps, la tumeur diminue très-sensiblement pour reprendre une marche ascendante, quelquefois après plusieurs années. Le cancer externe n'offre pas d'aussi longues rémissions. On ne le voit pas non plus se développer à la manière des maladies aiguës; tandis que dans le cancer intérieur, celui de l'estomac et surtout du foie, il peut arriver que la maladie parcourt ses périodes de crudité et de ramollissement en trois semaines, un mois au plus (1); cette marche rapide est très-rare dans le cancer externe.

Marche suraiguë du cancer du foie.

A mesure que le produit morbide se développe, et pendant sa période de crudité, il exerce sur les tissus environnants une action qu'il importe de bien étudier, parce qu'elle rend compte des altérations et des symptômes. Le cancer ne s'assimile pas les tissus des organes; il les écarte d'abord, les atrophie, et se substitue à eux. Le mot dégénérescence, employé pour marquer cette altération, manque tout à fait d'exactitude. Il faut, pour bien comprendre les effets déterminés par les cancers, les étudier dans les tissus ambiants.

Action morbifique qu'il exerce sur les tissus environnants.

Le cellulaire est condensé, durci et converti en un kyste qui peut arrêter quelque temps les progrès du mal. Les nerfs restent ordinairement intacts, sont refoulés, comprimés, et plus rarement pénétrés par le cancer. Les *veines* et les lymphatiques cèdent aisément à la compression qu'il exerce sur eux; ils s'oblitèrent et plus tard sont détruits (voy. *Ramollissement*). Les artères résistent mieux, et on les voit souvent traverser des tumeurs dures. De tous les tissus, ceux qui cèdent le moins et font souvent dévier, de sa première route, le redoutable produit morbide, sont le tissu fibreux, la dure mère, le périoste. Les membranes

Altérations subies par le tissu cellulaire; par les nerfs; par les veines; par les artères;

Résistance du tissu fibreux.

(1) Voyez mon mémoire *Sur le cancer du foie*, Archives générales de médecine, 1855.

séreuses, le derme cutané lui-même, opposent une barrière longtemps impénétrable aux progrès de la maladie. Le fongus de la dure mère, le cancer des os, celui des ganglions mésentériques, s'arrêtent devant les tissus fibreux, et se jettent dans une autre direction. Les cartilages sont encore plus réfractaires que tous les autres. Au contraire, les tissus mous, tels que les muscles, les membranes muqueuses, les parenchymes, cèdent et se prêtent facilement à l'invasion du cancer.

2e période ou de ramollissement.

Deuxième période ou *de ramollissement et d'ulcération*. Le ramollissement constitue la seconde phase du cancer. Il commence par le centre, c'est-à-dire par les parties le plus anciennement formées. On voit alors les tissus perdre leur consistance, en un ou plusieurs points qui constituent des foyers distincts. Le suc cancéreux est plus abondant et l'emporte de plus en plus sur la partie solide. Il est formé des noyaux, des cellules, et d'une partie séreuse infiltrée dans la trame, qui cède et se brise. Il se produit aux dépens du cancer et non de l'organe, qui lui sert de support, et qui d'ailleurs a été écarté de la scène par le développement graduel du produit hétérologue. On a dit généralement que les vaisseaux se forment en plus grand nombre à cette époque, et que cette vascularisation concourt à la désorganisation. Au contraire, d'autres soutiennent que les vaisseaux, loin de s'accroître, s'oblitèrent, se détruisent, et par conséquent que la vie et le travail de nutrition doivent y cesser (1).

Prédominance du suc cancéreux.

Destruction des vaisseaux.

On ignore entièrement la cause de ce ramollissement,

(1) M. Broca a développé et appuyé de preuves nombreuses cette opinion qui mérite d'être prise en sérieuse considération. Mémoire cité, p. 546.

qu'on a attribué à l'inflammation ou à un travail de mortification. La première hypothèse doit être repoussée, car on ne trouve dans la majorité des cas, pendant les périodes soit de crudité, soit de ramollissement, aucune trace de phlegmasie. D'une autre part, rien ne ressemble moins à la gangrène que le ramollissement cancéreux. On peut prétendre, il est vrai, que la destruction des vaisseaux par les progrès du mal doit amener la mortification; mais cette opinion est en désaccord avec celle qui admet une plus grande quantité de vaisseaux dans l'encéphaloïde; or, cette forme de cancer est le plus disposée à se ramollir promptement et dans une grande étendue. On ne peut donc rien dire de positif sur la nature de ce ramollissement, qu'on a comparé à celui du tubercule, quoique celui-ci soit privé de vaisseaux.

Nature et cause du ramollissement.

Ulcération.

Ulcération. Quoi qu'il en soit de la cause du ramollissement, les tissus qui en sont affectés se trouvent réduits en une matière molle de la consistance du cerveau, tantôt blanchâtre ou d'un rouge plus ou moins foncé, tantôt semblable à une bouillie rosée ou blanchâtre. Lorsque le cancer est développé dans un parenchyme ou dans l'épaisseur d'une membrane, celle de l'estomac, par exemple, il finit par faire irruption dans la cavité viscérale, parce qu'il s'approche incessamment des points qui lui offrent le moins de résistance. Alors s'établit une ulcération dont les effets immédiats sont de jeter dans les viscères ou dans les cavités libres la matière cancéreuse en détritus, et surtout du sang en quantités variables. Tantôt celui-ci s'écoule en petite proportion par les capillaires, et alors des hémorrhagies peu abondantes et plus ou moins répétées ont lieu comme dans les cancers ulcérés de l'estomac; tantôt, ce qui est plus rare, une grosse artère se

Accidents divers, suivant le siége du cancer : hémorrhagies fréquentes.

trouve comprise dans l'ulcération, et à un moment donné elle peut causer une hémorrhagie foudroyante et mortelle. Les cancers de l'intestin, de l'utérus et du foie offrent souvent une altération de ce genre.

Végétations à la surface des cancers.

Quelquefois les cancers internes ulcérés se couvrent de végétations, qui, par leur structure anatomique, se rapprochent des bourgeons charnus extérieurs. Ces végétations se distinguent des masses molles, fongueuses qu'on voit aussi pulluler sans cesse à la surface des cancers ramollis, et qui ne sont pas autre chose que la substance même de ce produit morbide. On observe des exemples de ces végétations dans l'estomac, l'intestin, le rectum.

Ramollissement des parois des grosses artères; hémorrhagies foudroyantes.

Les veines, les artères et les vaisseaux lymphatiques situés autour du cancer subissent des altérations qui ont des conséquences trop graves pour que nous n'appelions pas sur elles toute l'attention du médecin. L'artère principale échappe ordinairement au travail de ramollissement parce qu'elle est comprimée et oblitérée. Cependant il n'est pas rare de rencontrer des hémorrhagies foudroyantes qui tiennent au ramollissement de la paroi artérielle. Nous avons vu le cancer de l'œsophage amener une mort subite en perforant la crosse de l'aorte. Ordinairement, ce sont de petites artérioles qui fournissent le sang, et celui-ci en s'infiltrant au milieu de la substance cancéreuse ramollie y forme de petites cavités qui communiquent souvent entre elles. Ces petits foyers hémorrhagiques imitent grossièrement les vacuoles du tissu érectile. On a donné à cet accident du cancer un nom particulier qui a le tort grave de faire croire à l'existence d'une forme spéciale de la maladie (fongus hématode).

Apoplexie et foyers hémorrhagiques.

Ils imitent le tissu érectile.

Les veines comprises dans les masses cancéreuses présentent plusieurs genres d'altérations, 1° elles sont comprimées, oblitérées, et disparaissent; ce qui a fait dire qu'on n'en trouvait pas dans les cancers; au contraire, extérieurement, il s'établit une circulation veineuse supplémentaire très-active. 2° Quelquefois les veines s'enflamment, et l'on y voit les traces d'une phlébite suppurée ou adhésive; nous en avons observé plusieurs exemples dans le cancer du foie. La veine porte hépatique était le siége de caillots oblitérateurs, et d'une lésion phlegmasique des plus évidentes. Même altération dans les branches de la veine porte ventrale, autour du pancréas et de l'estomac cancéreux. 3° La pénétration du tissu morbide dans les grosses veines se fait par la destruction de leurs parois, de dehors en dedans. La matière cancéreuse se trouve alors baignée par le sang, et peut être entraînée facilement par ce liquide. Les veines caves, inférieure et supérieure, les veines portes, hépatique et ventrale, sont souvent le siége de cette altération dans les cancers du foie, du mésentère et de l'estomac. Il peut arriver, en pareille occurrence, que la veine soit oblitérée par un fragment de matière cancéreuse, solide, ou qu'elle en reçoive la partie liquide et les cellules. On a cru, à tort, que le cancer pouvait ainsi se transmettre, au loin, par l'intermédiaire des cellules. Celles-ci peuvent, sans doute, cheminer dans les gros vaisseaux, mais les capillaires du poumon doivent les retenir, et l'on devrait rencontrer le cancer dans cet organe plus fréquemment que dans tout autre; or le cancer y est plus rare que partout ailleurs.

État des veines dans les cancers.

1° Compression des veines.

2° Phlébite.

3° Pénétration du cancer dans l'intérieur des veines.

Mélange du cancer avec le sang.

Le cancer produit sur les vaisseaux lymphatiques la même lésion que sur les veines. Il les comprime, les ra-

Altération des vaisseaux lymphatiques.

mollit, les pénètre ; mais son suc est arrêté par les ganglions, et ce n'est qu'en les détruisant de proche en proche qu'il pourrait arriver ainsi dans le chyle, et encore ne pourrait-il passer dans les vaisseaux sanguins.

Des différentes formes du cancer.

Formes du cancer. Les parties constituantes du cancer, à savoir, le tissu cellulo-fibreux, le vasculaire, la cellule et les noyaux en se combinant, en proportions différentes, donnent naissance aux formes qui ont reçu le nom de *squirrhe, d'encéphaloïde, et de cancer colloïde.* S'il s'y ajoute de la matière noire, des sels calcaires ou des productions homologues, le cancer alors présente encore d'autres formes (cancer mélanique, pierreux, fibro-plastique).

Du squirrhe.

1° SQUIRRHE. Dans sa première période, dite de crudité, le squirrhe se présente habituellement sous la forme d'un tissu dur, dans lequel on retrouve encore les noyaux, les cellules, le suc cancéreux, mais étouffés par une trame fibreuse très-développée. Celle-ci constitue tantôt des cellules régulières ou irrégulières, des lames fibreuses blanchâtres, divergentes ou concentriques comme dans le *cancer napiforme*, tantôt des aréoles distinctes (cancer aréolaire), une sorte de feutrage ; enfin, dans la majorité des cas, elle intercepte des lobules plus ou moins volumineux qui font ressembler le tissu à une glande. D'autres fois, le squirrhe est *infiltré* irrégulièrement dans la trame propre des organes, et il envoie des prolongements à une distance plus ou moins grande de son foyer primitif. On rencontre même dans le tissu morbide des concrétions calcaires (squirrhe pierreux de l'utérus).

Cancer napiforme.

Aréolaire.

Infiltré.

Point de kyste ; peu de vaisseaux sanguins.

Deux autres particularités distinguent encore le squirrhe : l'absence de kyste d'enveloppe, et la très-petite quantité de vaisseaux sanguins qu'il reçoit. On trouve, il est vrai, autour de lui le tissu cellulaire condensé, mais ce n'est point là un kyste complet et pareil à celui qu'on observe dans l'encéphaloïde. Les vaisseaux y sont tellement rares pendant l'état de crudité, qu'on en a nié l'existence et qu'il est difficile en effet de la démontrer.

L'évolution et les symptômes du squirrhe s'expliquent aisément par sa contexture anatomique. Peu vasculaire, très-fibreux, presque dépourvu de liquide, il se développe avec lenteur, reste stationnaire parfois, comprime et atrophie les tissus voisins, ou ceux qui sont interceptés entre ses éléments propres et qui diminuent de volume (cancer atrophique). Symptômes. Cancer atrophique.

Cette compression lente exercée sur les tissus voisins par le squirrhe et son peu de vitalité, rendent sa présence moins dangereuse et moins rapidement funeste que celle de l'encéphaloïde. Il se ramollit au centre, et là se montre un suc visqueux, blanchâtre ou transparent, quelquefois semblable à la matière colloïde (cancer du pylore, de l'intestin). Il est moins disposé à s'ulcérer et à fournir ces végétations volumineuses qu'on observe dans les cancers externes; on les retrouve cependant dans le cancer de l'utérus et de l'intestin. Il a pour siége fréquent les glandes conglobées, la mamelle surtout, l'utérus, les ganglions lymphatiques, particulièrement ceux qui existent dans le mésentère, à son attache sur le rachis, autour du pancréas et dans le repli gastro-hépatique; le foie, l'extrémité pylorique de l'estomac, le rectum et la peau en sont souvent affectés. Son siége.

2° Cancer encéphaloïde ou cérébriforme. On le reconnaît à des tumeurs uniques ou multiples, de dimensions variables, lenticulaires ou de la grosseur du poing, arron- Du cancer encéphaloïde.

Période de crudité.

Kyste environnant.

dies et offrant dans la période de crudité les caractères anatomiques suivants : tumeur arrondie, limitée par une membrane cellulo-fibreuse, qui l'isole des tissus adjacents ; son tissu est homogène, lardacé, blanc ou bleuâtre, transparent ; on l'a comparé, avec raison, à celui de la substance cérébrale ; il laisse écouler un suc peu abondant, épais, blanchâtre ; sa trame, cellulo-fibreuse, est disposée en aréoles espacées régulièrement (cancer aréolaire) ou irrégulièrement ; son système vasculaire est beaucoup plus évident que dans le squirrhe, et abondant surtout à la périphérie des tumeurs.

Période de ramollissement.

Mollesse extrême du tissu pathologique.

Dans la période de ramollissement, le cancer acquiert un volume considérable, et c'est alors surtout que ses caractères deviennent plus tranchés. Son tissu est mou et même diffluent, rose ou blanchâtre, comme la substance cérébrale en bouillie. Les vaisseaux se développent en très-grand nombre dans l'intérieur du cancer ; au contraire, ceux qui l'environnent sont attaqués ou détruits. C'est ainsi qu'on a prétendu expliquer la gangrène, soit sèche, soit humide, qui frappe l'encéphaloïde dans des cas, du reste, assez rares. D'autres l'ont attribuée à l'étranglement par les kystes ou par les tissus fibreux adjacents.

Système vasculaire très-abondant.

L'extrême vascularité du cancer peut aller au point d'imprimer des changements très-notables à la forme qu'il revêt. En effet, les vaisseaux capillaires de nouvelle production y constituent une trame délicate qui laisse échapper facilement le sang ; celui-ci donne lieu tantôt à des foyers multiples dans lesquels il reste fluide ou se dépose en caillots ; s'il demeure liquide, et si les artères situées dans le voisinage impriment au cancer des battements qui imitent grossièrement ceux de la circulation, on lui donne le nom de *tumeur érectile* et de *fongus hématodes*, surtout quand la tumeur occupe le tissu osseux. Ces mots doivent être rayés de la nosologie, puisque la lésion à laquelle ils s'appliquent ne représente en rien la structure histologique propre aux tumeurs érectiles. On aurait fort à faire si l'on voulait distinguer autant de cancer encéphaloïde qu'il offre de particularités anatomiques; sous ce rapport il ne peut être comparé à aucune autre altération. Dans quelques cas une fibrine concrète se loge dans les aréoles : on trouve alors des masses jaunes ou blanches au milieu des portions ramollies; nous avons rencontré plusieurs fois cette lésion dans le cancer du foie.

Tumeurs érectiles : fongus hématodes.

En s'ajoutant à la matière encéphaloïde crue ou ramollie, les granulations pigmentaires de la *mélanose* donnent à tout le tissu une coloration noire qui caractérise le *cancer mélanique*. Les granulations sont répandues dans la trame et dans les cellules du produit accidentel. Une pseudo-mélanose plus commune que la précédente est due à la matière colorante du sang épanché et en partie résorbé.

Cancer mélanique.

3° Cancer colloïde ou gélatiniforme. Il se montre surtout dans l'estomac, l'intestin et le mésentère; il est formé d'une trame celluleuse très-lâche, fragile, à larges mailles, peu vasculaire, dans laquelle se dépose une matière transparente amorphe, comme gélatineuse, sans propriétés chimiques bien connues. Souvent même on aurait de la peine à y retrouver les caractères du cancer, si l'on ne recherchait pas avec le microscope les noyaux et la cellule : celle-ci, sphérique ou ovalaire, a souvent des dimensions considérables (0,1 de millim.). Le cancer gélatiniforme est parfois accompagné de l'hypertrophie

Cancer colloïde.

des tissus cellulaires, fibreux et musculaires ; il marche lentement vers une terminaison funeste.

Mode de propagation.

Mode de propagation et terminaison de l'affection cancéreuse. Le cancer n'est point le résultat de la transformation des tissus anormaux en une production maligne ou d'autre nature, comme on l'a cru pendant longtemps. Développé de toutes pièces, à la manière des tubercules et même des tissus homologues, il n'est si redoutable que parce qu'il est dans son essence de se désorganiser et de mourir à une époque donnée de son évolution. Il entraîne alors des désordres graves dans l'organe qui lui sert de support, ou bien il se développe une cachexie générale, et, dans tous les cas, la vie est promptement menacée. Examinons donc la terminaison du cancer, en l'envisageant comme maladie locale et comme maladie générale.

La lésion cancéreuse peut rester limitée ou se disséminer.

La lésion locale qui constitue d'abord le cancer peut rester telle pendant un temps fort long ; tantôt elle est limitée à un seul point de l'organe, tantôt développée dans plusieurs, en même temps, ce qui constitue autant de foyers cancéreux distincts, toujours plus dangereux qu'un cancer unique.

Résolution.

La guérison des cancers internes par résolution est-elle possible ? La question posée en ces termes ne saurait être un instant douteuse. Cette maladie ne pardonne pas, et si quelques auteurs ont parlé de la guérison du cancer du foie, leur opinion est fondée sur des erreurs de diagnostic qu'il est impossible d'éviter dans ces maladies (1). Nous n'avons pas à nous préoccuper ici de

(1) Comme M. Bochdalek, de Prague ; in Bennett : *On cancerous and cancroïd growths*, p. 211. Édimbourg, 1849. Ces prétendues cicatrices du foie, que nous avons examinées, dépendent de tissus homologues tout à fait étrangers au cancer. — *Du cancer du foie*, Archives générales de médecine, 1855.

de la curabilité du cancer externe, qui a suscité tant de controverses parmi les chirurgiens. Les uns regardent le mal comme susceptible d'être guéri sans récidive, lorsqu'on l'attaque de bonne heure; les autres, au contraire, soutiennent que sa reproduction est constante. Il n'est donné au médecin que de rencontrer des cancers incurables. Il ne peut acquérir la certitude qu'il a porté un diagnostic exact qu'après l'étude des lésions cadavériques.

La guérison des véritables cancers internes n'est point réelle.

Le cancer interne, toujours envisagé comme maladie locale, détermine la mort de deux manières différentes: 1° en troublant ou en suspendant tout à fait la fonction de l'organe (cancer de l'estomac, du foie, du cerveau); dans ce cas, la lésion, tout en restant maladie locale, tue avec une rapidité proportionnée à l'importance et au rôle de la fonction; 2° dans d'autres cas, le cancer gagne en étendue et se propage à un viscère tellement essentiel, que la mort ne tarde pas à survenir.

Causes de la mort.

La propagation du cancer à plusieurs points de l'organe primitivement envahi, se fait par continuité ou par la formation simultanée ou successive de plusieurs masses cancéreuses. Celles-ci peuvent aussi atteindre un organe contigu; et alors il se fait des adhérences préalables qui mettent cet organe dans les mêmes conditions que s'il faisait partie de l'organe primitivement affecté. Le cancer du foie s'étend de cette manière au diaphragme; celui de l'estomac au foie, au pancréas, etc.

Propagation par voie de continuité.

Souvent le cancer se montre dans un grand nombre de points très-distants du lieu occupé par le cancer primitif. Les organes le plus fréquemment envahis par les cancers dits *secondaires*, *consécutifs* ou *par infection*, sont le

Des cancers secondaires ou consécutifs.

foie, les os, les ganglions lymphatiques, le poumon, les séreuses, et rarement la rate, les reins, l'utérus, la mamelle, l'ovaire, les muscles et le cœur. On a fait la remarque que les organes qui sont le plus souvent atteints de cancers primitifs sont au contraire très-rarement le siége de cancers secondaires; ainsi, la mamelle, l'utérus, l'estomac, le poumon, si souvent affectés de cancers primitifs, échappent toujours à l'infection générale. Les cancers primitifs les plus capables de produire l'infection sont ceux de l'utérus et du sein, et non ceux de l'estomac et du foie, comme on l'a dit. On ne peut pas considérer comme cancers secondaires ceux qui se propagent du pancréas ou de l'estomac au foie et aux glandes mésentériques; la transmission se fait par voie de continuité, avec ou sans le secours d'adhérences préalables. On ne peut pas dire au juste quel est le degré de fréquence des cancers primitifs par rapport aux consécutifs, parce qu'il faudrait comparer ensemble les cancers externes et internes, ce que n'ont pu faire les chirurgiens, qui sont presque les seuls qui aient étudié ce sujet.

L'état morbide général qui suit le ramollissement des cancers prend le nom d'infection ou de cachexie cancéreuse. Elle est distincte de l'état général qui produit le premier cancer. Elle se traduit par des cancers disséminés et consécutifs, qui en sont la plus violente expression, ou par un état cachectique que nous décrirons plus loin (*Symptômes*).

Siége du cancer par ordre de fréquence.

Siége du cancer. Le cancer se montre par ordre de fréquence dans l'utérus, l'estomac, le sein et le foie. Voici quelques chiffres provisoires qui peuvent donner une idée de cette fréquence comparative : utérus,

361/000 ; estomac, 277/000 ; du sein, 138/000 ; du foie, 69/000 ; autres cancers, 155/000 (1).

Symptômes du cancer.

Signes locaux.

Symptômes de l'affection cancéreuse. On doit distinguer, dans l'étude générale des symptômes du cancer : 1° les signes de la lésion locale ; 2° des lésions développées dans les tissus adjacents ; 3° de la cachexie.

Nous ne ferons que mentionner la diathèse cancéreuse, parce que cet état général, qui engendre le tissu pathologique, ne se révèle par aucun symptôme appréciable avant la manifestation locale. Tout au plus peut-on indiquer une teinte anémique jaunâtre un peu suspecte.

Troubles fonctionnels.

1° *Symptômes locaux.* Quelques cancers, spécialement celui des ganglions mésentériques qui entourent l'hiatus de Winslow, parviennent à un développement déjà notable avant d'avoir été précédés de symptômes. La douleur et les troubles fonctionnels se montrent d'abord et appellent l'attention du malade et du médecin. Ils révèlent ordinairement un accroissement de l'irritabilité ner-

(1) Voyez les relevés de M. Tanchou, *Recherches sur le traitement des tumeurs du sein*, in-8°. Paris, 1844.— Lebert, *Traité des maladies cancéreuses*, etc., p. 95, in-8°. Paris, 1849. Voici le tableau qui a été tracé par M. Marc d'Espine, à qui la statistique doit de remarquables travaux :

Cancer de l'estomac	209
— de l'utérus	72
— du foie	59
— des mamelles	44
— du tube digestif	14
— des glandes du cou	12
Diathèse cancéreuse générale (?)	9
— — de l'œsophage	8
— — de la bouche	6
— — des organes génitaux (hommes)	5
— — des os	4
— siége indéterminé	19
	471

Troubles de la sécrétion.

veuse et nullement du système vasculaire; telle est la nature des premiers symptômes du cancer de l'estomac, du foie et de l'utérus; viennent ensuite des troubles de la sécrétion, qui est accrue, suspendue ou altérée.

Tumeur.

La tumeur, si l'organe est accessible à la main, paraît en dernier lieu. Il faut la rechercher par tous les moyens possibles, car elle seule peut conduire à faire supposer que la maladie est cancéreuse.

Dureté et ramollissement.

La dureté et la mollesse de la tumeur, constituent des signes précieux de la période de crudité et de ramollissement; ils ne peuvent être perçus que dans les cancers extérieurs.

Hémorrhagies.

Les hémorrhagies se montrent, d'une manière assez constante, dans les deux périodes de la maladie et surtout dans la dernière, pour qu'on doive les signaler à l'attention des observateurs. Le sang alors vient au dehors pur ou mêlé aux différents liquides que renferment les cavités naturelles avec lesquelles le cancer se trouve en communication (cancers de l'utérus, de l'estomac, de l'intestin, du poumon, etc.).

Symptômes locaux des lésions concomitantes.

2° A côté des symptômes locaux propres au cancer s'en manifestent souvent d'autres qui dépendent d'actes pathologiques consécutifs. On avait attribué les douleurs, la tuméfaction et les autres signes locaux du ramollissement cancéreux à l'inflammation. On sait aujourd'hui que cette complication ne se montre qu'accidentellement. La suppuration et le ramollissement des organes peuvent cependant tenir à cette cause. L'hémorrhagie qui se fait au milieu des tissus ramollis appartient en propre au cancer, et ne peut en être regardée comme une complication.

Symptômes de la cachexie cancéreuse.

3° *Symptômes de la cachexie cancéreuse.* Les analyses faites par MM. Andral et Gavarret n'ont révélé l'existence d'aucune altération spéciale dans le sang des cancéreux parvenus au dernier degré de la maladie. Il ressemble à celui des anémiques lors même que les malades n'ont éprouvé aucune hémorrhagie. Il est pâle, séreux, fluide; les globules diminuent, et la quantité d'eau s'accroît. Les symptômes de l'anémie sont plus marqués lorsqu'il y a eu de grandes déperditions de sang.

Altérations du sang.

On trouve dans les grosses veines qui entourent les cancers des caillots fibrineux gris et friables, ou rougeâtres, que l'on a pris à tort pour des fragments de cancer. Le microscope n'y décèle pas la moindre trace de ce produit morbide, à moins qu'il n'ait pénétré dans les vaisseaux après avoir détruit leurs parois. L'absence dans le sang de tout élément spécifique visible au microscope renverse donc l'opinion de ceux qui voudraient que la cellule cancéreuse fût, par sa pénétration dans ce liquide, la cause de l'infection générale. Nous avons déjà établi que ni les veines ni les lymphatiques, lorsqu'ils sont intacts, ne peuvent admettre les cellules cancéreuses; mais nous sommes loin de croire que la matière séreuse du suc cancéreux ne puisse pas se mêler au sang et produire l'ensemble des phénomènes que l'on attribue à la cachexie cancéreuse. Faire consister tout le cancer dans une cellule nous paraît un point de vue trop restreint et tout à fait hypothétique.

Résorption de la partie séreuse de matière du cancer.

L'altération du sang rend compte de la pâleur souvent extrême de la peau, des phénomènes nerveux, gastralgiques, cardiaques, céphaliques et autres, qui sont communs à toutes les anémies. Outre la décoloration, la peau offre une teinte jaune-paille signalée par les plus anciens auteurs, et qui est en effet un signe de très-grande valeur. On en ignore tout à fait la cause physiologique.

Symptômes d'anémie.

Quelquefois l'œdème d'un membre se manifeste et ne

peut être expliqué que par la formation de caillots sanguins dans la veine principale, sans trace de phlébite. Il est alors permis de supposer que la matière cancéreuse a passé dans le sang. On peut comparer ce qui se passe, en pareil cas, à l'œdème des membres chez les phthisiques.

Hydropisie générale.

L'hydropisie générale, que ni l'état des vaisseaux, ni aucune lésion des veines ne peuvent expliquer, se montre quelquefois dans la période avancée des cancers internes. On peut sans doute l'attribuer à une altération du sang et, peut-être avec autant de raison, à la maladie de tout le solide. En effet la nutrition générale éprouve une lésion si profonde et si rapide qu'on conçoit très-bien que les flux séreux puissent se manifester. On observe un marasme qui est aussi prononcé que celui qui caractérise la phthisie la plus avancée; la pâleur, l'exténuation des tissus musculaire et glandulaire, la fragilité des os, l'asthénie de tous les systèmes, la perte des forces, portée quelquefois jusqu'à la paralysie, tous ces phénomènes morbides attestent l'étendue et la gravité de la cachexie cancéreuse.

Altération profonde de la nutrition générale.

Cause de l'infection générale ou cachexie cancéreuse.

On a réservé plus spécialement le nom d'infection à l'état général qui suit le cancer primitif, et qui donne lieu à la multiplication des cancers dans d'autres lieux. On ne sait pas encore à quelle cause elle est due. Est-ce à l'intensité croissante de la diathèse, qui a produit le premier cancer et qui continue à multiplier ses *déterminations* locales, ou à une véritable infection du sang causée par les matières liquides du tissu cancéreux qui a déjà pénétré dans le sang? C'est ce qu'on ne saurait dire.

Fièvre hectique.

La maladie cancéreuse est apyrétique dans la plus grande partie de son cours. Vers la fin, un mouvement fébrile, rémittent ou intermittent (fièvre hectique) se développe que l'on peut rattacher, soit à la cachexie, soit à l'infection du sang par la matière cancéreuse. Quelques malades meurent avec les symptômes de l'algidité et de la cyanose. Nous avons vu souvent l'acte de la nutrition, réduit alors à son minimum, produire cet effet chez les sujets qui succombent à des cancers de l'estomac et de l'intestin.

Algidité et cyanose.

Parallèle entre le cancer et le tubercule. Ces deux maladies sont loin de se repousser ; toutefois elles se rencontrent rarement ensemble, parce que leur maximum de fréquence n'a pas lieu aux mêmes époques de la vie. C'est entre 15 et 30 que le tubercule se montre avec le plus de fréquence ; le cancer ne paraît guère avant 30 ans et plus. Nous avons rencontré dans quatre cas les cachexies cancéreuse et tuberculeuse réunies. Les produits morbides des deux affections se côtoyaient dans un grand nombre d'organes, chez ces quatre malades (1).

Parallèle entre le cancer et le tubercule.

Le tubercule est une matière organique déposée dans les tissus ; qui n'en tire ni vaisseau ni matériaux nutritifs, qui se ramollit par le centre et qui est dépourvu de tout appareil vasculaire. Le cancer est organisé, vit d'une vie propre, au moyen des vaisseaux qu'il reçoit des tissus ambiants et de ceux qu'il développe. Il naît, s'accroît, se ramollit et meurt à la manière des tissus organisés et vivants. Il tend incessamment vers une terminaison funeste. Le tubercule possède aussi cette funeste propriété, mais à un degré moindre. Il peut rester stationnaire ou tout au moins se limiter, se ramollir et permettre aux tissus ambiants de travailler à la cicatrisation : ce qui est d'ailleurs fort rare. Rien de semblable dans le

Le tubercule n'est point vasculaire ; le cancer l'est.

(1) M. Broca, d'après lui et d'après M. Lebert, porte à 8/100 le rapport du tubercule au cancer ; — mémoire cité, p. 693.

Le cancer est un parasite qui possède une vie propre; il n'en est pas de même du tubercule.

cancer, parce qu'il a sa nutrition propre. Le tubercule est, en quelque sorte, un parasite qui reste entièrement étranger à l'organisme. Le cancer est un parasite qui s'y est greffé, qui vit aux dépens des tissus et qui entraîne par sa mort leur désorganisation.

Le tubercule n'est point infectant; le cancer l'est.

Le tubercule, quoique produit par une diathèse, reste maladie locale jusqu'à la fin; le cancer, d'origine également diathésique, après avoir déterminé des accidents locaux, infecte les liquides et les solides, à un très-haut degré, et se généralise : ce que le tubercule localisé ne fait jamais.

Ces deux produits morbides écartent, sans les transformer, les éléments propres des organes, les compriment, les atrophient, y produisent rarement l'inflammation, mais peuvent y exciter des sécrétions pathologiques de matières grasses, pigmentaires, calcaires, et des formations homologues de tissus fibreux, cartilagineux, érectile, etc.

Nature.

Nature. Ce que nous venons de dire nous permet de rappeler succinctement : 1° que le cancer est dû à une diathèse dont la cause reste entièrement inconnue; 2° qu'elle se traduit par une détermination morbide d'abord locale, qu'on appelle le cancer primitif, et plus tard par la dissémination de ces mêmes produits morbides, ou par sa reproduction s'il a été enlevé à l'aide d'une opération chirurgicale; 3° qu'il est constitué par un tissu parasite organisé vasculaire, qui ne ressemble à aucun de ceux que nous connaissons (productions hétérologues); 4° qu'un élément très-important, la cellule cancéreuse, s'y développe et y subit des changements qui la rendent souvent méconnaissable; 5° qu'il n'est pas possible de faire consister toute la maladie ni ce qu'il y a de spécifique en elle dans cette cellule; 6° qu'une altération des liquides et de la nutrition, complétement inconnue dans leur essence, y joue un rôle important.

Nosologie.

La distribution nosologique des cancers ne peut donner lieu à aucune difficulté. Il faut se borner à les étudier dans les organes qui en sont le siége, soit par ordre de fréquence, soit par ordre d'appareil seulement.

Les cancers dont la description appartient à la pathologie interne sont : **Ier GENRE.** Cancer de l'œsophage; — **IIe** de l'estomac; — **IIIe** du duodénum; — **IVe** de l'intestin grêle; — **Ve** du gros intestin et du rectum; — **VIe** des ganglions mésentériques; — **VIIe** du pancréas; — **VIIIe** du foie; — **IXe** de la rate; — **Xe** des reins; — **XIe** de la vessie; — **XIIe** de l'utérus; — **XIIIe** du larynx; — **XIVe** du poumon et des ganglions bronchiques.

CHAPITRE VI.

MALADIES QUI CONSISTENT DANS UNE LÉSION DES PROPRIÉTÉS PHYSIQUES DES TISSUS OU HÉTÉROTAXIES.

Nous comprendrons sous le nom d'hétérotaxie (de ἕτερὸς, autre, et de τάξις, ordre) tout dérangement, soit idiopathique, soit symptomatique, c'est-à-dire avec ou sans maladie appréciable autre que ce dérangement, des propriétés physiques qui appartiennent à chaque organe. Les changements de situation, de nombre, de forme, de dimension,

De l'hétérotaxie.

En quoi elles consistent.

de cohésion, de couleur, sont des hétérotaxies. Nous consacrerons de très-courtes généralités à l'étude de ces hétérotaxies, parce qu'elles sont l'objet spécial de l'anatomie pathologique (1).

Cette classe comprend donc les maladies dans lesquelles nous trouvons lésées une ou plusieurs des propriétés physiques de la matière organisée vivante : 1° *la situation;* 2° *le nombre*; 3° *la forme;* 4° *la dimension;* 5° *la consistance;* 6° *la couleur*. Ces altérations peuvent tenir à un trouble congénital de la nutrition, elles constituent alors une *monstruosité*. Celle-ci est marquée par des lésions de forme, de situation, de nombre, en un mot, par toutes les lésions physiques que renferme la classe des hétérotaxies; on pourrait donc les y décrire, selon que la monstruosité porte sur la forme, le volume, le nombre, etc.; mais en suivant cet ordre adopté par quelques auteurs, on rompt les affinités naturelles; on se prive des lois générales qui président à l'évolution des monstruosités et qui doivent occuper une place distincte dans la nosologie; nous ne dirons rien des maladies de ce genre.

1er ordre. Lésion de situation.

Ier ORDRE. Lésion de situation. Les organes occupent, dans le corps humain, une situation constante qui ne peut changer sans qu'il en résulte un état de maladie, que nous désignerons sous le nom d'*hétérotaxie*.

Ces maladies sont marquées par le changement de situation de l'organe qui perd une partie ou la totalité de ses rapports naturels avec les parties environnantes.

(1) Cette étude a été présentée avec tous les développements désirables dans l'ouvrage de M. Cruveilhier : *Traité d'anatomie pathologique générale*, t. I. In-8°. Paris, 1849. — Nous ne pouvons mieux faire que d'y renvoyer le lecteur.

Iᵉʳ GENRE. *Déviation.* La déviation consiste dans le changement de direction de l'organe qui conserve presque toutes ses connexions anatomiques naturelles. 1° De la déviation.

Elle comprend : (A) *la diastase des parties dures :* écartement des os par violence, par faiblesse ou contraction des tissus ; courbure, flexion latérale des os longs, comme dans le rachitisme et l'ostéomalacie ; (B) *la déviation des parties molles :* l'utérus, l'estomac, les reins, le cœur et les organes suspendus par des liens membraneux, sont disposés à ce genre de déplacements dans lesquels ils perdent une partie de leurs connexions naturelles.

1ʳᵉ *Espèce.* Antéflexion et incurvation (ex. : l'utérus) ;— 2ᵉ *espèce :* rétro-flexion ; — 3ᵉ *espèce :* latéro-flexion et inclinaison ; — 4ᵉ *espèce* : torsion de l'organe sur son axe ou enroulement (ex. : intestin, cœur, foie).

IIᵉ GENRE. *Déplacement.* Quels que soient la cause et le siége de cette lésion, elle est facile à distinguer de toutes les autres. La luxation, la transposition d'un viscère, l'invagination de l'intestin, la chute de l'utérus, du rectum, constituent des déplacements. S'il a lieu dans les parties dures, on a : 1° les *déplacements par luxation,* (A) traumatique ; (B) de causes internes (congénitales, phlegmasiques, scrofuleuses, etc.) ; dans les parties molles, on a : 1° la rétention ; 2° la transposition ; 3° les hernies ; 4° les invaginations. 2° Du déplacement ou hétérotopie.

1ʳᵉ *Espèce. Hétérotopie par rétention* du testicule, qui reste dans l'abdomen.

2ᵉ *Espèce. Hétérotopie par transposition.* Les organes de la poitrine ou du ventre occupent une situation inverse de celle qu'ils ont dans l'état normal ; le foie est placé à gauche, le cœur à droite, etc.

3e *Espèce. Hétérotopie herniaire.* En raison de leur importance, on doit mettre dans une division à part les déplacements d'un organe, ou d'un tissu qui, changeant ses connexions naturelles, vient faire irruption dans une cavité normale qui ne le reçoit jamais ou dans une cavité accidentellement produite; exemple : hernie inguinale, hernie d'une membrane à travers une autre membrane (hernie de l'iris par la cornée); telle est l'acception la plus large du mot hernie.

1re *Variété.* Hernie par les ouvertures naturelles — 2e *Variété.* Hernie par les ouvertures pathologiques que déterminent les ruptures musculaires, les blessures, l'ulcération, le ramollissement, l'amincissement des tissus qui servent à limiter, à retenir, à fixer les organes.

4e *Espèce. Hétérotopie par invagination.* On doit appliquer cette dénomination à la pénétration plus ou moins étendue d'un organe membraneux dans une cavité également membraneuse. Lorsque la cavité est cylindrique, comme dans l'intestin, l'engaînement se fait à la manière d'un doigt de gant. On peut considérer les déplacements de l'utérus comme des invaginations utéro-vaginales (inversion, introversion).

5e *Espèce. Hétérotopie simple.* Ce nom doit être réservé à tout changement de situation d'un organe qui, sans abandonner sa place habituelle, est seulement situé plus haut ou plus bas, plus à droite ou plus à gauche. Cette lésion est très-commune pour le cœur, le poumon, le foie, la rate, l'utérus et les diverses portions de l'intestin.

L'utérus est de tous les organes le plus exposé à ces sortes de changements de situation. On sait que cet organe présente : 1° un déplacement en haut ou redressement; 2° un abaissement ou descente, qui peut être intra-vaginal ou extra-vulvaire; 3° des déviations latérales droite et gauche; 4° le renversement dans lequel la face interne devient externe, et le col se dirige en haut et en arrière (extroversion). Au nombre des déplacements de cette espèce, figurent la chute du rectum, le prolapsus de la luette.

6ᵉ *Espèce. Hétérotopie par adhérence.* On doit appeler ainsi le changement de situation qui est dû à l'adhésion d'un organe à un autre organe, auquel il est seulement contigu dans l'état normal; telle est la nature du déplacement du poumon dans la pleurésie adhésive, du cœur dans la péricardite, du foie et des différentes portions du tube intestinal, dans la péritonite, de l'utérus, etc.

IIᵉ ordre. Lésion de nombre.

IIᵉ ORDRE. LÉSION DE NOMBRE. On pourrait ranger ici les altérations qui appartiennent aux monstruosités par dédoublement, l'hermaphrodisme, l'hémitérie, le bec de lièvre, la division du voile du palais, ou bien la réunion congénitale de deux organes, l'existence d'un seul rein, d'un seul testicule. Cette étude a sa place naturelle dans l'histoire des monstruosités.

IIIᵉ ordre. Lésion d'étend

IIIᵉ ORDRE. LÉSION D'ÉTENDUE DE LA MATIÈRE ORGANISÉE. Ce titre comprend : 1° l'augmentation et la diminution de volume d'un solide, dues à des causes autres que l'hypertrophie et l'atrophie.

1° *Rétrécissements et oblitérations.* (A) des voies aériennes; (B) des vaisseaux artériels, veineux, lymphatiques et du cœur; (C) du canal alimentaire (pharynx, œsophage, estomac, intestin, rectum); (D) des conduits sécréteurs et excréteurs, des larmes, de la salive, de la bile, du lait, du sperme, des organes génito-urinaires chez la femme.

2° *Les dilatations* occupant les mêmes organes, les maladies doivent être classées, de la même manière, que pour les rétrécissements. On a ainsi : (A) la dilatation des vésicules pulmonaires (emphysème) ; des conduits bronchiques; (B) des voies circulatoires, du cœur, des artères (anévrismes), des veines (phlébectasie), des lymphatiques; (C) du canal alimentaire (œsophage, estomac, intestin, rectum); (D) des voies génito-urinaires chez l'homme et la femme.

3° *Communications insolites* entre deux organes ou deux tissus. On doit rapporter à ce chapitre l'histoire générale et spéciale des fistules et des communications morbides entre les deux cavités du cœur (persistance du trou de Botal).

IVe ordre. Lésion de continuité.

IVe ORDRE. Lésion de continuité des molécules organiques. A cette catégorie appartiennent : 1° la *rupture;* 2° la *perforation;* 3° l'*ulcération;* en chirurgie, les fractures, les piqûres, les plaies, les brûlures, etc.

Ve ordre. Lésion de consistance.

Ve ORDRE. Lésion de consistance ou de la cohésion moléculaire. Les ramollissements non inflammatoires, les gangrènes, les indurations peuvent trouver place dans cet ordre.

VIe ordre. Lésion de couleur.

VIe ORDRE. Lésion de couleur. 1° *Accroissement de la couleur normale des tissus* : (A) rougeurs physiologiques; 2° colorations anormales provoquées par des hyperémies mécaniques ou cadavériques; (B) teinte bleue de la cyanose. 3° *Couleurs insolites* : nigritie, albinisme, vitiligo, toutes les maladies avec sécrétion de matière pigmentaire.

CHAPITRE VII.

DES MALADIES PRODUITES PAR LES PARASITES ANIMAUX ET VÉGÉTAUX (ENTOZOAIRES ET ECTOZOAIRES).

Il existe une classe fort nombreuse de maladies locales qui tiennent à ce que des êtres organisés s'introduisent dans le corps humain, s'y développent, y vivent, et causent des accidents dont la nature est très-variable. Ces organismes sont de deux ordres différents : les uns font partie du règne animal, et les autres du règne végétal. Il convient de les étudier séparément, et à un point de vue tout à fait général.

Des parasites animaux et végétaux.

§ I. **Parasites animaux.** Les naturalistes et les physiologistes ont consacré de nombreuses pages à l'étude de la génération des animaux ; il ne nous appartient pas de l'aborder dans un livre consacré à la pathologie générale. Nous devons seulement rappeler que la génération spontanée des organismes tend à se restreindre chaque jour davantage, et qu'au contraire l'hypothèse de la reproduction par des êtres semblables gagne du terrain et compte un grand nombre d'adhérents.

1° Parasites animaux ou entozoaires.

Il convient surtout de rechercher quels sont les lieux qu'occupent les parasites, les accidents qu'ils provoquent et le rôle qu'ils jouent dans la production des maladies.

Siége des parasites. On les a classés en entozoaires et en épizoaires ou ectozoaires, suivant qu'ils vivent à l'intérieur, sur l'enveloppe extérieure du corps ou dans les organes. Les entozoaires ont été encore divisés en intestinaux et en parenchymateux, selon qu'ils occupent la

Leur siége.

cavité gastro-intestinale ou le tissu propre des organes; ils se rencontrent aussi dans les liquides naturels, le sang par exemple (hématozoaires). La considération tirée de l'habitation, qui n'est que secondaire en zoologie, puisqu'une même espèce peut se trouver dans des lieux différents, a une très-grande importance en médecine : elle permet de rapprocher ou de différencier les symptômes, les causes et le traitement des maladies causées par les entozoaires. Nous maintiendrons l'ancienne division des parasites en ectozoaires et entozoaires.

Ectozoaires. 1° *Ectozoaires.* Les parasites externes restent simplement appliqués à la surface de la peau, à l'aide d'organes spéciaux, ou s'insinuent sous l'épiderme et dans les orifices qui s'ouvrent extérieurement.

Parmi les premiers, citons : 1° la puce commune (*pulex irritans*); 2° la punaise commune (*cimex lectularius*); 3° le pou de tête (*pediculus capitis*), de corps (*pediculus vestimenti*), des organes génitaux (*pediculus pubis seu inguinalis*), du marasme (*pediculus tabescentium*). Ce n'est qu'accidentellement que d'autres parasites émigrent du corps des animaux sur celui de l'homme. On y observe la puce du chien, du chat, de la poule, les larves des différentes mouches (*musca carnaria*, *cæsar*, *vomitoria*).

Les ectozoaires, qui attaquent la peau et se ménagent une retraite sous l'épiderme ou dans les follicules cutanés, ont un grand intérêt pour le pathologiste, à cause des accidents qu'ils produisent; tels sont : 1° l'*insecte de la gale* (*sarcoptes seu acarus scabiei*); il se creuse, sous l'épiderme, des galeries souvent très-étendues, et produit à lui seul tous les symptômes qu'on a rapportés gratuitement à un virus ou à un vice général des humeurs; le sarcopte du cheval, du chien, du chat, du tigre, du chameau, se transmettent aussi à l'homme. 2° L'*acare des follicules des poils* (*acarus folliculorum*, G. Simon); il habite les glandes du nez, de la lèvre supérieure, de la barbe. On trouve accidentellement des acares provenant des animaux; ils ne séjournent chez l'homme qu'un temps, en général assez court : ce sont ceux des oiseaux (*acarus* de la poule, du pigeon, etc.); 3° la *chique* (*pulex penetrans*); elle vit dans l'Amérique du Sud: après avoir entamé la peau du pied, elle pénètre dans le tissu cellulaire et y dépose ses œufs; 4° l'*acarus autumnalis*, ou *rouget*, qui émigre des végétaux et vient provoquer un prurit insupportable, en se logeant sous l'épiderme.

La membrane muqueuse constitue, au niveau des ouvertures naturelles (aux oreilles, au nez, aux yeux, à la bouche), des anfractuosités qui servent fréquemment de retraite à des ectozoaires : tantôt ils n'y pénètrent qu'accidentellement, comme les œufs de la mouche carnassière, et tantôt s'y développent au milieu des liqueurs normales ou morbides qui entrent en fermentation (*vibrio prolifer*). On en rencontre dans le pus (*vibrio lineola*), dans le mucus vaginal (*Trichomonas vaginalis*).

Symptômes.

Les accidents que produisent les ectozoaires sont trop variables pour qu'on puisse les indiquer d'une manière générale; ils dépendent des habitudes, des mœurs de l'animal, du siége qu'il occupe. La vive démangeaison et l'érythème simple ou papuleux causés par la présence du pediculus, ne ressemblent pas à l'éruption vésiculo-pustuleuse et lichénoïde de la gale, ni celle-ci à la piqûre ecchymotique de la puce, ou à la phlegmasie de la peau ou de ses follicules, qui suit la pénétration de l'acare ou de la chique. Les effets morbides ne peuvent être que purement locaux ; ils consistent dans une irritation plus ou moins forte de la peau, qui réagit rarement sur les autres fonctions, excepté lorsque l'animal occupe une très-grande étendue de la surface cutanée, comme le sarcopte de la gale. On a cru pendant longtemps qu'un virus spécifique existait dans cette maladie, à cause des éruptions nombreuses qu'on y observe ; il est à peine nécessaire de faire remarquer que la présence d'un ectozoaire aussi remuant que l'acarus suffit pour expliquer tous les symptômes locaux et même généraux.

Entozoaires

2° *Entozoaires ; helminthes, entozoa, anthelmintha*). On donne ce nom aux animaux qui se développent et vivent dans une cavité naturelle ou accidentelle.

Entozoaires intestinaux ;

Entozoaires intestinaux. On doit admettre une première classe d'entozoaires intestinaux qui occupent une ou plusieurs parties de la cavité gastro-intestinale.

de l'estomac ;

L'estomac renferme un animal qui a reçu le nom de sarcine de l'estomac. Les lombrics, en leur qualité d'helminthes errants, y arrivent fréquemment et en sont rejetés par le vomissement.

de l'intestin.

L'*intestin grêle* renferme quatre espèces d'entozoaires : 1° l'ascaride lombricoïde (ordre des nématoïdes) ; 2° l'ascaride ailé (*ascaris alata*, Bellingham) ; 3° le tœnia *solium*, ou ver solitaire (tœnia *vulgaris*, *cucurbitana*) de l'ordre des cestoïdes) ; 4° le tœnia large ou botriocéphale (*botriocephalus latus*).

Le *gros intestin* sert plus spécialement de lieu de résidence 1° à l'*oxyure* ou *ascaride vermiculaire* (ordre des nématoïdes), que l'on trouve dans le rectum et le voisinage de l'anus, d'où il sort même pour se porter ailleurs ; 2° au trichocéphale (*trichocephalus dispar*), ou trichure (*trichuris*) (ordre des nématoïdes).

On rencontre dans le foie : 1° la douve ou le distome : (A) *dist. hepaticum*, (B) *lanceolatum* (ordre des trématodes) ; 2° l'échinocoque (ordre des vers cystiques); 3° l'acéphalocyste (même ordre) dont l'animalité est fort douteuse.

Dans les reins : 1° le strongle géant, *strongylus gigas* (ordre des nématoïdes); 2° le spiroptère dans l'urine (*spiroptera*) (nématoïdes) ; 3° le *dactylius aculeatus*. Dans les glandes ou dans les bronches, la filaire ou *hamulaire lymphatique* qui n'a encore été vue que par Treutlen.

Dans le tissu cellulaire sous-cutané des extrémités inférieures, surtout, la filaire de Médine (ord. des nématoïdes) (*filaria Medinensis*, ver de Médine ou de Guinée). On l'a observée dans l'œil humain (*filaria oculi hominis*), ainsi que le distome et le monostome du cristallin (ordre des trématodes).

Les muscles de la vie de relation sont habités par la *Trichina spiralis* (ordre des nématoïdes), par le cysticerque (*cysticercus cellulosæ*, *hydatis Finna*) ordre des cystiques; les centres nerveux par ce dernier entozoaire; le sang par le polystome (*polystoma sanguinis*, ordre des trématodes).

Faux parasites.

On a souvent considéré comme parasites des corps étrangers de différentes natures qui viennent se mêler aux produits normaux et morbides dont le corps humain se débarrasse. Sans parler des supercheries et des ruses presque incroyables auxquelles certains malades ont recours pour faire croire à la présence de vers dans leur corps, on a quelquefois de la peine à découvrir la vraie nature des caillots fibrineux, des fausses membranes configurées d'une façon singulière, des fragments de ligneux et de parenchyme, de graine qui ont résisté au travail digestif. L'étude microscopique peut seule révéler la véritable nature de ces différents corps. On a parlé de sangsues, de serpents, de grenouilles, de crapauds, de chenilles et d'autres animaux qui ont séjourné et vécu dans l'intestin. Il est inutile aujourd'hui de relever de pareilles erreurs : quand des animaux de cette espèce parviennent dans l'estomac ou l'intestin, ils y périssent promptement et ne sauraient causer tous les accidents graves qu'on leur a attribués, et surtout y vivre et s'y développer. Des fous et des hypocondriaques peuvent seuls inventer les histoires fabuleuses auxquelles on aurait tort de donner quelque créance.

Symptômes qui annoncent l'existence des entozoaires.

Symptômes produits par les entozoaires. On a tantôt exagéré la fréquence et la gravité des symptômes propres aux affections vermineuses, tantôt on les a réduites à trop peu de chose; cherchons à établir la vérité sur ce sujet. Parmi les symptômes, les uns sont locaux, les autres généraux.

Symptômes locaux.

Symptômes locaux. Souvent la présence des entozoaires n'est annoncée par aucun symptôme, et leur expulsion en est le premier et le seul signe appréciable. Dans un grand nombre de cas ils déterminent des sensations très-distinctes de pincements, de démangeaisons, de déplacement. Ordinairement les malades effrayés rapportent aux entozoaires toutes les sensations que leur cerveau troublé croit percevoir, tels que tiraillements, morsures, pincements, pesanteur épigastrique, sensation de boule, de mouvement. Toutefois, ces sensations existent dans un grand nombre de cas, et tiennent réellement à la présence des helminthes; on doit encore leur rapporter la soif, la boulimie, l'anorexie, les vomissements, les coliques sourdes ou vives et les évacuations alvines, muqueuses, sanguinolentes, si la cavité gastro-intestinale est le siége de l'entozoaire. Alors aussi les signes de la gastro-entéralgie, simple ou hypocondriaque, peuvent se manifester.

Irritation inflammatoire

Les entozoaires peuvent-ils occasionner une irritation inflammatoire, soit sur la membrane de l'intestin, soit dans les parenchymes où ils séjournent? On a beaucoup exagéré la fréquence de l'inflammation, en pareille circonstance. Si les entozoaires sont libres dans un kyste d'enveloppe comme le distome, la trichina ou l'échinocoque, le tissu propre de l'organe est fortement protégé, et aucune inflammation ne se produit; au contraire l'animal erre-t-il librement à la surface de l'intestin comme l'ascaride ou le tænia, il y excite une irritation inflammatoire et nerveuse qui se traduit par des sensations diverses, par la gastralgie, des vomissements, des coliques, de la diarrhée, ou une irritation sécrétoire (flux bilieux, pneumatose). Il est très-rare que les tuniques puissent être perforées même par les ascarides. Il faut reconnaître que les entozoaires sont la cause manifeste de la gêne plus ou moins notable apportée à l'accomplissement des fonctions; ils troublent les mouvements normaux des organes, leur sécrétion, et surtout leur sensibilité spéciale, particulièrement lorsqu'ils se développent en grand nombre, comme les lombrics, les tænias et les échinocoques du foie.

Irritation nerveuse; gastralgie simple ou hypocondriaque.

Accidents causés par la mort des entozoaires.

La cause la plus ordinaire des accidents locaux est la mort des entozoaires. Le kyste qui les renferme s'enflamme, et la phlogose s'étendant ensuite aux tissus qui entourent le kyste, il en résulte des ramollissements, des perforations qui livrent passage aux débris animaux. Ils tombent alors dans une cavité splanchnique, et des accidents de phlegmasie sur-aiguë ne tardent pas à enlever les malades; ou bien ils passent dans une cavité qui s'ouvre au dehors, et ils sortent ainsi heureusement sans causer la mort.

Leur émigration dans d'autres organes.

Quand ils occupent la cavité de l'intestin, ils peuvent, quoique très-rarement, pénétrer dans les canaux plus étroits qui communiquent avec elle, comme dans les conduits cholédoque et hépatique où on les a rencontrés. Ils remontent aisément dans l'estomac, l'œsophage, et il n'est pas impossible qu'ils puissent s'engager dans l'ouverture supérieure du larynx, et produire ainsi une suffocation subite et mortelle. On a trouvé les ascarides engagés dans les ulcérations et les perforations gastro-intestinales. Il ne faut pas toujours en conclure qu'elles ont été produites par ces animaux.

Les entozoaires développés dans le parenchyme des organes, tels que le foie, le poumon, les reins et la rate, ne font pendant longtemps qu'accroître le volume de ces viscères, refouler et atrophier leur substance, gêner leur fonction jusqu'à ce que l'accroissement des kystes hydatifères devienne tel que l'inflammation, le ramollissement, la rupture, mettent un terme fatal à la maladie vermineuse. Il est inutile de dire que les accidents sont chroniques ou aigus, suivant l'importance de l'organe. Les hydatides du foie ne tuent qu'après plusieurs années; le cysticerque du cerveau en quelques jours.

Symptômes généraux.

Les *symptômes généraux*, que l'on est en droit d'attribuer aux parasites animaux sont peu nombreux, et leur étude doit être faite avec d'autant plus de rigueur qu'on en a singulièrement exagéré la fréquence, à une époque encore peu éloignée de nous. Ce qu'on ne saurait trop rappeler, c'est que les médecins qui ont attribué tant de maladies aux vers, l'épilepsie, l'apoplexie, la méningite, l'asthme, la phthisie, n'ont fondé leurs sentiments que sur la simple coïncidence des helminthes avec les maladies en question; c'est précisément ce qui a eu lieu dans la plupart des maladies vermineuses épidémiques, observées et décrites par Van den Bosch, Lepecq de la Cloture, Selle et d'autres. Les fièvres muqueuses, bilieuses, dysentériques, typhoïdes, les bronchites, les grippes, les diarrhées, dont les auteurs nous ont laissé la relation, et qu'ils croyaient dus à des vers intestinaux, ont une tout autre origine. On peut seulement admettre que les accidents provoqués par les helminthes ont joué souvent le rôle de complication.

La fièvre, les convulsions, le délire, le coma, passent pour être des symptômes qui dépendent souvent de la présence des vers dans l'intestin. Il faut prendre garde, en pareils cas, de s'en laisser imposer par une simple coïcidence de deux maladies. Les lombrics sont très-communs chez les jeunes enfants; or, c'est précisément à cet âge que les convulsions idiopathiques et que les maladies des membranes du cerveau offrent le plus de fréquence; on ne doit donc pas être surpris de voir ces maladies se compliquer l'une l'autre. Nul doute, cependant, que l'affection vermineuse ne puisse à elle seule déterminer de pareils accidents.

La dilatation des pupilles, le prurit, la contraction des ailes du nez, du pharynx, de l'œsophage, le grincement de dents, le teint gris et plombé du visage, etc., appartiennent aux helminthes de l'intestin, dont nous n'avons pas à nous occuper d'une manière spéciale.

On désignait autrefois sous le nom de maladies vermineuses des affections dont le siége et la nature étaient très-différents, et qu'on supposait dues aux helminthes. Les fièvres inflammatoire, putride, adynamique, la pneumonie, étaient fréquemment attribués à l'action des vers. Nous nous refusons très-positivement à admettre qu'ils puissent jamais produire de pareils effets, et qu'on doive appeler vermineuses des affections de ce genre. Nous croyons seulement qu'il peut se développer sous l'influence des vers intestinaux, qui agissent alors comme cause occasionnelle, des phénomènes nerveux, épileptiformes, choréiques, hystériques, et même des convulsions, chez des sujets prédisposés et déjà en proie à des maladies de cette nature ; mais nous ne saurions aller plus loin ni placer sous l'empire d'une telle cause des maladies si différentes.

Étiologie.

Étiologie. Nous ne parlerons que des causes qui favorisent la génération des entozoaires ; deux sortes d'influence interviennent : l'une inhérente à l'organisme, l'autre au milieu ambiant. Il faut rapporter à la première l'hérédité, l'âge, le sexe ; à la seconde la nourriture, le climat, la nature du pays, les habitudes des peuples. Une obscurité presque complète environne l'étiologie des affections vermineuses.

S'il est vrai qu'on trouve des tænias, des échinocoques chez des enfants dont les pères en ont été également affectés, on peut en accuser les conditions hygiéniques semblables plus encore que la transmission héréditaire. L'idée d'une diathèse vermineuse congénitale ne soutient pas l'examen.

Influence de l'âge sur la vermination ;

L'âge prédispose au développement de certains entozoaires ; l'ascaride, rare avant deux ans, se montre ensuite très-fréquent jusqu'à dix ou douze ans. On le rencontre rarement après vingt ans, et surtout chez les vieillards.

Le tænia a été observé à tous les âges, ainsi que l'oxyure vermiculaire; celui-ci est surtout commun chez les enfants âgés de deux à quatre ans.

Les femmes sont plus sujettes que les hommes aux vers et aux tænias. Le tempérament lymphatique passe aussi pour être une cause prédisposante. Rien ne prouve qu'elle soit réelle; il faut s'en prendre surtout aux conditions atmosphériques, à la nourriture et aux climats, qui aident à la formation du tempérament lymphatique. du sexe,

Les sécrétions normales, plus ou moins altérées par plusieurs maladies, concourent au développement des germes déposés dans les cavités naturelles ou dans l'épaisseur des organes. On voit cette influence s'exercer d'une manière tranchée chez les sujets soumis à une alimentation grossière, presque exclusivement végétale, qui laisse un détritus considérable et provoque des sécrétions muqueuses et séreuses abondantes. La cause première est favorisée par l'altération de la fonction. des lésions de sécrétion.

C'est surtout dans les milieux ambiants que paraissent résider les conditions spéciales qui favorisent la génération spontanée du germe animal. Parmi ces conditions se placent, en première ligne, la nature des aliments et des boissons; les préparations lactées, les féculents, et surtout le pain fait avec des farines grossières, les fruits acides, les boissons amères, ont été regardés tour à tour comme des causes de la génération des helminthes; mais on ne sait rien de positif à cet égard, et de graves objections ont été adressées par Rudolphi, Werner, Muller et les plus célèbres helmintologistes à ceux qui prétendent attribuer la formation des vers à l'usage exclusif du poisson ou de la viande, à la pauvreté, etc.; en effet combien de faits contraires ne pourrait-on pas opposer à cette hypo- Influences cosmiques.

thèse ? Cependant il est difficile de ne pas admettre que la composition des aliments et des boissons a une certaine influence ; l'action pathogénique que la nourriture exerce sur ces animaux ne saurait être mise en doute.

De la métamorphose des vers une fois qu'ils sont introduits dans le corps.

Des travaux nombreux entrepris en Allemagne depuis quelques années, tendraient à faire croire qu'un très-grand nombre de vers seraient le résultat de la transformation et du perfectionnement d'autres vers plus simples. Ainsi le cysticerque du tissu cellulaire du porc (*cysticercus cellulosæ*) introduit dans le corps de l'homme deviendrait un tænia solium. On peut, d'après cet exemple, se faire une idée de la nouvelle doctrine qui est loin d'avoir obtenu l'assentiment général. Il répugne d'admettre pour l'homme, du moins, que les œufs, ou à plus forte raison, que les animaux introduits avec les aliments puissent résister à l'action digestive, pénétrer par l'absorption dans le sang, en sortir par sécrétion pour se développer dans l'interstice des parenchymes. Cette hypothèse est plus admissible pour les vers intestinaux (1).

Action du climat et de l'habitation.

Les climats humides, ceux de la Suisse, de la Hollande, par exemple, jouissent-ils du funeste privilége de favoriser l'évolution des germes plus que les autres contrées. Les vétérinaires savent que la douve du foie naît de préférence, d'une façon endémique, sur les troupeaux qui paissent dans des endroits marécageux. A en croire plus d'un auteur, le tænia solium ne se montrerait nulle part, avec autant de fréquence, qu'en Allemagne, en Hollande et en Angleterre, tandis que le botriocéphale serait plus spéciale à la Suisse, à la Pologne et à la Russie ; ces as-

(1) Van Beneden, *Les vers cestoïdes*. Bruxelles, 1851. — Leuckart, *Parasitismus und parasiten*, Archiv. f. physiol. Heilk, 1852. — Kuchenmeister, *Ueber cestoden im allgemeinem*, in-4°. Zittau, 1854, etc.

sertions manquent d'exactitude. Elles ne peuvent pas cependant nous empêcher de reconnaître que certains helminthes se rencontrent de préférence dans des localités restreintes, la filaire de Médine, en Asie et en Afrique, sous la zone torride; le pulex penetrans dans l'Amérique du sud.

Parasites végétaux.

§ II. **Parasites végétaux; épiphytes.** Depuis quelques années, l'étude des végétaux qui se développent sur le corps de l'homme malade, a été faite avec soin par les médecins et les naturalistes; ils en ont découvert un assez grand nombre d'espèces. Ils appartiennent aux algues et aux champignons. 1° On les rencontre dans les liquides du corps; 2° à la surface de la peau; 3° sur les membranes muqueuses (1).

Champignons des liqueurs.

Champignons des liqueurs. On peut dire, d'une manière générale, que ce n'est qu'exceptionnellement et sous l'empire de la maladie que les humeurs qui sortent du corps renferment des spores semblables à celles des boissons fermentées. En pareil cas, il faut admettre que les humeurs ont séjourné assez de temps pour que la fermentation ait lieu. C'est presque toujours après la sortie des liquides ou lorsqu'ils sont retenus dans une cavité libre et en contact avec l'air, que la production cryptogamique a lieu, comme dans les liqueurs de l'estomac, dans l'urine diabétique et dans les épanchements séreux.

Il ne faut pas oublier que les liquides sécrétés sont

(1) L'ouvrage de Vogel renferme une savante bibliographie de tous les ouvrages qui traitent de ces parasites; *Anatomie pathologique générale*, p. 386, in-8°. Paris, 1847. — Ch. Robin, *Histoire naturelle des végétaux qui croissent sur l'homme et sur les animaux vivants*, in-8°. Paris, 1853.

plus ou moins chargés du sérum du sang, et que lorsqu'ils sont acidulés artificiellement ou qu'ils subissent cette altération spontanément soit au dedans, soit au dehors de l'organisme, ils ne tardent pas à engendrer des spores, des tubes moniliformes, des mycodermes analogues à ceux de la bière ou le penicillum glaucum. Il faut s'attendre, dès lors, à rencontrer ces parasites dans les matières vomies, dans les crachats, l'urine et même les selles.

Outre les cellules végétales dont nous venons de parler, on a encore signalé la présence, dans l'estomac, d'un champignon, d'autres disent d'un infusoire, qu'on a appelé la sarcine de l'estomac (*sarcina ventriculi*, Goodsir).

Champignons de la peau.

Champignons de la peau. On les a observés dans les maladies suivantes : 1° la *mentagre* ; le champignon (microsporon mentagri), entoure la racine du poil et le poil lui-même ; 2° le *porrigo favosa et scutulata* ; l'achorion Schoenleinii se développe sur les capsules des poils et à la partie inférieure du conduit épidermique de celui-ci ; il constitue une grande partie des croûtes faveuses. 3° ***Herpès tonsurans*** (teigne tonsurante, tondante) ; on l'a attribué à un champignon spécial (*trychophyton tonsurans*, Gruby) ; 4° *porrigo decalvans*, cette teigne ainsi que l'achromateuse aurait aussi son végétal parasite qui attaquerait le poil et en produirait la chute (*microsporon Audouini*). Dans la pytiriasis versicolor, on trouve le *microsporon furfur* (Eischstedt et Sluyter).

Les microsporons de ces différentes affections n'ont pas

(1) M. Gruby en a donné une bonne description : *Compte rendu de l'Académie des sciences*, 1841, 42, 43 et 44. — Lebert, *Physiologie pathologique*, t. II, q. 477, in-8°, 1854. Ch. Robin, ouvrage cité. — Bazin, *Recherches sur la nature et le traitement des teignes*, in-8°. Paris, 1853.

encore été suffisamment classés, ni distingués les uns des autres; ils n'ont rien de constant dans leur forme, leur siége, ni dans leurs caractères spécifiques, quoiqu'on ait prétendu le contraire.

Champignons des membranes muqueuses. Toutes les fois qu'une membrane muqueuse se couvre d'une exsudation composée de fibrine imbibée de sérosité et qu'il s'y ajoute une des liqueurs acides que fournissent naturellement les orifices naturels (lèvres, dents, pharynx), il y pousse rapidement des spores de champignons; aussi en a-t-on signalé l'existence: 1° dans les petites pellicules blanches que l'on trouve sur les gencives inférieures et dans toute la cavité buccale, chez les sujets atteints de maladies légères ou graves; 2° dans les fausses membranes molles et pultacées de certains muguets; 3° dans les concrétions solides qui adhèrent au voile du palais, au pharynx et au larynx (angine diphthéritique, croup); 4° sur les vieux ulcères; 5° sur les vésicatoires déjà anciens, où nous les avons souvent étudiées.

Champignons des membranes muqueuses.

Il s'agit maintenant de déterminer le véritable rôle de ces champignons dans les maladies où on les rencontre. Deux opinions différentes se sont produites dans ces derniers temps, au sujet des maladies de la peau et du muguet; les uns soutiennent non-seulement que le végétal est la seule cause de la maladie, mais encore qu'il la reproduit sur un sujet sain, lorsqu'il y est transporté par le contact immédiat; il constituerait, en d'autres termes, la matière contagieuse. D'autres, en plus grand nombre, ne regardent, avec juste raison, le développement des parasites que comme un effet secondaire et insignifiant de la maladie. Depuis plusieurs années nous avons étudié le développement de ces végétaux, avec le microscope,

Leur action pathogénique a été singulièrement exagérée.

jour par jour, et dans un grand nombre de liqueurs et de conditions pathologiques diverses; nous restons plus convaincu que jamais qu'ils constituent, à peine, un élément de la maladie. Voici sur quelles preuves, décisives à notre sens, nous appuyons notre opinion : toutes les fois qu'il sort des vaisseaux du sérum, de la fibrine ou du pus, on voit se développer des productions cryptogamiques; en effet, les conditions les plus favorables à leur génération se trouvent alors réunies : un liquide séreux, alcalin, fermentescible, et différentes matières solides telles que la fibrine, les cellules épithéliales, les globules de pus, de sang, etc., ailleurs les humeurs mucoso-purulentes, la sueur, les matières grasses, sébacées, constituent un terrain fécond dans lequel les algues et les champignons poussent avec une rapidité extrême. Quiconque a observé une seule fois un muguet chez le nouveau-né, une diphthérite bucco-pharyngée chez un jeune enfant, ou une teigne faveuse ou tondante, ne sera pas surpris de voir des mucédinées ou des microsporons, des penicillum glaucum y prendre naissance et s'accroître avec une grande promptitude. On retrouve les mêmes phénomènes dans le sérum du sang épanché qu'on abandonne à l'air libre pendant un à deux jours. On ne tarde pas à y apercevoir des sporules, des tubes droits de pénicillum ou des filaments articulés. Il est impossible de s'en prendre à une autre cause qu'à la fermentation des liqueurs et à l'action du milieu ambiant. Sans doute les maladies aident au développement des végétaux à l'aide des liqueurs sécrétées qui deviennent plus abondantes, ou dont la composition chimique s'altère; mais elles ne peuvent faire plus. Ainsi donc les productions végétales parasitaires, loin de pouvoir être considérées,

Ils ne jouent qu'un rôle secondaire.

quant à présent, comme des causes de maladies, n'en sont que des effets secondaires; les accidents qui en résultent n'offrent rien de comparable aux phénomènes que les parasites animaux intérieurs ou extérieurs provoquent dans l'organisme. Ces végétaux n'en sont pas moins dignes d'une étude approfondie.

MONSTRUOSITÉS.

Les vices de conformation constituent des maladies qui sont à la fois du domaine de l'anatomie physiologique, pathologique et de la pathologie interne. Nous voulons seulement marquer la place que l'étude des monstruosités doit tenir dans le cadre nosologique. Elles comportent des généralités qui ne peuvent, à aucun titre, rentrer dans un livre consacré à la pathologie générale.

FIN DU TOME DEUXIÈME.

TABLE DES MATIÈRES

CONTENUES DANS LE DEUXIÈME VOLUME.

ÉTUDE GÉNÉRALE DES PRINCIPAUX ÉLÉMENTS DES MALADIES. — Suite.

ARTICLE TROISIÈME. DES ÉLÉMENTS PROCHAINS DES MALADIES QUI CONSISTENT DANS UN TROUBLE DE LA CALORIFICATION.

CHAP. I. ALTÉRATION DE LA CHALEUR DU CORPS : 1° Conditions physiologiques qui la font varier, 3; — 2° Conditions morbides. — Augmentation de la température, 7. — Dans la fièvre, ses causes, sa nature, 9. — Augmentation partielle, 13. — Indications thérapeutiques, 14.

CHAP. II. DE LA FIÈVRE. — Ses symptômes, 16. — Chaleur fébrile, 17. — Accélération du pouls, 19. — Fréquence des respirations, 20. — Symptômes variables, 21. — Périodes de la fièvre, 23. — Des fièvres symptomatiques, 26. — Leurs causes, 27.

CHAP. III. DES PYREXIES, 33. — Caractères communs, 34. — Symptômes, 35. — Altérations des liquides, 38. — Congestions, 39. — Hémorrhagie, 42. — Gangrène, 43. — Altération du sang, 44. — Altérations cadavériques, 47. — Nature, 51.

CHAP. IV. DES MALADIES ALGIDES, 52. — Symptômes, 54. — Cyanose 55. Causes, 56. — Diminution partielle de la température, 58. — Indications thérapeutiques, 59.

CHAP. V. CLASSIFICATION DES FIÈVRES, 61. — Leurs caractères génériques et spécifiques, 63.

ARTICLE QUATRIÈME. MALADIES VIRULENTES, 72.

Du virus, 72. — Différences entre les maladies virulentes, miasmatiques, infectieuses, 73; et maladies locales contagieuses, 75. — Étude des virus, 76. — Conditions qui en favorisent l'action, ou la neutralisent, 78. — Unité des virus, 80. — Influence exercée par l'organisme, 83. — Immunité acquise, 83. — Maladies virulentes, 87. — Mode de communication, 87. — De l'incubation, 92. — De l'invasion, 93. — Marche des maladies virulentes, 94. — Altérations anatomiques, 96. — Antagonisme, 97. — Préservation, 98. — De la vaccination syphilitique, 101. — Origine des virus, 104. — Indications thérapeutiques, 105. — Classification, 106.

ARTICLE CINQUIÈME. MALADIES VENIMEUSES.

Différence entre le venin et le virus, 110.

ARTICLE SIXIÈME. DES MALADIES TOXIQUES OU EMPOISONNEMENTS, 114.

Du poison, 114. – Symptômes, 115. — Marche aiguë et chronique, 120. — Indications thérapeutiques, 123. — Classification, 126.

ARTICLE SEPTIÈME. DES ÉLÉMENTS DE MALADIE QUI CONSISTENT DANS UNE ALTÉRATION MIXTE DU SOLIDE ET DES LIQUIDES, 130.

CHAP. I. DE L'ÉTAT PUERPÉRAL; — Manière de l'envisager, 131. — *Première période ou gestation*, 133. — Étude du sang, 134. — État chloro-anémique, 137. — Névroses, 138. — Albuminurie et hydropisies, 140. *Deuxième période ou parturition*, 141. — Phénomènes locaux et généraux, 142. — Maladies puerpérales, 143. — Inflammations, 144. — Phlébite et phlegmatie, 145. — Pyémie, 146. — Fièvre, folie, etc., 147. — *Troisième période ou lactation*, 148. — Influences exercées sur les maladies intercurrentes, 148. — Indications thérapeutiques, 151.

CHAP. II. DE LA PYÉMIE, 153. — Maladies qui la produisent, 154. — Altérations cadavériques, 157. — Phlegmasies disséminées, 158. — Abcès, 159. — Altération du sang, 160. — Symptômes, 163. — Théories, 166. — De la diathèse purulente, 170.

CHAP. III. DE LA SEPTICÉMIE OU INFECTION PUTRIDE, 173. — Des conditions morbides qui la produisent, 174. — Septicémie puerpérale, 175. — Symptômes, 176.

CHAP. IV. DE L'ÉTAT ADYNAMIQUE OU TYPHOÏDE, 177. — Causes et maladies qui le produisent, 178. — Symptômes, 180. — Hémorrhagies, 182. — État pyrétique, 182. — Indications thérapeutiques, 183.

CHAP. V. DE L'ÉTAT BILIEUX, 185. — Des anciennes théories, 185. — Maladies avec ictère, 188. — De l'état bilieux comme élément de maladies, 189. — Dans les fièvres gastriques, 191. — Maladies bilieuses, 194. — Traitement, 195.

CHAP. VI. — DE L'ÉTAT RHUMATISMAL, 197. — Principaux effets de la diathèse rhumatismale, 198. — Congestion, phlegmasies, névroses, etc., 199. — Dans les viscères, 200. — Traitement, 202.

CHAP. VII. DE LA DIATHÈSE GOUTTEUSE, 204. — Définition et symptômes, 205. — De la goutte comme élément de maladies, 207. — Effets de la diathèse goutteuse, 208.

ARTICLE HUITIÈME. ÉLÉMENTS DE MALADIES QUI CONSISTENT DANS UNE ALTÉRATION DU SOLIDE, 212.

CHAP. I. MALADIES QUI CONSISTENT DANS UNE ALTÉRATION DES ORGANES ET DES FONCTIONS CIRCULATOIRES, 213.

§ I. DE L'HYPERÉMIE, 214. — En général. — Lésions anatomiques, 215. — Ses symptômes locaux, 218. — Généraux, 222. — Des différentes espèces d'hyperémie, 223. — 1° Par altération du solide, 223. — Mécaniques, 223. — Irritative, 226 ; — 2° Par altération du sang, 227.—Des fièvres, 228. — Scorbutique, etc., 229; — 3° Par trouble de l'innervation, 231. — Cadavérique, 233. — Indications thérapeutiques, 234.

§ II. DE L'ANÉMIE PARTIELLE, 237.

§ III. DE L'INFLAMMATION AIGUE, 239. — Idées générales.— Nature des phénomènes, 241.—Des différents actes constitutifs de l'inflammation, 246.

1° *Période de spasme*, 246.

2° *De l'hypérémie*, 247. — De l'état des vaisseaux, 248. — Du sang, 250. — Rougeur, 252. — Accroissement de volume, 253.

3° *De l'extravasation plastique ou inflammation adhésive*, 254. — Du plasma, 255. — Ses propriétés physiques et chimiques, 256. — Ses différentes formes, 258. — Extravasation interstitielle, 258. — Sur les surfaces libres, 259. — Réunion par adhésion ou par première intention, 260. — De la cicatrisation, 262. — Primitive, 262. — Rôle du plasma, 263. — Vaisseaux de nouvelle formation, 263. — Régénération des tissus, 264.

4° *De l'inflammation suppurative*, 267. — Nature, 268. — Du pus, 269. — Propriétés physiques, microscopiques, 269. — Chimiques, 270; — Bonne et mauvaise suppuration, 271. — De la génération spontanée du pus, 272.

5° *De l'induration phlegmasique*, 274.

6° *Du ramollissement*. — Ses causes, 275. — Blanc et rouge, 277.

7° *De l'inflammation ulcérative*, 278. — De l'oblitération des vaisseaux, 279. — De la suppuration interstitielle, 280.

8° *De l'inflammation gangréneuse*. — Ses caractères, 281.

1° *Symptômes locaux*, 283. — Rougeur, tuméfaction, 284. — Douleur, 285. — Trouble de la sensibilité, 285. — Du mouvement, 287. — De la calorification, 288. — De la sécrétion. — De la coction, 289; — 2° *Symptômes généraux*, 290. — Altération du sang, 290. — Augmentation de la fibrine, 291. — De la couenne inflammatoire. — De la fièvre, 293. — Sa cause, 294. — Accélération du pouls, 295. — De la forme inflammatoire dans les maladies, 295. — De l'adynamie, 299.

Marche, évolution des symptômes, 300. — Des différentes périodes, 300. — Différents groupes de symptômes, 301. — Modes de propagation, 302. — Causes de celle-ci, 305. — De l'intermittence, 306.

Terminaisons, 307. — Résolution, 308. — Suppuration, 309. — Cicatrisation, métastase, 310.

Des inflammations spécifiques, 311. — Signification du mot spécifique, 311. — Les causes se trouvent : 1° dans l'organisme sain, 312; — 2° Dans l'organisme malade, 315. — Pléthore, chloro-anémie, dissolution du sang, 316 et suiv.; — 3° Dans les influences cosmiques, 319. — Épidémiques, 321. — Caractères génériques, 322.

De l'inflammation cronique, 325. — Définition, 325. — Par quelle lésion, 326. — Par quels symptômes il convient de la caractériser, 328. — Son siége anatomique, 331.

Étiologie. — Des causes cosmiques, 332. — Organico-dynamiques, 333. — Des maladies comme causes d'irritation, 335. — Des agents spécifiques, 337.

Traitement. — Indications thérapeutiques générales, 339. — Antiphlogistiques, 341. — Abortifs, 341. — Substitution, 342. — Traitement de l'inflammation chronique, 343. — Spécifiques, 344.

Nosologie. — Classification des diverses espèces d'inflammations, 346.

§ IV. De l'hémorrhagie, 353. — Divisions, 354.

1° De l'hémorrhagie en général, 355. — Altérations. — Cavernes hémorrhagiques, 356. — Description, 357. — Du caillot sanguin, 359. — Propriétés physiques du sang épanché, 360 — Changements qui y surviennent, 361. — Kystes et cicatrices, 363. — Hémorrhagies dans les cavités naturelles, 365, — Interstitielles, 367. — Symptômes, 369. — Locaux, 370. — Généraux, 371. — Actifs et passifs, 371 — Consécutifs, 373.

2° Des diverses espèces d'hémorrhagies par maladie du solide, 374.

1° *Par maladie du système vasculaire sanguin*, 374; — Des artères, 374; — Des veines, 375; — Du cœur, 376; — Par inflammation, 378. — Par altération de consistance, 380. — Déterminée par le développement d'un tissu homologue ou hétérologue, 381. — Traumatiques, 382.

2° *Des hémorrhagies causées par une altération du sang*, 383. — Doctrine d'Huxham, 384. — (A) Par pléthore, 385. — Symptômes généraux et locaux, 386. — (B) Par diminution de l'élément plastique (hémor. scorbutiques), 388. — Leurs causes, 389. — Des maladies dans lesquelles l'écoulement sanguin est élément essentiel et primaire, 392. — Secondaire, 393. — Caractères anatomiques, 394. — Symptômes, 396. — Des hémorrhagies scorbutiques, 397. — Du purpura, 399. — Des pyrexies, 400. — Dans les maladies du foie, 401, — de la rate, 403. — Dans les maladies virulentes, 405. — De l'hémorraphylie, 406.

3° *Des hémorrhagies par lésion dynamique du solide ou essentielles*, 406. — De la puberté, 406. — Supplémentaires, 408. — Périodiques, 409. — Critiques, 409. — Sympathiques, 410. — Par d'autres causes encore mal déterminées, 411.

Indications thérapeutiques, 413. — Dans les hémorrhagies par lésion du solide, 413. — Par maladie du sang, 414. — Dynamiques, 416.

NOSOLOGIE. — Bases de la classification, 417. — Genres et espèces, 419.

CHAP. II. MALADIES QUI CONSISTENT DANS UNE ALTÉRATION DES ORGANES ET DES FONCTIONS DE SÉCRÉTIONS OU HÉTÉROCRINIES, 424.

1° DES HÉTÉROCRINIES EN GÉNÉRAL. — Divisions, 426. — Leurs caractères, 428. — Elles sont distinctes des hydrophlegmasies, etc., 428. — Les pneumatoses doivent y être comprises, 429. — Hétérocrinies symptomatiques, 430.

DE L'HYPERCRINIE, 431. — Sympathique et supplémentaire, 432. — Causes, 433. — Inflammation, hydrophlegmasies, 434. — Maladie des organes sécréteurs, 435. — Des organes circulatoires — Maladies générales, 435. — Sécrétions spécifiques, 436. — Altération du sang, 437. — De la matière des flux, division, 439. — Des pneumatoses, 442. — Réactions chimiques des liqueurs sécrétées, sueur, mucus, urine, etc., 444. — Symptômes locaux et généraux, 447. — Effets chimiques, 448, — Résorption des liqueurs, 450.

DES HÉTÉROCRINIES PAR ALTÉRATION DE QUALITÉ, 451. — Phénomènes chimiques qui en dépendent, 453.

Des hêterocrinies caractérisées par la présence d'un produit morbide avec ou sans analogue, 456.

Traitement : Indications thérapeutiques, 459. — Nosologie, classification, 462.

DE L'HYDROPISIE, 471.

1° *En général*, 473. — Des liqueurs hydropiques, leur composition chimique, 474. — Des éléments qui entrent dans leur constitution, 475.

— Symptômes locaux, 478. — généraux, 480. — De l'état sthénique et asthénique, 480.

2° *Hydropisie par altération du solide*, 484. — (A) Par irritation sécrétoire; phlegmasie, 484. — (B) Par obstacle à la circulation, 487. — Par compression, 488. — Par maladie des organes, circulatoires, respiratoires, etc., 490.

3° *Hydropisies par altération du sang*, caractères généraux, 493. — Albuminuriques, 493. — Avec ou sans lésions rénales, 494. — Hydrémie chez les animaux, 497. — Expériences de Hales et de Magendie, 498.

4° *Hydropisies dynamiques ou essentielles*. Supplémentaires, 500. — Dans les exanthèmes, 501. — Métastatiques, 502. — Par influx nerveux, 503.

Traitement. Indications thérapeutiques, 503. — Nosologie, classification, genres et espèces, 505.

CHAP. III. MALADIES QUI CONSISTENT DANS UNE ALTÉRATION DE NUTRITION OU HÉTÉROTROPHIES, 509.

§ I. DE L'HYPERTROPHIE; caractères généraux, 511. — Altérations anatomiques, 511. — Symptômes, 514; causes, 515; siége, 517; nosologie 518.

§ II. DE L'ATROPHIE, 519; — Ses causes, 521. — Nosologie, 522.

§ III. DE L'ULCÉRATION; divisions, 523. — Inflammatoire, 524. — Asthénique, 525; — par gène de la circulation, 526; — par cause chimique, 527; — par cause mécanique, 527; — par cause générale, 528; — (A) par altération du solide, 528; — (B) du sang; — (C) par cause spécifique, 529.

§ IV. DES MALADIES PAR ALTÉRATION DE CONSISTANCE. — 1° INDURATION, 531; — 2° ramollissement, 534.

§ V. GANGRÈNE, 539. — 1re *période* : altérations anatomiques et symptômes, 540. — 2e *période*, 542. — État des vaisseaux, 543. — Gangrène sèche et humide; pourriture d'hôpital, 544; — Pulpeuse, diphthéritique, 545. — Symptômes, 546; — généraux, 549. — 3e *période*, élimination, 549. — 4e *période*, cicatrisation, 550. — Complications, 551. — Etiologie, 554. — Causes locales, 554; — générales, 557. — Infection et contagion, 560. — Nosologie, 562.

CHAP. IV. MALADIES CONSTITUÉES PAR LE DÉVELOPPEMENT D'UN TISSU SEMBLABLE A CEUX QUI EXISTENT DANS L'ORGANISME SAIN OU HOMOGÉNIES, 563. — De la force organisatrice, 563. — Division, 564. — Caractères des produits homologues, 567. — Classification, 571.

Ier ORDRE. EPIGÉNÈSE D'UN SEUL TISSU HOMOLOGUE, 572. — Production de tissu cellulaire, 572; — fibreux, 573; — vasculaire, 576; — cartilagineux, 577; — musculaire, 579; — nerveux, 579; — adipeux, 580.

IIe ORDRE. Epigénèse de plusieurs tissus homoeomorphes et de leurs produits, 582. — Kystes dermoïdes, 582. — Kystes fibro-séreux, 584.

IIIe ORDRE. Produits homoeomorphes composés de matières solides ou liquides, 584. — Tumeurs épithéliales, 585. — Matière cornée, grasse, 585. — De la mélanose, 585. — Cause de la coloration noire, 585. — Dans les tissus normaux, sains, 587. Dans les tissus homologues, 588; — hétérologues, 589. — Siége, 590. — De la calcification, 591. — Hématôme; épanchement fibrineux, 592.

Chap. V. Maladies produites par le développement d'un produit morbide hétérologue, c'est-a-dire sans analogue dans l'organisme sain ou hétérogénie. — Idées générales, 593.

§ I. Du tubercule; définition, 596. — Étude microscopique, 597. — Tubercule gris, jaune, 599; — solitaire, infiltré, 600. — Période de crudité, de ramollissement, 601. — Ulcération, 603. — Élimination, 604. — Cicatrisation, 605. — Différents modes, 605. — Par production homologue, 607. — Actes morbides concomitants, 609. — Nature du tubercule, 611. — Son siége anatomique, 613. — Aux différents âges, 614. — Suivant les sexes, 616. — Symptômes de la diathèse, 616; — locaux, 617; — généraux, 619. — Marche et durée, 619.

§ II. Du cancer, 621. — Anatomie pathologique, 622. — Trame, vaisseaux, 622. — Matière cancéreuse, 623. — Développement; période de crudité, 626 — État des tissus ambiants, — 627. Période de ramollissement et d'ulcération, 628. — Altération des artères et des veines, 631. — Des formes du cancer : 1° Du squirrhe, 632; — 2° du cancer encéphaloïde, 633; — 3° du cancer colloïde ou gélatiniforme, 635. — Mode de propagation, 636. — Siége, 638. — Symptômes, 639. — De la cachexie cancéreuse, 640. — Accidents consécutifs, 641. — Parallèle entre le cancer et le tubercule, 643. — Nosologie, 645.

Chap. VI. Maladies qui consistent dans une lésion des propriétés physiques des tissus ou hérérotaxies, 645. — Ier *ordre*; lésion de situation, 646; — IIe de nombre, — IIIe d'étendue, 649; — IVe de continuité, — Ve de consistance, — VIe de couleur, 650.

Chap. VII. Des maladies produites par les parasites animaux et végétaux, 651.

§ I. 1° Des ectozoaires, 652 ; — 2° des entozoaires, 654 ; — des faux parasites, 655 ; — symptômes, locaux, 656 ; — généraux, 658 ; — Étiologie, 660.

§ II. Des parasites végétaux ou épiphytes, 663 ; — champignon des liqueurs, 663 ; — de la peau, 664 ; — des membranes muqueuses, 665 ; — leur action pathogénique a été singulièrement exagérée, 666.

FIN DE LA TABLE DES MATIÈRES DU DEUXIÈME VOLUME.

TABLE

ALPHABÉTIQUE ET RAISONNÉE DES MATIÈRES

CONTENUES DANS LES TOMES I ET II.

A

ACCÈS (dans les maladies). Voyez *Périodicité*, I, 172.

ADHÉSIVE (inflammation). Voyez *Inflammation*, II, 254.

AFFECTION (de l'). Voyez *Maladie*, I, 63.

AGONIE, I, 267; ses signes, 268.

ALBUMINE DU SANG (de l'), I, 609. — Diminution de ce principe immédiat, analyses chimiques, 611 — Symptômes, 612. — Étiologie, 615. — Maladies qui la produisent, 618.

ALBUMINURIE DANS LES HYDROPISIES (de l'). Voyez *Hydropisie*, II, 495. — Liée à l'état puerpéral, voyez ce mot, II, 140.

ALGIDES (des maladies), II, 52. — Symptômes, 54. — Causes, 56. — Indications thérapeutiques, 59. — Classification, 71.

ALTÉRATIONS ANATOMIQUES, I, 35. — Lésion unique multiple, 37. — Du solide et des liquides, 38. — Valeur de ces altérations; l'idée de lésion est distincte de celle de maladie, 41. — Les lésions sont-elles cause ou effet? 41. — Elles ne peuvent expliquer la production de toutes les maladies, 43.

ANALGÉSIE. Voyez *Anesthésie*, I, 435.

ANÉMIE (de l'), I, 578. — Ses symptômes, 584. — Anémie idiopathique, chlorose, 593. — Anémies symptomatiques, 597. — Indications thérapeutiques, 602. — Anémie partielle, II, 237.

ANESTHÉSIE (de l'), 435; — cutanée, 435. — De l'analgésie, 435; — partielle, 436. — Des organes des sens, 439. — Du sens d'activité musculaire, 439. — Des viscères, 440. — Causes, 441. — Indications thérapeutiques, 443.

ASTHÉNIE (de l'), I, 337. — Causes : des hyposthénisants, cosmiques, 337; — dynamiques, 338; — thérapeutiques, 341. — Symptômes, 342. — Division des asthénies, primitives, 343; — consécutives, 344. — Indications thérapeutiques, 345.

Ataxie, symptômes et traitement, I, 546.
Atrophie (de l'), II, 519.
Autocratisme, I, 158.

B

Bilieux (de l'état), II, 185. — Maladies avec ictères, 188. — De l'état bilieux comme élément de maladies, 189. — Fièvres gastriques, 191.— Maladies bilieuses, 194. — Traitement, 195.

C

Caillot (formation du), I, 547.
Calorification (troubles de la), II, 2. — Conditions physiologiques qui la font varier : âge, 4 ; — sexe, exercice, grossesse, altérations du sang, 5 et 6. — État de maladie : accroissement de la température, 7 ; — dans la fièvre et dans les fièvres, 7 ; — sa cause et sa nature, 9 ; — accroissement partiel, 13. — Indications thérapeutiques, 14. — De la fièvre, 16. — Des pyrexies, 33. — Diminution de la calorification, 52 ; — maladies qu'elle sert à caractériser, 54. — Classification des maladies marquées par un trouble de la calorification, 61.
Cancer (du), II, 621.—Anatomie pathologique, 622.—Trame, vaisseaux, 622. — Matière cancéreuse, 623. — Développement, période de crudité, 626. — État des tissus ambiants, 627. — Période de ramollissement et d'ulcération, 628. — Altération des artères et des veines, 631. — Des formes du cancer : 1° du squirrhe, 632 ; — du cancer encéphaloïde, 633 ; — colloïde, 635 ; — mode de propagation, 636 ; — siége, 638 ; — symptômes, 639. — De la cachexie cancéreuse, 640.— Accidents consécutifs, 641.— Parallèle entre le cancer et le tubercule, 643. — Nosologie, 645.
Cause et nature des maladies, I, 69. — De la cause expérimentale, 73.— Application des méthodes usitées dans les sciences physico-chimiques à recherche des causes, 75.
Chaleur fébrile. Voyez *Fièvre*, II, 16.
Chlorose (de la). Voyez *Anémie*, I, 593.
Chronique (inflammation), II, 325.
Cicatrisation (de la). Voyez *Inflammation*, II, 262.
Classe et classification en nosologie, I, 114. — Des classifications nosologiques, 115 ; — de leur utilité. — Ancienne division d'Aristote, de Galien, 116. — Classification fondée sur les symptômes, 117. — Anatomique, 118 ; — étiologique, 119 ; — physiologique, 120. — Conditions d'une bonne classification, 121 ; — celle qui a été adoptée dans ce livre, 120. — Elle se compose de 15 classes de maladies.
Colloïde (de la matière). Voyez *Cancer*, II, 635.

COMA (du), I, 520.

COMPLICATIONS DANS LES MALADIES (des), I, 241 ; — aiguës et chroniques, 242 ; — ses caractères, 243. — Différences entre les maladies compliquées et composées, 248. — Symptômes et marche, 249. — Antagonisme, 251. — Influence réciproque de deux maladies, 252.

CONGESTION. Voyez *Hyperémie*, II, 214.

CONTINUITÉ DANS LES MALADIES (de la), I, 199.

CONTRACTILITÉ (lésions de la), I, 453 ; — dans les muscles de la vie de relation et de nutrition, symptômes, 457. — Cause de ces lésions, 458. — Division des mouvements pathologiques, 461. — Convulsions, 463. — Paralysie, 484.

CONVALESCENCE DANS LES MALADIES (de la), I, 255 ; — dans les maladies locales et générales, 256. — Symptômes de la convalescence, 259.

CONVULSIONS (des), I, 463.— Divisions, 464 ; — toniques, 465 ; — cloniques, 470 ; — tétanie, 468 ; — roideur musculaire, 468 ; — crampes, 469. — Convulsions cloniques, 470 ; — générales, partielles, 472. — Symptômes, 472. — Convulsions internes, 477 ; — leurs caractères, 478. — Indications thérapeutiques, 483. — Classification, 501.

COUENNE DU SANG (de la), I, 547 Voyez *Altérations du sang.*

CRISE, I, 202. — Des phénomènes critiques, 204 ; — des maladies critiques, 209 ; — des jours critiques, 212 ; — des actes morbides qui constituent la crise, 215 ; — de la cause des crises, 219. — Doctrine des jours critiques, 219.

D

DÉFINITION DES MALADIES, I, 98 ; — tirées des phénomènes, 98 ; — de la lésion, 99 ; — de la cause, 100 ; — de l'action thérapeutique, 100.

DÉLIRE (du), I, 507.— Définition, 507. — De l'hallucination, 508. — Symptômes précurseurs, 509 ; — subdelirium, délire furieux, 510 ; — en action, 511 ; — général ou partiel, 512 ; — fébrile, 514 ; — intermittent, 515 ; — nerveux, 517. — Causes, 516.

DOULEUR (de la) dans les maladies, I, 396. — Causes qui la produisent, 598 ; — formes, 402 ; — intensité, 404 ; — marche continue, intermittente, 407 ; — éléments morbides associés, 409.— Indications thérapeutiques, tirées de la douleur, 411.

E

ECTOZOAIRES. Voyez *Parasites*, II, 652.

ÉLÉMENTS DES MALADIES. — Histoire de la doctrine des éléments, I, 87. — Définition, 92. — Étude et caractères des éléments, 93.

EMPOISONNEMENTS (des) ou *Maladies toxiques*, II, 114.— Des poisons, 114 ;

— leurs symptômes, 115 ; — effets locaux et généraux, 116 ; — leur action sur la circulation et l'innervation, 119. — Marche aiguë et chronique, 120 ; — forme lente et insidieuse, 122 ; — mode de pénétration, 123. — Indications thérapeutiques, 123. — Classification, 126.

ENCÉPHALOÏDE (du cancer), II, 633.

ENTOZOAIRES. Voyez *Parasites*, II, 654.

ESPÈCE NOSOLOGIQUE (de l'), I, 106. — Caractères spécifiques fournis par les symptômes, 108 ; — la lésion, 109 ; — la causalité, 110 ; — les complications, 111 ; — le traitement, 111.

ÉTYMOLOGIE, I, 105.

EXPECTATION, II, 163.

F

FACULTÉS INTELLECTUELLES (altération des), I, 505. — Du délire, 507. — Troubles de quelques facultés, 518. — Classification des névroses des organes de l'intelligence, 524.

FIÈVRE (de la), II, 16. — Ses symptômes, chaleur fébrile, 16. — Accélération du pouls, 19. — Fréquence des respirations, 20. — Symptômes variables, 21. — Périodes de la fièvre, 23. — Des fièvres symptomatiques, 26 ; — leurs causes, 27.

FIÈVRES OU PYREXIES (des), II, 33. — Symptômes, 34. — Altérations des liquides, 38. — Congestions, 39. — Hémorrhagies, 42. — Gangrène, 43. — Altérations du sang, 44. — Lésions anatomiques, 47. — Nature, 51.

FONCTION (lésion de), I, 53. — Qu'est-ce que le trouble d'acte et de fonction, 53 et 56.

FORCES (altérations des), I, 44. — Opinion des anciens. — Leurs caractères propres. — Elles sont distinctes des propriétés vitales, 45. — Des forces cosmiques, 47. — Forces conservatrices, 51.

G

GANGRÈNE (de la), II, 539. — 1re *Période*, altérations et symptômes, 540. — 2e *Période*, 542. — Gangrène sèche, humide, pourriture d'hôpital, 544 ; — pulpeuse, diphthéritique, 545. — 3e *Période*, élimination des escarres. — 4e *Période*, cicatrisation, 550. — Étiologie, 554. — De l'infection et de la contagion, 560. — Nosologie, 562.

GENRE EN NOSOLOGIE (du), I, 112.

GÉOGRAPHIE MÉDICALE. — Distribution des espèces nosologiques sur le globe, I, 134.

GOUTTEUSE (de la diathèse), II, 204. — Ses symptômes, 205 ; — comme élément de maladies, 207. — Effets de la diathèse goutteuse, 208.

GROSSESSE. Voyez *De l'état puerpéral*, II, 131.

H

Hallucination (de l'), I, 508.

Hémorrhagies (des), II, 353. — Divisions, 354. — 1° *De l'hémorrhagie en général*, 355; — altérations cadavériques, excavations, 356; — caillot sanguin, 359; — propriétés du sang épanché, 360; — cicatrices, 363. — Hémorrhagies dans les cavités naturelles, 365; — interstitielles, 367. — Symptômes, 369.— 2° *Des diverses espèces d'hémorrhagies : 1° par maladie du solide*, 374; — du système vasculaire, 375; — par lésion de consistance, 380; — par développement d'un produit morbide, 381; — 2° *par altération du sang*, 383; — par pléthore, 385; — par diminution de l'élément plastique, 388. — Hémorrhagies scorbutiques, 397; — du purpura, 399; — des pyrexies, 400; — des maladies du foie, 401; — de la rate, 403; — virulentes, 405. — De l'hémorrhaphylie, 406. — 3° *Par lésion dynamique du solide, ou essentielles*, 406; — supplémentaires, 408; — périodiques, 409; — critiques, 409; — sympathiques, 410; — par d'autres causes, 411. — Indications thérapeutiques, 413. — Nosologie, 417. — Genres et espèces, 419.

Hétérocrinies (des) ou *Lésions de sécrétion*, II, 426; — en général, 426. — Divisions, 426. — *Des hypercrinies* ou *flux* idiopathiques, symptomatiques, 430; — sympathiques, 432. — Des pneumatoses, 442. — Réactions chimiques des liqueurs sécrétées, 444. — Des hétérocrinies par altération de qualité, 451; — caractérisées par la présence d'un produit morbide avec ou sans analogue, 456.—Traitement, 459.— Nosologie, classification, 462.

Hétérologues (des produits) en général, II, 593.

Hétérotaxies (des), maladies qui consistent dans une lésion des propriétés physiques des tissus, II, 645. — Elles comprennent les altérations de situation, 646; — de nombre, d'étendue, de continuité, de consistance et de couleur, 650.

Homogénie (de l') ou des *Productions homologues*, II, 563. — Caractères généraux, 567. — Classification, 571. — 1er *ordre*, épigénèse des tissus cellulaire, 572; — fibreux, 573; — vasculaire, 576; — cartilagineux, 577; — musculaire, 579; — nerveux, 579; — adipeux, 580. — 2e *ordre*, épigénèse de plusieurs tissus homœomorphes et de leurs produits; kystes dermoïdes, 582; — fibro-séreux, 584.— 3e *ordre*, produits homœomorphes composés de matières solides ou liquides, 584; — tumeurs épithéliales, 585; — matière cornée, grasse, 585. — De la mélanose, 585. — Causes de la coloration noire, 585; — dans les tissus normaux sains, 587; — dans les tissus homologues, 588; — hétérologues, 589; — siége, 590. — De la calcification, 591. — Hématôme, épanchement fibrineux, 592.

Hydropisies (des), II, 471; — en général, 473; — des liqueurs hydropiques, 474; — symptômes locaux, 478, et généraux, 480. — Des états actifs et passifs, 480. — Des hydropisies en particulier; 1° *par altération du solide*, 484 ; — par obstacle à la circulation, 487; — par compression, 488 ; — 2° *par altération du sang*, 493 ; — 3° *hydropisies dynamiques* ou *essentielles*, 506. — Hydropisies supplémentaires, 506 ; — métastatiques, 502. — Indications thérapeutiques, 503. — Nosologie, classification, 505.

HYGIÈNE. — Définition : son but et son rôle, I, 8.

HYPERÉMIE (de l'), II, 214 ; — en général, lésions anatomiques, 215. — Ses symptômes locaux, 218 ; — généraux, 222. — Différentes espèces d'hyperémie, 223 ; — 1° par altération du solide ; mécaniques, 223 ; — irritatives, 226 ; — 2° par altération du sang, 227 ; — des fièvres, 228 ; —scorbutique, 229 ; — 3° par trouble de l'innervation, 231 ; — 4° cadavérique, 233. — Indications thérapeutiques, 234.

HYPERESTHÉSIE (de l'), I, 420 ; — générale, 420 ; — partielle, 426 ; — de la peau, 426. — Rachialgie, 427. — Des organes des sens, 429 ; — musculaire, 430 ; — viscérale, 431 ; — gastrique et intestinale, 433 ; — hépatique, utérine, 434.

HYPERTROPHIE (de l'), II, 511 ; — caractères généraux, 511 ; — altération anatomique ; symptômes, 514 ; — ses causes, 515. — Nosologie, 518.

I

INCUBATION DANS LES MALADIES (de l'), I, 142.—Sa nature,—maladie à courte et à longue incubation, 145. — Causes qui influent sur sa durée, 146. — Elle est distincte des prodromes, 147.

INDURATION (de l'), II, 531.

INFECTION PURULENTE. Voyez *Pyémie*, II, 153.

INFECTION PUTRIDE. Voyez *Septicémie*, II, 173.

INFLAMMATION (de l'), II, 239. — Idées générales, 241. — Ses différents actes constitutifs, 246 ; — 1° Période de spasme, 246 ; — 2° Hyperémie, 247; — 3° Extravasation plastique ou inflammation adhésive, 254 ; histoire du plasma, 255 ; — cicatrisation, 262 ; — régénération des tissus, 264 ; — 4° de la suppuration, 267 ; — histoire du pus, 269 ; — 5° de l'induration, 274 ; — 6° du ramollissement, 275 ; — 7° de l'ulcération, 278 ; — 8° de la gangrène, 281 ; — symptômes : locaux, 283 ; — généraux, 290 ; — altération du sang, 291 ; — de la fièvre, 293 ; — marche : évolution des symptômes, 300 ; différentes périodes, 300 ; — mode de propagation, 302 ; — terminaisons, 307 ; — résolution, 308 ; — suppuration, 309 ; — cicatrisation ; métastase, 310.

Des inflammations spécifiques, 311 ; — les causes de la spécificité résident : 1° dans l'organisme sain, 312 ; — 2° malade, 315 ; — 3° dans les influences cosmiques, 319 ; — caractères de ces inflammations, 322.

De l'inflammation chronique, 325. — Définition, 325 ; — altérations, 326 ; — symptômes, 328.

Etiologie. Action des causes cosmiques, 332; — organico-dynamiques, 333; — des maladies considérées comme causes d'irritation, 335; — des agents spécifiques, 337.

Traitement. Indications thérapeutiques générales, 339; — antiphlogistiques, 341; — abortifs, 341; — substituants, 342; — Traitement de l'inflammation chronique, 343; — de l'inflammation spécifique, 344.

Nosologie : classification des diverses espèces d'inflammation, 346.

Insomnie dans les maladies (de l'), I, 521.

Intermittence. Voyez *Périodicité*, I, 172.

Invasion (de la période d'), I, 149. — Manière de la déterminer, 149. — Symptômes précurseurs, 150; — maladies dans lesquelles on les observe, 153. — Durée, 154.

Irritation (de l'). Sens attribué à ce mot, 311; — des irritants, 313; — spécifiques, 317. — De l'irritation locale, 325; — dans les organes du mouvement, 325; — du sentiment, 326; — dans les vaisseaux, 326; — dans les sécréteurs, 327; — de l'irritation nutritive, 328; — effets locaux et généraux, 328; — signes de la diathèse de stimulus, 330; — de la fausse adynamie, 332; — des maladies causées par l'irritation, 333; — des irritations primitives et consécutives, 333; — indications thérapeutiques générales, 336.

L

Leucémie ou Leucocythémie, I, 603.

M

Maladie. Définition, I, 17. — Lésion de structure et de fonction, 17. — Manière de l'envisager, 18. — Constitution propre de la maladie, 22.

Maladies avec ou sans lésion de texture, I, 55. — Division fondée sur cette double considération, 55-57. — Division en idiopathiques et symptomatiques, 58. — La maladie peut être un simple trouble fonctionnel, 59. — De l'affection et de la maladie, 63. — Des maladies générales, 64; — primitives et consécutives, 67. — Caractères des maladies générales, 67. — Cause et nature, 69. — Maladie du solide, des liquides et mixte, 80. — Siége anatomique, 80. — Causes, 82. — Traitement, 85. — Éléments des maladies; voyez *Éléments*, 87. — Maladie simple et composée, 95. — Des maladies en général, 137. — Périodes, 137. — D'incubation, 142. — D'invasion, 149. — D'accroissement, 154. — D'état et de déclin, 156. — Marche naturelle, 157. — Puissance de la nature, 158, 161. — De l'expectation, 163. — État latent, 168. — Marche anomale, 171. — De la marche naturelle des maladies dans l'enfance, 169; — la vieillesse, 170. — De la périodicité. Voyez ce mot. — Des maladies rémittentes, 193 ; — de la continuité, 199. — Terminaisons, 200. — Propagation des maladies, 226. —Transformation, 230. —État aigu et chronique, 234. — Rechute et récidive, 236. — Complication, 241. — Convalescence, 255. — Terminaison par la mort, 267.

MATIÈRE (altération de la), I, 29. Manière de la comprendre. Opinion de Galien, 29.— Altération de sa composition chimique. — De ses éléments, 30. — De ses principes immédiats, 32. — Des produits médiats, 34. — Altération de ses propriétés physiques, 34.

MÉDECINE. — Définition, I, 1. — Sciences dont elle se compose. — Elle est distincte de la philosophie, 1. — Elle est science et art à la fois, 2.

MÉDECINE ET CHIRURGIE. Elles sont distinctes l'une de l'autre, I, 7.

MÉDECINE LÉGALE, I, 9.

MÉLANOSE (de la). Voyez *Homogénie*, II, 585.

MÉTASTASE, I, 221. — Définition, 221. — Maladies qui peuvent se terminer ainsi, 222. — Différence entre elle et la crise, 225.

MORT (terminaison des maladies par la), I, 267.— Agonie, ses signes, 268.— Causes de la mort, 270. — Mort par le système nerveux, 271 ; — par les appareils circulatoire et respiratoire, 272 ; — par altération du sang, 274 ; — par inanition, 275 ; — par trouble de la calorification, 277. — Signes de la mort, 278.

N

NATURE DES MALADIES. Voyez *Causes*, I, 69.

NATURE MÉDICATRICE, I, 161.

NÉVRALGIE (de la), I, 413. — Caractères généraux, 414. — Symptômes dont elle s'accompagne, 416. — Considérée comme élément dans les maladies, 418.

NÉVROSES EN GÉNÉRAL (des), I, 285. — Définition, 286. — Divisions et classification, 287 et suiv. — Symptômes, 289. — Marche, 293. — Durée, 295. — Des névroses viscérales, 296. — Divisions, 297. — Étiologie générale, 301. — Indications thérapeutiques générales, 308. — Névroses des organes du sentiment, 447. — Classification en genres et espèces, 447. — Névroses du mouvement, 453 ; — de l'intelligence, 505.

NOMENCLATURE, I, 101.— Les dénominations proviennent des symptômes, du siége, de la cause, 102 ; — de la nature, des circonstances extrinsèques, conditions d'une bonne nomenclature, 103.

NOSOLOGIE, I, 97.

O

ONTOLOGIE EN MÉDECINE, I, 3.

ORDRE EN NOSOLOGIE (de l'), I, 113.

ORDRE ET PLAN DU LIVRE, I, 13. — La première partie comprend la constitution propre de la maladie considérée d'une manière générale ; la seconde l'histoire des principaux groupes nosologiques ou éléments des maladies, 13.

P

PATHOLOGIE GÉNÉRALE ; définition, I, 10. — Divisions, matières dont elle traite : 1° de la maladie ; 2° du malade ; 3° du médecin, 10. — De quoi se compose cette partie de la science, 12. — Les anciens y ont excellé, 13.

PATHOLOGIE INTERNE : ce qu'elle comprend, I, 8.

PARALYSIE (de la), I, 484. — Divisions, 484. — Symptômes, 486. — Impuissance de la volonté, 486. — Contractilité électrique, 487 ; — générale, 489 ; — progressive, 489 ; — partielle, 490. — Anesthésie, 492. — Température, 493. — Atrophie, 493. — Sensibilité électro-musculaire, 494. — Marche, 495. — Causes, 495. — Indications thérapeutiques, 498. — Classification, 501.

PARASITES (des maladies produites par les), II, 651. — 1° *Des parasites animaux :* (A) des ectozoaires, 652 ; — (B) des entozoaires, 654 ; — des faux parasites, 655. — Symptômes, 656. — Étiologie, 660. — 2° *Des parasites végétaux ou épiphytes*, 663. — Champignons des liquides, 663 ; — de la peau, 664 ; — des membranes muqueuses, 665. — Leur action pathogénique a été singulièrement exagérée, 666.

PÉRENNITÉ DES TYPES EN PATHOLOGIE, I, 129.

PÉRIODES DANS LES MALADIES (des), I, 137. — Divisions en quatre périodes, 141. — Incubation, 142. — Invasion, 149. — Période d'accroissement, 154 ; — d'état et de déclin, 156.

PÉRIODICITÉ DANS LES MALADIES (de la), I, 172. — De l'intermittence, des accès, 173. — Du jour médical, 175. — Périodicité annuelle, 176. — Des différents types périodiques, 178. — Accès réguliers, irréguliers, subintrants, 180. — Modes de manifestation ou symptômes de l'intermittence, 182. — Troubles de la calorification ou fièvre, 182. — De la sensibilité, 184. — De la motilité, de l'intelligence, 185. — Des sécrétions, hémorrhagies, 186. — Congestions, 188 ; — dans l'inflammation, 188. — Ses causes, 189. — Indications thérapeutiques tirées de la périodicité, 192. — De la rémittence, 193 ; — ses causes, 195. — Maladies rémittentes, 195.

PHYSIOLOGIE, définition, I, 8.

PLASMA (du). Voyez *Inflammation*, II, 255.

PLÉTHORE (de la), I, 566 ; — ses symptômes, 568 ; — ses causes, 573. — Vraie et fausse pléthore, 576. — Indications thérapeutiques, 577.

PNEUMATOSES (des). Voyez *Hétérocrinies*, II, 426.

PRÉCURSEURS (symptômes), I, 149.

PRINCIPE VITAL, manière de le concevoir, I, 48. — Qu'est-ce que la vie, 50. — Troubles du principe de vie, 51. — Des forces conservatrices, 51.

Prodromes. Voyez *Période d'invasion*, I, 149.

Propriétés vitales. Voyez *Altération des forces*, I, 44.

Puerpéral (de l'état), II, 131 ; — manière de le considérer, 131. — *Première période* : gestation, 133 ; — composition du sang, 134 ; — chloro-anémie, 137 ; — névroses, 138 ; — albuminurie, hydropisie, 140. — *Deuxième période* : parturition, 141 ; — phénomènes locaux et généraux, 142 ; — inflammations, 144 ; — phlébite et phlegmatia, 145 ; — pyémie, 146 ; — fièvre, folie, etc., 147. — *Troisième période* : lactation, 148 ; influences exercées par elle sur d'autres maladies, 148 ; — indications thérapeutiques, 151.

Pus (du). Voyez *Inflammation*, II, 269.

Pyémie (de la), II, 153. — Maladies qui la produisent, 154. — Altérations cadavériques, 157 — Phlegmasies disséminées, 158. — Abcès, 159. — Altérations du sang, 160. — Symptômes, 163. — Théories diverses sur l'infection purulente, 166. — De la diathèse purulente, 170.

R

Ramollissement en général (du), II, 534.

Rechute et récidive dans les maladies, I, 236.

Rémittence dans les maladies (de la), I, 193.

Rhumatismal (de l'état), II, 197. — De la diathèse rhumatismale, 198 ; — ses symptômes, 198. — Congestions, phlegmasies, névroses, etc , 199 ; — viscéral, 200. — Traitement, 202.

S

Sang (altérations du), I, 531. — 1° *Idées générales*, 531 ; — composition normale, 533 ; — chez la femme, 534 ; — pendant la grossesse, 535. — De l'analyse chimique appliquée à l'étude du sang ; difficultés extrêmes qu'elle présente, 536. — Hypothèses sur la formation des principes immédiats, 538. — Des altérations primitives et consécutives, 541. — Divisions dans l'étude des altérations du sang, 544. — 2° *Altérations des propriétés physiques*, 545. — Coagulation du sang, 546. — De la couenne, 547 ; — sa constitution propre, 547 ; — causes qui président à sa formation, 548 ; — déductions cliniques, 549. — Des conditions qui passent pour modifier la coagulation, 550. — Couleur, 551. — Consistance, 551. — Indications thérapeutiques, 552. — 3° *Altérations de proportion des éléments du sang*, 555. — 1° De la fibrine ; augmentation, 555 ; — diminution, 557 ; — dans les pyrexies et les hémorrhagies, 559. — Caractères du sang défibriné, 560 ; — ses symptômes, 562. — Indications thérapeutiques, 564. — 2° Altérations de quantité des globules rouges ; pléthore, 566 ; — anémie, 578 ;

— 3° de la quantité des globules blancs, 603 ; — 4° de l'albumine, 609 ; — 5° de quelques autres principes normaux, 621. — Eau, graisse, matièr saline, glucose, etc. ; classification, 625.

SANTÉ. Qu'est-ce que la santé, I, 21. — États physiologiques qui s'en rapprochent, 22.

SCLÉRÈME. Voyez *Maladies algides*, II, 52.

SCORBUTIQUES (sang des). Voyez *Altérations du sang*, I, 557, et *Hémorrhagies*, II, 397.

SÉCRÉTION (lésion de). Voyez *Hétérocrinies*, II, 426.

SENSIBILITÉ (altérations de la), I, 380. — De la sensation, 380. — Des différentes espèces d'aberrations de la sensibilité, 387. — Des sensations externes, 390 ; — internes, 392.

SEPTICÉMIE (de la), ou infection putride, II, 173. — Conditions morbides qui la produisent, 174. — Septicémie puerpérale, 175. — Symptômes, 176.

SPASMES. Voyez *Convulsions internes*, I, 477.

SPÉCIFIQUES (inflammations), II, 511.

SQUIRRHE. Voyez *Cancer*, II, 632.

SUPPURATION (de la). Voyez *Inflammation*, II, 267.

SYMPATHIE, I, 348. — Définition, 348. — Caractères de la sympathie, son siége et sa cause, 350. — Du pouvoir réflexe, 350. — Des phénomènes sympathiques, 353 ; — dans les organes de la sensibilité, 354 ; — du mouvement, 355 ; — de l'intelligence, 358 ; — de la circulation, 359 ; — de la calorification, 360 ; — des sécrétions, 361 ; — de la nutrition, 363 ; — dans les organes de la génération, 365. — Sympathie entre les diverses sections du système nerveux, 365 ; — suivant la structure, 366. — Influence de la maladie sur la nature et le siége de la sympathie, 368. — Influence du support, 372. — Différences entre la sympathie, les symptômes, la complication, 375. — Des indications thérapeutiques tirées de la sympathie, 377.

SYMPATHIQUES MALADIES. Voyez *Sympathie*, I, 348.

SYMPTÔMES, I, 24 ; — locaux et généraux, 25 ; — physiques, chimiques et vitaux, 27. — Phénomènes morbides, idiopathiques ou essentiels, 28.

SYNONYMIE, I, 104.

T

TECHNOLOGIE EN MÉDECINE. — Ce qu'elle doit désigner, I, 3.

THÉRAPEUTIQUE : ses attributions spéciales, I, 9.

TRANSFORMATION DES MALADIES, I, 230. — Sens que l'on doit donner à ce mot ; loi générale qui préside aux transformations, 232.

TUBERCULE (du), II, 596. — Étude microscopique, 597. — Tubercule gris, jaune, 599 ; — solitaire, infiltré, 600. — Période de crudité, de ramollissement, 601 ; — ulcération, 603 ; — élimination, 604 ; — cicatrisation, ses différents modes, 605 ; — par production homologue, 607. — Actes morbides concomitants, 609. — Nature du tubercule, 611. — Son siége, 613 ; — aux différents âges, 614 ; — suivant les sexes, 616. — Symptômes de la diathèse, 616 ; — locaux, 617 ; — généraux, 619 ; — marche et durée, 619.

TYPHOÏDE OU ADYNAMIQUE (de l'état), II, 177. — Maladies qui le produisent, 178. — Ses symptômes, 180. — Hémorrhagies, 182. — État pyrétique, 182. — Traitement, 183.

U

ULCÉRATION (de l'). — Division, II, 523 ; — 1° inflammatoire, 524 (voyez aussi *Inflammation*, I, 278) ; — 2° asthénique, 525 ; — 3° par gêne de la circulation, 526 ; — 4° par causes chimiques, 527 ; — 5° par causes mécaniques, 527 ; — par causes générales : (A) par altération du solide, 528 ; — (B) par altération du sang, (C) par cause spécifique, 529.

V

VARIÉTÉ : qu'est-ce que la variété en nosologie, I, 112.

VENIMEUSES (des maladies), II, 110.

VIRULENTES (maladies), II, 72. — Des virus, 72. — Étude des virus, 76. — Conditions qui en accroissent ou en neutralisent l'action, 78. — Unité, 80. — Influence exercée par l'organisme, 83. — Immunité acquise, 83. — Des maladies virulentes, 87. — Modes de transmission, 87 ; — de l'incubation, 92 ; — de l'invasion, 93. — Symptômes et marche, 93. — Altérations cadavériques, 96. — Antagonisme, 97. — Immunité, 98. — Préservation temporaire, indéfinie, 99. — De la vaccination syphilitique, 101. — Origine des virus, 104. — Indications thérapeutiques, 105. — Classification, 106.

VIRUS. Voyez *Maladies virulentes*, II, 72.

VISCÉRALGIES. Voyez *Névroses*, I, 296.

FIN DE LA TABLE ALPHABÉTIQUE ET RAISONNÉE DES MATIÈRES CONTENUES DANS LES TOMES I ET II.

Paris. — Imprimé par E. Thunot et Ce, rue Racine, 26.

www.ingramcontent.com/pod-product-compliance
Ingram Content Group UK Ltd.
Pitfield, Milton Keynes, MK11 3LW, UK
UKHW020148250726
13967UKWH00002B/926

9 782011 758972